—现代临床—
中西医结合内科疾病
XIANDAI LINCHUANG ZHONGXIYIJIEHE NEIKE JIBING

主编　崔兰香　　邵　琳　　徐丽娜　　孟　军
　　　凌再芹　　郭守军　　王星辉

黑龙江科学技术出版社

图书在版编目（CIP）数据

现代临床中西医结合内科疾病 / 崔兰香等主编. --
哈尔滨：黑龙江科学技术出版社，2022
ISBN 978-7-5719-1605-3

Ⅰ．①现… Ⅱ．①崔… Ⅲ．①内科－疾病－中西医结
合－诊疗 Ⅳ．①R5

中国版本图书馆CIP数据核字（2022）第168245号

现代临床中西医结合内科疾病
XIANDAI LINCHUANG ZHONGXIYIJIEHE NEIKE JIBING

主　　编	崔兰香　邵　琳　徐丽娜　孟　军　凌再芹　郭守军　王星辉
责任编辑	陈兆红
封面设计	宗　宁
出　　版	黑龙江科学技术出版社
	地址：哈尔滨市南岗区公安街70-2号　邮编：150007
	电话：（0451）53642106　传真：（0451）53642143
	网址：www.lkcbs.cn
发　　行	全国新华书店
印　　刷	山东麦德森文化传媒有限公司
开　　本	787 mm×1092 mm　1/16
印　　张	28.5
字　　数	720千字
版　　次	2022年8月第1版
印　　次	2022年8月第1次印刷
书　　号	ISBN 978-7-5719-1605-3
定　　价	208.00元

前 言
FOREWORD

中西医结合是我国医疗事业发展及社会发展的需要，也是对我国传统医学传承发展的重要途径。在内科疾病的诊疗过程中，运用西医诊治观点对疾病进行诊断，同时借助中医理论对疾病的发病机制追根溯源，二者相互配合、相互协同，在内科临床治疗中取得了显著的效果。中西医结合在内科临床中的应用，可以对中医及西医诊治疾病方式进行充分利用，取长补短，进而制订出更加适宜、更加精确的治疗方案，对患者的康复及医疗技术的发展都有着积极作用。为了更好地发挥中西医结合治疗内科疾病的优势，帮助更多的临床医师掌握中西医结合诊疗技能，解除内科疾病对人们造成的困扰，我们特组织了一批专家，精心编写了《现代临床中西医结合内科疾病》。

本书内容编排直入主题，以常见科室为脉络，选取各科室常见病和多发病，从中西医双视角介绍了疾病的病因、病机、临床表现、实验室检查、诊断与鉴别诊断，以及治疗和预防等内容，将传统医学辨证论治的独特风格与现代医学的最新诊疗进展完美融合。本书紧跟中西医结合医学发展的前沿，内容简明、重点突出，实用而无浮泛之谈，适合中西医结合专业的临床医师及医学生参考使用。

本书编者均来自临床一线，工作经验丰富，在书稿中投入了大量的时间和精力，但由于现代医学发展迅速，加之篇幅有限，难以做到尽善尽美，若书中存在不足之处，敬请广大读者批评指正。

《现代临床中西医结合内科疾病》编委会
2022 年 5 月

目 录
CONTENTS

第一章　呼吸内科疾病

第一节　慢性支气管炎

慢性支气管炎是由于感染或非感染因素引起气管、支气管黏膜及其周围组织的慢性非特异性炎症。临床上以慢性咳嗽、咳痰或气喘为主要症状。疾病不断进展，可并发阻塞性肺气肿、肺源性心脏病，严重影响劳动和健康。

一、病因和发病机制

病因尚未完全清楚，一般认为是多种因素长期相互作用的结果，这些因素可分为外因和内因两个方面。

（一）吸烟

大量研究证明吸烟与慢性支气管炎的发生有密切关系。吸烟时间越长，量越多，患病率也越高。戒烟可使症状减轻或消失，病情缓解，甚至痊愈。

（二）理化因素

理化因素包括刺激性烟雾、粉尘及大气污染（如二氧化硫、二氧化氮、氯气和臭氧等）的慢性刺激。这些有害气体的接触者慢性支气管炎患病率远较不接触者为高。

（三）感染因素

感染是慢性支气管炎发生、发展的重要因素，病毒感染以鼻病毒、黏液病毒、腺病毒和呼吸道合胞病毒为多见。细菌感染常继发于病毒感染之后，如肺炎链球菌、流感嗜血杆菌等。这些感染因素造成气管、支气管黏膜的损伤和慢性炎症。感染虽与慢性支气管炎的发病有密切关系，但目前尚无足够证据说明为首发病因，只认为是慢性支气管炎的继发感染和加剧病变发展的重要因素。

（四）气候

慢性支气管炎发病及急性加重常见于冬天寒冷季节，尤其是在气候突然变化时。寒冷空气可以刺激腺体，增加黏液分泌，使纤毛运动减弱，黏膜血管收缩，有利于继发感染。

（五）过敏因素

过敏因素主要与喘息性支气管炎的发生有关。在患者痰液中嗜酸性粒细胞数量与组胺含量都有增高倾向,说明部分患者与过敏因素有关。尘埃、尘螨、细菌、真菌、寄生虫、花粉及化学气体等,都可以成为过敏因素而致病。

(六)呼吸道局部免疫功能减低及自主神经功能失调

该症状为慢性支气管炎发病提供内在的条件。老年人常因呼吸道的免疫功能减退,免疫球蛋白的减少,呼吸道防御功能退化等导致患病率较高。副交感神经反应增高时,微弱刺激即可引起支气管收缩痉挛,分泌物增多,而产生咳嗽、咳痰和气喘等症状。

综上所述,当机体抵抗力减弱时,呼吸道在不同程度易感性的基础上,有一种或多种外因的存在,长期反复作用,可发展成为慢性支气管炎。如长期吸烟损害呼吸道黏膜,加上微生物的反复感染,可发生慢性支气管炎。

二、病理

由于炎症反复发作,引起上皮细胞变性、坏死和鳞状上皮化生,纤毛变短,参差不齐或稀疏脱落。黏液腺泡明显增多,腺管扩张,杯状细胞也明显增生。支气管壁有各种炎性细胞浸润、充血、水肿和纤维增生。支气管黏膜发生溃疡,肉芽组织增生,严重者支气管平滑肌和弹性纤维也遭破坏以致机化,引起管腔狭窄。

三、临床表现

(一)症状

起病缓慢,病程长,常反复急性发作而逐渐加重,主要表现为慢性咳嗽、咳痰和喘息。开始症状轻微,气候变冷或感冒时,则引起急性发作,这时患者咳嗽、咳痰、喘息等症状加重。

1.咳嗽

主要由支气管黏膜充血、水肿或分泌物积聚于支气管腔内而引起咳嗽。咳嗽严重程度视病情而定,一般晨间和晚间睡前咳嗽较重,有阵咳或排痰,白天则较轻。

2.咳痰

痰液一般为白色黏液或浆液泡沫性,偶可带血。起床后或体位变动可刺激排痰,因此,常以清晨排痰较多。急性发作伴有细菌感染时,则变为黏液脓性,咳嗽和痰量也随之增加。

3.喘息或气急

喘息性慢性支气管炎可有喘息,常伴有哮鸣音。早期无气急。反复发作数年,并发阻塞性肺气肿时,可伴有轻重程度不等的气急,严重时生活难以自理。

(二)体征

早期可无任何异常体征。急性发作期可有散在的干、湿性啰音,多在背部及肺底部,咳嗽后可减少或消失。喘息型可听到哮鸣音及呼气延长,而且不易完全消失。并发肺气肿时有肺气肿体征。

四、实验室和其他检查

(一)X射线检查

早期可无异常。病变反复发作,可见两肺纹理增粗、紊乱,呈网状或条索状、斑点状阴影,以下肺野较明显。

（二）呼吸功能检查

早期常无异常。如有小呼吸道阻塞时,最大呼气流速-容积曲线在 75％ 和 50％ 肺容量时,流量明显降低,它比第 1 秒用力呼气容积更为敏感。发展到呼吸道狭窄或有阻塞时,常有阻塞性通气功能障碍的肺功能表现,如第 1 秒用力呼气量占用力肺活量的比值减少（＜70％）,最大通气量减少（低于预计值的 80％）;流速-容积曲线减低更为明显。

（三）血液检查

慢支急性发作期或并发肺部感染时,可见白细胞计数及中性粒细胞增多。喘息型者嗜酸性粒细胞可增多。缓解期多无变化。

（四）痰液检查

涂片或培养可见致病菌。涂片中可见大量中性粒细胞,已破坏的杯状细胞,喘息型者常见较多的嗜酸性粒细胞。

五、诊断和鉴别诊断

（一）诊断标准

根据咳嗽、咳痰或伴喘息,每年发病持续 3 个月,连续 2 年或以上,并排除其他引起慢性咳嗽的心、肺疾病疾病,可做出诊断。如每年发病持续不足 3 个月,而有明确的客观检查依据（如 X 射线片、呼吸功能等）也可诊断。

（二）分型、分期

1.分型

分型可分为单纯型和喘息型两型。单纯型的主要表现为咳嗽、咳痰;喘息型者除有咳嗽、咳痰外尚有喘息,伴有哮鸣音,喘鸣在阵咳时加剧,睡眠时明显。

2.分期

按病情进展可分为 3 期。急性发作期是指"咳""痰""喘"等症状任何一项明显加剧,痰量明显增加并出现脓性或黏液脓性痰,或伴有发热等炎症表现 1 周之内。慢性迁延期是指有不同程度的"咳""痰""喘"症状迁延 1 个月以上者。临床缓解期是指经治疗或临床缓解,症状基本消失或偶有轻微咳嗽少量痰液,保持 2 个月以上者。

（三）鉴别诊断

慢性支气管炎需与下列疾病相鉴别。

1.支气管哮喘

支气管哮喘常于幼年或青年突然起病,一般无慢性咳嗽、咳痰史,以发作性、呼气性呼吸困难为特征。发作时两肺布满哮鸣音,缓解后可无症状。常有个人或家族过敏性疾病史。喘息型慢性支气管炎多见于中、老年,一般以咳嗽、咳痰伴发喘息及哮鸣音为主要症状,感染控制后症状多可缓解,但肺部可听到哮鸣音。典型病例不难区别,但哮喘并发慢性支气管炎和/或肺气肿则难以区别。

2.咳嗽变异性哮喘

咳嗽变异性哮喘以刺激性咳嗽为特征,常由受到灰尘、油烟和冷空气等刺激而诱发,多有家族史或过敏史。抗生素治疗无效,支气管激发试验阳性。

3.支气管扩张

支气管扩张具有咳嗽、咳痰反复发作的特点,合并感染时有大量脓痰,或反复咯血。肺部以湿啰音为主,可有杵状指(趾)。X射线检查常见下肺纹理粗乱或呈卷发状。支气管造影或CT检查可以鉴别。

4.肺结核

多有发热、乏力、盗汗、消瘦等结核中毒症状,咳嗽、咯血等,以及局部症状。经X射线检查和痰结核分枝杆菌检查可以明确诊断。

5.肺癌

患者年龄常在40岁以上,特别是有多年吸烟史,发生刺激性咳嗽,常有反复发生或持续的血痰,或者慢性咳嗽性质发生改变。X射线检查可发现有块状阴影或结节状影或阻塞性肺炎。用抗生素治疗,未能完全消散,应考虑肺癌的可能,痰脱落细胞检查或经纤维支镜活检一般可明确诊断。

6.肺尘埃沉着病(尘肺)

有粉尘等职业接触史。X射线检查肺部可见硅结节,肺门阴影扩大及网状纹理增多,可做出诊断。

六、治疗

在急性发作期和慢性迁延期应以控制感染和祛痰、镇咳为主。伴发喘息时,应予解痉平喘治疗。临床缓解期宜加强锻炼,增强体质,提高机体抵抗力,预防复发为主。

(一)急性发作期的治疗

1.控制感染

根据致病菌和感染严重程度或药敏试验选择抗生素。轻者可口服,较重患者用肌内注射或静脉滴注抗生素。常用的有喹诺酮类、头孢菌素类、大环内酯类、β内酰胺类或磺胺类口服,如左氧氟沙星0.4 g,1次/天;罗红霉素0.3 g,2次/天;阿莫西林2~4 g/d,分2~4次口服;头孢呋辛1.0 g/d,分2次口服;复方磺胺甲噁唑2片,2次/天。能单独应用窄谱抗生素应尽量避免使用广谱抗生素,以免二重感染或产生耐药菌株。

2.祛痰、镇咳

可改善患者症状,迁延期仍应坚持用药。可选用氯化铵合剂10 mL,3次/天;也可加用溴己新8~16 mg,3次/天;盐酸氨溴索30 mg,3次/天。干咳则可选用镇咳药,如右美沙芬、那可丁等。中成药镇咳也有一定效果。对年老体弱无力咳痰者或痰量较多者,更应以祛痰为主,协助排痰,畅通呼吸道。应避免应用强的镇咳药,如可卡因等,以免抑制中枢,加重呼吸道阻塞和炎症,导致病情恶化。

3.解痉、平喘

主要用于喘息明显的患者,常选用氨茶碱0.1 g,3次/天,或用茶碱控释药;也可用特布他林、沙丁胺醇等β₂激动药加糖皮质激素吸入。

4.气雾疗法

对于痰液黏稠不易咳出的患者,雾化吸入可稀释气管内的分泌物,有利排痰。目前主要用超声雾化吸入,吸入液中可加入抗生素及痰液稀释药。

(二)缓解期治疗

(1)加强锻炼,增强体质,提高免疫功能,加强个人卫生,注意预防呼吸道感染,如感冒流行季节避免到拥挤的公共场所,出门戴口罩等。

（2）避免各种诱发因素的接触和吸入，如戒烟、脱离接触有害气体的工作岗位等。

（3）反复呼吸道感染者可试用免疫调节药或中医中药治疗，如卡介苗、多糖核酸、胸腺肽等。

（石运福）

第二节　支气管扩张

支气管扩张是支气管慢性异常扩张的疾病，直径＞2 mm 中等大小近端支气管及其周围组织慢性炎症及支气管阻塞，引起支气管组织结构较严重的病理性破坏所致。儿童及青少年多见，常继发于麻疹、百日咳后的支气管炎，迁延不愈的支气管肺炎等。主要症状为慢性咳嗽、咳大量脓痰和/或反复咯血。

一、病因和发病机制

（一）支气管-肺组织感染

婴幼儿时期支气管-肺组织感染是支气管扩张最常见的病因。由于婴幼儿支气管较细，且支气管壁发育尚未完善，管壁薄弱，易于阻塞和遭受破坏。反复感染破坏支气管壁各层组织，尤其是肌层组织及弹性组织的破坏，减弱了对管壁的支撑作用。支气管炎使支气管黏膜充血、水肿、分泌物堵塞引流不畅，从而加重感染。左下叶支气管细长且位置低，受心脏影响，感染后引流不畅，故发病率高。左舌叶支气管开口与左下叶背段支气管开口相邻，易被左下叶背段感染累及，因此两叶支气管同时扩张也常见。

支气管内膜结核引起管腔狭窄、阻塞、引流不畅，导致支气管扩张。肺结核纤维组织增生、牵拉收缩，也导致支气管变形扩张，因肺结核多发于上叶，引流好，痰量不多或无痰，所以称之为"干性"支气管扩张。其他如吸入腐蚀性气体、支气管曲霉菌感染、胸膜粘连等可损伤或牵拉支气管壁，反复继发感染，引起支气管扩张。

（二）支气管阻塞

肿瘤、支气管异物和感染均引起支气管腔内阻塞，支气管周围肿大淋巴结或肿瘤的外压可致支气管阻塞。支气管阻塞导致肺不张，失去肺泡弹性组织缓冲，胸腔负压直接牵拉支气管壁引起支气管扩张。右肺中叶支气管细长，有三组淋巴结围绕，因非特异性或结核性淋巴结炎而肿大，从而压迫支气管，引起右肺中叶肺不张和反复感染，又称"中叶综合征"。

（三）支气管先天性发育障碍和遗传因素

支气管先天发育障碍，如巨大气管-支气管症，可能是先天性结缔组织异常、管壁薄弱所致的扩张。因软骨发育不全或弹性纤维不足，导致局部管壁薄弱或弹性较差所致支气管扩张，常伴有鼻旁窦炎及内脏转位（右位心），称为 Kartagener 综合征。与遗传因素有关的肺囊性纤维化，由于支气管黏液腺分泌大量黏稠黏液，分泌物潴留在支气管内引起阻塞、肺不张和反复继发感染，可发生支气管扩张。遗传性 α_1-抗胰蛋白酶缺乏症也伴有支气管扩张。

（四）全身性疾病

近年来发现类风湿关节炎、克罗恩病、溃疡性结肠炎、系统性红斑狼疮、支气管哮喘和泛细支气管炎等疾病可同时伴有支气管扩张。一些不明原因的支气管扩张，其体液和细胞免疫功能有不同程度的异常,提示支气管扩张可能与机体免疫功能失调有关。

二、病理

发生支气管扩张的主要原因是炎症。支气管壁弹力组织、肌层及软骨均遭到破坏,由纤维组织取代,使管腔逐渐扩张。支气管扩张的形状可为柱状或囊状,也常混合存在呈囊柱状。典型的病理改变为支气管壁全层均有破坏,黏膜表面常有溃疡及急、慢性炎症,纤毛柱状上皮细胞鳞状化生、萎缩,杯状细胞和黏液腺增生,管腔变形、扭曲、扩张,腔内含有多量分泌物。常伴毛细血管扩张,或支气管动脉和肺动脉的终末支扩张与吻合,进而形成血管瘤,破裂可出现反复大量咯血。支气管扩张发生反复感染,病变范围扩大蔓延,逐渐发展影响肺通气功能及肺弥散功能,导致肺动脉高压,引起肺心病、右心衰竭。

三、临床表现

本病多起病于小儿或青年,呈慢性经过,多数患者在童年期有麻疹、百日咳或支气管肺炎迁延不愈的病史。早期常无症状,随病情发展可出现典型临床症状。

(一)症状

(1)慢性咳嗽、大量脓痰:与体位改变有关,每天痰量可达100～400 mL,支气管扩张分泌物积潴,体位变动时分泌物刺激支气管黏膜,引起咳嗽和排痰。痰液静置后分3层:上层为泡沫,中层为黏液或脓性黏液,底层为坏死组织沉淀物。合并厌氧菌混合感染时,则痰有臭味,常见病原体为铜绿假单胞菌、金黄色葡萄球菌、流感嗜血杆菌、肺炎链球菌和卡他莫拉菌。

(2)反复咯血:50%～70%的患者有不同程度的咯血史,从痰中带血至大量咯血,咯血量与病情严重程度、病变范围不一定成比例。部分患者以反复咯血为唯一症状,平时无咳嗽、咳脓痰等症状,称为干性支气管扩张,病变多位于引流良好的上叶支气管。

(3)反复肺部感染:特点为同一肺段反复发生肺炎并迁延不愈,此由于扩张的支气管清除分泌物的功能丧失,引流差,易于反复发生感染。

(4)慢性感染中毒症状:反复感染可引起发热、乏力、头痛、食欲减退等,病程较长者可有消瘦、贫血,儿童可影响生长发育。

(二)体征

早期或干性支气管扩张可无异常肺部体征。典型者在下胸部、背部可闻及固定、持久的局限性粗湿啰音,有时可闻及哮鸣音。部分慢性患者伴有杵状指(趾),病程长者可有贫血和营养不良,出现肺炎、肺脓肿、肺气肿、肺心病等并发症时可有相应体征。

四、实验室检查及辅助检查

(一)实验室检查

白细胞总数与分类一般正常,急性感染时白细胞总数及中性粒细胞比例可增高,贫血患者血红蛋白下降,血沉可增快。

(二)X射线检查

早期轻症患者胸部平片可无特殊发现,典型X射线表现为一侧或双侧下肺纹理增粗紊乱,其中有多个不规则的透亮阴影,或沿支气管分布的蜂窝状、卷发状阴影,急性感染时阴影内可出现小液平面。柱状支气管扩张的X射线表现是"轨道征",是增厚的支气管壁影。胸部CT显示支气管管壁增厚的柱状扩张,并延伸至肺周边,或成串、成簇的囊状改变,可含气液平面。支气管造影可确诊此病,并明确支气管扩张的部位、形态、范围和病变严重程度,为手术治疗提供资料。高分辨CT较常规CT具有更高的空间和密度分辨力,能够显示以次级肺小叶为基本单位的肺内细微结构,已基本取代支气管造影(图1-1)。

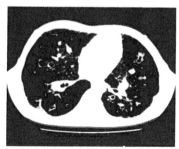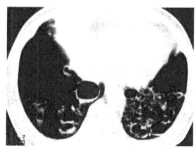

图1-1　胸部CT

(三)支气管镜检

支气管镜检可发现出血、扩张或阻塞部位及原因,可进行局部灌洗、清除阻塞,局部止血,取灌洗液行细菌学、细胞学检查,有助于诊断、鉴别诊断与治疗。

五、诊断

根据慢性咳嗽、咳大量脓痰、反复咯血和肺同一肺段反复感染等病史,查体于下胸部及背部可闻及固定而持久的粗湿啰音、结合童年期有诱发支气管扩张的呼吸道感染病史,X射线显示局部肺纹理增粗、紊乱或呈蜂窝状、卷发状阴影,可做出初步临床诊断,支气管造影或高分辨CT可明确诊断。

六、鉴别诊断

(一)慢性支气管炎

慢性支气管炎多发生于中老年吸烟者,于气候多变的冬春季节咳嗽、咳痰明显,多为白色黏液痰,感染急性发作时出现脓性痰,反复咯血症状不多见,两肺底散在的干湿啰音,咳嗽后可消失。胸片肺纹理紊乱,或有肺气肿改变。

(二)肺脓肿

肺脓肿起病急,全身中毒症状重,有高热、咳嗽、大量脓臭痰,X射线检查可见局部浓密炎症阴影,其中有空洞伴气液平面,有效抗生素治疗炎症可完全吸收。慢性肺脓肿则以往有急性肺脓肿的病史。支气管扩张和肺脓肿可以并存。

(三)肺结核

肺结核常有低热、盗汗、乏力等结核中毒症状,干、湿性啰音多位于上肺部,X射线胸片和痰结核分枝杆菌检查可做出诊断。结核可合并支气管扩张,部位多见于双肺上叶及下叶背段支气管。

(四)先天性肺囊肿

先天性肺囊肿是一种先天性疾病,无感染时可无症状,X射线检查可见多个薄壁的圆形或椭圆形阴影,边界纤细,周围肺组织无炎症浸润,胸部CT检查和支气管造影有助于诊断。

(五)弥漫性泛细支气管炎

慢性咳嗽、咳痰,活动时呼吸困难,合并慢性鼻旁窦炎,胸片与胸CT有弥漫分布的边界不太清楚的小结节影。类风湿因子、抗核抗体、冷凝集试验可呈阳性,需病理学确诊。大环内酯类的抗生素治疗2个月以上有效。

七、治疗

支气管扩张的治疗原则是防治呼吸道反复感染,保持呼吸道引流通畅,必要时手术治疗。

(一)控制感染

控制感染是急性感染期的主要治疗措施。应根据病情参考细菌培养及药物敏感试验结果选用抗菌药物。轻者可选用氨苄西林或阿莫西林0.5 g,一日4次,或用第一、二代头孢菌素;也可用氟喹诺酮类或磺胺类药物。重症患者需静脉联合用药;如三代头孢菌素加氨基糖苷类药物有协同作用。假单胞菌属细菌感染者可选用头孢他啶、头孢吡肟和亚胺培南等。若痰有臭味,多伴有厌氧菌感染,则可加用甲硝唑0.5 g静脉滴注,一日2～3次;或替硝唑0.4～0.8 g静脉滴注,一日2次。其他抗菌药物如大环内酯类、四环素类可酌情应用。经治疗后如体温正常,脓痰明显减少,则1周左右考虑停药。缓解期不必常规使用抗菌药物,应适当锻炼,增强体质。

(二)清除痰液

清除痰液是控制感染和减轻全身中毒症状的关键。

1.祛痰剂

口服氯化铵0.3～0.6 g,或溴己新8～16 mg,每天3次。

2.支气管舒张剂

由于支气管痉挛,部分患者痰液排出困难,在无咯血的情况下,可口服氨茶碱0.1～0.2 g,一日3～4次或其他缓解气道痉挛的药物,也可加用β_2-受体激动剂或异丙托溴铵吸入。

3.体位引流

体位引流是根据病变部位采取不同的体位,原则上使患处处于高位,引流支气管的开口朝下,以利于痰液排入大气道咳出,对于痰量多、不易咳出者更重要。每天2～4次,每次15～30分钟。引流前可行雾化吸入,体位引流时轻拍病变部位以提高引流效果。

4.纤维支气管镜吸痰

若体位引流痰液难以排出,可行纤维支气管镜吸痰,清除阻塞。可用生理盐水冲洗稀释痰液,并局部应用抗生素治疗,效果明显。

(三)咯血的处理

大咯血最重要的环节是防止窒息。若经内科治疗未能控制,可行支气管动脉造影,对出血的小动脉定位后注入明胶海绵或聚乙烯醇栓,或导入钢圈进行栓塞止血。

(四)手术治疗

手术治疗适用于心肺功能良好,反复呼吸道感染或大咯血内科治疗无效,病变范围局限于一叶或一侧肺组织者。危及生命的大咯血,明确出血部位时部分病患需急诊手术。

八、预防及预后

积极防治婴幼儿麻疹、百日咳、支气管肺炎及肺结核等慢性呼吸道疾病,增强机体免疫及抗病能力,防止异物及尘埃误吸,预防呼吸道感染。

病变较轻者及病灶局限内科治疗无效手术切除者预后好;病灶广泛,后期并发肺心病者预后差。

(石运福)

第三节　支气管哮喘

支气管哮喘(简称哮喘)是由嗜酸性粒细胞、肥大细胞和 T 淋巴细胞等多种炎症细胞参与的气道慢性炎症性疾病。其临床特点为发作性胸闷、咳嗽,大多呈带有哮鸣音的呼气性呼吸困难,可自行或经治疗后缓解。我国哮喘的发病率为 $0.5\%\sim2.0\%$,而且近年来有增加的趋势。本病可发生于任何年龄,但半数以上在 12 岁以前起病,其中部分于青春期后可缓解,也有在缓解若干年后再现者。根据病史及临床表现,一般将哮喘分为外源性哮喘和内源性哮喘两类。

支气管哮喘根据其临床特点,属于中医学"哮证""哮病"等病证范畴。中医学一般将本病发作期分为寒哮、热哮、风哮,将本病缓解期分为肺脾气虚和肺肾两虚。中医方药既有直接平喘功效,更具有抗过敏、调节免疫及增强体质的作用,因此,中医治疗本病有明显优势。

一、西医病因病机

(一)病因

1.遗传因素

目前大多数学者认为哮喘是一种多基因遗传病,其遗传度在 $70\%\sim80\%$,许多资料表明,哮喘患者亲属发病率高于一般人群发病率,且亲缘关系越近,发病率越高;在一个家系中,患病人数越多,其亲属发病率越高;患者病情越严重,其亲属发病率越高。

2.激发因素

(1)吸入物:吸入物分特异性和非特异性两种。前者如尘螨、花粉、真菌、动物毛屑等;后者如硫酸、二氧化硫、氯气、氨气等。

(2)感染:哮喘的形成、发作与反复,与呼吸道病毒、细菌等的感染有关。因寄生虫如蛔虫、钩虫等引起的哮喘在农村仍然可见。

(3)食物:由于饮食因素引起哮喘发作者并不少见,儿童尤易对食物过敏,但随年龄增长而渐减。可引起过敏的最常见的食物有鱼类、虾蟹、蛋类等。饮食过饱、太咸、太甜则是常见的激发因素。

(4)气候和精神因素:当气温、湿度、气压等改变时可诱发哮喘,在寒冷季节或秋冬气候改变时较多发病。患者情绪激动、紧张、怨怒等也会促使哮喘发作。

(5)运动:$70\%\sim80\%$ 的患者在剧烈运动后诱发,故称为运动诱发性哮喘,多见于青少年。

(6)药物:普萘洛尔(心得安)、阿司匹林、其他解热镇痛药物及非甾体抗炎药等,可能引起哮喘发作。

(二)病理

1.变态反应

支气管哮喘的发病与变态反应有关,已被公认的主要为 I 型变态反应。哮喘患者常伴有其他变态反应性疾病,当变应原刺激机体后,可合成高滴度 IgE,并结合于肥大细胞和嗜酸性粒细胞表面的高亲和性 $Fc\varepsilon$ 受体($Fc\varepsilon R_1$),也能结合于某些 B 细胞、巨噬细胞、单核细胞、嗜酸性粒细胞、NK 细胞及血小板表面的低亲和性 $Fc\varepsilon$ 受体($Fc\varepsilon R_2$)。如果变应原再次进入体内,可与结合在 FcεR 上的 IgE 交联,合成并释放多种活性介质,致使支气管平滑肌收缩、黏液分泌增加、血管通透性增加及炎症细胞浸润等,从而引起支气管阻塞。根据变应原吸入后哮喘发生的时间,可分为速发型哮喘反应(IAR)、迟发型哮喘反应(LAR)和双相性哮喘反应(DAR)。

2.神经因素

支配支气管的自主神经,除胆碱能神经、肾上腺素能神经外,还有非肾上腺素能、非胆碱能(NANc)神经系统。支气管哮喘则与 β 肾上腺素能受体功能低下和迷走神经张力亢进有关,并可能存在 α 肾上腺素能神经的反应性增加。NANc 兴奋神经系统功能亢进,引起神经肽如 P 物质、神经激肽、降钙基因相关肽等释放,血管通透性增强,黏液分泌增多,支气管平滑肌收缩。

3.炎症反应

哮喘患者的支气管黏膜几乎都有不同程度的炎症反应、炎细胞浸润。在炎症介质作用下,毛细血管后小静脉的内皮细胞间形成间隙,大量血浆蛋白渗到间质中,致使黏膜和黏膜下水肿。在炎症反应中,肥大细胞可能是气道炎症的主要病原细胞。肥大细胞激活后,可释放组胺、嗜酸性粒细胞趋化因子(ECF-A)、中性粒细胞趋化因子(NCF-A)、LT 等介质,从而使黏液分泌增多,支气管平滑肌收缩。

4.气道高反应性

气道高反应性(BHR)是指气管、支气管树对正常情况下不引起或仅引起轻度应答反应的非抗原性刺激物,出现过度的气道收缩反应。外因尤其是炎症,是导致 BHR 最重要的机制之一。此外,BHR 与 β 肾上腺素能受体功能低下、胆碱能神经兴奋性增强和 NANc 神经的抑制功能缺陷有关。BHR 是哮喘的基本特征。

病理改变方面,早期少见器质性改变,随病情进展,病变逐渐明显。肉眼可见肺膨大及肺气肿较为突出,肺柔软疏松有弹性,支气管及细支气管内含有黏稠痰液及黏液栓,支气管壁增厚,黏膜充血肿胀形成皱襞。黏液栓塞局部可发现肺不张,肺实质可见纤维化。

二、中医病因病机

(一)病因

1.外邪侵袭

外感风寒或风热之邪,失于表散,邪蕴于肺,壅阻肺气,气不布津,或吸入花粉、烟尘、异味气体等,影响肺气宣降,津液停聚,痰浊内蕴。

2.饮食不当

过食生冷,脾阳受损,寒饮内停;或嗜食酸咸肥甘,积痰蒸热,或因进食海腥发物,而致脾失健运,痰浊内生,壅阻肺气,成为哮喘的发病原因。

朱丹溪说:"哮喘专主于痰。"痰的产生主要由于肺不能布散津液,脾不能转输水津,肾不能蒸化水液,以致津液凝聚成痰,伏藏于肺,成为发病的潜在"夙根"。由于个体素质差异,对不同食物致病的敏感性也有区别,因此,古人有食哮、鱼腥哮、咸哮、糖哮等名。

3.素体不强,病后体弱

先天不足,肾气虚弱,素体不强,则易受邪侵。病起于婴幼者常因禀赋不足所致,如幼年患麻疹、百日咳,或因反复感冒,咳嗽日久等可导致肺虚,气虚不能化津,阴虚热蒸液聚皆可生痰。

(二)病机

哮喘发病的机制为内伏之痰,因气候、饮食、情志、劳累等因素所引动,以致痰气交阻为患。

发时痰随气升,气因痰阻,痰气搏结,壅塞气道,气管狭窄,肺气升降失常。同时,肺气的呼吸出入又能触发停积之痰,以致痰鸣哮吼,气急喘促。发作期以邪实为主,因痰阻气闭,以邪实为主,故呼出尤为困难。若病因于寒,素体阳虚,痰从寒化,则发为冷哮;病因于热,素体阳盛,痰从热化,则表现为热哮。如痰热内郁,风寒外束,则见寒包热证。间歇期以正虚为主。哮喘反复发作,寒痰伤及肺、脾、肾之阳气,痰热耗灼肺肾之阴,病可由实转虚,在发作间歇期表现为脾肾等脏虚弱证候。且虚实常可互为因果,出现因虚致实,痰浊内盛。大发作期正虚与邪实并见。因平时正气虚弱较著,或病邪嚣张,正气不支,可见肺肾两虚而痰浊壅盛,正虚与邪实并见,表现为哮证大发作,势急而持续不解,严重者由于肺不能治理调节心血的运行,命门之火不能上济于心,或痰饮凌心,蒙蔽心神,导致心气或心阳受累,发生"喘脱"危候。

本病经常反复发作,病情顽固,迁延难愈。中年、老年、体弱患者,肾气渐衰,发作频繁者难以根除,或在平时也有轻度哮鸣气喘。部分儿童、青少年到成年时,肾气日盛,正气渐充,辅以药物治疗,可自行停止发作。病久大发作时,哮喘持续不已,喘急鼻煽,胸高气促,张口抬肩,汗出肢冷,面色青紫,甚则肢体浮肿,烦躁昏昧,提示喘脱危象,需及时抢救。

三、诊断要点

(一)临床表现

1.病史

常有过敏性鼻炎、湿疹史。可有接触变应原或刺激物而发作胸闷、咳嗽、气喘史。

2.症状

(1)先兆症状:发病前常有鼻痒、打喷嚏、流涕、咳嗽、胸闷等症状。部分有上呼吸道感染的先驱症状。

(2)发作时表现:典型哮喘常突然发作,表现为喘鸣性呼吸困难,伴有胸闷、咳嗽、多痰,患者被迫采取坐位或端坐呼吸,严重时出现发绀。但一般可自行缓解或用平喘药物后缓解。某些患者在缓解数小时后可再次发作,甚则导致哮喘持续状态。

3.体征

在发作时,胸廓饱满,呈过度充气状。叩诊为过清音,心浊音界缩小,呼气时可闻及哮鸣音。如果哮喘发作严重,呼吸困难加剧,哮鸣音反而减少。在缓解期或非典型哮喘患者,可无明显体征。

(二)检验与检查

(1)血嗜酸性粒细胞、血清总 IgE 在外源性哮喘者可增高,痰液中有嗜酸性粒细胞膜蛋白所组成的夏科-莱登结晶,及在细支气管内塑型而成的黏液栓。合并感染时,血及痰中中性粒细胞增加。

(2)肺功能变化:哮喘发作时,有关呼气流速的各项指标均显著下降。由于气体阻滞和肺泡过于膨胀,结果残气量(RV)、功能残气量(FRC)及 RV/TLC(肺总量)比值增大。中度或重度哮喘,吸入气体在肺内分布严重不均,通气/血流比例失调,生理无效腔和生理动-静脉分流增加,导致 PaO_2 降低,$PaCO_2$ 正常或稍减低。严重哮喘或哮喘持续状态时,PaO_2 进一步降低,$PaCO_2$ 可增加,并发呼吸性酸中毒,预示病情严重。

(3)X 线检查:哮喘缓解期,胸部 X 线检查一般无异常,发作时由于肺脏通气过度,透亮度增高。并发慢性支气管炎者肺纹理增多。

（4）症状不典型者（无明显喘息或体征）至少具备以下一项试验阳性才可诊断：①支气管激发试验或运动试验阳性。②支气管舒张试验阳性（FEV₁ 增加 15％以上）。③最大呼吸流量（PEF）日内变异率或昼夜波动率≥20％。

（三）分型诊断

目前国内外对于哮喘的临床分型意见尚不统一，结合哮喘的病因、发病机制、发病特点和规律，可以分为外源性哮喘（过敏性哮喘）和内源性哮喘（感染性哮喘）两大类型。

四、常见并发症

长期反复发作和伴有感染者，可并发慢性支气管炎、肺气肿，严重者可并发肺心病等。严重发作时可并发气胸、肺不张等。

五、临床评价

本病哮喘发作的轻度（PEF％＞70％）、中度（PEF％为 50％～70％）患者，以及缓解期患者，均可采用中医治疗，某些中度患者，当单用中医方法病情难以控制时，则可采用中西医结合治疗。而对于哮喘发作的重度（PEF％＜50％）患者，则需采用西医治疗，也可配合中医方法，当病情得到缓解时，即可采用中医固本治疗。治疗以去除病因、控制发作和预防复发为原则。

六、急症处理

（一）西医措施

1.给氧

用鼻导管或面罩吸氧，保持 $PaO_2＞8.0$ kPa（60 mmHg），$SaO_2≥90％$，监测血氧。

2.补液

根据失水及心脏情况，宜静脉补给等渗液体，每天用量 2 000～3 000 mL，以纠正失水，使痰液稀释。

3.支气管扩张剂

（1）氨茶碱：静脉注射或滴注，如果患者在 8～12 小时内未用过茶碱类药物，则可给予负荷量氨茶碱（5 mg/kg），用 5％葡萄糖注射液 20～40 mL，稀释后缓慢静脉注射，需 15 分钟以上注射完，待 1～2 小时后患者哮喘仍未能缓解，则再按每小时 0.7 mL/kg 的维持量氨茶碱进行静脉滴注，每天总量不超过 1.5 g。如在近 6 小时内已用氨茶碱者，则按维持量进行静脉滴注。儿童用量应适当减少。

（2）β₂ 肾上腺素受体激动药：沙丁胺醇（舒喘灵）。给药方法如下。①雾化吸入：浓度为 0.5％（5 mg/mL）的沙丁胺醇溶液 1 mL，用适量生理盐水稀释后雾化吸入，可根据病情每隔 6 小时左右重复用药。②皮下或肌内注射：每次 0.5 mg（每次 0.08 mg/kg），4 小时后可重复注射。③静脉注射：每次 0.25 mg（每次 0.04 mg/kg），速度宜慢（10 分钟左右），必要时重复给药。

4.肾上腺糖皮质激素

该类激素应及时、适量应用，这是控制和缓解哮喘严重发作的重要措施。常用琥珀酸氢化可的松静脉滴注，一般每天用量 300 mg，病情危重时每天用量最大可达 1 000 mg。甲泼尼龙琥珀水溶液（甲强龙）：每次 40～80 mg，静脉注射，每天 1～2 次，连用 2～3 天。本品抗感染作用迅速、强力、持久，水、钠潴留较轻，但不宜长期使用。

5.抗生素

对伴有肺部感染者,应选用有效抗生素。

6.纠正酸中毒

因缺氧、进液量少等可并发代谢性酸中毒,可用5%碳酸氢钠静脉滴注。

7.注意电解质平衡

如应用沙丁胺醇,部分患者可出现低血钾,注意适当补充。

8.纠正二氧化碳潴留

出现二氧化碳潴留时表示病情危重,提示已有呼吸肌疲劳,应注意有无气胸、肺不张等并发症。如并发气胸则需立即抽气和水封瓶引流。二氧化碳潴留明显者($PaCO_2 \geqslant 6.7$ kPa),则须做气管插管和机械通气。

(二)中医措施

1.益气回阳、救逆固脱

可选四逆汤加黑锡丹加减。药用:制附子10 g、干姜5 g、肉桂3 g、人参10 g、炙甘草5 g、蛤蚧2 g、沉香(后下)3 g、当归10 g、山萸肉10 g。水煎服,1天2次。

2.益气救阴、平喘固脱

可选参附龙牡汤合生脉散加减。药用:西洋参10 g、麦冬10 g、五味子6 g、制附子10 g、炙甘草5 g、沉香(后下)3 g、山萸肉10 g、龙骨30 g、牡蛎30 g。水煎服,1天2次。

七、辨证论治

(一)辨证要点

哮喘首先应辨实证与虚证。发作时以邪实为主,未发时以正虚为主,但久病正虚者,发作时亦多虚实夹杂,因此又当按病程新久及全身症状辨虚实的主次。一般新病,喘哮气粗声高,呼吸深长,呼出为快,脉象有力,体质不虚者,属实;久病,喘哮气怯声低,呼吸短促难续,呼出吸入均困难,脉沉细或细数,体质虚弱者,属虚。

实证应辨寒痰、热痰及是否兼有表证。寒痰为病,咳痰色白、稀薄而有泡沫,畏寒,肢冷,舌苔白滑;热痰为病,咳痰色黄、黏稠,咯吐不爽,身热口渴,舌红苔黄腻。兼有表证者,可见恶寒发热、头痛身痛等症。

虚证应辨别病变脏腑。肺虚者,自汗恶风,常易感冒,感寒哮喘易发;脾虚者,食少便溏,倦怠乏力,饮食不慎哮喘易发;肾虚者,眩晕耳鸣,腰酸腿软,劳累后哮喘易发。

(二)治疗原则

本病的治疗原则为发作时治标,平时治本。发作时攻邪治标需分清寒热,寒痰宜温化宣肺,热痰当清化肃肺,表证明显者兼以解表。平时治本当分阴阳,阳气虚者应予温阳,阴虚者则当滋阴,分别采用补肺、健脾、益肾等方法。至于病深日久,发时邪实正虚者,又当兼顾,不可单纯拘泥于攻邪。张景岳指出:"扶正气者,须辨阴阳,阴虚者补其阴,阳虚者补其阳。攻邪者,须分微甚,或散其风,或温其寒,或清其痰火。然久发者,气无不虚……攻之太过,未有不致日甚而危者。"可为临床准则。

(三)分证论治

1.发作期

(1)寒哮:突发喘憋气逆,呼吸急促,喉中哮鸣有声,胸中满闷如塞,咳嗽不甚,咳痰色白,稀薄而有泡沫,量少,咯吐不爽,面色晦滞带青,口不渴,或渴喜热饮,天冷受寒易发,形寒怕冷,或兼恶寒发热,头痛身痛,舌苔白滑,脉弦紧或浮紧。

治法:温肺散寒,化痰平喘。

方药:射干麻黄汤、小青龙汤加减。射干9 g,麻黄(蜜炙)6 g,干姜5 g,细辛3 g,五味子6 g,法半夏9 g,紫菀9 g,款冬花9 g,杏仁9 g,炙苏子9 g,甘草6 g。

若喘哮甚剧,恶寒背冷,痰白呈泡沫状,舌苔白滑,脉弦有力,体无虚象,属典型寒实证者,予服紫金丹,每次5～10粒(<150 mg),临睡前冷茶送服,连服5～7天,有效需继服者,停药数天后再服。本药不可久用,以寒冬季节使用为宜。表寒明显,恶寒发热身痛,加桂枝9 g、生姜3 g辛散风寒;痰壅气逆,喘息痰多不能平卧,加葶苈子10 g、苏子10 g泻肺降逆,加白前10 g、陈皮6 g化痰利气;若肺气不敛,咳逆上气,汗多,加五味子6 g、白芍9 g收敛肺气。

如病久肺肾阳气亏虚,痰涎内盛哮喘发作频繁,发时喉中痰鸣如鼾,声低,气短不足以息,咳痰清稀,汗出肢冷,舌淡苔白,脉沉细,用苏子降气汤,以温阳补虚,降气化痰;肺肾气虚为主,气短声低,动则尤甚,加党参12 g、胡桃肉10 g、坎脐10 g、紫石英(先煎)30 g、沉香(后下)3 g、诃子6 g补肺纳肾;阳虚明显,怕冷汗出,肢凉,加制附子6 g、补骨脂12 g、钟乳石30 g温补肾阳。

哮喘,属寒属实,用紫金丹祛痰定喘。该方由砒霜配豆豉而成。砒霜大热大毒,需严格掌握禁忌证,凡属热哮,或有肝肾疾病、出血及孕妇忌用。服药期间忌酒,并须严密观察毒性反应,如见呕吐腹泻、眩晕等症,立即停药。

(2)热哮:喘而气粗息涌,喉中痰鸣如吼,胸高胁胀,咳呛阵作,咳痰色黄或白,黏浊稠厚,咳吐不利,烦躁不安,汗出,面赤,口渴喜饮,不恶寒,或兼微恶寒发热,汗少或无汗,舌苔黄腻,舌质红,脉滑数或弦滑。

治法:清热宣肺,化痰平喘。

方药:定喘汤加减。炙麻黄6 g,黄芩9 g,桑白皮15 g,杏仁9 g,法半夏9 g,苏子9 g,竹沥12 g,浙贝母9 g,全瓜蒌15 g。

风寒外束,痰热内盛,所谓"寒包热"证,兼见恶寒发热、身痛、烦躁、口渴,加生石膏24 g以配合麻黄解表而清里;表寒重者酌配桂枝9 g、生姜6 g发散风寒;肺气壅实,痰鸣息涌不得卧,加葶苈子12 g、广地龙9 g泻肺平喘;便秘加大黄6 g、芒硝3 g通腑气以利肺气宣畅;痰热内盛,咳痰稠黄胶黏,口干口苦,配知母9 g、海蛤粉18 g、射干9 g、鱼腥草15 g加强清化痰热。

病久热伤肺阴,痰热未尽,虚中夹实,哮喘持续,咳呛气急,痰少质黏,口燥咽干,烦热,舌红少苔,脉细数,可用麦门冬汤加减。药用:沙参9 g、麦冬9 g、五味子6 g、天花粉12 g、川贝母(冲服)3 g、冬虫夏草9 g,以养阴清热,化痰降气,敛肺补气;肺肾气虚,冲气上逆,动则喘甚,加熟地黄9 g、山萸肉9 g、胡桃肉12 g、紫石英(先煎)30 g、诃子6 g补肾纳气。

(3)痰哮:喘急胸满,但坐不得卧,痰涎壅盛,喉中如有鸡鸣声,咯痰黏腻,咯吐不爽,舌苔厚浊,脉滑实。

治法:豁痰利窍,降气平喘。

方药:三子养亲汤、苓甘五味姜辛汤加减。白芥子6 g,莱菔子9 g,苏子9 g,法半夏9 g,五味子6 g,厚朴6 g,杏仁9 g,生姜3片。

痰浊壅盛,喘急不能平卧,可加葶苈子9 g泻肺中痰气,或暂予控涎丹(甘遂、大戟、白芥子)服用以泻其壅;痰壅腑实,喘促气粗,大便秘结,加桑白皮9 g、全瓜蒌9 g、风化硝3 g宣肺通腑泄浊;痰郁化热,痰色转黄,伴有身热、烦渴,加黄芩9 g、鱼腥草15 g、金荞麦15 g、芦根24 g清肺化痰生津。

2.缓解期

(1)肺虚:平素自汗,恶风,常易感冒,气短声低,或喉中常有轻度哮鸣音,咳痰清稀色白,面白少华,哮喘常因气候变化而诱发,发前打喷嚏,鼻塞流清涕,舌苔淡白,脉虚细。

治法:补肺益气固表。

方药:玉屏风散、桂枝汤加减。炙黄芪 12 g,党参 9 g,白术 9 g,甘草 3 g,防风 6 g,桂枝 9 g,白芍 9 g,生姜 2 片,大枣 10 g。

气虚自汗较甚,加浮小麦 24 g,龙骨 30 g,牡蛎 30 g 敛汗固表,以防正气耗散太多;气阴两虚,咳呛,痰少质黏,口咽干燥,舌红,脉细数,可用生脉散(人参 6 g、麦冬 9 g、五味子 6 g)加北沙参 12 g,玉竹 12 g 益气养阴。

(2)脾虚:平素食少脘痞、大便不实,或食油腻易于腹泻,倦怠,气短不足以息,语言无力,痰多质黏,喘哮往往因饮食不当而诱发,舌苔薄腻或白滑,舌质淡,脉细软。

治法:补气健脾化痰。

方药:六君子汤加减。党参 12 g,白术 12 g,茯苓 9 g,炙甘草 6 g,陈皮 9 g,法半夏 9 g,山药 12 g,薏苡仁 15 g,五味子 5 g。

脾阳不振,形寒怕冷,肢凉便溏,加桂枝 9 g,干姜 6 g 温脾化饮;或加制附片 6 g 以增温阳之效;痰浊较盛,喉中常有痰鸣,咳嗽痰多,胸闷,苔腻,加苏子 12 g,白芥子 9 g,川朴 6 g,炒苍术 9 g 健脾燥湿化痰,以除生痰之源;脾虚健运失司,食欲缺乏,脘痞,加砂仁(后下)3 g,炙鸡内金 12 g,焦三仙各 12 g 健脾助运;哮喘发作与食物过敏有关者,加徐长卿 12 g、炙僵蚕 9 g、广地龙 12 g,以健脾化痰祛风,理气脱敏。

(3)肾虚:平素短气息促,气逆易喘,动则尤甚,吸气不利,心慌,痰吐起沫,脑转耳鸣,腰酸腿软,劳累后哮喘易发。或畏寒,肢冷,面色苍白,舌淡苔薄,质胖嫩,脉沉细;或颧红,烦热汗出黏手,舌质红,苔少,脉细数。

治法:增补肾元,摄纳真气。

方药:金匮肾气丸加减。熟地黄 12 g,山萸肉 9 g,菟丝子 12 g,淫羊藿 12 g,肉桂 3 g,五味子 6 g,紫石英 24 g,鹅管石 15 g,胡桃肉 12 g。

阳虚明显,怯寒,肢冷,腰酸,夜尿频多,加制附片 6 g、补骨脂 12 g、鹿角片 12 g 温肾壮阳;阴虚明显,气喘盗汗,手足心热,咽干口燥,舌红,脉细数,去附子、肉桂,加麦冬 9 g、龟甲 15 g、当归 9 g、北沙参 12 g 滋养肾阴;兼有脾虚,食少乏力,大便溏薄,加炒白术 12 g、山药 15 g、陈皮 6 g 健脾益气助运;兼有痰浊蕴肺,咳吐痰黏,胸闷脘痞,可加炙苏子 9 g、法半夏 9 g、茯苓 12 g、橘红 6 g 化痰止咳。

八、辨病治疗

(一)截喘汤

由佛耳草 15 g、碧桃干 15 g、老鹳草 15 g、旋覆花 10 g、全瓜蒌 10 g、姜半夏 10 g、防风 10 g、五味子 6 g 等组成。功效降逆纳气,化痰截喘。水煎服,每天 1 剂,每天 2 次。

(二)蠲哮汤

由葶苈子 10 g、青皮 10 g、陈皮 10 g、槟榔 10 g、大黄 10 g、生姜 10 g、牡荆子 15 g、鬼箭羽 15 g 等组成。功效泻肺除壅,涤痰祛瘀。水煎服,每天 1 剂,每天 2 次。

(三)麻苏平喘方

蜜炙麻黄 10 g、杏仁 10 g、姜半夏 10 g、苏子 10 g、黄芩 10 g、款冬 10 g、桑皮 10 g、蝉蜕 6 g、乌梅 12 g、防风 10 g、甘草 3 g 等组成。功效宣肺降气,化痰平喘。水煎服,每天 1 剂,每天 2 次。

(四)贝蚕定喘汤

由僵蚕 10 g、川贝母 10 g、白果 10 g、杏仁 10 g、苏子 10 g、蜜麻黄 6 g、青黛 4 g、甘草 5 g、远志 6 g 等组成。功效宣肺降气,化痰平喘。水煎服,每天 1 剂,每天 2 次。

九、西医治疗

目前,哮喘的治疗方案是根据哮喘急性发作的严重程度来进行选择的。一般将哮喘的急性发作分为四级,即:轻度发作(间歇、短暂发作,每周 1～2 次,$FEV_1\% > 80\%$)、中度发作(每周发作 > 2 次,$FEV_1\%$ 为 $60\% \sim 80\%$)、重度发作(哮喘经常发作,$FEV_1\% < 60\%$)和危重哮喘(哮喘呈持续状态,$FEV_1\% < 50\%$)。针对轻度哮喘,一般给予吸入 β_2 肾上腺素受体激动剂,适量口服茶碱类药物;对于中度哮喘,一般使用 β_2 肾上腺素受体激动剂配合肾上腺糖皮质激素,加用茶碱类药物口服;对于重度发作的哮喘患者,则须肾上腺糖皮质激素静脉注射、静脉滴注继而口服,并用茶碱类药物静脉注射、静脉滴注,继而口服,配合 β_2 肾上腺素受体激动剂持续吸入,同时须给氧、积极补液,纠正酸碱失衡,必要时可进行机械通气。

(一)β_2 肾上腺素受体激动药

1.沙丁胺醇(舒喘灵)

用法同前。该药属短效类 β_2 肾上腺素受体激动剂,在使用时不可过量,因剂量偏大时可出现心悸或心律失常、手指震颤、头痛、兴奋等副反应。静脉用药时可引起血钾降低,应予注意。高血压、甲亢、心功能不全患者和妊娠前 3 个月的孕妇禁用。冠心病患者、老年患者和低血钾者慎用。

2.特布他林(间羟舒喘宁,喘康速)

常规气雾剂用量为每次 $200 \sim 400~\mu g$,每天 3～4 次;口服剂量在第 1～2 周为每次 1.25～2.50 mg,然后增至每次 2.5～5.0 mg,每天 2～3 次。该药属中效类 β_2 肾上腺素受体激动剂,常规剂量下仅有少数患者出现头痛、手指震颤和轻度胃肠道反应。高血压、甲亢、心脏病、糖尿病患者和妊娠初期的孕妇禁用。

3.沙美特罗(施立稳)

主要为吸入给药。成人轻中度哮喘的气雾剂用量为每次 $50~\mu g$,每天 2 次;成人重度哮喘的气雾剂用量为每次 $100~\mu g$,每天 2 次。该药属长效类 β_2 肾上腺素受体激动剂,高剂量($200 \sim 400~\mu g$)时,可增加心率,常规剂量仅有少数患者出现短时头痛、震颤或心悸。

4.丙卡特罗(美喘清)

成人口服剂量为每次 $25 \sim 50~\mu g$,每天 1～2 次,常规气雾剂用量为每次 $10 \sim 20~\mu g$,每天 3 次。该药是一种新型 β_2 肾上腺素受体激动剂,具有选择性强、高效、作用时间长等优点。最常见副反应为肌肉震颤、面色潮红、心慌、恶心和皮疹等。高血压、甲亢、心脏病、糖尿病患者及新生儿、妊娠早期的孕妇应禁用或慎用。

(二)茶碱类药

1.氨茶碱

常用口服剂量为每次 0.1 g～0.2 g,每天 3 次;首次静脉滴注剂量 0.25 g～0.50 g;如需静脉注射,首次剂量 0.25 g,须用 25%～50% 的葡萄糖注射液稀释后缓注,推注时间不应少于20 分钟。氨茶碱的有效血药浓度在 5～20 mg/L,最佳有效血药浓度在 10～20 mg/L;当血药浓度＞20 mg/L 时,患者可出现毒副反应。口服易致恶心呕吐、食欲下降等胃肠道反应。静脉注射过快或剂量过大,极易引起较为严重的心律失常等毒副反应。

2.茶碱缓释片(葆乐辉)

成人每次 200 mg,每天 1 次。由于本药为缓释片,所以不适合于哮喘急性发作或哮喘的抢救;较大剂量(每天 600～800 mg)连续使用 3 天以上时,应及时监测血清茶碱浓度,以免中毒;不能嚼碎服用,服用半片时应沿中间划痕线掰开;每天 1 次给药,最好在临睡前 1～2 小时服用;胃十二指肠溃疡、高血压和癫痫等病的患者应慎用。

(三)M 胆碱受体拮抗药

异丙托溴铵(异丙阿托品,爱喘乐)每次 40～80 μg,每天 3～4 次,气雾吸入。大剂量吸入有2.9% 的患者会发生肌肉震颤。青光眼患者禁用;阿托品过敏者禁用;妊娠早期慎用。

(四)过敏介质阻释剂

1.色甘酸钠

气雾吸入每次 2 mg,或粉剂每次 20 mg,每天 3～4 次。该药是一种非激素抗炎药,能预防抗原引起的速发和迟发反应,对儿童哮喘效果较好,不良反应较少。

2.西替利嗪(赛特赞)

成人每次 10～20 mg,每天 1 次,疗程 5～7 天。6 岁以上儿童的口服剂量为每次 5 mg,每天1 次。

为预防哮喘夜间发作,可在睡前 1 次服用 20 mg。妊娠期和哺乳期妇女应禁用;12 岁以下儿童不推荐使用。

3.酮替芬

成人每次 1 mg,每天 2 次,口服;1 周岁以下儿童每天 0.5 mg,分 2 次口服。主要副反应为嗜睡感和疲乏无力等中枢神经抑制现象。

4.阿司咪唑(息斯敏)

每次 10 mg,每天 1 次。根据病情服用 3～5 天。该药的半衰期为 18～20 天,作用可持续32 天。主要副反应为食欲增加和肥胖。该药与红霉素、酮康唑等合用可引起心律失常。肝肾功能不良者应慎用。

十、中西医综合治疗经验

(一)中西医综合治疗的必要性

支气管哮喘是一种慢性气道炎症性疾病,且不管是在发作期还是在缓解期,均存在气道变应性炎症。哮喘的治疗,不能仅限于发作期治疗,在不发作期(缓解期)也应进行积极主动地预防性治疗。哮喘急性发作或严重发作时,应积极选用解痉、抗炎西药,尽可能快地控制哮喘症状;一旦症状得到缓解,应不失时机地应用中医中药,以改善和提高机体免疫能力。在哮喘缓解期或对于慢性哮喘患者,由于西药激素等具有不同程度的不良反应,此时,使用中医辨证固本方法,既安全,又能够达到抗变应性炎症、改善过敏体质以防止哮喘发作的目的。对于激素依赖性哮喘,配合中医药治疗,不仅能提高疗效,而且对于激素撤停极有帮助。因此,采用中西医结合的方法治疗哮喘很有必要。

(二)中西医综合治疗的经验

发作期治疗以攻邪为主,对寒痰宜温化宣肺,对热痰宜清热肃肺,对寒热之象不甚者重在豁痰平喘,表证明显者兼以解表。痰邪能除,肺得宣畅,多数患者病情可以缓解。西医治疗以解除支气管痉挛及抗炎为主。一般而言,哮喘发作症状不严重时,可单用中药辨证施治或单用西药治疗。

哮喘发作严重,喘急痰鸣,胸高气促,张口抬肩,端坐呼吸,尤其是病史较长,多次反复发作者,需采用中西医结合的方法治疗。西药常需使用氨茶碱、肾上腺糖皮质激素静脉滴注,以解除支气管痉挛和对抗变态反应性炎症。中医认为哮喘病深日久,发时多属邪实正实,治当根据主次兼顾祛邪,多选射干麻黄汤、定喘汤、小青龙汤等方加减,其中麻黄、射干、法半夏、杏仁、苏子、白果等都有明显解除支气管痉挛的作用,并且能祛痰止咳。扶正则可适当采用健脾、补肺、益肾之法,常可参入苏子降气汤之意,随证加入党参、山药、当归、熟地黄、紫河车等药物。采用中西医结合治疗,有利于迅速缓解病情,控制哮喘发作。

哮喘持续状态,属于内科急症,需要积极抢救。西药的救治措施包括补液以纠正失水,稀化痰液,静脉注入氨茶碱或肾上腺糖皮质激素以解除支气管痉挛,选用有效抗生素以防治感染,纠正酸中毒及电解质紊乱,纠正二氧化碳潴留。在此基础上,配合中药治疗,有助于防止病情进一步恶化。哮喘持续状态,病机多为邪盛正衰,既有痰浊壅盛、肺气闭塞,气血逆乱,又有心肾阳气虚衰,正气不固。故此时的中医治疗当予益肾固元,回阳固脱,伍以化痰泻实,理气活血,可用四逆散、参蛤散等回阳固脱,加黑锡丹、控涎丹等温肾散寒,化痰定喘,并加艾灸,灸肺俞、膈俞各 20 分钟。

哮喘缓解期,痰鸣咳喘不著,以肺、脾、肾三脏亏虚为主要表现,此时运用中医药治疗可以取得良好效果。缓解期治本,当分阴阳,阳虚者应予温补,阴虚者则予滋养。并审其脏腑之所属,分别采用补肺、健脾、益肾等法。补益肺气,可以加强卫外功能,提高机体免疫力,防止外邪入侵而诱发哮喘,常用玉屏风散为主方加减。健脾化痰,既能培土而生金,使肺气充足,脾运能健,又可杜绝生痰之源,消除哮喘之"夙根",平时可常服六君子丸或补中益气丸等。现代研究表明,六君子汤的主要药物能兴奋中枢神经系统,促进红细胞、血红蛋白及白细胞升高,增强机体细胞免疫的功能,常作为支气管哮喘缓解期的调补剂。肾为先天之本,五脏之根,故平时治本,尤以补肾最为重要,精气充足则根本得固。缓解期表现肾虚者,应以培补肾元为主,偏于阳气虚者可用金匮肾气丸加减,偏于阴虚者以六味地黄丸、七味都气丸加减。某些顽固性哮喘,病程较长,发作与缓解间歇期限不甚清楚,平时常有痰鸣喘息,每遇外感哮喘更甚,多需长期服用肾上腺糖皮质激素,以致造成激素依赖,稍一停用即引起哮喘严重持续发作,非再用或加量不能控制病情,甚则因此而致死。此时,可运用中药,争取减少激素用量。据观察,长期依赖激素,多呈现肾阳亏虚之象,一般以补肾为主,温肾纳气,助阳消痰,用右归丸、金水六君煎等方加减,常用药物如枸杞子、熟地黄、当归、炙甘草、补骨脂、淫羊藿、山药、茯苓、沉香等。据研究报道,补肾主要中成药如右归丸、金匮肾气丸等,能提高垂体-肾上腺兴奋性。同时配合一些健脾化痰的药物如白芥子、法半夏、陈皮、炒苍术等,在此基础上,逐渐递减肾上腺糖皮质激素用量,一般每周减去相当于泼尼松 5 mg 左右,直至停用或运用最小维持量,从而使肾上腺糖皮质激素的不良反应减至最小。

(崔兰香)

第四节　肺　炎

一、概述

肺炎是细菌、病毒、支原体、衣原体、立克次体及真菌等致病微生物的原发性或继发性感染引起的呼吸系统疾病。其临床主要特征为畏寒、高热、咳嗽、胸痛、气急或咯铁锈色痰，甚至出现发绀或休克，多发于冬春两季。

本病属中医"温病"范畴。一般多见于"风温""冬温""春温"，也可见于"厥脱"。

二、病因病理

本病的病因，一为风温之邪，或风寒外束，郁肺化热；二是正气虚弱、卫外不固或素有肺热，一旦感受外邪，则内外相合而发病。

其病理变化，起始阶段邪热尚浅，病在卫分，主要表现为一系列肺卫症状，此时若邪势不甚，且能及时得到清解，则邪从表散，病情转安。如果正虚邪盛或由于失治、误治，肺卫之邪热不解而内传入里，一是顺传于气分，若气分不解则传入营血；一是逆传心包，扰乱心神、蒙蔽清窍。同时，如热毒亢炽，劫阴伤气，还可以发生亡阴厥脱之变，致使病情更趋严重。

三、诊断

(一)临床表现

1.病史

肺炎球菌性肺炎常有受凉、劳累、雨淋等致病因素。金黄色葡萄球菌性肺炎多见于老人与小儿，常继发于流感、麻疹等呼吸道病毒感染或皮肤疮疖等感染。支原体肺炎以儿童及青年人居多。肺炎衣原体肺炎常在聚居场所的人群中流行，如军队、学校、家庭，通常感染所有的家庭成员，但3岁以下的儿童患病较少。病毒性肺炎多发生于婴幼儿及老年体弱者，常有病毒感染病史。军团菌肺炎主要发生于细胞免疫功能低下，如糖尿病、恶性肿瘤、器官移植、肝肾衰竭者。传染性非典型肺炎人群普遍易感，呈家庭和医院聚集性发病，多见于青壮年，儿童感染率较低。

2.症状

主要表现为畏寒、发热、咳嗽、咳痰、胸痛、气急等。中毒性或休克型肺炎患者可出现烦躁、嗜睡、意识模糊、面色苍白、发绀、四肢厥冷、少尿、无尿及脉速而细弱等神经系统症状及周围循环衰竭危象。典型的肺炎球菌性肺炎痰呈铁锈色；金黄色葡萄球菌性肺炎痰呈脓性或脓血性；肺炎克雷伯菌性肺炎痰呈脓性或棕红色胶冻状；铜绿假单胞菌性肺炎痰呈绿色脓痰；支原体性肺炎可有少量黏痰或血痰；病毒性肺炎咯少量黏痰；军团杆菌性肺炎则咯少量黏液痰或有时有血丝。

3.体征

早期肺部体征无明显异常，重症者可有呼吸频率增快，鼻翼翕动，发绀。肺实变时有典型的体征，如叩诊浊音、语颤增强和支气管呼吸音等，也可闻及湿性啰音。并发胸腔积液者，患侧胸部叩诊浊音，语颤减弱，呼吸音减弱。

（二）实验室检查

肺炎球菌性肺炎、金黄色葡萄球菌性肺炎、肺炎杆菌性肺炎等细菌性肺炎血常规检查白细胞总数增加，中性粒细胞比例显著升高，伴核左移或有中毒颗粒。支原体肺炎和病毒性肺炎血检白细胞数正常或略增多。

痰涂片，肺炎球菌革兰氏染色为阳性双球菌；金黄色葡萄球菌亦为革兰氏染色阳性球菌；肺炎克雷伯菌及铜绿假单胞菌为革兰氏染色阴性杆菌。痰培养可确定致病菌。支原体肺炎痰培养分离出肺炎支原体则可确诊。病毒性肺炎痰细胞检查胞质内可出现包涵体，病毒分离有助于明确诊断。

（三）特殊检查

1.X线检查

肺炎球菌性肺炎早期X线胸片可见均匀的淡影，大叶实变为大片均匀致密阴影，多呈叶、段分布。金黄色葡萄球菌性肺炎早期呈大片絮状、密度不均的阴影，呈支气管播散；在短期内变化很快，迅速扩大，呈蜂窝状改变伴空洞，常伴脓胸或气胸。肺炎克雷伯菌性肺炎呈大叶性肺炎样实变，以上叶多见，水平叶间隙下坠，有不规则透亮坏死区。铜绿假单胞菌性肺炎病变较多呈两侧中、下肺野散在性结节状阴影。支原体性肺炎多数呈片絮状肺段性浸润，密度淡而均匀，边缘模糊的阴影，往往由肺门向外延伸，以肺下野为多见。病毒性肺炎X线胸片呈斑点状、片状或密度均匀的阴影，也可见有弥漫性结节状浸润，多见于两肺下野。

2.冷凝集试验

约半数支原体性肺炎患者在第1周末或第2周初开始出现冷凝集试验阳性，至第4周达最高峰，滴定效价在1∶32以上，有助于诊断，但特异性不强。

3.补体结合试验

70%～80%的支原体性肺炎患者可出现阳性结果（1∶40～1∶80），第3、4周达高峰，对诊断具有重要价值。

4.酶联免疫吸附法（ELISA夹心法）

支气管肺泡冲洗液或尿液检出军团菌可溶性抗原者，有助于军团杆菌性肺炎的诊断。

四、鉴别诊断

（一）肺结核

肺结核多有全身中毒症状，如午后低热、盗汗、疲乏无力、体重减轻、失眠、心悸，女性患者可有月经失调或闭经等。X线胸片见病变多在肺尖或锁骨上下，密度不匀，消散缓慢，且可形成空洞或肺内播散。痰中可找到结核分枝杆菌。一般抗菌治疗无效。

（二）肺癌

多无急性感染中毒症状，有时痰中带血丝。血白细胞计数不高，若痰中发现癌细胞可以确诊。肺癌可伴发阻塞性肺炎，经抗菌药物治疗后炎症消退，肿瘤阴影渐趋明显，或可见肺门淋巴结肿大，有时出现肺不张。若经过抗菌药物治疗后肺部炎症不消散，或暂时消散后于同一部位再出现肺炎，应密切随访，对有吸烟史及年龄较大的患者，必要时进一步做CT、MRI、纤维支气管镜和痰脱落细胞等检查，以免贻误诊断。

（三）急性肺脓肿

早期临床表现与肺炎链球菌肺炎相似。但随病程进展，咳出大量脓臭痰为肺脓肿的特征。

X 线显示脓腔及气液平,易与肺炎鉴别。

(四)肺血栓栓塞症

多有静脉血栓的危险因素,如血栓性静脉炎、心肺疾病、创伤、手术和肿瘤等病史,可发生咯血、晕厥,呼吸困难较明显,颈静脉充盈。X 线胸片示区域性肺血管纹理减少,有时可见尖端指向肺门的楔形阴影,动脉血气分析常见低氧血症及低碳酸血症。D-二聚体、CT 肺动脉造影(CTPA)、放射性核素肺通气/灌注扫描和 MRI 等检查可帮助鉴别。

(五)非感染性肺部浸润

还需排除非感染性肺部疾病,如肺间质纤维化、肺水肿、肺不张、肺嗜酸性粒细胞增多症和肺血管炎等。

五、并发症

严重败血症或毒血症患者易发生感染性休克,胸膜炎、脓胸、心包炎、脑膜炎和关节炎等。肺脓肿、肺气囊肿和脓胸。心力衰竭、呼吸衰竭、中毒性脑病、感染性休克、败血症、水电解质紊乱等。肺脓肿最常见,其次为脓胸、胸膜肥厚。严重病例可伴发感染性休克,甚至有因脑水肿而发生脑疝者。

六、中医诊治枢要

肺炎是因温热之邪袭肺所致,故其治本以清邪热为主,治标以化痰瘀为主,标本必须兼顾。邪在卫气者,宜以清热解毒、透表散邪为法;邪毒入营血或上扰神明者,应以解毒凉血、清营开窍为要;如正不胜邪,致使热毒内陷,阴竭阳脱,肺气欲绝时,亟当回阳救阴,益气固脱以解其急;如邪热炽盛,热结于肠胃,以致腑气不通,大便秘结者,则及早予以通腑泄热,急于存阴为治。

七、辨证施治

(一)邪犯肺卫

主症:恶寒,发热,咳嗽,口渴,头痛或头胀,胸痛,倦怠。舌苔薄白或微黄,舌边红,脉浮数。

治法:疏风散热,宣肺化痰。

处方:桑菊饮加减。桑叶 9 g,菊花 9 g,甘草 6 g,薄荷(后下)6 g,芦根 30 g,杏仁 9 g,浙贝母 15 g,前胡 12 g,桔梗 9 g,瓜蒌皮 15 g,牛蒡子 9 g,竹叶 9 g,防风 6 g。

阐述:肺炎为风温之邪致病,初起邪在肌表,可以本方疏风散热。但若病势较重,服之发热不退,可用银花 30 g、连翘 15 g、黄芩 12 g、鱼腥草 30 g、金荞麦 30 g;如反增烦渴、高热,则酌加生石膏 30 g、知母 9 g,以阻断邪热进退,防其传里生变。温邪致病,传变最快,往往还来不及治疗,就已出现卫气证候并见,因此临床上决不可拘泥于"到气才可清气"之说,早期就须在疏风解表的同时,酌加清热解毒类药,方能两全。此外,还须注意,凡治风温之证,应以清宣肺气为宜,有咳嗽自不必说,即使没有咳嗽症状,也不能离开清宣肺气之药,因肺气宣通,咯痰易出,治节百脉循行,温热之邪容易外达,此乃避免逆传心包的重要方法之一。所谓未雨绸缪,弭祸于先机。

(二)肺胃热盛

主症:高热不退,剧烈咳嗽,汗出烦渴,呼吸气粗,胸痛便结,咳吐黄痰或铁锈色痰,尿黄赤。舌红,苔黄燥,脉滑数或洪大。

治法:清热解毒,泻肺化痰。

处方:麻杏石甘汤合清肺饮加减。

生石膏 30～45 g,知母 12 g,甘草 6 g,桑白皮 12 g,杏仁 9 g,桔梗 9 g,鲜芦根 30～45 g,枇杷叶 12 g,连翘 15 g,黄芩 12 g,川连 3.0～4.5 g,山栀 9 g,竹叶 9 g,金荞麦 30 g。

阐述:本型临床表现属肺炎进展期阶段,此时往往高热不退,全身中毒症状较为严重,根据温病"热由毒生,毒寓于邪"的观点,若不速除其毒,则热象难退,势必热势愈炽,以致耗伤津液愈甚,尤其是胃津亏耗或肾液劫灼发展到一定限度,则会演变为诸多急候和变证。由此可见,治热治变之要旨在于解毒清热,生津保液。方中石膏、知母、竹叶、甘草为肺胃实热治疗主药。黄连、黄芩、山栀为苦寒泻火、解毒祛邪要药。历来认为温病最易化火伤阴,故在温病尚未化火之前,主张慎用苦寒之品,因苦具燥意,早用有助火劫液之虑。但表现为热毒亢奋者,选用苦寒,同时配合咸寒、甘寒以泻火解毒,实为必要,所谓"有故无殒亦无殒也",适时用苦寒,有利无弊。如腑有结热,大便秘结者,则可酌加生大黄 9～12 g、枳实 9～12 g、瓜蒌仁 12～15 g 等以清里通下,使热毒从下出,从而可收"急下存阴"的效果。此外,由于邪热伤肺,清肃失司,故咳嗽、咯痰、胸痛等肺系症状进一步加重,方中之桑白皮、杏仁、枇杷叶、桔梗、芦根、金荞麦等则具有清肺化痰、生津止咳的功效,特别是金荞麦一药,不仅能菌毒并治,而且可散结化瘀,对改善全身中毒症状及防止其炎症扩展有较好的作用;如果痰中带血,可加藕节 15 g、仙鹤草 30 g 等止血之品。

(三)热毒内陷

主症:高热不退,烦躁不安,咳嗽鼻煽,痰中带血,口渴引饮,神昏谵语,惊厥抽搐,呼吸急促。舌红绛无苔或苔黄黑干燥,脉细数或弦数。

治法:清营开窍,凉血解毒。

处方:清营汤或清瘟败毒饮加减。水牛角 30～50 g,生地 30 g,丹皮 12 g,赤芍 12 g,银花 30 g,连翘 15～30 g,川连 5 g,竹叶 12 g,生石膏 30～45 g,知母 12 g,广郁金 9 g,石菖蒲 9 g,羚羊角片 3～5 g(另炖冲入),金荞麦 30 g。

阐述:本型证候多见于重症肺炎或并发脑膜炎的患者。凡温毒内陷、逆传心包之时,常出现高热、昏谵、痉厥等中毒症状及神经系统症状,此时的辨治重点除凉血解毒、清热存阴,采用大剂量生地、生石膏、知母、竹叶、黄连、丹皮、金荞麦等药物外,还须注意因"热极生风"及"风痰相煽"而导致扰乱神明的严重局面,如方中之水牛角、羚羊角、广郁金、石菖蒲等尚不足以息风开窍者,则可适当选服安宫牛黄丸、局方至宝丹、紫雪丹等,或用清开灵注射液肌内注射。同时,应予指出的是,肺炎发展至营血分,往往是"热毒"或"火毒"对人体影响的后果,此时人体阴血津液明显耗伤,脏腑的实质损害和功能障碍进一步加重,由于邪热煎熬,阴液亏损,气机阻滞等原因而导致瘀血内生,甚则动血,如方中之赤芍、丹皮等凉血、活血类药仍不足以消弭瘀血时,可酌加丹参 15～30 g、桃仁 9 g,也可用丹参注射液加入葡萄糖注射液进行静脉滴注。

(四)正虚欲脱

主症:高热突降,冷汗频作,面色苍白,唇青肢冷,呼吸急促,鼻煽神疲,甚则烦躁昏谵。舌质青紫,脉微细欲绝。

治法:益气固脱,回阳救逆。

处方:参附汤加减。别直参 9 g,炮附子 15 g,麦冬 12 g,五味子 6 g,龙骨、牡蛎各 30 g(先煎),甘草 6 g。

阐述:在急性肺炎的病程中,如出现上述临床症状者,为合并中毒性休克之危症。此时须根据中医"急则治标"的原则,及早选用益气养阴固脱、回阳救逆之参附汤及生脉散等方药投治,或选用已经临床与实验研究证明确有快速、明显抗休克作用的中药注射剂,如参附、参麦、参附等注射液进行静脉滴注。另外,必须强调的是,正虚邪盛往往是肺炎较易发生厥脱变证的重要因素,特别是年老体弱者或原有慢性呼吸系疾病的患者,一旦感受温邪则变化最快。因此,在重视扶正的同时,决不可忽视解毒、祛邪、清热的重要作用。不管有无厥脱、昏谵,均须适当应用鱼腥草、银花、金荞麦等药,予以解毒清热,使之邪去正安。

(五)气阴俱伤

主症:咳嗽,低热,自汗,乏力,动则气短,手足心热,食欲欠佳,舌质淡红,苔薄,脉细数或细软。

治法:益气养阴,清热止咳。

处方:竹叶石膏汤合黄芪生脉饮加减。竹叶 9 g,生石膏 30 g,炙甘草 6 g,怀山药 15 g,麦冬 12 g,党参 15 g,杏仁 9 g,黄芪 15～30 g,五味子 5 g,沙参 30 g,金荞麦 30 g,虎杖 30 g,石斛 30 g,丹参 15 g。

阐述:肺炎恢复阶段,临床表现多属邪去正虚,气阴待复,余热未清状态。此时,应用竹叶石膏汤以清热养阴、益气生津,对促进病情的康复很有裨益。但也不可一味纯补,以致温热之邪死灰复燃,因而宜扶正与祛邪清热兼顾。为此,在竹叶石膏汤的基础上,增加金荞麦、虎杖、杏仁、丹参等药以解毒祛瘀、清宣肺气,加强祛邪作用,有助于提高其治疗效果。

八、特色经验探要

(一)解毒清热方药治疗肺炎的临床意义

"毒"是温病重要的致病因素之一。肺炎属于中医温病范畴,因此肺炎的发生、发展、转归,与"毒"无不相关。根据"毒寓于邪,毒随邪入,热由毒生,变由毒起"的温热病发病学的新观点,治疗肺炎的首要措施是祛邪解毒。近年大量的实验与临床研究证明,中医解毒方药在肺炎等温热病中主要是通过以下三个方面的作用而发挥其治疗效果的。

1.抗菌消炎作用

细菌和病毒感染是肺炎发病的主要原因。目前不少学者认为,解毒清热方药多数具有广谱抗病原微生物活性的作用,而且不同的解毒清热方药合用,还可出现抗菌的协同增效及延缓耐药性产生等多种药理效果。据多年的临床实践和实验结果显示,解毒清热方药鱼腥草、银花、板蓝根、大青叶、七叶一枝花、穿心莲、虎杖、黄芩、黄连、败酱草、大黄、蒲公英、白花蛇舌草、野菊花及清肺汤、清瘟败毒饮对肺部感染性疾病,特别是轻、中度感染的患者,具有较好的抗菌消炎作用。但是,解毒清热方药的缺点是大多数体外抗病原体的有效浓度极高,即使服用较大剂量,在体内也难达到此有效浓度,因此临床应用于治疗重症肺部感染患者,往往不易获得预期的抗菌效果。

2.增强机体免疫功能

免疫是机体非常重要的抗感染防御机制,对感染的发生、发展、恢复及预后具有显著的影响。肺炎热象的临床表现,既可由于微生物病原的毒害所产生,也可源于感染的变态反应而来。现已清楚,解毒清热方药无论对增强非特异性免疫功能,抑或特异性体液或细胞免疫功能,均有广泛的激活作用,因而既能有效地提高机体的抗感染免疫能力,又能明显提高抑制其变态反应。对此,重庆市中医研究所著名中医急症专家黄星垣研究员认为,这种扶正以祛邪的整体解毒清热功能,较之现代抗生素类药物作用的原理,更具有潜在的开拓意义。

3.对抗细菌毒素的毒害作用

肺炎等温病的热象病理表现,都是病原微生物毒素的毒害反应。这些毒素一方面直接造成机体功能紊乱和组织损害,产生中毒症状;另一方面又能损害机体抗感染防御机制,从而加重感染的严重程度。长期以来,人们一直致力于寻找一种治疗细菌毒素血症的有效方法。开始时都把希望寄托于种类众多的抗生素上,但实验研究表明,目前几乎所有的抗生素不仅没有抗细菌毒素作用,反而因杀灭大量细菌,特别是革兰氏阴性菌,致使菌体崩解而释放出更多的毒素,引起更严重的临床症状。近年来,在开展中医急症防治的研究中,发现解毒清热方药的解毒药效,不但能有效地解除病原微生物毒素的毒害作用,而且能减轻其对机体组织的损伤及改善感染中毒症状,同时还能保护机体正常的抗感染防御机制,从而阻止感染的扩展。据一些报道认为,解毒清热方药对抗病原微生物毒素的毒害药效,推测其作用机制,可能与抑制毒素的产生,使毒素减毒灭活;对抗毒素所致机体的功能障碍和组织损害;加速机体对毒素的中和及消除等三因素有关。

总之,解毒清热方药除具有明显改善感染引起的毒血症症状外,还能起到稳定线粒体膜、溶酶体膜、保护细胞器官,以及对抗内毒素所致脂质过氧化损害等良好作用。此外,最近的进一步研究表明,解毒清热方药并有明显抗内毒素所致的休克和弥漫性血管内凝血的效果。目前比较肯定具有抑菌抗毒双重作用的解毒清热中药有穿心莲、蒲公英、玄参、板蓝根、鱼腥草、黄连、败酱草等。因此在临床治疗有明显毒素血症表现的重症肺炎时,这些解毒清热药物应属首选。

(二)关于保阴存津的临床意义

伤阴耗液是肺炎等温热病最常见的病理特征。由于伤阴的结果往往会导致各种变证的发生,同时,阴液的耗损程度直接影响到疾病的预后,故前人特别重视阴液的存亡问题,明确指出"存得一分津液,便有一分生机",因此保阴存津应一直贯穿于温热病治疗的全过程。根据历来各家的临床治疗经验,存阴保津一般采用以下几种治法。

1.清热护阴

温热病的发热高低久暂,直接影响阴液耗伤的轻重程度。现代研究认为,热生于毒,毒生于邪,故清除热毒的关键则在于及时驱邪。在临床上,肺炎初期,邪在于表,治以解表透热,多以银翘散或桑菊饮等辛凉之剂祛除表邪,并重用鲜芦根以养阴清热;如渴甚者,加花粉;热渐入里,可加细生地、麦冬保津存阴;小便短赤者,则加知母、黄芩、栀子之苦寒与麦冬之甘寒合化阴液以治其热。肺炎至进展期,邪在气分,热势炽盛,但伤阴不重者,仍宜祛邪为主,可用白虎汤等方药以清热保津;如见"脉浮大而芤,汗大出,微喘,甚至鼻孔煽者",则加人参以益气生津。

2.通下存阴

热结肠胃,伤阴耗液日重,此时宜采用通腑泄热,使邪热直接排出体外而达到保存津液的目的。前人对温热病早就总结了一条极有成效的治疗经验,就是"下不宜迟""急下存阴",其常用的方剂多以大黄为主药的大承气汤、增液承气汤和宣白承气汤等。但在临床应用清下方治疗肺炎表现为腑实证候时,必须注意患者体质的强弱,正邪虚实状况,以及病情的轻重程度,掌握好早期应用指征和急下指征则至关重要。

3.扶正救阴

热毒不燥胃津,必耗肾液,这是温热病邪伤阴的两个主要方面。救胃津肾液则应分别从甘寒生津、咸寒滋阴立法。甘寒生津有五汁饮、沙参麦冬汤、雪梨浆频频饮之;咸寒滋阴可用加减复脉汤、大小定风珠等以复其津液,阴复则阳留,疾病向愈有望。至于"阴既亏而实邪正盛"者,宜祛邪养阴并重,可选用青蒿鳖甲汤、黄连阿胶汤或玉女煎加减投治较为适宜。

与此同时,热盛伤阴之后,在治疗过程中,要注意的问题:一忌发汗,因汗之必重伤其阴,病不但不解,反张其焰而加重病情,且误汗伤阴,必扰乱神明导致内闭外脱之变;二禁渗利,因热盛伤阴所致小便不利者,若强用五苓、八正之属利尿,势必更耗其阴,火上加油,则致变证丛生;三是不可纯用苦寒,因苦能化燥伤阴,用于治疗温热病无异于炉火添薪,使灼液伤津更为严重,故历来主张用于治疗热证,应与甘寒并进,方不致偾事;四则不可妄用攻下,温病治疗虽认为"下不宜迟",但并非无所禁忌,攻下不当反徒伤正气,甚至引邪深入,发生亡阴之变证。一般而言,凡温病下后脉静,身不热,舌上津回,十数天不大便者。不可再用攻下,这是下后阴液已虚之表现。如果邪气复聚,必须用之,则宜攻补兼施,以防阴竭阳脱的发生。

(三)凉肝息风法的抗痉厥作用

在肺炎发展过程中,由于邪热内入营血,扰乱心神,内动肝风,往往引起神志昏迷、四肢抽搐,甚至肢体厥冷的严重症状而造成不良后果。因此,掌握好痉厥的辨证,及时用药治疗,将有助于临床疗效的提高。在临床上,肺炎发痉大多数见于高热阶段,毒血症状明显或肺炎并发脑膜炎时,此即所谓"热极生风"。但也有时见于肺炎后期,由于精血内损,肝肾阴亏,水不涵木,虚风内动引起。此时,治疗大法非凉肝息风不可,一般可选用羚角钩藤汤,若效果不明显,则宜清营透热、凉肝息风并施,在应用清营汤的基础上加用羚羊角3～5 g、钩藤12～15 g,并服紫雪丹,对抗痉厥有较好作用。

九、西医治疗

(一)抗生素治疗

1.肺炎球菌肺炎

首选青霉素G,用药途径及剂量视病情轻重及有无并发症而定:对于成年轻症患者,可用240万～480万单位/天,分3～4次肌内注射或静脉滴注;对青霉素过敏者,或耐青霉素或多重耐药菌株感染者,可用头孢噻肟2～4 g/d,每天2～3次,或头孢曲松钠2 g/d;氟喹诺酮类药物亦可选用,如左氧氟沙星0.4～0.5 g/d,莫西沙星0.4 g/d。

2.金黄色葡萄球菌肺炎

院外感染轻症患者可以选用青霉素G,240万～480万单位/天,分3～4次肌内注射或静脉滴注,病情较重或院内感染者宜选用耐青霉素酶的半合成青霉素或头孢菌素,如苯唑西林钠6～12 g/d,分次静脉滴注,或4～8 g/d,分次静脉滴注等,联合氨基糖苷类如阿米卡星0.4 g/d等亦有较好疗效。阿莫西林、氨苄西林与酶抑制剂组成的复方制剂对产酶金黄色葡萄球菌有效,亦可选用。对于MRSA感染者,则应选用万古霉素1～2 g/d分次静脉滴注,或替考拉宁首日0.4 g静脉滴注,以后0.2 g/d,或利奈唑胺0.6 g每12小时1次静脉滴注或口服。

3.肺炎克雷伯菌性肺炎

常选用第2代、第3代头孢菌素,如头孢呋辛3～6 g/d,头孢哌酮2～4 g/d,分次静脉滴注或肌内注射,病情较重者可联合氨基糖苷类或氟喹诺酮类。但目前随着3代头孢的广泛使用,部分地区肺炎克雷伯菌产ESBLs多见,常呈多重耐药,故选择时常选用含β-内酰胺酶的复合制剂,如头孢哌酮舒巴坦钠4～6 g/d,分2～3次静脉滴注,对于危重症患者可选用碳青霉烯类药物,如亚胺培南西司他丁1.0～1.5 g/d,分2～3次静脉滴注。

4.铜绿假单胞菌性肺炎

哌拉西林2～3 g,每天2～3次肌内注射或静脉滴注,或头孢他啶1～2 g/d,每天2～3次,或庆大霉素16万～40万单位/天,分次肌内注射,或环丙沙星0.4～0.8 g/d,分2次静脉滴注。对于顽固或重症病例,可用哌拉西林舒巴坦钠9.0～13.5 g/d,分2～3次静脉滴注,或头孢哌酮舒巴坦钠6～9 g/d,分2～3次静脉滴注。必要时多种抗生素联合应用以增加疗效。

5.军团菌肺炎

阿奇霉素或克拉霉素500 mg静脉滴注或口服,或左氧氟沙星0.5 g静脉滴注或口服,或莫西沙星0.4 g静脉滴注或口服。

6.肺炎衣原体肺炎

首选红霉素,1.0～2.0 g/d,分次口服,亦可选用多西环素或克拉霉素,疗程均为14～21天。或阿奇霉素0.5 g/d,连用5天。氟喹诺酮类也可选用。

7.肺炎支原体肺炎

大环内酯类抗菌药物为首选,如红霉素1.0～2.0 g/d,分次口服,或罗红霉素0.15 g,每天2次,或阿奇霉素0.5 g/d。氟喹诺酮类及四环素类也用于肺炎支原体肺炎的治疗。疗程一般2～3周。

8.病毒性肺炎

(1)利巴韦林:0.8～1.0 g/d,分3～4次服用;静脉滴注或肌内注射每天10～15 mg/kg,分2次。连续5～7天。

(2)阿昔洛韦:每次5 mg/kg,静脉滴注,一天3次,连续给药7天。

(3)更昔洛韦:7.5～15.0 mg/(kg·d),连用10～15天。

(4)奥司他韦:75 mg,每天2次,连用5天。

(5)阿糖腺苷:5～15 mg/(kg·d),静脉滴注,每10～14天为1个疗程。

9.传染性非典型肺炎

一般性治疗和抗病毒治疗同病毒性肺炎。重症患者可酌情使用糖皮质激素,具体剂量及疗程应根据病情而定,甲泼尼龙一般剂量为2～4 mg/(kg·d),连用2～3周。

(二)抗休克治疗

重症肺炎可以并发感染性休克,此时在应用强有力的抗生素同时还需要尽快进行抗休克治疗,使生命体征恢复正常。

1.液体复苏

补充血容量是抗休克的重要抢救措施,一旦临床诊断感染性休克,应尽快积极液体复苏,可先给予低分子右旋糖苷500～1 000 mL,继而补充各种浓度的葡萄糖注射液、林格液或平衡盐液等。最好监测中心静脉压以指导输液,尽快使中心静脉压达到1.1～1.6 kPa(8～12 mmHg);尿量>0.5 mL/(kg·h)。

2.纠正酸中毒

动脉血pH<7.25者,可适当应用5%碳酸氢钠溶液静脉滴注处理。所需补碱剂量(mmol)=目标CO_2结合力-实测CO_2结合力(mmol/L)×0.3×体重(kg)。

3.糖皮质激素应用

严重感染和感染性休克患者往往存在有相对肾上腺皮质功能不足,应用肾上腺糖皮质激素,可稳定机体受累部分的细胞膜,保护细胞内的线粒体和溶酶体,防止溶酶体破裂等。对于经足够的液体复苏仍需升压药来维持血压的感染性休克患者,推荐静脉使用糖皮质激素,氢化可的松200～300 mg/d,分3～4次或持续给药。因使用大剂量肾上腺皮质激素,常能引起体内感染的扩散及水与电解质的紊乱,故休克一经改善,则应尽快撤除。

4.应用血管活性药物

在补足血容量及纠正酸中毒的基础上,若血压仍不能恢复正常范围,休克症状仍为改善者可以给予血管活性药物。多巴胺作为感染性休克治疗的一线血管活性药物,多巴胺兼具多巴胺能与肾上腺素能 α 和 β 受体的兴奋效应,在不同的剂量下表现出不同的受体效应。一般先用多巴胺 10～20 μg/(kg·min),静脉滴注;如无效可改用去甲肾上腺素 0.03～1.50 μg/(kg·min),静脉滴注;如果仍无效则可以考虑加用小剂量血管升压素(0.01～0.04 U/min),无须根据血压调整剂量。必要时,可选用山莨菪碱 10～20 mg,每 15～30 分钟 1 次,静脉注射;待面色转红、眼底血管痉挛和毛细血管血充盈好转,微循环改善,脉差加大,血压回升后,逐渐延长给药间期。但要注意,血管活性药用药时间不宜超过 10 小时,休克控制后,应逐渐减缓滴速,乃至撤除。同时,补液应控制速度,不宜过速,以免引起肺水肿。

5.防治心肺功能不全

心力衰竭者,可用毛花苷 C 0.2～0.4 mg 或毒毛花苷 K 0.125～0.250 mg 加 50％葡萄糖注射液 20～40 mL,缓慢静脉注射,若应用后症状不能改善,可以考虑应用多巴酚丁胺 2～20 μg/(kg·min)增加心排血量;同时应用祛痰剂以保持呼吸道通畅,呼吸困难及发绀明显者应予吸氧,若吸氧后仍不能纠正低氧血症者应当使用呼吸兴奋剂或者机械通气治疗。

十、中西医优化选择

近年来的临床观察表明,一般轻中度肺炎等急性感染性疾病,中医药的疗效尚属满意。至于对重症肺炎,因中医药的有效剂型单调,急救手段不多,故临床疗效起伏,不够稳定,这显然与具有速效、高效及敏感性强的抗生素相比,难以匹敌。但是,抗生素也有其不足之处,除有变态反应、长期应用易引起耐药外,不但无抗细菌毒素作用,而且反因杀灭大量细菌使菌体破裂释放出更多的毒素,引起更加严重的临床症状,甚至增加休克的发生率。解毒清热药虽在抑菌抗感染症方面不及抗生素,然抗细菌毒素作用则独占鳌头。因此,集中中西医两法的治疗特长,相互取长补短,发挥"菌毒并治"的良好作用,无疑有助于提高急性肺炎的临床疗效。

值得指出的是,对于严重的细菌性肺炎,特别是高年体虚或原有宿疾的患者,常常伴有机体免疫功能、非特异抵抗力及适应、代偿和修复能力的低下,此时即使施用高敏感、大剂量的抗生素,也往往难以奏效,但倘能及早合用中医益气养阴方药,则常能取得意料不到的效果。

在休克型肺炎的治疗中,经过补充血容量、纠正酸中毒、重用激素及应用血管活性药物等措施之后,能有效地纠正休克状态;近年虽也有参附注射液、参麦注射液、参附青注射液等抗休克的中药新剂型问世,但效果不如西药治疗来得迅速有力。尽管如此,若在抗休克过程中,配合中医回阳救逆药治疗,也已证明有助于低血压休克的逆转和稳定;同时,对使用西药升压药物而不易撤除者,加用中药后,西药升压药物则较易于减量和撤除,且又无西药的不良反应,这显然是中医药抗休克作用的一大优势和特色。

总而言之,从当前重症肺炎的治疗发展前景和趋势分析,必须把更新急救手段与研制速效、高效的新型制剂结合起来,这样才有可能提高其临床治疗水平。在这方面西医显然居于优势地位,但是由于这些新型抗感染的新制剂,多具有严重的医源性并发症,而且这个问题在短期内还不可能得到有效的解决,所以其优势也会变为劣势。目前已有多种中成药注射剂应用于肺炎,如双黄连注射液、痰热清注射液、炎琥宁注射液等。双黄连注射液药物组成为金银花、黄芩和连翘等,用于外感风热引起的发热、咳嗽、咽痛。适用于细菌及病毒感染的上呼吸道感染、肺炎等。药理作用显示对金黄色葡萄球菌、肺炎球菌、溶血性链球菌、痢疾杆菌等有一定的抑制作用。痰热清注射液的主要成分是黄芩、胆粉、山羊角、金银花和连翘,与头孢曲松钠治疗急性肺炎相比较,痰热清与头孢曲松钠疗效相当,充分说明痰热清注射液具有很好的消炎、抗病毒作用,且用药安全,不良反应小,不易产生抗药性。炎琥宁注射液临床治疗小儿肺炎过程中无论在退热、止咳、促进肺部啰音吸收及 X 线、血象恢复等方面都有较好的效果,而且炎琥宁注射液安全、有效,无明显毒副作用,无耐药性。

十一、饮食调护

肺炎初起,病在肺卫者,可用菊花 10 g 开水冲泡,饮用;高热期间,患者宜素净、水分多、易吸收的食物,如绿豆汤、焦米汤、花露、果汁、蔗浆;热初退,宜低脂、富有营养之软食;由于肺炎后期津液亏耗者,可用甜水梨大者 1 枚,切薄,新汲凉水内浸半日,制成雪梨浆,时时服用,颇有裨益。

肺炎发病过程中,宜忌葱、韭、大蒜、辛辣油腻、油炸、生冷、硬食;同时,应戒烟忌酒,因酒能助热,促使炎症病灶的扩散而致病情加重。

（崔兰香）

第五节　肺间质纤维化

一、概述

肺间质纤维化(PIF)是由已明或未明的致病因素通过直接损伤或有免疫系统介入,引起的肺泡壁、肺间质的进行性炎症,最后导致肺间质纤维化。常见的已知病因为有害物质(有机粉尘、无机粉尘)吸入,细菌、病毒、支原体的肺部感染,致肺间质纤维化药物的应用,以及肺部的化学、放射性损伤等。未明病因则称为特发性间质性肺炎(IIPs),可分 6 种亚型,其中以特发性肺间质纤维化(IPF)为最常见。此外,还继发于其他疾病,常见的有结缔组织病、结节病、慢性左心衰竭等。

PIF 的临床表现均因病变累及肺泡间质而影响肺换气功能,故引起低氧血症的临床表现,有病因或有原发病的 PIF 应归属原发病中介绍,故本文仅介绍病因未明的 PIF 即 IIPs。

中医古籍中无本病病名,有关本病的认识,散见于肺痿、肺胀、上气、咳喘、胸痹、肺痨、虚劳等病证的记载中。

二、病因病理

肺为五脏六腑之华盖,肺气与大气相通,肺气通于鼻,在空气中的有机粉尘、无机粉尘(二氧化硅)、石棉、滑石、煤尘、锑、铝及霉草尘、蔗尘、棉尘、真菌、曲菌、烟雾、气溶胶、化学性气体及病毒、细菌等,经鼻咽部吸入肺中,肺为娇脏,受邪而致发病。如宋代孔平钟《孔氏谈苑》曰:"贾谷山采石人,末石伤肺,肺焦多死。"

气候急剧变化也是本病致病原因。节气应至而未至,干燥寒冷或闷热潮湿的气候变化常使人有"非时之感"或温疫之邪相染,经口鼻而入,首先犯肺而致病。

皮毛者,肺之合也,肺主皮毛。风、寒、燥、暑之邪常在肌表皮毛汗孔开泄,卫气不固之时侵袭人体。许多农药、除草剂等有毒物质经皮肤吸收入血液中,"肺朝百脉",直接损其肺脏而发病。

肺与其余四脏相关作用,心、肝、脾、肾有病,或受邪时亦可损于肺而发病。如有毒农药、细胞毒性药物、免疫抑制剂、磺胺类、神经血管活性药物、部分抗生素可损伤脾之运化、肝之疏泄,致使化源不足,肺失所养而致病。其中一部分药物还可损及肾精、骨髓,使脾肾功能低下,引起骨髓造血低下,自身免疫功能异常,精血亏耗,使肺之功能异常而发病。

肾为先天之本,本病的发生与先天禀赋关系密切,已经观察到本病有家族遗传因素,具有同种白细胞抗原相对增多的特征。有人研究发现组织与细胞毒性组织特异性抗体相结合,引起细胞和组织的损伤及免疫复合物的沉着,经各种炎细胞、肺泡巨噬细胞、T淋巴细胞等免疫系统的介入,发生肺泡炎和纤维化的形成。而以上这些免疫异常的形成与个体素质、先天禀赋有着内在的密切关系。本病病理主要有燥热、痰瘀、痰浊及津亏。

(一)燥热伤肺

多见于先天禀赋不足,肾气亏虚者。因吸入金石粉尘及有毒物质,常以其燥烈之毒性直接伤及肺脏本身,"金石燥血,消耗血液"(李木延),除伤其阴津外,由于气道干燥,痰凝成块不易咳出而郁于内,生热生火。又因先天肾亏,阴津不能蒸腾自救,燥痰郁阻更伤于肺。故见干咳、喘急、低热、痰少、胸闷诸症,劳作时则更剧。

(二)气亏津伤

气根于肾主于肺,肾气亏虚而气无所根,燥热伤肺,肺气不足而气无所主。肺肾气虚而不能保津,阴津亏耗,精液枯竭又不能养气,气亏津伤而肺脏失养,纤维增生或缩小而成肺痿,或膨胀而为肺胀。肺肾皆虚,呼气无力,吸气不纳,故胸闷气急,呼吸浅促,口咽干燥,舌红苔少,脉细弱而数。

(三)痰瘀互结

肺气亏虚则血行无力,阴虚血少则血行涩滞,故气滞血瘀。肺肾亏虚,脾失肺之雾露、肾之蒸滕,输布津液上不能及肺,下不能与肾,津液停聚,燥邪瘀热,煎熬成痰,痰阻脉络,使瘀更甚,痰瘀互结,故唇舌色黯,手足发绀,痰涎壅盛而气息短促。

(四)痰浊内盛

久病脾肾亏虚,以致饮停痰凝,痰湿内聚,脉道受阻,肺气不达,不能"朝百脉"升清降浊,血气不能相合,脏腑失养,五脏衰竭,清气不得升,浊气不得降,故喘满、气急、发绀、烦躁,痰盛甚者,阳衰阴竭,痰浊内阻,清窍不明,气阴两衰,内闭外脱。

三、诊断

(一)临床表现

1.症状

IIPs均为病因不明,以进行性呼吸困难,活动后加重为其临床特征。急性型常有发热、干咳、起病后发展迅速的胸闷、气急,类似ARDS的病情,1～2周即发生呼吸衰竭,1～2个月可致死亡。慢性型隐匿起病,胸闷、气短呈进行性加重,初期劳累时加重,后期则静息时亦然。病程常数年。当继发感染后则咳吐痰液、喘急、发热、或导致呼吸衰竭。

2.体征

呼吸急促、发绀、心率快,两肺底听及弥漫性密集、高调、爆裂音或有杵状指。慢性型可并发肺心病,可有右心衰竭体征,颈静脉充盈,肝大、下肢水肿。

(二)辅助检查

1.肺活检

可采用纤维支气管镜进行肺活检。本病初期病变主要在肺泡壁,呈稀疏斑点状分布;增生期则肺组织变硬,病变相对广泛;晚期肺组织皱缩实变,可形成大囊泡。

2.胸部 X 线检查

早期可无异常,随病变进展肺野呈磨砂玻璃样,逐渐出现细网影和微小结节,以肺外带为多,病变重时则向中带、内带发展。且细网状发展为粗网状、索条状,甚至形成蜂窝肺,此期肺容积缩小,膈肌上升,可并有肺大疱。

3.肺功能检查

呈限制性通气功能障碍,肺活量下降,弥散功能减退,$P_{(A-a)}O_2$ 增大,低氧血症,运动后加重,早期 $PaCO_2$ 正常或降低,晚期可增加。

4.血气检测

IIPs 主要表现为低氧血症,或并有呼吸性碱中毒,PaO_2、SaO_2 降低的程度和速度与病情严重程度呈正相关,可作为判断病情严重程度、疗效反映及预后的依据。

(三)临床诊断要点

1.临床表现

(1)发病年龄多在中年以上,男:女≈2:1,儿童罕见。

(2)起病隐袭,主要表现为干咳、进行性呼吸困难,活动后明显。

(3)本病少有肺外器官受累,但可出现全身症状,如疲倦、关节痛及体重下降等,发热少见。

(4)50%左右的患者出现杵状指(趾),多数患者双肺下部可闻及 velcro 音。

(5)晚期出现发绀,偶可发生肺动脉高压、肺心病和右心功能不全等。

2.X 线胸片(高千伏摄片)

(1)常表现为网状或网状结节影伴肺容积减小。随着病情进展,可出现直径多在 3～15 mm 大小的多发性囊状透光影(蜂窝肺)。

(2)病变分布多为双侧弥漫性,相对对称,单侧分布少见。病变多分布于基底部、周边部或胸膜下区。

(3)少数患者出现症状时,X 线胸片可无异常改变。

3.高分辨 CT(HRCT)

(1)HRCT 扫描有助于评估肺周边部、膈肌部、纵隔和支气管-血管束周围的异常改变,对 IPF 的诊断有重要价值。

(2)可见次小叶细微结构改变,如线状、网状、磨玻璃状阴影。

(3)病变多见于中下肺野周边部,常表现为网状和蜂窝肺,亦可见新月形影、胸膜下线状影和极少量磨玻璃影。多数患者上述影像混合存在,在纤维化严重区域常有牵引性支气管和细支气管扩张,和/或胸膜下蜂窝肺样改变。

4.肺功能检查

(1)典型肺功能改变为限制性通气功能障碍,表现为肺总量(TLC)、功能残气量(FRC)和残气量(RV)下降。一秒钟用力呼气容积/用力肺活量(FEV$_1$/FVC)正常或增加。

(2)单次呼吸法一氧化碳弥散(DLCO)降低,即在通气功能和肺容积正常时,DLCO 也可降低。

(3)通气/血流比例失调,PaO$_2$、PaCO$_2$下降,肺泡-动脉血氧分压差[P$_{(A-a)}$O$_2$]增大。

5.血液检查

(1)IPF 的血液检查结果缺乏特异性。

(2)可见红细胞沉降率增快,丙种球蛋白、乳酸脱氢酶(LDH)水平升高。

(3)出现某些抗体阳性或滴度增高,如抗核抗体(ANA)和类风湿因子(RF)等可呈弱阳性反应。

6.组织病理学改变

(1)开胸/胸腔镜肺活检的组织病理学呈 UIP 改变。

(2)病变分布不均匀,以下肺为重,胸膜下、周边部小叶间隔周围的纤维化常见。

(3)低倍显微镜下呈"轻重不一,新老并存"的特点,即病变时相不均一,在广泛纤维化和蜂窝肺组织中常混杂炎性细胞浸润和肺泡间隔增厚等早期病变或正常肺组织。

(4)肺纤维化区主要由致密胶原组织和增殖的成纤维细胞构成。成纤维细胞局灶性增殖构成所谓的"成纤维细胞灶"。蜂窝肺部分由囊性纤维气腔构成,常常内衬以细支气管上皮。另外,在纤维化和蜂窝肺部位可见平滑肌细胞增生。

(5)排除其他已知原因 ILD 和其他类型的 IIP。

四、鉴别诊断

(一)嗜酸性粒细胞性肺疾病(ELD)

ELD 包括单纯性、慢性、热带型、哮喘性或变应性支气管肺曲菌病、过敏性血管炎性肉芽肿、特发性嗜酸细胞增多综合征等类型,影响多为肺实质嗜酸细胞癌浸润,部分并有肺间质浸润征象,亦常为弥漫性阴影故需鉴别,主要依据 ELD 的临床病情和周围血 BAL 中嗜酸性粒细胞增加>10%。

(二)外源性过敏性肺泡炎(HP)

HP 的影像亦为弥漫性肺间质炎、纤维化征象,其和 IIPs 影响相似,不能区别,主要依据 IIPs 病因不明,HP 则有变应原(如鸟禽、农民肺等)接触,BAL 中淋巴细胞计数增高(常至 0.3~0.7),治疗需脱离做出接触,否则 GC 不能阻止病情。

(三)郎格罕组织细胞增多症(LCH)

以往称为肺嗜酸细胞肉芽肿、组织细胞增多症,好发于中青年,累及肺者为 LCH 细胞浸润,发病过程可分为 3 期:细胞期(细胞浸润)、增殖期(肺间质纤维化)、纤维化期(细支气管阻塞形成囊泡),肺影响呈弥漫性,早期为小结节,继之纤维化和囊泡,胸片特征为常不侵犯肋膈角部位。其和 IIPs 的鉴别为 LCH 具有弥漫性囊泡的特征。

(四)肺结节病

肺结节病可分为 4 期:Ⅰ期肺门、纵隔淋巴结肿大,Ⅱ期淋巴结肿大并间质性肺炎,Ⅲ期肺间质纤维化,Ⅳ期蜂窝肺。Ⅱ、Ⅲ、Ⅳ期时需和 IIPs 鉴别,常依据结节病有Ⅱ、Ⅲ、Ⅳ期相应的影像发展过程,有时需依据病理。

(五)结缔组织病

类风湿关节炎,进行性系统硬化症、皮肌炎和多发性肌病、干燥综合征等为全身性疾病,可伴有肺间质纤维化。可依据结缔组织病的临床表现如关节畸形、皮肤肌肉炎症、口腔干燥等病情和相应的自身免疫抗体相鉴别。

(六)药物性肺间质病

抗肿瘤化疗与免疫抑制剂如博莱霉素、氮芥类、百消安、环磷酰胺、甲氨蝶呤、巯基嘌呤、丝裂霉素、甲基苄肼等均可引起肺间质病变。苯妥英钠、异烟肼、肼屈嗪当引起不良反应时可伴有肺间质损害。胺碘酮、呋喃妥因、青霉胺等也可引起肺间质病变,可依据有关应用药物史做鉴别。

(七)肺尘埃沉着病

石棉肺是因吸入多量石棉粉尘引起广泛弥漫性肺间质纤维化及胸膜增厚。痰内和肺组织中可查到石棉小体。硅肺是因吸入多量游离二氧化硅粉尘、煤尘引起,影响以结节性肺纤维化为特征。均以有职业接触史为特点。

五、并发症

本病常因呼吸不畅引起阻塞性肺气肿和泡性肺气肿,甚至发生气胸。合并慢性感染时易形成阻塞性肺炎、支气管扩张、慢性肺化脓症。累及胸膜时常有胸膜增厚,随病情进展可导致肺心病。合并肺癌者也不少见,多发于明显纤维化的下叶,多为腺癌、未分化细胞癌及扁平细胞癌。

六、中医证治枢要

(一)首辨气阴亏虚、五脏气衰

本病以本虚为其病理基础,急进型多以气阴两亏并见,阴亏甚者必耗其气,气虚者必伤其阴,益气养阴为急重型治疗大法,非益气不能统摄阴津,不保阴津血液而气无所主。病缓者应辨其五脏虚损,初病者胸闷、气短、咽干口燥、纳少腹胀、汗出量多,病属脾肺气虚。病久者胸闷如窒、胸痛彻背、胸胁疼痛,口苦烦躁,目眩耳鸣,心悸不寐,腰膝酸软,则以心、肝、肾亏虚多见。

(二)明辨在气在血,掌握轻重缓急

本病虽与外感疾病不同,但多数也有先入气分,后入血分,新病在气,久病入血的规律。但急重型(急性间质性肺炎)发展迅速,症状明显,患者多痛苦异常,胸闷如窒,行走气短,口干咽燥,乏力汗出,这时治疗非常关键,应早期配合应用西药肾上腺皮质激素,用大剂的益气养阴之品,有效地控制病情发展,不然病情会迅速恶化,导致功能衰竭。但对缓进型患者,养阴补血、滋填肝肾、化瘀祛痰为治疗大法,对中型、轻型患者,单纯中药治疗往往有效,但要以症状、体征、肺功能的客观指标为依据,密切观察病情,必要时仍需中西医结合治疗。

(三)急以养阴清热,缓以活血化瘀

重症患者以痰、瘀、热毒为标,以气阴两亏为本。邪毒甚者,可用银花、连翘、蒲公英、生地、沙参、黄芩、丹参、栀子、芦根、玄参、柴胡、陈皮、川贝、浙贝、桔梗、甘草。气阴两亏为主者则投人参、西洋参、童参、麦冬、沙参、五味子、生地、川贝、陈皮。缓进期气虚津亏血瘀,应重在益气活血化瘀,在辨证治疗基础上加入丹参、当归、生地、赤芍、桃仁、红花等。

七、辨证施治

适用于各种病因及病因不明所致的肺间质纤维化及肺泡炎的治疗。

(一)肺阴亏虚,燥热伤肺

主症:干咳无痰,胸中灼热、紧束感、干裂感,动则气急,胸闷,胸痛,乏力,气短,或有五心烦

热,夜不得寐,或有咽干口渴,唇干舌燥。舌红或舌边尖红,苔薄黄而干或无苔,甚者舌红绛有裂纹,脉细或细数。

治法:益气养阴,止咳化痰。

处方:五味子汤。红参12 g(慢火单炖1小时),(或党参、北沙参各30 g)麦冬15 g,五味子9 g,川贝母12 g,陈皮6 g,生姜3片,大枣3枚。

阐述:本证是本类疾病最常见的临床证候,可见于本病的各种临床病种,以肺阴亏虚为主要病理机制,投以五味子汤养阴止咳化痰,既顾其阴虚之本,又兼管其干咳之症。若舌红苔少或无苔干裂者,可加鲜生地60 g、鲜石斛30 g、肥玉竹15 g;伴身热、咳嗽、咽干、便结者,可予以清燥救肺汤;胃中灼热、烦渴者,予沙参麦冬汤;五心烦热、夜热早凉、舌红无苔者,予以秦艽鳖甲汤;伴腰膝酸软者,予以百合固金汤;如有低热干咳,痰少带血丝鲜红者,改用苏叶、黄芪、生地、阿胶、白茅根、桔梗、麦冬、贝母、蒲黄、甘草加三七粉冲服。

(二)肺脾气虚,痰热壅肺

主症:胸闷气急,发热,咽部阻塞憋闷,喉中痰鸣,咯吐黄浊痰,难以咯出,胃脘灼热,纳可。舌红苔黄厚或腻,脉弦滑数。

治法:益气开郁,清热化痰。

处方:涤痰汤加味。全瓜蒌15 g,枯黄芩12 g,党参12 g,姜半夏12 g,桔梗12 g,云苓15 g,橘红12 g,贝母12 g,石菖蒲9 g,竹茹3 g,甘草3 g,生姜3片,大枣3枚。

阐述:本型多见于慢性病继发感染者,以痰热壅肺为主,故以清热化痰治疗。兼胸脘痞满者加薤白12 g;伴呛咳、咽干,脉细数者改用贝母瓜蒌散加沙参、杏仁;伴咽部红肿者再加蝉衣、僵蚕、银花、连翘、薄荷。

(三)脾肺肾亏,痰浊内阻

主症:胸中窒闷,咳吐痰涎或痰黏难咯,脘腹胀闷,腰膝酸软,乏力,纳呆食少或腹胀泄泻。舌淡或黯红,苔白或白腻,脉滑或沉。

治法:健脾益肾,化痰止咳。

处方:金水六君煎加味。清半夏12 g,云苓12 g,当归12 g,陈皮9 g,党参9 g,苍术9 g,白术9 g,紫苏9 g,枳壳9 g,生、熟地各12 g,生姜(煨)3片,大枣(擘)5枚。

阐述:证多见于慢性进展、迁延难愈者,以痰浊内蕴为主要表现,化痰为主要治则。若咳嗽重者加浙贝母、杏仁、桑白皮;喘鸣、咳痰清稀伴腰背胀痛者改用小青龙汤;伴腰膝酸软,下肢浮肿,咳嗽痰多,腹胀者予以苏子降气汤;病久咳嗽夜甚,低热者用紫菀茸汤(人参、半夏、炙甘草、紫菀、冬花、桑叶、杏仁、贝母、蒲黄、百合、阿胶、生姜、水牛角粉)。

(四)气虚阴亏,痰瘀交阻

主症:胸痛隐隐或胸胁掣痛,胸闷,焦躁善怒,失眠心悸,面唇色黯,胃脘胀满,纳少,乏力,动则气短。舌黯红,苔黄或有瘀斑,脉沉弦或细涩。

治法:益气养阴,化瘀止痛。

处方:血府逐瘀汤加味。当归15 g,生地18 g,党参12 g,桃仁12 g,赤芍12 g,柴胡9 g,枳壳9 g,川芎12 g,牛膝9 g,红花9 g,桔梗9 g,炙甘草6 g。

阐述:本型多见于晚期患者,以气虚阴亏为主,但其病理已呈肺痿,有瘀血内阻,故治用活血化瘀。伴咳嗽气急者,可加沙参12 g、浙贝9 g、瓜蒌18 g;胃脘疼痛,干呕者可加香附12 g、焦山栀9 g、苏叶9 g;胃脘疼甚者,加丹参18 g、砂仁9 g;咽干善饮者,加麦冬15 g、芦根30 g、木蝴蝶6 g。

(五)五脏俱虚,气衰痰盛

主症:干咳气急,喘急气促,短气汗出,动则喘甚,心悸、憋闷异常,胸痛如裂,羸弱消瘦。舌红或红绛,少苔或无苔,脉细弱或细数。

治法:益气养阴,利窍祛痰。

处方:三才汤加味。人参(慢火单炖1小时)15 g,天门冬30 g,生地黄60 g,川贝母12 g,桔梗6 g,菖蒲9 g。

阐述:本证已是本病的晚期表现,已有呼吸衰竭等垂危见症,当以益气养阴救逆为主。兼口干甚,舌红绛无苔干裂者加鲜石斛、鲜芦根、鲜玉竹;骨蒸潮热、盗汗者加秦艽、鳖甲、青蒿、知母,人参改用西洋参;病情较缓者可用集灵膏(生地、熟地、天冬、麦冬、人参、枸杞);如纳呆乏力,舌淡苔白,脉沉者改用香砂六君子汤;病情危重,大汗淋漓,精神萎靡,口开目合,手撒遗尿,脉微欲绝者,急用独参汤,取红参30 g或野山参15 g单炖喂服。

八、特色经验探要

(一)胸闷、气急辨治要点

胸中窒闷,呼气不得出,吸气不得入,烦闷异常为本病的典型症状特点,根据其病情发展,轻重情况不同,临床辨治有所不同。轻症患者病势较缓,只有剧烈活动时才感气急,但活动后休息很长时间仍不能缓解,因此患者常不敢跑步、疾步、上楼、登山。此时以肺气亏虚,阴津亏乏为主,治疗以养阴益肺为主,用沙参、麦冬、五味子、童参、陈皮、桑白皮、炒黄芩、桔梗、甘草等;病情较重者多感胸中憋闷异常,自感痰多不能咳出,胸闷气急不得缓解,此为痰浊壅滞上逆,予瓜蒌30~60 g,薤白、半夏各15~30 g,桂枝10 g,干姜6 g,细辛3~6 g,黄芩10 g,甘草3 g以辛开苦降,开胸豁痰;若口干咽燥、烦渴者为热痰壅滞,上方重用枯黄芩15~30 g,加猫眼草、蒲公英、十大功劳叶各15~30 g;若见舌紫黯、杵状指加用丹参、当归、干地黄;重危患者烦渴、气急予人参煎浓汁与鲜生地、鲜石斛、鲜芦根、鲜麦冬、梨煎汁混合频服,以益气养液,急救其阴。

(二)单味中药的研究及选用

1.枯黄芩

清肺热首选枯黄芩,枯黄芩含有较高的黄芩酮、黄芩素,可抑制肥大细胞脱颗粒,阻断组胺及慢反应物质的释放,具有广泛的免疫调节作用,是治疗肺纤维化有前途的中草药。

2.丹参

丹参有保护肺毛细血管内皮细胞、肺Ⅱ型上皮细胞的作用,还有降低肺动脉高压的作用,这些重要的药理作用使其不仅对肺纤维化早期形成有一定治疗作用,而且可治疗晚期患者肺动脉高压症,已经证明丹参在预防放射性肺损伤造成的肺纤维化及平阳霉素引起的肺纤维化均有较好的保护作用。有人报道丹参的有效单体IH764-3对博莱霉素所致大鼠肺纤维化具有明显的预防和治疗作用,电镜观察证实治疗组肺胶原形成细胞数量、炎性细胞渗出、胶原纤维和弹力纤维都较模型组明显减少。进一步研究表明IH764-3可抑制肺泡巨噬细胞分泌成纤维细胞生长因子,并对肺泡巨噬细胞刺激成纤维细胞增殖有阻断或抑制作用。

3.川芎、当归

有学者对博莱霉素造模大鼠腹腔注射川芎嗪注射液、当归注射液,并设正常组及模型组,各组均于4周后处死,做组织病理学检查,并用电子计算机图像分析仪进行肺泡炎和肺间质纤维化定量分析,结果川芎嗪治疗后肺泡炎和肺间质纤维化明显减轻,当归次之。提示中药川芎嗪、当归治疗肺间质纤维化疗效满意,不良反应小,为肺纤维化的中药治疗提供了依据。

4.苦参碱

对肺间质纤维化大鼠的保护作用。苦参碱能减轻 BLM(博莱霉素)诱导的大鼠肺纤维化,这种作用有可能通过改善 BLM 大鼠体内氧化应激状态,减轻肺间质纤维化大鼠 PBMCs DNA 损伤实现的。

5.桑叶

在治疗丝虫病晚期形成的象皮腿取得疗效,可减少纤维增生和组织机化,有人已用于本病的治疗。

6.半夏

有止咳、化痰作用,在小青龙汤、杏苏散、射干麻黄汤、苏子降气汤、清气化痰汤、涤痰汤、金水六君煎中均有半夏,用于硅肺纤维化的防治亦取得了较好的疗效。

7.防己

己椒苈黄丸在《金匮要略》中有行气逐饮之效,用于饮邪壅逆、口舌干燥、喘咳胀闷等症。防己含粉防己碱,有舒松肌肉的作用,近年对硅肺研究发现本药是治疗硅肺导致的肺组织纤维化的有效药物。主要作用是防止肺组织中前胶原和糖胺多糖(GAG)向细胞外分泌,并能与铜离子络合,阻止不溶性胶原的形成,降低硅肺组织中胶原、GAG 及脂类含量,使形成硅肺的主要成分下降,粉防己碱还能与硅肺病灶中胶原蛋白、多糖及脂蛋白结合并使之分解,故可见到降解的胶原及低分子肽出现。

8.甘草

《金匮要略》中之甘草干姜汤"治肺痿吐涎沫而咳者,其人不渴,必遗尿,小便数。所以然者,以上虚不能利下故也。此为肺中冷,必眩,多涎唾,甘草干姜汤以温之。"甘草中含有大量甘草次酸,有类肾上腺皮质激素作用,还含有 LX 成分,可抑制 IgE 和组胺合成。临床应用有止咳平喘、抗变态反应、抗感染等诸多药理作用,是治疗肺纤维化较理想的中草药,但应用量不宜过多(不超过 12 g),量大长期应用可引起水肿及胃酸过多。

9.秋水仙碱

本药在体外和动物模型中可抑制胶原形成和调节细胞外基质;在结节病或 IPF 患者培养的肺泡巨噬细胞中,也可抑制巨噬细胞源性的生长因子和纤维连接素的释放。口服秋水仙碱 0.6 mg,每天 1 次或 2 次,用于 IPF 的治疗或对激素抵抗的患者,可单用或与免疫抑制剂合用。

10.雷公藤

有人观察雷公藤 T_4 单体腹腔注射对肺纤维化模型大鼠肺组织病理及肺羟脯氨酸含量,结果表明雷公藤 T_4 单体可使肺泡炎和肺纤维化程度有所减轻,并使肺羟脯氨酸含量下降,说明 T_4 单体具有一定的抗肺纤维化的疗效。

11.大蒜

大蒜素可稳定溶酶体,减少毛细血管通透性,减轻局部渗出,减少纤维化的形成。已有人配合肾上腺皮质激素用于肺纤维化的治疗。

在防己科植物粉叶轮环藤中提取的酚性生物碱成分对大鼠实验性硅肺有较强抑制胶原纤维形成的作用。从贵州细叶十大功劳叶中提取生物碱也具有相同作用。日本学者发现在激素治疗本症过程中,柴胡厚朴汤具有防止激素受体招致抑制作用。以上药物选用的原则,仍以辨证治疗为主,因为许多药物是辨治主方中常用药物,如黄芩、丹参等,长期使用也无毒副作用,治疗效果也很确切。

九、西医治疗

(一)肾上腺糖皮质激素

IIPs 的发病涉及类证和免疫反应所致肺损伤,产生大量促纤维化生长因子导致纤维化,而 GC 对炎性和免疫反应有抑制作用,但对纤维化则失去有效作用,因此要采取早期用药、控制病情最小剂量、长期维持用药的方法,以求有效控制病情的进展。使用该药的依据是患者肺部炎症进展(复查肺部 X 线片炎症进展或者患者呼吸困难明显加重伴剧烈阵发咳嗽或者肺底部爆裂音),这证明患者自身产生肾上腺皮质激素已不能控制肺部非特异性炎症,需要加用外源性药物治疗,但大剂量用药会造成自身肾上腺皮质功能迅速衰退,常对患者病情不利,甚至使部分患者病情加重。通过 20 年临床治疗数百例患者的治疗,摸索出以下用药原则,使者临床病控率提高,介绍如下,以临床供参考。

1.剂量

对缓慢隐匿进展(前后肺部 CT 片对照观察)无显著临床症状者建议给甲泼尼龙片 4 mg/d 或泼尼松 5 mg/d,晨顿服,并按随访病情变化予以调整剂量。对有近期肺部炎症进展者(依据临床表现为阵咳或呼吸困难加剧,近期肺部 CT 片有病变轻度进展者)根据病情给予甲泼尼龙片 4～8 mg/d,每天 2 次,或泼尼松 5～10 mg/d,每天 2 次。病情较重者(平地走动即感呼吸困难者)则根据病情适当加大剂量,甲泼尼龙片 12 mg/d,每天 2 次,或泼尼松 15 mg/d,每天 2 次,对严重者或 AIP、IPF 急性加重患者采用静脉冲击治疗(甲泼尼龙注射液 40～80 mg/d,每天 2～3 次)。

2.疗程

原则上开始用较大剂量,如中度或较重病情口服泼尼松 15～30 mg/d(其他制剂可折换相应剂量),待病情缓解后则减为维持剂量,连续用药 3 个月至半年,根据患者改善程度持续减药至停用。严重患者或 IPF 急性加重(AE-IPF)患者、AIP 患者静脉给药冲击治疗 5～10 天后,改甲泼尼龙片 12 mg/d,每天 2～3 次或泼尼松 15 mg/d,每天 2～3 次,渐依据病情减至维持量。连续用药 6 个月至 1 年后根据临床肺功能评价、胸部 X 线、肺功能检查明显改善者即可继续减量至停药。部分患者需要用药 3 年以上才能随病情改善继续减量至停药。

3.合并用药

(1)百令胶囊 2 g,每天 3 次。

(2)中药辨证用药 参照以上辨证论治方法,每天 1 剂。

(3)假如病情需要静脉给肾上腺糖皮质激素时,需要同时与低分子肝素 5 000 U 皮下注射,每天 1 次,防止激素长期使用导致的动静脉血栓形成,应观察凝血指标。

(4)钙片和止酸剂 可防止骨质疏松、胃肠道不良反应等。

(5)对于肺部炎症进展明显者,常同时用 3 组中草药静脉给药——清热剂(苦参碱、穿心莲)、活血剂(丹参、川芎)、益气剂(参麦、参芪),可有效缓解患者病情的进展。

(二)免疫抑制剂

仅用于泼尼松疗效差者,可并用环孢素 A、环磷酰胺、硫唑嘌呤等。

(三)抗纤维化药物

纤维化的发生初为炎细胞浸润释放细胞因子和炎性递质及生长因子等而致纤维化细胞增

殖,胶原形成及基质沉积,至晚期为纤维化,故治疗应针对发病机制,吡非尼酮能抑制炎细胞因子,因而阻断纤维化的早期阶段,同时能抑制肺成纤维化细胞增殖、减少胶原合成、细胞外基质沉积,还能抑制巨噬细胞产生加重肺组织炎症损伤的血小板衍生生长因子(PDGF),并可能有类似自由基清除作用,故此药具有抗纤维化作用。剂量 20~40 mg/kg,每天 3 次(最大剂量3 500 mg/d),有改善肺功能、稳定病情、减少急性发作等作用。

(四)疗效判定

1.反应良好或改善

(1)症状减轻,活动能力增强。

(2)X 线胸片或 HRCT 异常影像减少。

(3)肺功能表现 TLC、VC、DLCO、PaO_2 较长时间保持稳定。以下数据供参考:TLC 或 VC增加≥10％,或增加≥200 mL;DLCO 增加≥15％或至少增加 3 mL/(min·mmHg);SaO_2 增加>4％;心肺运动试验中 PaO_2 增加≥0.5 kPa(4 mmHg)(具有 2 项或 2 项以上者认为肺生理功能改善)。

2.反应差或治疗失败

(1)症状加重,特别是呼吸困难和咳嗽。

(2)X 线胸片或 HRCT 上异常影像增多,特别是出现了蜂窝肺或肺动脉高压迹象。

(3)肺功能恶化。以下数据供参考:TLC 或 VC 下降≥10％或下降≥200 mL;DLCO 下降≥15％或下降≥3 mL/(min·mmHg);SaO_2 下降≥4％,或运动试验中 $P_{(A-a)}O_2$ 增加≥0.5 kPa(4 mmHg)(具有 2 项或 2 项以上者认为肺功能恶化)。

疗效评定多数患者接受治疗 3 个月至半年以上。

(4)疗效尚不能肯定的药物:①N-乙酰半胱氨酸(NAC)和超氧化物歧化酶(SOD)能清除体内氧自由基,作为抗氧化剂用于肺纤维化治疗。NAC 推荐大剂量(1.8 g/d)口服。②γ 干扰素、甲苯吡啶酮、前列腺素 E_2 及转化生长因子等细胞因子拮抗剂,对胶原合成有抑制作用。③红霉素具有抗感染和免疫调节功能,对肺纤维化治疗作用是通过抑制 PMN 功能来实现的。主张小剂量(0.25 g/d)长期口服,但应观察不良反应。

(五)并发症的处理

1.低氧血症

予氧疗,需要时高浓度氧吸入,但要注意氧中毒,并注意给氧的温度、湿度以利于气体在肺泡中的交换。晚期常并有二氧化碳潴留,故应注意控制性给氧,并用血气分析或血氧饱和度仪监测,氧疗效果不佳时,要注意气道痰栓、酸碱失衡、呼吸肌疲劳等。

2.继发感染

因糖皮质激素的应用,继发感染常见,应及时选用适当的抗生素,有条件者应根据痰培养药敏情况用药,要静脉给药,足量,短疗程,联合用药。

3.心力衰竭

晚期患者常并发心力衰竭,应及时予以适当治疗和配合中医辨证治疗以缓解病情。

十、中西医优化选择

自 1935 年 Hamman 和 Rich 首次报告 4 例后,随着国内外的研究深入,本病已是一种较为常见的肺部疾病。在我国绝大多数本病患者为慢性过程。但是,在治疗上没有什么进展,一般认为本病在肺泡炎期,肾上腺皮质激素、免疫抑制剂对部分患者尚可予以控制,但进入纤维化期则治疗棘手,病死率很高。然而中医、中西医结合治疗本病已显示出很大的潜力,主要有下列几种措施。

(一)小剂量肾上腺皮质激素应用中的中西医优化问题

对病情隐匿、但变化较快,气急、胸闷、呼吸困难进行性发展的患者,一旦确定诊断必须尽早予以小剂量肾上腺皮质激素的治疗,这对提高本病的生存率非常重要,这是因为其肺泡炎症一旦发展为纤维化即很难治疗,而且目前尚未发现像肾上腺皮质激素一样能有效控制肺泡炎的有效中药。应用激素要小剂量、长疗程,不要轻易减量及停药,这一点十分重要,盲目减量会增加治疗难度。中医治疗的作用主要在于如何有效地控制肺泡炎及减少肾上腺皮质激素的不良反应。不良反应常见为使用激素后血黏度增加,糖代谢异常,脂肪积聚等。处理方法是同时应用治疗冠心病、动脉硬化的中药如复方丹参片、冠心苏合胶囊及中药红花、桃仁、赤芍、生地等。另外,使用激素后最常见的不良反应就是肺部易于感染,因此需加强预防,如每天定期房间紫外线照射,注意饮食、起居等,防病于未然,一有感冒症状及时予银柴散或抗生素。

长期服用激素者,胃肠道反应较多,特别是有溃疡者,故口服激素时即应嘱咐患者在饭后服药,并同时服用止酸剂,如中药浙贝、瓦楞子、海螵蛸等均有制酸作用。另外,加用补肾药物如六味地黄丸、金匮肾气丸,可使长期服用者,在激素减量时依赖性较少,"戒断症状"较轻,这可能与这些中药保护自身肾上腺皮质激素的分泌有关。同时,加用中药也应从增加药物疗效上考虑,如使用活血化瘀中药对瘢痕组织有修复作用。在肺纤维化治疗过程中,活血化瘀药物会增加血运使肾上腺皮质激素"直达病所"。软坚散结、活血化瘀药物的长期应用,对目前尚无治疗方法的已经发生纤维化的组织,将会起到较好的治疗作用,但尚无病理活检复查的报告,还有待进一步深入研究。

(二)西医诊断,中医治疗的设想

本病的诊断大多数患者依据临床病情和影像检查做出诊断。仅在必要时行肺活检,活检后可按 IIPs 的西医分型予以诊断,而有的类型西药治疗尚无满意药物,且用肾上腺皮质激素及免疫抑制剂等不良反应较大,且许多治疗本病的药物又可致肺纤维化,如环磷酰胺、环孢素 A 等。因此,采用中医中药的治疗是可行的。单纯用中药治疗本病已有较明显的优势。现已证明,黄芩、瓜蒌、半夏、丹参、生地、甘草、桑白皮、防己、柴胡、葛根、厚朴等对本病有较好的治疗作用,可随证加减使用,也可制成成药服用。

十一、饮食调护

急重期患者饮食应清淡,多食新鲜富含汁液的水果、蔬菜,口咽干燥患者可予果汁,如梨汁、萝卜汁、藕汁及西瓜等。缓解期患者应少食海鲜、羊肉等发物,但要保持每天饮食有鲜猪肉、禽蛋及水果、蔬菜等。忌暴饮暴食。

(崔兰香)

第六节 肺脓肿

一、概述

肺脓肿是由多种病因所引起的肺化脓性感染，伴有肺组织炎性坏死、脓腔形成。临床表现为高热、咳嗽和咳大量脓臭痰。其致病菌多为金黄色葡萄球菌、化脓性链球菌、革兰氏阴性杆菌和厌氧菌等。因感染途径不同，可分为吸入型、血源性和继发性三种。病程在3个月以内者为急性肺脓肿；若病情未能控制，病程迁延至3个月以上者则为慢性肺脓肿。

本病多发生于青壮年，男多于女。临床主要表现为高热、咳嗽、胸痛及咯大量脓臭痰。根据其证候特征，系属于中医"肺痈"范畴。

二、病因病理

外邪犯肺是肺脓肿形成的主要原因；而正气虚弱，或痰热素盛、嗜酒不节、恣食辛热厚味等，致使湿热内蕴，则是易使机体感邪发病的内在因素。

由于风热之邪袭肺，或风寒郁而化热，蕴结于肺，肺受邪热熏灼，清肃失司，气机壅滞，阻滞肺络，致使热结血瘀不化而成痈；继而热毒亢盛，血败肉腐而成脓；脓溃之后，则咳吐大量脓臭痰。若热毒之邪逐渐消退，则病情渐趋改善而愈；但若误治或治疗措施不力，迁延日久，热毒留恋不去，则必伤及气阴，形成正虚邪实的病理状态。

三、诊断

(一)临床表现

1.病史

往往有肺部感染或异物吸入病史。

2.症状

常骤起畏寒、发热等急性感染症状。初多干咳或有少量黏液痰，约1周后出现大量脓性痰，留置后可分为三层，下层为脓块，中层为黏液，上层为泡沫，多有腥臭味；炎症累及壁层胸膜可引起胸痛，且与呼吸有关。病变范围大时可出现气促。有时还可见有不同程度的咯血。

3.体征

肺部体征与肺脓肿的大小和部位有关。初起时肺部可无阳性体征，或患侧可闻及湿啰音；病变继续发展，可出现肺实变体征，可闻及支气管呼吸音；肺脓腔增大时，可出现空瓮音；病变累及胸膜可闻及胸膜摩擦音或呈现胸腔积液体征。血源性肺脓肿大多无阳性体征。慢性肺脓肿常有杵状指(趾)。

(二)实验室检查

急性肺脓肿血白细胞总数达$(20\sim30)\times10^9/L$，中性粒细胞百分率在90%以上，核明显左移，常有中毒颗粒。慢性患者的血白细胞计数可稍升高或正常，红细胞和血红蛋白含量减少。血源性肺脓肿时，血培养可检出致病菌。

（三）特殊检查

1.X 线检查

早期多呈大片浓密模糊浸润阴影，边缘不清，或为团片状浓密阴影，分布在一个或数个肺段。当肺组织坏死、肺脓肿形成后，脓液经支气管排出后，则脓腔病灶内可出现空洞及液平，脓腔内壁光整或略有不规则。恢复期脓腔逐渐缩小、消失，最后仅残留纤维条索阴影。慢性肺脓肿脓腔壁增厚，内壁不规则，有时呈多发性，周围有纤维组织增生及邻近胸膜增厚，肺叶收缩，纵隔可向患侧移位。血源性肺脓肿，病灶分布在一侧或两侧，呈散在局限炎症，或边缘整齐的球形病灶，中央有小脓腔和气液平。炎症吸收后，亦可能有局灶性纤维化或小气囊后遗阴影。肺部 CT 则能更准确定位及区别肺脓肿和有气液平的局限性脓胸，发现体积较小的脓肿和葡萄球菌肺炎引起的肺气囊，并有助于做体位引流和外科手术治疗。

2.细菌学检查

痰涂片革兰氏染色，痰、胸腔积液和血培养，以及抗菌药物的药敏试验，有助于确定病原体和指导选择抗菌药物。

3.气管镜检查

有助于明确病因和病原学诊断，并可用于治疗。如有气道内异物，可取出异物使气道引流通畅。还可取痰液标本进行需氧和厌氧菌培养。经支气管镜对脓腔进行冲洗、吸引脓液、注入抗菌药物等，可以提高疗效与缩短病程。

四、鉴别诊断

（一）细菌性肺炎

早期肺脓肿与细菌性肺炎在症状和 X 线改变往往相似，有时甚难鉴别。一般而言，细菌性肺炎高热持续时间短，起病后 2～3 天，多数患者咯铁锈色痰，痰量不多，且无臭味，经充分和有效的治疗后体温可于 5～7 天内下降，病灶吸收也较迅速。

（二）空洞性肺结核

本病常有肺结核史，全身中毒症状不如肺脓肿严重，痰量也不如肺脓肿多，一般无臭味，且不分层。X 线显示空洞周围炎症反应不明显，常有新旧病灶并存，同侧或对侧可有播散性病灶，痰检查可找到结核分枝杆菌，抗结核药物治疗有效。

（三）支气管肺癌

本病多见于 40 岁以上，可出现刺激性咳嗽及痰血、多无高热，痰量较少，无臭味，病情经过缓慢；X 线表现为空洞周围极少炎症，可呈分叶状，有细毛刺，洞壁厚薄不均，凹凸不平，少见液平，肺门淋巴结可肿大；血检白细胞总数正常，痰中可找到癌细胞。

五、并发症

本病的并发症有支气管扩张、支气管胸膜瘘、脓气胸、大咯血及脑脓肿等。

六、中医诊治枢要

肺脓肿是邪热郁肺，肺气壅滞，痰热瘀阻所致。初期为表邪不解，热毒渐盛，治疗宜在辛凉解表的基础上，酌情配合清热解毒类药以冀截断邪热传里。若热毒炽盛，痰瘀互结不化，酿成脓肿，甚而脓肿溃破，咳吐大量脓臭痰时，则须采用苦寒清解之品，佐以化痰祛瘀利络，以直折壅结肺经热瘀之邪；如肺移热于大肠，出现腑气不通，大便秘结，但正气未虚者，可予通腑泄热治之。至于肺脓肿后期或转变为慢性者，往往存在正气虚弱而余热未清的病理状况，此时应注意扶正，宜益气养阴以复其元，清热化痰以清余邪，切不可纯用补剂，以免助邪资寇，使之死灰复燃。

七、辨证施治

（一）邪热郁肺

主症：畏寒发热，咳嗽胸痛，咳而痛甚，咳痰黏稠，由少渐多，呼吸不利，口鼻干燥。舌苔薄黄，脉浮滑而数。

治法：疏风散热，清肺化痰。

处方：银翘散加减。银花30 g，连翘30 g，淡豆豉9 g，薄荷6 g（后下），甘草6 g，桔梗12 g，牛蒡子9 g，芦根30 g，荆芥穗6 g，竹叶9 g，败酱草30 g，鱼腥草30 g，黄芩12 g。

阐述：肺脓肿病初多表现为表热实证，与上呼吸道感染及肺炎早期的症状颇相类似，往往甚难鉴别。在临床上，此时采用银翘散或桑菊饮以清热散邪至为合拍。但要注意，本病乃属大热大毒之证，不能按一般常法治疗。因此，在应用银翘散时，宜适当加入败酱草、鱼腥草、黄芩等清热解毒药物以增强消炎防痈的作用。邪热亢盛，极易伤阴耗液，方中芦根具有清热生津之功，用量宜重，以新鲜多汁者为佳，干者则少效；淡竹叶能清心除烦，也属必不可少之品。此外，如咳嗽较剧者，可加桑白皮、杏仁、枇杷叶、浙贝；胸痛明显者酌加广郁金、瓜蒌皮、丝瓜络；食欲较差者，加鸡内金、谷麦芽、神曲等以醒脾开胃。根据有学者的经验，若痰量由少而转多，发热持续不退者，有形成脓肿之可能，应重用鱼腥草，以鲜者为佳，剂量可加至45～60 g；也可酌加丹皮、红藤，此乃治疗肠痈之要药，移用于治疗肺脓肿，颇有异曲同工之妙。

（二）热毒血瘀

主症：壮热不退，汗出烦躁，时有寒战，咳嗽气急，咳吐脓痰，气味腥臭，甚则吐大量脓痰如沫粥，或痰血相杂，胸胁作痛，转侧不利，口干舌燥。舌质红绛，舌苔黄腻，脉滑数。

治法：清热解毒，豁痰散结，化瘀排脓。

处方：千金苇茎汤合桔梗汤加减。鲜芦根30～45 g，冬瓜仁15～30 g，鱼腥草30 g，桔梗15 g，甘草5 g，生薏苡仁30 g，桃仁10 g，黄芩15 g，黄连5 g，银花30 g，金荞麦30 g，败酱草30 g，桑白皮12 g。

阐述：肺脓肿发展至成脓破溃阶段，其实质乃为邪热鸱张、血败瘀阻所致。因而必须重用清热解毒药物，若热势燎原，病情重笃者，可每天用2剂，日服6次，待病情基本控制，肺部炎性病变明显消散，空洞内液平消失，才可减轻药量，否则病情易于反复。同时，为促使脓痰能尽快排出，桔梗一药非但必不可少，而且剂量宜大，可用至15～30 g，即使药后略有恶心等不良反应也无妨。此药开肺排脓化痰之力较强，为历代医家屡用屡验的治疗肺痈要药。但用时要注意的是，对于脓血相兼者，其用量以9～12 g为宜；脓少血多者，6 g已足矣；纯血无脓者则慎用或禁用，以免徒伤血络。此外，对因热结腑实，大便秘结者，可加大黄、枳实以通里泄热；咳剧及胸痛难忍者，酌加杏仁、浙贝、前胡、广郁金、延胡索、川楝子以理气镇痛、化痰止咳；呼吸急促、喘不得卧者则加甜葶苈、红枣以泻肺平喘；高热神昏谵语者，加服安宫牛黄丸以开窍醒神；血量较多时常加三七及白及研末冲服。

值得一提的是，本方中所用的金荞麦一药，即蓼科植物之野荞麦，具有清热解毒、润肺补肾、活血化瘀、软坚散结、健脾止泻、收敛消食、祛风化湿等多种功效。据中国医科院药物研究所等单位的研究结果,认为本品系一种新抗感染药,有抗感染解热、抑制血小板聚集及增强巨噬细胞吞噬功能等作用。它虽然不能直接杀菌,但可通过调节机体功能,提高免疫力,降低毛细血管通透性,减少炎性渗出,改善局部血液循环,加速组织再生和修复过程,从而达到良好的治疗效果。南通市中医院以该药制成液体剂型,先后经临床验证达千余例,疗效满意;近年并提取出其有效成分——黄烷醇,制成片剂应用于临床,也同样有效。有学者的实践结果表明,以本药配合败酱草、鱼腥草、黄芩、黄连等药组方,对增强解毒排脓及促进炎性病灶的吸收,比单用金荞麦则更胜一筹。

(三)正虚邪恋

主症:身热渐退,咳嗽减轻,脓痰日少,神疲乏力,声怯气短,自汗盗汗,口渴咽干,胸闷心烦。舌质红,苔薄黄;脉细数无力。

治法:益气养阴,扶正祛邪。

处方:养阴清肺汤合黄芪生脉饮、桔梗杏仁煎加减。黄芪 15～30 g,麦冬 12 g,太子参 15～30 g,大生地 15～30 g,玄参 12 g,甘草 6 g,浙贝 9 g,丹皮 12 g,杏仁 9 g,桔梗 9 g,百合 12 g,银花 30 g,金荞麦 30 g,薏苡仁 30 g。

阐述:肺脓肿在发展过程中最易耗气伤阴,尤其在大量脓痰排出之后,此时邪势虽衰,但正虚渐明,亟须采用益气养阴之剂,临床常常选用养阴清肺汤合黄芪生脉饮等。以扶其正气,清其余热。用药时宜注意的是,补肺气不可过用甘温,以防助热伤阴;养肺阴则不可过用滋腻,以防碍胃困脾。益气生津选用太子参或绞股蓝为宜,养阴则以玉竹、麦冬、百合、沙参为妥。但须指出,本病不宜补之过早,只有在热退、咳轻、痰少的情况下、且有明显虚象时,方可适当进补。同时,在扶正之时,不可忘却酌用祛邪药物,故方中合用桔梗杏仁煎,以及适当选用金荞麦、银花等清热解毒、宣肺化痰、利气止咳之品。只有这样,才能达到既防余热留恋,又可振奋正气的作用。另外,对于病后自汗、盗汗过多者,可加用炒白术、防风、浮小麦、稽豆衣以固表敛汗;如低热不退者,可加青蒿、地骨皮、炙鳖甲、银柴胡等以清虚热;脾虚纳呆、便溏、腹胀者,酌加炒白术、茯苓、扁豆、鸡内金、神曲、谷麦芽等开胃运脾类药,以生金保肺。

八、特色经验探要

肺脓肿临床表现以邪热亢盛的证候为主,一旦脓肿破溃,或病情迁延,又可出现气阴俱伤或正虚邪恋的征象,故临床治疗要特别重视清热、排脓、化瘀、扶正等治法的重要作用,而清热法是核心,始终贯穿于治疗的全程。由于肺脓肿初期(表证期)、中期(成脓期)、后期(溃脓期)及恢复期表现各不相同,故治法也各有所侧重。现扼要分述于下,以供选择。

(一)清热

清热为肺脓肿的基本治疗,可分为清宣和清泄两种。所谓清宣,即清热宣肺之意,此法主要应用于肺脓肿初期阶段。此期选方用药不宜过于寒凉,以防肺气郁遏,邪热伏闭,表散不易而迁延不解,以往多数医家都以银翘散投治。采用辛凉解表的同时,必须酌情加用清热解毒以散邪防痈,尽早促使邪热从表而解,不致郁结成脓。因此,在临诊时常选用银翘散或桑菊饮为基本方,并重用鱼腥草、败酱草、丹皮、红藤、桔梗、黄芩等药,对治疗肺脓肿初期患者多能获效。有人主张应用宣肺解表的麻黄和清热药配伍,可起到防止寒凉药物阻郁肺气之弊,有利于邪热的消散,认为是本病初期的关键性药物之一。冬春期间治疗本病初期可用麻黄,夏暑之日应慎用为宜;但若见喘息兼有者,当可选用炙麻黄以降气平喘。

至于所谓泄热,则是指清泄肺热而言,主要用于肺脓肿成脓期和溃脓期的热毒壅盛阶段。在择药上要选用效大力专的泄热降火、消痈散邪之品,以有利于炎症的控制和痈脓的消散。一般常以千金苇茎汤合黄连解毒汤为主,同时须再用金荞麦、红藤、败酱草、银花、石膏、知母、竹叶等以清泄邪热;或用增液承气汤加减,大胆选用生大黄,予以清里攻下,釜底抽薪,使之能火降热消。由于本法量大药凉,易伤脾胃,对素有脾胃虚弱病者,必要时可酌减用量,并加和胃之品,以保中气。

(二)排脓

实践证明,排脓不畅是影响肺脓肿疗效的主要原因,故"有脓必排"是本病的重要治则。排脓方法有三:一为透脓,用于脓毒壅盛,而排脓效果不理想者。往往选用皂角刺、桔梗、穿山甲、金荞麦、地鳖虫等,其中桔梗须重用,但溃脓期血量多者,则不宜应用透脓药物。二为清脓,即清除脓液之意,为肺脓肿排脓的常规治法,目的在于加速本病患者脓液的清除,从而起到缩短疗程和促进病灶吸收愈合的作用。此法多选用生薏苡仁、冬瓜仁、桔梗、桃仁、瓜蒌、丹皮、赤芍、鱼腥草等。三为托脓,主要用于肺脓肿的溃脓期阶段。临床表现气虚而无力排脓外出者,此时可配合托脓法,常选用生黄芪、绞股蓝、西党参、太子参等。但在邪热亢盛而正气未虚之时,不可滥用托脓法,否则有弊无利,徒长毒邪,加剧病势,而犯"实实"之戒,切应注意。

(三)化瘀

瘀热郁阻是肺脓肿,特别是成脓期及溃脓期的主要病理特点,除清热外,化瘀也是治疗肺脓肿一种较为常用的方法,本法往往与前述的清热、排脓两法并用。现代研究已证明,应用化瘀药物对改善肺的微循环,增加肺毛细血管血流量,加强脓液的排出,促进组织氧供和使病情能尽快康复等方面,均不无裨益。在临床上常多选用桃仁、广郁金、乳香、没药、白茅根、红藤、丹参、三七、当归等化瘀生新或养血活血之品;但对咯血量较多者,则不宜使用。此时可改投花蕊石、生蒲黄、云南白药、藕节、茜草等既能化瘀,又兼有止血作用的双向性药物。

(四)扶正

肺脓肿恢复期阶段,多以气阴两虚为主,在个别情况下,也可表现为阴阳两虚;也有一些患者,由于误治或失治而往往导致病程迁延,常可见低热不退、咳嗽时作、少量脓痰、胸中隐痛、面色苍白、消瘦乏力等邪恋正虚状况,此时的治疗重点务必扶正或扶正祛邪兼顾,扶正之法重在养阴益肺,更不可忽视补脾,因脾为后天之本,生化之源,肺金之母,补脾既旺生化,又能益气助肺,有助于促进病后体虚状态的尽快恢复。一般临床多选用养阴清肺汤合黄芪生脉饮或玉屏风散,也可采用十全大补汤合沙参麦冬汤加减治疗。根据有学者多年的实践经验,这些方药对益肺固表、昌盛气血以增强肺的呼吸功能及其防御能力,无疑具有较好的作用。但对于脓毒未净、邪热未清的患者,虽然正虚明显,仍不宜一味单纯进补,必须配合清热化痰、祛瘀排脓之类方药并用,以防邪留难去,而使病情缠绵反复。此外,在应用扶正祛邪法时,要注意的是,所用扶正药物以甘淡实脾,诸如参苓白术散等为宜,不可过用温燥之品,以免伤津损肺。至于祛邪药物,不可过于峻猛,特别是易于伤正的通腑攻逐类药,更须慎用;即使是清热、排脓方药,也要视患者体质的强弱,病情的轻重程度,用之适量,方能切中病机,做到有利无弊。

九、西医治疗

(一)控制感染

急性肺脓肿大多数为厌氧菌感染,因此,早期的一线治疗首选青霉素 G,一般可用 240 万～

1 000万单位/天,对于轻症患者,静脉青霉素,甚至口服青霉素或头孢菌素常可获痊愈。但随着细菌耐药的出现,尤其是产生β-内酰胺酶的革兰氏阴性厌氧杆菌的增多,青霉素G的治疗效果欠佳,甚至治疗失败。而用甲硝唑(0.4 g,每天3次口服或静脉滴注)辅以青霉素G,对严重厌氧菌肺炎是一种有效选择。甲硝唑对所有革兰氏阴性厌氧菌有很好的抗菌效果,包括脆弱杆菌和一些产β-内酰胺酶的细菌。甲硝唑治疗厌氧性肺脓肿或坏死性肺炎时,则常需与青霉素G(或红霉素)连用。青霉素G对某些厌氧性球菌的抑菌浓度需达8 μg/mL,故所需治疗量非常大(成人需1 000万~2 000万单位/天),因此目前青霉素G、氨苄西林、阿莫西林不再推荐单独用于中重度厌氧性肺脓肿或坏死性肺炎的治疗。同时即做痰菌培养及药物敏感试验,然后根据细菌对药物的敏感情况应用相应的抗生素。头孢西丁、羧基青霉素(羧苄西林、替卡西林)和哌拉西林对脆弱菌属、一些产β-内酰胺酶的拟杆菌、大多数厌氧菌及肠杆菌科细菌有效。头孢西丁对金黄色葡萄球菌有效,而哌拉西林对铜绿假单胞菌有很好抗菌活性,亚胺培南、美洛培南对所有厌氧菌都有较好抗菌活性,β-内酰胺/β-内酰胺酶抑制剂,如替卡西林/克拉维酸、氨苄西林/舒巴坦对厌氧菌、金黄色葡萄球菌和很多革兰氏阴性杆菌有效,氯霉素对大多数厌氧菌包括产β-内酰胺酶的厌氧菌有效,新一代喹诺酮类药物对厌氧菌具有较好抗菌活性。治疗疗程基本为2~4个月,须待临床症状及X线胸片检查炎症病变完全消失后才能停药。

血源性肺脓肿多为葡萄球菌和链球菌感染,可选用耐β-内酰胺酶的青霉素或头孢菌素,如氨苄西林舒巴坦、哌拉西林/舒巴坦、头孢哌酮/舒巴坦钠等。若为耐甲氧西林的葡萄球菌,应选用万古霉素1~2 g/d分次静脉滴注,或替考拉宁首日0.4 g静脉滴注,以后0.2 g/d,或利奈唑胺0.6 g每12小时1次静脉滴注或口服。对于肺炎克雷伯菌或其他一些兼性或需氧革兰氏阴性杆菌,氨基糖苷类抗生素治疗效果肯定。因庆大霉素耐药率的升高,目前较推荐使用阿米卡星,半合成青霉素、氨曲南、β-内酰胺/β-内酰胺酶抑制剂亦有较好抗菌疗效。复方磺胺甲唑和新一代喹诺酮对很多非厌氧革兰氏阴性杆菌有效,常用于联合治疗。在重症患者,特别是免疫抑制患者,β-内酰胺类抗生素和氨基糖苷类抗生素组合,也是一种不错的选择。亚胺培南、美洛培南基本能覆盖除耐甲氧西林金黄色葡萄球菌以外的大部分细菌,故亦可选择。

(二)痰液引流

1.祛痰剂

化痰片500 mg,每天3次口服;或氨溴索片30 mg,每天3次口服;或吉诺通胶囊300 mg,每天3次餐前口服;必要时应用氨溴索注射液静脉注射。

2.支气管扩张剂

对于痰液较浓稠者,可用雾化吸入生理盐水以湿化气道帮助排痰,也可以采用雾化吸入氨溴索、异丙托溴铵、特布他林等化痰及支气管舒张剂,以达到抗感染化痰的目的,每天2~3次。

3.体位引流

按脓肿在肺内的不同部位及与此相关的支气管开口的方向,采用相应的体位引流。每天2~3次,每次10~15分钟。同时,可嘱患者做深呼吸及咳嗽,并帮助拍背,以促使痰液之流出。但对于体质十分虚弱及伴有严重心肺功能不全或大咯血的患者则应慎用。

4.支气管镜

经支气管镜冲洗及吸引也是引流的有效方法。

5.经皮肺穿刺引流

主要适用于肺脓肿药物治疗失败,患者本身条件不能耐受外科手术、肺脓肿直径>4 cm,患者不能咳嗽或咳痰障碍不能充分的自我引流,均质的没有痰气平面的肺脓肿,CT引导下行经皮肺穿刺引流可增加成功率,减少其不良反应。

(三)其他

1.增强机体抗病能力

加强营养,如果长期咯血,出现严重贫血时可少量间断输注同型红细胞。

2.手术治疗

肺脓肿病程在3个月以上,经内科治疗病变无明显好转或反复发作者;合并大咯血有危及生命之可能者;伴有支气管胸膜瘘或脓胸经抽吸、引流和冲洗疗效不佳者;支气管高度阻塞使感染难以控制或不能与肺癌、肺结核相鉴别者,均需外科手术治疗。对病情重不能耐受手术者,可经胸壁插入导管到脓腔进行引流。术前应评价患者一般情况和肺功能。

十、中西医优化选择

中医对肺脓肿的发生与发展及其治疗早就有深刻的认识。远在东汉时代,著名医学专家张仲景在所著的《金匮要略》里,对本病的临床表现特点、演变过程、治疗方药及预后等均有较为详细的记载。直至现在,中医虽对肺脓肿的防治积有较为丰富的临床经验,但病变发展至成脓期及溃脓期时,仍然缺乏速效、高效的治疗手段。

众所周知,细菌感染是肺脓肿重要的致病因素;控制炎症则是治疗肺脓肿必不可少的措施之一。不可否认,西药抗生素不仅品种较多,且可多途径给药。经细菌药敏试验后,能选出针对性较强的有效药物,因而在抗感染方面显然比中医清热解毒类药远为优越。此外,肺脓肿并发脓胸时,可采取胸腔穿刺术进行抽液排脓;出现水、电解质紊乱时,可补液予以纠正;对经内科治疗无明显改善或反复发作的慢性肺脓肿及伴有支气管胸膜瘘等情况时,则可通过手术治疗,这些疗法也都是西医之所长。但要指出的是,肺脓肿的致病细菌所产生的毒素,一方面能直接造成机体功能紊乱和组织损害而产生中毒症状;另一方面又能损害机体抗感染防御机制,从而加重感染的严重程度。现代的实验研究表明,西药抗生素虽然具有较强的杀菌、抑菌作用,但绝大多数却非但没有对抗毒素的作用,反而因杀灭大量细菌,引起菌体自身的裂解而产生更多的毒素,甚至因而使病情更趋于复杂化。现已清楚,中医清热解毒方药虽然在抑菌、杀菌方面较逊于西药抗生素,然而对细菌毒素的毒害则确能有效地起到清除的作用。这显然有助于减少其对机体的损伤,改善感染所致的中毒症状;同时还有稳定线粒体膜和溶酶体膜的功能,以及保护机体正常的抗感染防御机制,从而起到遏止感染的发展。有鉴于此,近年国内不少学者对肺脓肿的治疗,极力主张采用西药抗生素与中医清热解毒方药相结合的治法以发挥各自的优势。这种疗法在以往的临床实践中已证明确能有利于促进炎症病变的消散和吸收,并能起到缩短疗程及防止病变迁延的作用。有人报道应用鱼腥草、芦根、红藤、黄芩、黄连、冬瓜仁、桃仁、桔梗、米仁、蒲公英等组成复方清热解毒汤配合西药抗生素治疗急性肺脓肿,并以纯西药治疗者做对照,结果中西医结合治疗组不论在退热、止咳、祛痰、排脓及X线炎性病灶吸收等方面,其治愈时间均明显短于单纯西医对照组。

免疫功能是机体最为重要的抗感染防御机制,对感染的发生、发展、恢复和预后,有较为重要的影响。当肺脓肿至后期及恢复期阶段,由于机体免疫功能的降低,往往表现为正虚邪恋或正虚的病理状态,此时投以中医益气养阴方药,如八珍汤、十全大补汤、沙参麦冬汤等均有提高免疫功能及促进细菌毒素灭活的作用。这是中医扶正方药所独有的明显优势,可供治疗肺脓肿时适当选用。

另外,中医化瘀、祛痰方药具有改善微循环及强大的排痰、排脓作用。在肺脓肿溃脓期进行痰液引流时,如能结合使用,将能有力地发挥其应有的功效。因此,合理地采取中西医结合方法治疗肺脓肿,无疑是一种明智的选择。

十一、饮食调护

(1)进食前宜以淡盐水漱口,清洁口腔。

(2)宜食清淡蔬菜、豆类和新鲜水果,如菊花脑、茼蒿菜、鲜萝卜、黄豆、豆腐、橘子、枇杷、梨、核桃等;多吃薏苡仁粥,常饮芦根或茅根汤以助排脓;禁食一切辛辣刺激物品,如葱、胡椒、韭菜、大蒜及烟、酒;忌油腻荤腥食物,如黄鱼、虾子、螃蟹等。

(3)宜少吃多餐,可用下列食谱。

早餐:赤小豆粥、酱豆腐、煎鸡蛋。

加餐:牛奶、南瓜子。

午餐:米饭、猪肺萝卜汤、菊花脑炒鸡蛋。

加餐:薏苡仁粥、梨子。

晚餐:汤面(肉丝、青菜)。

(崔兰香)

第七节 慢性阻塞性肺疾病

一、概说

慢性阻塞性肺疾病(COPD)是一种具有气流受限特征的可以预防和治疗的疾病,气流受限不完全可逆、呈进行性发展,与肺部对香烟烟雾等有害气体或有害颗粒的异常炎症反应有关。COPD主要累及肺脏,但也可引起全身(或称肺外)的不良效应。

COPD是呼吸系统疾病的常见病和多发病,患病率和病死率均居高不下。目前居全球死亡原因的第4位,世界银行/世界卫生组织公布,至2020年COPD将位居世界疾病经济负担的第5位。在我国,COPD同样是严重危害人民身体健康的重要慢性呼吸系统疾病。近期对我国7个地区20 245位成年人群进行调查,COPD患病率占40岁以上人群的8.2%,其患病率之高十分惊人。

根据COPD的主要临床表现特点,应当归属于咳嗽、喘证、肺胀范畴。COPD的形成是一个反复迁延的过程,因此,COPD的咳嗽当属内伤咳嗽范畴,当疾病急性加重时,应属内伤基础上的外感咳嗽。当病情逐渐发展,肺功能进一步损伤,患者出现气促、喘息时,诊断为喘证。疾病进一步发展,病理表现有肺气肿出现,或临床有肺心病表现时,当属中医肺胀范畴。

二、病因病理

慢性阻塞性肺疾病的形成与吸烟、环境污染、感染及机体遗传因素等有关。肺主气,司呼吸,又主皮毛,宣行卫阳之气,以清肃下降为顺,壅塞为逆。如各种原因使肺气宣降失常,即可出现咳嗽、咳痰、气急、胸闷、喘息等症。肺朝百脉,气为血帅,气行血行。若久咳肺气虚弱,则无力辅心运血,致心脉瘀阻、呼吸不畅、肺气壅塞,形成痰瘀阻肺、气道壅塞所致的肺气肿。肺气虚是慢性阻塞性肺疾病发生和发展的内在条件,吸烟、六淫外邪是导致慢性阻塞性肺疾病发生和发展的主要外因,痰瘀内阻贯穿慢性阻塞性肺疾病病程始终。痰瘀阻肺、气机不利是慢性阻塞性肺疾病的基本病机。本病虽然表现一派肺系症状,但本质与脾、肾关系颇为密切,尤其以肾阳不足为关键。先天禀赋不足或后天失养,而致脾肾亏虚,肺气根于肾,肾虚失于摄纳,动则气促;脾土为肺金之母,脾土虚弱,不能生肺金,则卫气不足,肺卫不密,易感外邪,脾虚损肺,肺虚失于宣肃,肺气上逆而久咳不愈,甚至咳而兼喘。"久病必瘀",病久经脉瘀阻,痰浊瘀血互结,导致疾病缠绵难愈,反复发作。综上所述,慢性阻塞性肺疾病的根本在于本虚标实,本虚涉及五脏六腑,而集中体现在肺、脾、肾三脏虚损;标实多为痰瘀、六淫外邪等。

三、诊断

(一)临床表现

1.病史

COPD患病过程应有以下特征。

(1)吸烟史:多有长期较大量吸烟史。

(2)职业性或环境有害物质接触史:如较长期粉尘、烟雾、有害颗粒或有害气体接触史。

(3)家族史:COPD有家族聚集倾向。

(4)发病年龄及好发季节:多于中年以后发病,症状好发于秋冬寒冷季节,常有反复呼吸道感染及急性加重史。随病情进展,急性加重愈渐频繁。

(5)慢性肺源性心脏病史:COPD后期出现低氧血症和/或高碳酸血症,可并发慢性肺源性心脏病和右心衰竭。

2.症状

(1)慢性咳嗽:通常为首发症状。初起咳嗽呈间歇性,早晨较重,以后早晚或整日均有咳嗽,但夜间咳嗽并不显著。少数病例咳嗽不伴咳痰。也有部分病例虽有明显气流受限但无咳嗽症状。

(2)咳痰:咳嗽后通常咳少量黏液性痰,部分患者在清晨较多;合并感染时痰量增多,常有脓性痰。

(3)气短或呼吸困难:这是COPD的标志性症状,是使患者焦虑不安的主要原因,早期仅于劳力时出现,后逐渐加重,以致日常活动甚至休息时也感气短。

(4)喘息和胸闷:不是COPD的特异性症状。部分患者特别是重度患者有喘息;胸部紧闷感通常于劳力后发生,与呼吸费力、肋间肌等容性收缩有关。

(5)全身性症状:在疾病的临床过程中,特别在较重患者,可能会发生全身性症状,如体重下降、食欲减退、外周肌肉萎缩和功能障碍、精神抑郁和/或焦虑等。合并感染时可咳血痰或咯血。

3.体征

COPD早期体征可不明显。随疾病进展,常有以下体征。

(1)视诊及触诊:胸廓形态异常,包括胸部过度膨胀、前后径增大、剑突下胸骨下角(腹上角)增宽及腹部膨凸等;常见呼吸变浅,频率增快,辅助呼吸肌如斜角肌及胸锁乳突肌参加呼吸运动,重症可见胸腹矛盾运动;患者不时采用缩唇呼吸以增加呼出气量;呼吸困难加重时常采取前倾坐位;低氧血症者可出现黏膜及皮肤发绀,伴右心衰竭者可见下肢水肿、肝脏增大。

(2)叩诊:由于肺过度充气使心浊音界缩小,肺肝界降低,肺叩诊可呈过度清音。

(3)听诊:两肺呼吸音可减弱,呼气相延长,平静呼吸时可闻干性啰音,两肺底或其他肺野可闻湿啰音;心音遥远,剑突部心音较清晰响亮。

(二)实验室检查

低氧血症,即 $PaO_2 < 7.3$ kPa(55 mmHg)时,血红蛋白及红细胞可增高,血细胞比容>55%可诊断为红细胞增多症。并发感染时痰涂片可见大量中性粒细胞,超敏 C 反应蛋白(CRP)增高,痰培养可检出各种病原菌,常见者为肺炎链球菌、流感嗜血杆菌、卡他摩拉菌、肺炎克雷伯菌。

(三)特殊检查

1.肺功能检查

肺功能检查是判断气流受限的客观指标,其重复性好,对 COPD 的诊断、严重程度评价、疾病进展、预后及治疗反应等均有重要意义。气流受限是以 FEV_1 和 FEV_1/FVC 降低来确定的。FEV_1/FVC 是 COPD 的一项敏感指标,可检出轻度气流受限。FEV_1 占预计值的百分比是中、重度气流受限的良好指标,它变异性小,易于操作,应作为 COPD 肺功能检查的基本项目。吸入支气管舒张剂后 $FEV_1/FVC\% < 70\%$ 者,可确定为不能完全可逆的气流受限。呼气峰流速(PEF)及最大呼气流量-容积曲线(MEFV)也可作为气流受限的参考指标,但 COPD 时 PEF 与 FEV_1 的相关性不够强,PEF 有可能低估气流阻塞的程度。气流受限可导致肺过度充气,使肺总量(TLC)、功能残气量(FRC)和残气容积(RV)增高,肺活量(VC)降低。TLC 增加不及 RV 增加的程度大,故 RV/TLC 增高。肺泡隔破坏及肺毛细血管床丧失可使弥散功能受损,一氧化碳弥散量(DLCO)降低,DLCO 与肺泡通气量(VA)之比(DLCO/VA)比单纯 DLCO 更敏感。深吸气量(IC)是潮气量与补吸气量之和,IC/TLC 是反映肺过度膨胀的指标,它在反映 COPD 呼吸困难程度甚至反映 COPD 生存率上具有意义。作为辅助检查,不论是用支气管舒张剂还是口服糖皮质激素进行支气管舒张试验,都不能预测疾病的进展。用药后 FEV_1 改善较少,也不能可靠预测患者对治疗的反应。患者在不同的时间进行支气管舒张试验,其结果也可能不同。但在某些患者(如儿童时期有不典型哮喘史、夜间咳嗽、喘息表现),则有一定意义。

2.胸部 X 线检查

X 线检查对确定肺部并发症及与其他疾病(如肺间质纤维化、肺结核等)鉴别有重要意义。COPD 早期 X 线胸片可无明显变化,以后出现肺纹理增多、紊乱等非特征性改变;主要 X 线征为肺过度充气:肺容积增大,胸腔前后径增长,肋骨走向变平,肺野透亮度增高,横膈位置低平,心脏悬垂狭长,肺门血管纹理呈残根状,肺野外周血管纹理纤细稀少等,有时可见肺大疱形成。并发肺动脉高压和肺源性心脏病时,除右心增大的 X 线征外,还可有肺动脉圆锥膨隆,肺门血管影扩大及右下肺动脉增宽等。

3.胸部 CT 检查

CT 检查一般不作为常规检查。但是,在鉴别诊断时 CT 检查有益,高分辨率 CT(HRCT)对辨别小叶中心型或全小叶型肺气肿及确定肺大疱的大小和数量,有很高的敏感性和特异性,对预计肺大疱切除或外科减容手术等的效果有一定价值。

4.血气检查

当 $FEV_1 < 40\%$ 预计值时或具有呼吸衰竭或右心衰竭的 COPD 患者均应做血气检查。血气

异常首先表现为轻、中度低氧血症。随疾病进展,低氧血症逐渐加重,并出现高碳酸血症。呼吸衰竭的血气诊断标准为静息状态下海平面吸空气时动脉血氧分压$(PaO_2)<8.0$ kPa(60 mmHg)伴或不伴动脉血二氧化碳分压$(PaCO_2)$增高>6.7 kPa(50 mmHg)。

四、鉴别诊断

(一)支气管哮喘

早年发病(通常在儿童期),以发作性喘息为特征,发作时两肺可闻及哮鸣音;每天症状变化快;夜间和清晨症状明显;也可有过敏性鼻炎和/或湿疹史;哮喘家族史;气流受限大多可逆,症状经治疗后可缓解或自行缓解。某些患者可能存在慢性支气管炎合并支气管哮喘,在这种情况下,表现为气流受限不完全可逆,从而使两种疾病难以区分。

(二)充血性心力衰竭

听诊肺基底部可闻细啰音;胸部X线片示心脏扩大、肺水肿;肺功能测定示限制性通气障碍(而非气流受限)。

(三)支气管扩张症

大量脓痰,常反复咯血;常伴有细菌感染;粗湿啰音、杵状指;X线胸片示肺纹理粗乱或呈卷发状,高分辨CT可见支气管扩张、管壁增厚。

(四)肺结核

所有年龄均可发病;可有午后低热、乏力、盗汗等结核中毒症状;X线胸片示肺浸润性病灶或结节状空洞样改变;细菌学检查可确诊。

(五)闭塞性细支气管炎

发病年龄较轻,且不吸烟;可能有类风湿关节炎病史或烟雾接触史、CT片示在呼气相显示低密度影。

(六)弥漫性泛细支气管炎

大多数为男性非吸烟者;几乎所有患者均有慢性鼻窦炎;X线胸片和高分辨率CT显示弥漫性小叶中央结节影和过度充气征;红霉素治疗有效。

五、并发症

(一)慢性呼吸衰竭

常在COPD急性加重时发生,其症状明显加重,发生低氧血症和/或高碳酸血症,可具有缺氧和二氧化碳潴留的临床表现。

(二)自发性气胸

如有突然加重的呼吸困难,并伴有明显的发绀,患侧肺部叩诊为鼓音,听诊呼吸音减弱或消失,应考虑并发自发性气胸,通过X线检查可以确诊。

(三)慢性肺源性心脏病

由于COPD肺病变引起肺血管床减少及缺氧致肺动脉痉挛、血管重塑,导致肺动脉高压、右心室肥厚扩大,最终发生右心功能不全。

六、中医证治枢要

慢性阻塞性肺疾病是慢性疾病,不同的阶段往往存在不同的证候类型,随着病情的不断进展,往往可以将其归入"咳嗽""喘证""肺胀"范畴。对于本病的治疗,应在辨证的前提下,抓住慢性阻塞性肺疾病各个不同阶段的主要矛盾。发作时以控制症状为主,根据病邪的性质,分别采取祛邪宣肺(辛温、辛凉),降气化痰(温化、清化),温阳利水(通阳、淡渗),活血祛瘀,甚或开窍、息风、止血等法;缓解时以培元固本为重,根据COPD的病理特点及中医"气血相关"理论,慢性阻塞性肺疾病稳定期核心病机为肺肾两虚,气虚血瘀。故当以益气活血,补肾固本为主,兼顾润肺止咳,化痰平喘。正气欲脱时则应扶正固脱,救阴回阳。虚实夹杂者,应扶正与祛邪共施,根据标本缓急,扶正与祛邪当有所侧重。

七、辨证施治

(一)痰浊壅肺证

主症:咳嗽痰多,色白黏腻或成泡沫,短气喘息,稍劳即著,怕风易汗,脘痞纳少,倦怠乏力,舌质偏淡,苔薄腻或浊腻,脉小滑。

治法:化痰止咳,降气平喘。

处方:二陈汤合三子养亲汤加减。半夏9 g,陈皮6 g,茯苓12 g,苏子12 g,白芥子6 g,莱菔子6 g,甘草3 g,厚朴6 g,杏仁9 g,白术9 g,桃仁6 g,广地龙9 g,红花6 g。

阐述:慢性阻塞性肺疾病患者反复感受外邪,邪犯于肺,肺失肃降,而滋生痰浊。同时由于长期反复发作,脾、肾二脏亦受累,水湿运化失常,致聚湿生痰。慢性阻塞性肺疾病患者多素嗜烟,烟雾熏蒸清道,灼津成痰,痰浊内伏,壅阻肺气,病情迁延不愈,导致肺气胀满,不能敛降。肺气日虚,久病累及脾肾,脾失健运,痰浊内生。痰浊贯穿慢性阻塞性肺疾病的始终,既是病理产物,更是致病因子,若不清除,将造成恶性循环,因此宣肺化痰需贯穿于整个治疗过程。二陈汤是历代医家广泛应用于脾虚生痰、肺虚贮痰等证的久用不衰的名方。方中半夏、陈皮燥湿化痰;茯苓、甘草、白术健脾和中;由苏子、白芥子、莱菔子组成的三子养亲汤,是临床常用于化痰降气平喘的著名古方;加上厚朴燥湿行气,化痰降逆;杏仁降气平喘。由于痰浊日久夹瘀,故需酌加地龙、桃仁、红花等以活血祛瘀,宣通气道。

(二)痰热郁肺证

主症:咳逆喘息气粗,烦躁,胸满,痰黄或白,黏稠难咳。或身热微恶寒,有汗不多,溲黄,便干,口渴舌红,舌苔黄或黄腻,边尖红,脉数或滑。

治法:清肺化痰,降逆平喘。

处方:越婢加半夏汤或桑白皮汤加减。麻黄5 g,石膏12~30 g,半夏9 g,生姜3 g,甘草3 g,大枣6 g,黄芩12 g,葶苈子9 g,贝母9 g,桑白皮15 g,野荞麦根30 g,三叶青20 g,鱼腥草30 g。

阐述:本型常见于慢性阻塞性肺疾病急性加重期,该期总是热痰多于寒痰,即使外感邪气,无论寒邪亦或热邪均易入里化热,与痰胶着,至咳嗽咳痰加重,故不必过于拘泥分型辨治,尤应加大清肺化痰止咳力度,尽快控制肺部感染,保持呼吸道通畅,以防痰与外邪胶恋不解,而致疾病加重。故治疗以清肺化痰为主,方中麻黄、石膏辛凉配伍,宣肺散邪,清泄肺热;鱼腥草、黄芩、葶苈子、贝母、桑白皮、三叶青、野荞麦根等清热解毒类药并用,更好地起到化痰平喘之功;甘草、大枣扶正祛邪。

(三)痰蒙神窍证

主症:神志恍惚,谵妄,烦躁不安,撮空理线,表情淡漠,嗜睡,昏迷,或肢体瞤动,抽搐,咳逆喘促,咳痰不爽,苔白腻或淡黄腻,舌质黯红或淡紫,脉细滑数。

治法:涤痰开窍,息风平喘。

处方:涤痰汤、安宫牛黄丸或至宝丹加减。半夏 9 g,茯苓 15 g,橘红 6 g,胆南星 9 g,竹茹 9 g,枳实 6 g,甘草 3 g,石菖蒲 9 g,党参 15 g,黄芩 12 g,桑白皮 15 g,葶苈子 9 g,天竺黄 6 g,浙贝 9 g,钩藤 9 g,全蝎 3 g,红花 6 g,桃仁 6 g。

阐述:本型多见于慢性阻塞性肺疾病发展至呼吸衰竭或肺性脑病时。处方涤痰汤中半夏、茯苓、甘草、竹茹、胆南星清热涤痰;橘红、枳实理气行痰除壅;菖蒲芳香开窍;人参扶正防脱,并能提高血氧水平,兴奋呼吸肌,降低二氧化碳潴留。加安宫牛黄丸或至宝丹清心开窍醒脑,此两者常用于各种昏迷患者,其效甚佳,是传统的经典名方,前人有"糊里糊涂牛黄丸,不声不响至宝丹"之说。若痰热内盛,身热,烦躁,谵语,神昏,舌红苔黄者,加黄芩、桑白皮、葶苈子、天竺黄以清热化痰。若痰热引动肝风而有抽搐者,加钩藤、全蝎、羚羊角粉凉肝息风。唇甲发绀,瘀血明显者,加红花、桃仁活血祛瘀。

(四)阳虚水泛证

主症:面浮,下肢肿,甚则一身悉肿,腹部胀满有水,心悸,咳喘,咯痰清稀,脘痞,食欲缺乏,尿少,怕冷,面唇青紫,苔白滑,舌胖质黯,脉沉细。

治法:温肾健脾,化饮利水。

处方:五苓散合防己黄芪汤加减。茯苓 15 g,猪苓 15 g,泽泻 12 g,白术 9 g,桂枝 6 g,防己 12 g,黄芪 20 g,车前草 15 g,桑白皮 15 g,葶苈子 9 g,炙苏子 12 g,当归 12 g,川芎 9 g,野荞麦根 30 g,三叶青 15 g,虎杖 20 g,杏仁 9 g。

阐述:慢性阻塞性肺疾病发展至后期,多引起肺动脉高压,以致慢性肺源性心脏病的发生,该阶段的病机与"虚、瘀、水"有关。故治以益气活血和通阳利水并用。多年来于临床中,有学者常以五苓散合防己黄芪汤加减投治,此方对利水消肿、改善心功能、纠正肺心病、心力衰竭患者颇具效验,且无西药利尿剂的不良反应。处方中茯苓甘淡,利小便以利水气,是制水除湿之要药;猪苓甘淡,功同茯苓,通利水道,其清泄水湿之力,较茯苓更捷,两药配伍,利水之功尤佳;泽泻甘寒,利水渗湿泄热,善泄水道,化决渎之气,透达三焦蓄热,为利尿之第一佳品,猪苓、茯苓、泽泻三药淡渗利水以利小便。佐以白术甘苦而温,健脾燥湿利水,乃培土制水,少量桂枝辛温通阳,既能解太阳之表,又能温化膀胱之气,调和营卫,通阳利水。防己黄芪汤擅益气祛风,健脾利水。防己大苦辛寒,祛风利水,与黄芪相配,利水力强而不伤正,臣以白术甘苦温,健脾燥湿,既助防己以利水,又助黄芪以益气。此外,可选用车前草、桑白皮、葶苈子等配伍黄芪泻肺平喘,利水消肿,能起到"上开下达"、通调水道的作用,炙苏子降气化痰,止咳平喘,当归、川芎一动一静,补血调血,以增加利尿效果,野荞麦根、三叶青、虎杖合杏仁共奏苦降泄热、化痰止咳之功。肢肿唇绀消退后,则重用益气、健脾、补肾之药以扶正固本,巩固疗效。

(五)肺肾气虚证

主症:呼吸浅短难续,声低怯,活动后喘息,甚则张口抬肩,倚息不能平卧,神疲乏力;咳嗽,痰白如沫,咯吐不利,胸闷,心慌,形寒汗出,腰膝酸软,头晕耳鸣,舌淡或黯紫,脉沉细无力,或有结代。

治法:补肺纳肾,降气平喘。

处方:补虚汤合参蛤汤加减。人参 20 g,黄芪 20 g,茯苓 15 g,甘草 6 g,蛤蚧 3 g,五味子 6 g,干姜 3 g,半夏 9 g,厚朴 9 g,陈皮 6 g,当归 12 g,川芎 9 g,桃仁 6 g,麦冬 12 g。

阐述:本型多见于慢性阻塞性肺疾病晚期甚至并发呼吸衰竭时,年老体虚,肺肾俱不足,体虚不能卫外是六淫反复乘袭的基础，感邪后正不胜邪而病益重，反复罹病而正更虚，如是循环不已，促使肺胀形成。方中用人参、黄芪、茯苓、甘草补益肺脾之气；蛤蚧、五味子补肺纳肾；干姜、半夏温肺化饮；厚朴、陈皮行气消痰，降逆平喘。还可加桃仁、川芎、水蛭活血化瘀。若肺虚有寒，怕冷，舌质淡，加桂枝、细辛温阳散寒。兼阴伤，低热，舌红苔少，加麦冬、玉竹、知母养阴清热，如见面色苍白，冷汗淋漓，四肢厥冷，血压下降，脉微欲绝等喘脱危象者，急加参附汤送服蛤蚧粉或黑锡丹补气纳肾，回阳固脱。

(六)肺络瘀阻证

主症：咳嗽，咳痰，气急，或气促，张口抬肩，胸部膨满，憋闷如塞，面色灰黯，唇甲发绀，舌质黯或紫或有瘀斑、瘀点，舌下瘀筋，脉涩或结代。

治法：益气活血，润肺止咳。

处方：保肺定喘汤。党参 15 g，生黄芪 15 g，丹参 10 g，当归 10 g，麦冬 10 g，熟地 10 g，淫羊藿 10 g，地龙 15 g，桔梗 6 g，生甘草 6 g。

阐述：慢性阻塞性肺疾病迁延不愈，久则肺气不足，无力推动心之血脉，心血运行不畅而瘀阻，即由肺病累及于心，而致肺心同病，导致慢性肺源性心脏病，后者的形成的关键在于气虚血瘀，因此疾病发展和预后均与气血相关。根据"气血相关"学说，在慢性阻塞性肺疾病稳定阶段，应于清热化痰、宣肺止咳的同时，予以酌加活血化瘀药物，可选用保肺定喘汤（王会仍经验方）。以党参、生黄芪补益肺气、健脾助运，当归、丹参活血化瘀，四者益气活血，共为君药；熟地、麦冬滋阴养肺为臣药，君臣相伍，共奏益气活血养阴之效，气足则血行，阴滋则血运，瘀化则脉道通畅，从而使慢性阻塞性肺疾病气虚血瘀这一关键的病理环节得到改善；地龙性寒、味咸，能清热化痰，舒肺止咳平喘，淫羊藿性温、味辛，温肾纳气，两者一阴一阳以燮理阴阳；桔梗开宣肺气、宣通气血、利咽喉、祛痰排脓，甘草润肺止咳，补益肺脾，而为佐使。诸药相伍，既能益气活血养阴，又能化痰利咽平喘，宣通气血，且能兼顾脾肾，清肺化痰止咳，综合起到调补肺肾，益气活血化痰作用，切中慢性阻塞性肺疾病的病理环节，具有良好的扶正固本以祛邪疗效。本验方经临床与实验研究已证明对慢性阻塞性肺疾病具有令人鼓舞的良好作用。

八、特色经验探要

(一)关于"清热解毒"

慢性阻塞性肺疾病急性加重期初始阶段常常伴有外感表证，多属实症，应注意宣肺解表，重在祛邪，以治标为主，但需明辨寒热，然而辨寒痰热痰不能光凭痰色来确定，黄痰固为有热，白痰未必有寒，尚要根据痰的性状、全身伴随症状及舌脉来辨证。肺为娇脏不耐热，故不易多投温热之药，否则易灼伤肺叶，因此对痰白量多的患者也不轻易用温药，在临床运用中如此辨证屡屡获效。

(二)关于"补肺益气"

慢性阻塞性肺病的病理基础虽与肾虚有关，但与肺虚的关系更为直接和密切。所谓"气聚则生，气散则亡"，可见人之生原本于气。《黄帝内经》中言肺有"主气""司呼吸"的功效，"诸气者，皆属于肺""天气通于肺"，慢性阻塞性肺疾病迁延不愈，久则肺气不足，则出现咳嗽气短、痰液清稀、畏风自汗易感等症，因此，在临床上，应运用补肺益气法，选用太子参、黄芪等药物，肺气充则肺气宣降得以恢复正常。

（三）"三通"法在治疗慢性阻塞性肺疾病中的应用

慢性阻塞性肺疾病患者反复感受外邪,邪犯于肺,肺失肃降,而滋生痰浊。同时由于长期反复发作,气机升降失利,水湿运化失常,致聚湿生痰。所以痰或由内而生,或由外而生,贯穿慢性阻塞性肺疾病的始终,既是病理产物,更是致病因子,若不清除,将造成恶性循环,因此如何保持"通气道""通水道""通神窍"则应贯穿于整个治疗过程。

1.关于"通气道"——降气平喘、活血化瘀的重要性

"气能统血""气能生血""气能行血""血为气母""血以载气",气不通则难以推动心之血脉,心血运行不畅而瘀阻,则症见咳嗽咳痰,气急喘息,口唇发绀,舌黯有瘀点无苔,脉沉细涩等,即由肺病累及于心,而致肺心同病,导致慢性肺源性心脏病,其发生、发展和预后均与气血有关,气机通畅则肺气宣降得以恢复正常,心血得助而运行自如;心血得以化则心血运行畅通而瘀阻消散,肺气得助而宣降有力。因此,在临证时注重遵循"气血相关"学说,强调心肺同治,在清热化痰、宣肺止咳的同时,予以酌加活血化瘀药物,如当归、地龙、虎杖根等。而慢性阻塞性肺疾病患者若失治误治,转化为慢性肺源性心脏病,应针对肺心病"虚、瘀、痰、热"等病理特点,选择相应药物配伍。

2.关于"通水道"——宣肺利尿,通调水道法治疗心力衰竭

《黄帝内经》中亦云:"肺主行水""肺为水之上源"。《素问·经脉别论》曰:"饮入于胃……上归于肺,通调水道……"凡外感邪气致水道失常者,多系肺失宣降,上窍闭而致下窍不通、玄府阻闭,发作时,由于水液疏布失常,聚而成痰,痰涎壅盛,不易咯出,以致气道阻塞,往往造成肺通调失节,水道不利,因果循环,遂使病情进一步加重。且慢性阻塞性肺疾病后期导致慢性肺源性心脏病心力衰竭者多久病伤正,气虚日久则伤及真阳,则见胸闷心悸,气急尿少,肢体肿胀,大汗淋漓,四肢厥冷,面色淡白,舌淡苔白,脉虚等症,当通肺气则下窍自利,温振元阳则正气渐复,故其发作期治宜通阳利水,而非单单补益气血,养心复脉之所能。而现代医学治疗慢性阻塞性肺疾病心力衰竭多用利尿剂等药物,却往往容易引起水电解质紊乱,日久伤阴,加重病情。相比之下,中药选方五苓散合防己黄芪汤或真武汤等方剂通利水道,可降低血液黏滞性,降低血流阻力,减轻心脏负担,增加肾血流量,使尿量增加,起到消肿化瘀目的。

3.关于"通神窍"——开窍醒神法在呼吸衰竭中的应用

肺气上逆则咳,升降失司则喘,津液失于输化则聚而成痰,气血失和则血行瘀滞,导致通气/血流比例失调,使清气不能入、浊气不能出,而发生缺氧二氧化碳潴留等表现。在病变过程中,尽管存在着由肺及脾、及肾,乃至及心、及肝之演变,和病理性质的虚实之分,痰邪和瘀血始终贯穿在疾病发展过程中。呼吸衰竭患者临床上以气虚、痰瘀闭阻证为多见,因此在西医常规治疗及机械通气的基础上加用中药益气活血化痰、开窍醒神之剂,能获良效。

（四）关于"治未病"

慢性阻塞性肺疾病呈渐进性加重,可逆程度较小,当今医学尚缺乏有效治疗药物。同时慢性阻塞性肺疾病的体质因素、外邪因素、情志异常等亦有着密切的关系。因此应开始重视以中医"治未病"理论为指导,开展对COPD的防治,强调"未病先防,既病防传变,瘥后防复"理念,从而更加有效提高COPD的防治水平,为人们的健康服务。如在患慢性阻塞性肺疾病之前就应着重于保肺和养肺,提高机体抵抗力,他强调戒烟及预防六淫外邪侵袭、适宜的居住和工作环境、保持良好心态、注意饮食调养、适当锻炼等方面的调养;而凡出现咳嗽、咳痰症状而无气流受限时就必须开始防治,以期达到早诊断、早治疗的目的;在慢性阻塞性肺疾病急性加重期,根据病邪特点,

大胆投以清肺化痰、通腑祛邪、通阳利水、宣肺平喘等药物;在慢性阻塞性肺疾病稳定期,使用益气活血、健脾补肾同时,酌加清肺化痰药物以清余邪。

九、西医治疗

(一)稳定期治疗

1.知识宣教

教育和劝导患者戒烟;避免或防止粉尘、烟雾及有害气体吸入。

2.支气管舒张药

支气管舒张药包括短期按需应用以暂时缓解症状,及长期规则应用以减轻症状。

(1)β_2 受体激动剂:主要有沙丁胺醇、特布他林等,为短效定量雾化吸入剂,持续疗效 4～5 小时,每次剂量 100～200 μg,24 小时内不超过 8～12 喷。主要用于缓解症状,按需使用。福莫特罗为长效定量吸入剂,作用持续 12 小时以上。福莫特罗吸入后 1～3 分钟起效,常用剂量为 4.5～9.0 μg,每天 2 次。本类药应用可能出现头痛、心悸,偶见急躁、不安、失眠、肌肉痉挛。甲状腺功能异常,或严重心血管疾病及肝、肾功能不全、糖尿病者应慎用。目前认为治疗 COPD,不推荐单用,宜与吸入性激素联合使用。

(2)抗胆碱药:主要短效制剂有异丙托溴铵气雾剂,定量吸入时开始作用时间比沙丁胺醇等短效 β_2 受体激动剂慢,但持续时间长,维持 6～8 小时,剂量为 40～80 μg,每天 3～4 次。长效制剂噻托溴铵,其作用长达 24 小时以上,吸入剂量为 18 μg,每天 1 次。运用抗胆碱药可能出现口干、便秘或尿潴留,对有前列腺增生、膀胱颈梗阻和易发闭角型青光眼的患者,宜慎用或禁用。

(3)茶碱类药物:缓释型或控释型茶碱每天 1 次或 2 次口服可达稳定的血浆浓度,对 COPD 有一定效果。

3.糖皮质激素

长期规律的吸入糖皮质激素较适用于 $FEV_1 < 50\%$ 预计值(Ⅲ级和Ⅳ级)并且有临床症状及反复加重的 COPD 患者。这一治疗可减少急性加重频率,改善生活质量。联合吸入糖皮质激素和 β_2 受体激动剂,比各自单用效果好,目前已有布地奈德/福莫特罗、氟地卡松/沙美特罗两种联合制剂可供选择,可与噻托溴铵联合使用,效果更好。

4.祛痰药

常用药物有盐酸氨溴索、乙酰半胱氨酸等。

5.长期家庭氧疗(LTOT)

COPD 稳定期进行长期家庭氧疗对具有慢性呼吸衰竭的患者可提高生存率。对血流动力学、血液学特征、运动能力、肺生理和精神状态都会产生有益的影响。长期家庭氧疗应在Ⅳ级即极重度 COPD 患者应用,具体指征是:①$PaO_2 \leqslant 7.3$ kPa(55 mmHg)或动脉血氧饱和度(SaO_2)$\leqslant 88\%$,有或没有高碳酸血症。②PaO_3 4.0～8.0 kPa(30～60 mmHg),或 $SaO_2 < 89\%$,并有肺动脉高压、心力衰竭水肿或红细胞增多症(血细胞比容 $> 55\%$)。长期家庭氧疗一般是经鼻导管吸入氧气,流量 1.0～2.0 L/min,吸氧持续时间 > 15 h/d。长期氧疗的目的是使患者在海平面水平,静息状态下,达到 $PaO_2 \geqslant 8.0$ kPa(60 mmHg)和/或使 SaO_2 升至 90%。

6.康复治疗

康复治疗包括呼吸生理治疗,肌肉训练,营养支持、精神治疗与教育等多方面措施。

7.手术治疗

手术治疗包括肺大疱切除术、肺减容术、肺移植术等。

(二)急性加重期治疗

急性加重是指咳嗽、咳痰、呼吸困难比平时加重或痰量增多或成黄痰;或者是需要改变用药方案。

1.确定急性加重原因

确定 COPD 急性加重的原因及病情严重程度,最多见的急性加重原因是细菌或病毒感染。

2.评估病情严重程度

根据症状、血气、胸部 X 线片等评估病情的严重程度,并根据病情严重程度决定门诊或住院治疗。

3.支气管舒张药

药物同稳定期。

短效 β_2 受体激动剂较适用于 COPD 急性加重期的治疗。若效果不显著,建议加用抗胆碱能药物(为异丙托溴铵,噻托溴铵等)。对于较为严重的 COPD 加重者,可考虑静脉滴注茶碱类药物。β_2 受体激动剂、抗胆碱能药物及茶碱类药物联合应用可获得更大的支气管舒张作用。

4.控制性氧疗

氧疗是 COPD 加重期住院患者的基础治疗。无严重并发症的 COPD 加重期患者氧疗后易达到满意的氧合水平[$PaO_2 > 8.0$ kPa(60 mmHg)或 $SaO_2 > 90\%$]。但吸入氧浓度不宜过高,需注意可能发生潜在的 CO_2 潴留及呼吸性酸中毒,给氧途径包括鼻导管或 Venturi 面罩。

5.抗生素

当患者呼吸困难加重,咳嗽伴有痰量增多及脓性痰时,应根据 COPD 严重程度及相应的细菌分层情况,结合当地区常见致病菌类型及耐药流行趋势和药物敏感情况尽早选择敏感抗生素。如对初始治疗方案反应欠佳,应及时根据细菌培养及药敏试验结果调整抗生素。如给予 β-内酰胺类/β-内酰胺酶抑制剂;第二代头孢菌素、大环内酯类或喹诺酮类。如门诊可用头孢唑肟0.25 g 每天 3 次、头孢呋辛 0.5 g 每天2 次、左氧氟沙星 0.4 g 每天 1 次、莫西沙星或加替沙星 0.4 g 每天 1 次;较重者可应用第三代头孢菌素如头孢曲松钠 2.0 g 加于生理盐水中静脉滴注,每天 1 次。住院患者当根据疾病严重程度和预计的病原菌更积极的给予抗生素,一般多静脉滴注给药。如找到确切的病原菌,根据药敏结果选用抗生素。抗菌治疗应尽可能将细菌负荷降低到最低水平,以延长 COPD 急性加重的间隔时间。长期应用广谱抗生素和糖皮质激素易继发深部真菌感染,应密切观察真菌感染的临床征象并采用防治真菌感染措施。

6.糖皮质激素

COPD 加重期住院患者宜在应用支气管舒张剂基础上,口服或静脉滴注糖皮质激素,推荐口服泼尼松 30~40 mg/d,连续 7~10 天后逐渐减量停药。也可以静脉给予甲泼尼龙 40 mg,每天 1 次,3~5 天后改为口服。

7.机械通气

机械通气,无论是无创或有创方式都只是一种生命支持方式,在此条件下,通过药物治疗消除 COPD 加重的原因使急性呼吸衰竭得到逆转。

(1)无创性机械通气:COPD 急性加重期患者应用 NIPPV 可降低 $PaCO_2$,减轻呼吸困难,从而降低气管插管和有创呼吸机的使用,缩短住院天数,降低患者病死率。

(2)有创性机械通气:在积极应用药物和 NIPPV 治疗后,患者呼吸衰竭仍进行性恶化,出现危及生命的酸碱失衡和/或神志改变时宜用有创性机械通气治疗。病情好转后,根据情况可采用无创机械通气进行序贯治疗。

8.其他治疗措施

注意维持液体和电解质平衡;注意补充营养;对卧床、红细胞增多症或脱水的患者,需考虑使用肝素或低分子肝素;注意痰液引流,积极排痰治疗(如刺激咳嗽,叩击胸部,体位引流等方法);识别并治疗伴随疾病(冠心病、糖尿病、高血压等)及并发症(休克、弥漫性血管内凝血、上消化道出血、肾功能不全等)。

十、中西医优化选择

显而易见,西药在慢性阻塞性肺疾病的诊断及发病机制、病理生理、病情的检测等方面具有明显优势。其中肺功能检查、血气分析等检测方法对于疾病确立和病情轻重分级具有显著作用。而在治疗方面,则需中西医结合治疗。

慢性阻塞性肺疾病急性加重期治疗重点是控制感染、排痰及平喘。在控制感染方面,应尽早给予西医治疗措施如使用抗生素等达到较快控制病情目的。但西药使用易引起医源性和药源性疾病,故须积极配合中药治疗,以加速病情控制,缩短疗程,减少西药不良反应,增强患者抗病能力,辅以如野荞麦根、大青叶、鸭跖草、鱼腥草、黄芩等清热解毒药物。在促进排痰方面,西药盐酸氨溴索等黏液促动剂具有祛痰、排痰作用,但可出现胃肠道反应、SGPT 增高等不良反应,而中草药中有着丰富的行之有效而不良反应较少的黏液促动剂,如桔梗、紫菀、款冬花、肺形草、佛耳草、皂角刺等,在众多的止咳化痰药物中辨证施治,更显其优势。在平喘方面,特别是慢性阻塞性肺疾病危重阶段,以及合并有支气管哮喘患者,西药有其自身优势,β肾上腺素受体激动药、茶碱、肾上腺皮质激素等作用往往迅速而有效,然而β受体激动剂可引起心率增快、心律失常、低敏感现象等不良反应;茶碱类药物可导致胃肠道反应、心律失常、惊厥等症状,甚至呼吸、心跳停止;胆碱能受体拮抗剂气雾吸入常可引起口干、恶心症状;长期使用糖皮质激素可出现 Cushing 综合征、骨质疏松、糖尿病、精神症状,甚则因抗病能力受损而导致二重感染或发生激素依赖等,此时可选用中药,如麻黄、细辛、甘草、姜半夏等平喘。慢性阻塞性肺疾病合并慢性肺源性心脏病者,西药可选用洋地黄类药物、利尿剂等,但其各自具有不良反应,此时可选用五苓散、真武汤等温阳利水活血之品,对于改善肺心病患者的通气功能大有裨益。而对于慢性阻塞性肺疾病发展为呼吸衰竭的治疗,则不应拘泥于中医药汤剂治疗,应及时做气管插管或气管切开以建立人工气道,此法虽可急救改善气道通气功能,但对患者正气损害较大,故可选用如人参、黄芪、怀山药、红景天、麦冬、地黄、淫羊藿等益气健脾补肾。

而在 COPD 的稳定期西药与中医中药相比缺乏行之有效的治疗方法,后者在稳定病情的过程中有着其独特魅力。具体表现除了常规口服中药汤剂之外,尚有针灸、穴位贴敷、膏方等特色疗法。

十一、饮食调护

(1)避免用辛辣刺激性食物,不宜过酸过咸,有过敏史者,忌食海腥发物及致敏性食物。慢性阻塞性肺疾病急性加重期阶段,饮食宜清淡,并多饮水;或食牛奶、蛋汤、馄饨、蛋羹等流质、半流质饮食。

（2）注意饮食摄入充足，以提高患者自身免疫能力，减少疾病复发率。

（3）保持居室空气清新，忌烟戒酒，避免烟尘、异味及油烟等理化因素刺激。

（4）预防感冒，逐渐加强耐寒锻炼，秋冬季节要注意保暖御寒，及时加衣被，防止忽冷忽热，外出时应戴口罩；缓解期要注意劳逸适度，适当锻炼身体以增强体质。

（崔兰香）

第八节　呼吸衰竭

呼吸功能主要是保证机体不断地获取氧气排出二氧化碳，以维持机体血气平衡和内环境稳定。完整的呼吸功能包括 3 个基本过程。①外呼吸：包括肺通气和肺换气，即肺泡与外界气体交换过程和肺泡气与血液之间的气体交换过程；②气体在血液中的运输；③内呼吸：包括血液与组织细胞间的气体交换，以及细胞内生物氧化的过程。

肺作为一个重要的呼吸器官，主要是保障气体的正常交换。此外，肺还具有重要的非呼吸功能，如肺的屏障防御、免疫、肺内分泌及代谢等功能。

呼吸衰竭是一种常见的临床危重病症，但迄今尚无一致公认的呼吸衰竭定义，主要是在呼吸衰竭血气分析动脉血氧分压（PaO_2）和动脉血二氧化碳分压（$PaCO_2$）的诊断标准上尚无严格的界定。美国 2010 年出版的《Pathophysiology》（第 6 版）和加拿大 2014 年出版的《COULD'S Pathophysiology for the Health Professions》（第 5 版）将急性低氧性呼吸衰竭定义为 PaO_2 ＜6.7 kPa（50 mmHg）；日本 2013 年出版的《Pathophysiology》和 Carol Mattson Porth 主编的《Essentials of Pathophysiology》（2011）将高碳酸性呼吸衰竭定义为 $PaCO_2$ ＞ 6.0 kPa（45 mmHg）。但通常认为，在海平面、静息呼吸状态下，由于肺通气或肺换气不足引起外呼吸功能障碍，导致 PaO_2 ＜8.0 kPa（60 mmHg），或者同时伴有 $PaCO_2$ ＞6.7 kPa（50 mmHg），并由此引起一系列机体功能和代谢紊乱的症状和体征，这种临床综合征称为呼吸衰竭。将呼吸功能障碍从轻到重的不同程度称为呼吸功能不全，而呼吸衰竭则是呼吸功能不全的严重阶段，两者在本质上是相同的，只是在程度上有所区别，可以通用。如果 PaO_2 在 8.0 kPa（60 mmHg）以上不能诊断为呼吸功能不全，但当 PaO_2 在 8.0～9.3 kPa（60～70 mmHg）时，有可能发展为呼吸功能不全。因此，此阶段称为临界呼吸功能不全。需要强调的是呼吸衰竭血气分析指标应结合病史及临床表现进行综合评估。

正常人在静息时，PaO_2 随年龄及所处海拔高度而异。成年人在海平面 PaO_2 的正常范围约为：PaO_2＝100－0.4×年龄（mmHg）。在海平面生活的健康成年人，吸入气中氧分压存 20.0～21.3 kPa（150～160 mmHg），可保持 PaO_2 在 10.7～13.3 kPa（80～100 mmHg），即使是高龄老年人，如果无呼吸及循环系统的疾病，多数也可保持 PaO_2 在 8.0 kPa（60 mmHg）以上。$PaCO_2$ 极少受年龄的影响，正常范围为：$PaCO_2$＝（40±5）（mmHg）。

一、呼吸衰竭的病因与分类

(一)病因

呼吸衰竭可发生于许多疾病，常见病因归纳如下：

1.神经中枢及传导系统异常

(1)中枢神经系统病变:脑外伤、脑水肿、脑出血或颅内肿瘤压迫脑干呼吸中枢;化脓性脑膜炎、流行性乙型脑炎等颅内感染侵犯呼吸中枢。

(2)脊髓及外周神经病变:吉兰-巴雷综合征、脊髓灰质炎、脊髓颈段或高位胸段损伤等损害脊髓及周围神经,使支配呼吸肌的神经传导阻滞。

(3)镇静麻醉药使用不当:镇静药、安眠药、麻醉药用量过大可抑制呼吸中枢。

2.呼吸肌功能障碍

重症肌无力、有机磷中毒、多发性肌炎、肌营养不良、肌萎缩、代谢性肌病和低血钾症等可引起呼吸肌本身衰弱;长时间呼吸困难和呼吸运动增强也可引起呼吸肌疲劳。

3.肺泡及肺血管性疾病

心源性和非心源性肺水肿、广泛的肺出血、肺不张、弥漫性肺部炎症、广泛性肺纤维化、肺栓塞、肺淤血、胃内容物吸入和溺水等引起肺通气和肺换气障碍。

4.气道疾病

气道阻塞性疾病也是呼吸衰竭的常见原因。造成上气道阻塞的病因有急性会厌炎、喉头水肿、异物吸入、气管内肿物和气管狭窄等。引起下气道阻塞的常见疾病有慢性支气管炎、慢性阻塞性肺气肿、支气管哮喘和晚期囊性肺纤维化等。慢性阻塞性肺疾病(COPD)是引发慢性低氧血症伴高碳酸血症性呼吸衰竭的最重要病因。气道阻塞、狭窄使通气阻力增加,通气量下降,并引发机体呼吸活动代偿性增强,呼吸肌做功及氧耗量增加久之导致肌群衰竭。

5.胸廓和胸膜疾病

胸部疾病也可导致呼吸衰竭。常见于外伤性多发性肋骨骨折、严重的脊柱侧凸、连枷胸、广泛的胸廓成形术、胸部严重创伤、胸腔积液与气胸、胸膜粘连与纤维化、重度肥胖等使胸廓扩张受限。

(二)分类

从不同角度出发,可将呼吸衰竭分成以下各种类型。

1.低氧血症性和低氧血症伴高碳酸血症性

根据血气变化,分为低氧血症性和低氧血症伴高碳酸血症性呼吸衰竭。低氧血症性又称 I 型呼吸衰竭,患者仅有 PaO_2 的降低,$PaCO_2$ 正常。低氧血症同时伴有高碳酸血症性又称为 II 型呼吸衰竭,患者不仅有 PaO_2 的降低,还同时伴有 $PaCO_2$ 升高。

2.急性和慢性

根据发病的缓急,分为急性和慢性呼吸衰竭。急性呼吸衰竭发病急速,可在数分钟到数天内发生,体内往往来不及进行代偿,常出现明显症状。见于呼吸中枢病变、呼吸道阻塞和肺的急性病变。慢性呼吸衰竭发生缓慢,在早期机体一般可以代偿,症状轻微,只有当代偿失调时才发生严重的病理生理变化,呼吸功能不全的状况持续 1 个月或以上,则称为慢性呼吸衰竭。最典型的是慢性阻塞性肺疾病。

3.通气性和换气性

根据病因发生在外呼吸的不同环节,将呼吸衰竭分为通气性和换气性两类。通气性呼吸衰竭多由肺的舒缩受限或气道阻力增加所引起;换气性呼吸衰竭多因肺内分流、气体弥散障碍和通气与血流比例失调所引起。

4.中枢性和外周性

根据发病部位可分为中枢性和外周性呼吸衰竭。中枢性呼吸衰竭因颅内炎症、肿瘤或药物影响中枢所致。外周性呼吸衰竭乃因呼吸器官本身如支气管、肺或胸腔疾病引起。

5.泵衰竭和肺衰竭

根据发病部位还可分为泵衰竭和肺衰竭。驱动或制约呼吸运动的中枢神经系统、外周神经系统、神经肌肉组织(包括神经-肌肉接头和呼吸肌)及胸廓统称为呼吸泵,这些部位因病变或药物导致功能障碍所引起的呼吸衰竭称为泵衰竭。肺组织、气道和肺血管病变造成的呼吸衰竭,称为肺衰竭。

二、呼吸衰竭的发病机制

外呼吸包括肺通气和肺换气两个基本过程。各种病因使肺通气和/或肺换气功能严重障碍而导致呼吸衰竭。

(一)肺通气功能障碍

肺通气是肺泡气与外界气体交换的过程,在呼吸中枢的调控下,通过周围神经支配呼吸肌的舒缩活动,使胸廓和肺发生节律性的扩张和回缩,造成肺泡气与大气之间的压力差,从而完成肺内与肺外气体经过气道进行流通交换。肺总通气量包括有效肺泡通气量和无效腔通气量,正常人在静息状态下按每分钟 12 次呼吸记录,每分钟肺通气量为 6 L(6 L/min),其中无效腔通气约占 30%,肺泡通气量即有效通气量约为 4 L/min。呼吸运动增强时,肺通气量可增至 70 L/min。肺通气量的大小,不只是决定于推动肺通气的动力,还与肺通气的阻力有关。因此,肺通气障碍的发生机制可分为限制性通气不足和阻塞性通气不足。

1.限制性通气不足

吸气时肺泡的扩张受限制所引起的肺泡通气不足称为限制性通气不足。其发生机制如下。

(1)呼吸肌舒缩功能障碍:中枢神经系统及外周神经系统病变或呼吸肌本身异常均可导致呼吸肌舒缩功能下降,呼吸动力不足,使肺泡不能正常扩张而致限制性通气不足。脑水肿、脑出血、化脓性脑膜炎及颅内肿瘤等脑部病变可损害呼吸中枢,镇静、麻醉药物过量抑制呼吸中枢,呼吸中枢结构或功能一旦受损则使呼吸活动调控发生障碍;外周神经病变如脊髓灰质炎使神经肌肉传导障碍;多发性肌炎、重症肌无力是呼吸肌本身发生病变。无论是呼吸中枢受损、神经传导阻滞还是呼吸肌本身病变,最终结果都是导致呼吸肌舒缩功能降低,肺泡不能有效扩张,通气不足。

(2)肺顺应性降低:顺应性是弹性阻力的倒数。肺的顺应性反映肺泡的扩展能力。肺的弹性阻力增加或肺泡表面活性物质减少可降低肺的顺应性,导致限制性通气不足,多见于以下情况。①肺的弹性阻力增加。如严重的肺纤维化、肺硅沉着症、肺炎、肺水肿、肺淤血、肺不张等肺实质病变使肺组织变硬,弹性阻力增加,肺顺应性降低,影响肺泡舒张和回缩。②肺泡表面活性物质减少,使肺泡表面张力增加。正常时肺泡、肺泡管和呼吸性细支气管表面被覆有一层肺泡表面活性物质。肺泡表面活性物质是由肺泡Ⅱ型上皮细胞合成和分泌的一种脂蛋白,主要成分是二棕榈酰卵磷脂,具有降低肺泡液-气界面表面张力,防止肺泡回缩。具有维持肺泡大小均匀和稳定的作用。

任何原因造成肺组织缺血、缺氧、氧中毒等都可以损害肺泡Ⅱ型上皮细胞,使肺泡表面活性物质生成减少;一些早产儿肺泡Ⅱ型上皮细胞发育不完善,致使表面活性物质分泌不足;过度通气可破坏表面活性物质;肺水肿或炎症时肺泡内渗出液和血中的磷脂酶、蛋白水解酶都可分解、稀释表面活性物质。上述原因导致表面活性物质生成减少或消耗分解加速。肺泡表面活性物质的减少使肺泡表面张力增加而降低肺顺应性,使肺泡难以扩张甚至萎陷,是发生限制性通气不足的重要因素。

(3)胸廓扩张性能降低:胸廓弹性阻力大,导致胸廓的顺应性降低,引起胸廓不容易扩张。如严重的胸廓畸形、胸膜增厚、胸膜粘连等均可使胸廓的顺应性降低,限制胸廓的扩张,进而使肺扩张受限。

(4)胸膜腔内压力升高:胸腔大量积液或张力性气胸时,胸膜腔内压力升高可压迫肺,限制肺泡扩张从而发生肺限制性通气障碍。

2.阻塞性通气不足

由于气道狭窄或阻塞使气流阻力增加所引起的通气障碍称为阻塞性通气不足。

气道阻力是气体进出气道时气体分子之间和气体与呼吸道内壁之间发生摩擦而产生的阻力。影响气道阻力的因素包括气道内径、长度、形态、气流的速度和形式(层流或湍流)等,其中最重要的是气道内径的改变。常见影响气道内径的因素如下。①气道内阻塞:管腔被黏液、渗出物、异物及肿瘤等阻塞。②气道本身病变:支气管哮喘和慢性支气管炎时支气管痉挛,支气管黏膜下充血、水肿、纤维增生引起管壁增厚。③气道外压迫:如气管壁外的肿瘤压迫气道等。这些因素均可造成支气管内径的狭窄、不规则甚至阻塞,导致气道阻力增加,引起阻塞性通气障碍。

正常成人平静吸气时,气道阻力大部分分布在大气道(占80%以上),小气道(直径<2 mm)的阻力较小(不足20%)。这主要是因为中央气道的横截面积小,而外周小气道的总横截面积大所致。临床上,小气道病变多见,对气道病变患者采用总气道阻力测定时,一般很难反映出气道阻力的变化。因此,需进行小气道阻力的测定。

气道阻塞可分为中央性和外周性两类。

(1)中央气道阻塞:中央气道阻塞是指气管分叉处以上的气道阻塞。中央气道阻塞发生在胸内或胸外时,表现出呼气或吸气不同时相的阻塞变化特征。如气道阻塞发生在胸外部位(如喉头气管部位的炎症、水肿、异物等),在吸气时,可因气道内气流的急速通过所产生的压力降使气道内压明显低于大气压,导致气道狭窄加重,引起吸气困难;而呼气时因气道内压大于大气压,使阻塞减轻,故大气道胸外阻塞的患者,表现出明显的吸气性呼吸困难。如阻塞发生在中央气道的胸内部分(如气管炎症、肿瘤),吸气时因气道内压大于胸膜腔内压,气道有所扩张,使阻塞减轻;而在呼气时可因胸膜腔内压大于气道内压,使气道受压,狭窄加重,引起呼气困难,故大气道胸内阻塞的患者表现为呼气性呼吸困难(图1-2)。

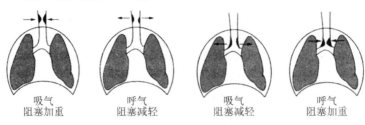

吸气　　　　　呼气　　　　　吸气　　　　　呼气
阻塞加重　　　阻塞减轻　　　阻塞减轻　　　阻塞加重

图1-2　不同部位气道阻塞的呼吸困难特征

(2)外周气道阻塞:外周气道阻塞又称为小气道阻塞,多发生在直径<2 mm的细支气管。这些小气道无软骨支撑,管壁薄,与管周围的肺泡结构紧密相连,胸膜腔内压及周围弹性组织的牵引力均可影响其内径。在慢性支气管炎、支气管哮喘和慢性阻塞性肺气肿等疾病时,小气道常因炎症而发生痉挛、管壁肿胀增厚、分泌物堵塞及肺泡壁弹力纤维破坏对小气道的弹性牵引力减弱等影响,造成管腔狭窄,气道阻力增加。尤其是在呼气时。更易使小气道受压而闭合阻塞,故

常发生呼气性呼吸困难。其发生机制如下。①呼气加重小气道阻塞:吸气时胸膜腔内压下降,肺泡扩张,小气道管壁受周围弹性组织牵拉,使管径变大,管道伸长;呼气时胸膜腔内压增高,肺泡回缩,小气道管周弹性组织松弛,对小气道的牵拉力减小,管道缩短变窄。因此,呼气时小气道阻力增加,患者主要表现为呼气性呼吸困难。②呼气时等压点移向膜性气道致其闭合:呼气时肺泡内压、气道内压大于大气压才能推动气体沿气道呼出。在呼气的过程中气道内压力由小气谙至中央气道逐渐下降,在呼出的气道上有一点气道内压与胸膜腔内压相等,这一点称为等压点。正常情况下,等压点位于有软骨支撑的骨性气道,气道不会被压缩。在慢性支气管炎、肺气肿时因细支气管狭窄变形,肺组织因破坏而对细支气管的牵拉扩张作用减弱,小气道阻力明显增加,使呼气时气流通过狭窄的气道耗能增加,压力迅速下降;力口上肺泡弹性回缩力减小使肺泡内压下降,气道内压也随之降低,导致等压点移至无软骨支撑的膜性小气道,呼气时引起小气道受压、甚至闭合。

(二)肺换气功能障碍

肺换气是肺泡气与血液之间的气体通过肺泡毛细血管膜(简称呼吸膜或肺泡膜)进行交换过程。肺换气功能障碍包括弥散障碍、肺泡通气与血流比例失调及解剖分流增加。

1.弥散障碍

肺泡气体和血液气体通过肺泡膜在肺泡和血液之间进行交换的过程称弥散。弥散障碍是指O_2与CO_2通过肺泡膜进行交换的过程发生障碍。影响这一过程的因素包括:①肺泡与血液间气体的分压差。②各种气体的弥散系数(溶解度与气体分子量的平方根之比)。③肺泡膜面积。④肺泡膜的厚度。⑤血液与肺泡接触的时间。肺的病变引起弥散障碍主要原因如下。

(1)肺泡膜面积减少:正常成人肺泡膜面积为$60\sim100$ m^2,静息状态下约50%参与气体交换,运动时可增加。因此,肺换气面积具有巨大的储备量。只有当呼吸膜面积减少50%以上时才可能因弥散膜面积过少引起明显的换气功能障碍。肺实变、肺不张、肺水肿、肺叶切除和肺气肿使肺泡大量破坏等都将引起弥散面积减少。

(2)肺泡膜厚度增加:肺泡膜即肺泡-毛细血管膜,包括肺泡表面液层、肺泡上皮、基底膜、间质、血管内皮等,平均厚度0.6 μm,易为气体透过。在肺水肿、间质性肺炎、肺纤维化或肺泡表面透明膜形成时,都可使呼吸膜增厚,气体弥散距离增大,导致气体的弥散发生障碍。

(3)血液与肺泡接触时间过短:正常静息状态时,血液流经肺泡毛细血管的时间约为0.75秒,在剧烈运动时,约为0.34秒。而完成气体交换所需的时间,O_2为0.25秒,CO_2为0.13秒。因此,足以满足气体交换所需要的时间。在病理情况下,如发生肺泡膜面积减少或厚度增加时虽然可影响气体的交换,但一般在静息状态下,仍可在正常的接触时间(0.75秒)内完成气体交换,因而不发生血气的异常。只有在患者体力负荷增加等使心排血量增加和肺血流速度加快时。血液和肺泡接触时间才明显缩短,影响气体交换而导致低氧血症(图1-3)。

2.肺泡通气与血流比例失调

静脉血液流经肺泡时能否获取足够的氧和充分地排出二氧化碳,使血液动脉化,不仅取决于足够的肺泡通气和有效的气体弥散,还取决于肺泡通气量与肺血流量的比例配合,即通气血流比值。

正常人平静呼吸时,平均每分钟肺泡通气量(V_A)为4 L/min,平均每分钟肺血流量(Q)为5 L/min。通气/血流比值(U/Q)为0.8。正常人体,由于重力作用,在肺内气体和血流的分布并不均匀。因此,肺内各部的V_A/Q比值也不一致。直立时肺泡通气量和血流量都呈自上而下的递增状态,但以血流量的递增增幅更为明显。因而从肺尖部到肺底部 V_A/Q 比值是呈由高到低的递减状态。在肺上段 V_A/Q 比值为 1.0~3.0,肺中段为 0.9,肺下段 0.6~0.7。但全肺各部通过彼此补偿,仍可使机体血气保持在正常范围。正常人 V_A/Q 比值有一定程度的变动,且随着年龄的增长,比值变动的范围也随之扩大。

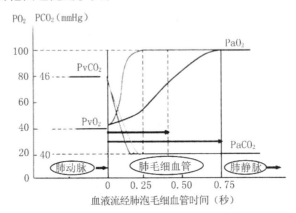

图 1-3　血液流经肺泡进行氧合和排出二氧化碳所需时间

在肺部病变时,由于肺各部病变的程度和分布不均匀,病变局部通气量不足或血流量减少,使肺内备部位的 V_A/Q 比例不平衡,而发生肺泡通气与血流比例失调,引发换气障碍,久之导致呼吸功能不全。即使肺的总通气量和总血流量正常,但局部通气和/或血流不均匀,造成部分肺泡通气与血流比例失调,也可引起气体交换障碍,导致呼吸衰竭。如果肺泡通气不足与血流减少发生在同一部位(如肺叶切除、大叶性肺炎灰色肝变期),其余健全部位的肺可以通过加强通气与血流以代偿之,对换气功能影响不大;但大多数肺疾病时,肺泡通气和血流的改变多是不平行的。这种通气和血流分布不均,将使 V_A/Q 比例严重失调,这是肺部疾病引起呼吸衰竭最常见的机制。基本形式如下。

(1)部分肺泡通气不足致 V_A/Q 比值降低:由于阻塞性或限制性通气障碍引起部分肺泡通气明显减少而血流未相应下降甚至增多,V_A/Q 比值降低,致使流经通气不足肺泡的静脉血(肺动脉血)未经充分氧合便掺入动脉血(肺静脉血),称静脉血掺杂。因这种情况类似肺内动-静脉分流,故又称为功能性分流(图 1-4)。

在慢性支气管炎、阻塞性肺气肿、支气管哮喘等引起的气道阻塞性通气障碍,以及肺纤维化、肺不张、肺实变、肺水肿等病变引起的限制性通气障碍均可导致部分肺泡通气不足。由于流经该病变肺泡的血流并未相应减少,该部位肺泡 V_A/Q 比值降低,静脉血发生氧合不全并直接流入肺静脉与动脉血混合,引起动脉血氧分压和氧含量降低。

正常成人也存在功能性分流,但仅约占肺血流量的 3%。疾病情况下功能性分流可大大增加。在慢性阻塞性肺疾病发展至严重阶段时,功能性分流可以增至肺血流量的 30%~50%,从而严重地影响换气功能,导致呼吸衰竭。

(2)部分肺泡血流不足致 V_A/Q 比值升高:此即部分肺泡血流减少而通气正常,V_A/Q 比值增高,血流从肺泡中摄取的氧减少,使肺泡中的气体得不到充分的交换而成为无效通气的无效腔,因而称为无效腔样通气(见图 1-4)。

正常人的生理无效腔(V_D)即解剖学无效腔约 150 mL,占潮气量(V_T)的 30% 左右。在肺动脉栓塞、肺动脉炎、肺血管收缩、肺毛细血管床大量破坏、弥散性血管内凝血等多种疾病时,肺泡血流量减少,但肺泡通气量正常,肺泡 V_A/Q 比值增高。此时肺泡通气不能充分被利用,相当于增加了无效腔气量,所增加的无效腔又称功能性无效腔(Vof)。严重肺疾病时,生理无效腔和功能性无效腔总的无效腔气量可达 V_T 的 $60\%\sim70\%$,使换气功能严重受损从而导致呼吸衰竭。

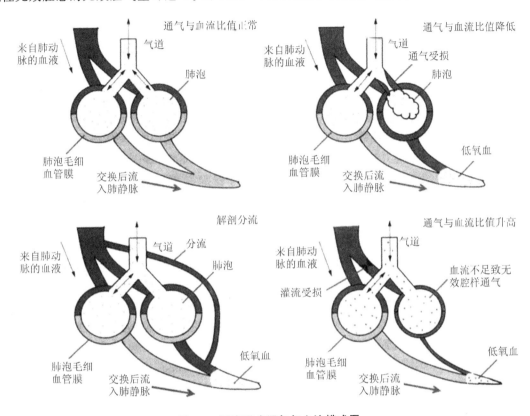

图 1-4　不容形式通气与血流模式图

3.解剖分流增加

在正常情况下,肺内也存在解剖性分流,包括部分静脉血经支气管静脉和极少的肺内动-静脉吻合支直接流入肺静脉,还有一部分静脉血经左心室内膜下的最小静脉直接流至左心室。这些解剖分流量很小,仅占心排血量的 $2\%\sim3\%$,不致引起血气的明显改变。因解剖分流的血液未经氧合即流入体循环动脉血中,故称为真性分流(见图 1-4)。在支气管扩张症伴有支气管血管扩张;或者肺小血管栓塞或收缩使肺动脉压增高,导致肺内动-静脉吻合支开放增加;以及慢性阻塞性肺疾病时支气管静脉与肺静脉之间吻合支形成等,使解剖分流量增加,静脉血掺入动脉血中增多,因而导致呼吸衰竭。另外,肺不张或肺窦变时,病变肺泡完全不通气但仍有血流,流经该处的血液完全未进行气体交换而掺入动脉血中。因此,近来倾向于将其也视为真性分流。

临床上,通过吸入纯氧可鉴别低氧血症是解剖分流增加引起还是功能性分流所致。如吸入纯氧可有效地提高 PaO_2 者多为功能性分流,PaO_2 无明显提高者为真性分流。

在呼吸衰竭发病机制中,由单一机制引起者少见。常常是多种机制的综合作用所致。

(三)呼吸系统常见疾病导致呼吸衰竭的机制

1.急性呼吸窘迫综合征

(1)概述:急性呼吸窘迫综合征(ARDS)是从危重症医学领域提出的新的疾病概念。关于急性呼吸窘迫综合征的名称与概念,已有多次更改。以往曾被称为"创伤后肺功能衰竭""休克肺""充血性肺不张"等。由于临床表现、病理生理改变和病理特征与新生儿呼吸窘迫综合征十分类似,1967年,Ashbaugh建议称为成人呼吸窘迫综合征以示区别,后被广泛采用。1994年,美欧其识会议(AECC)对ARDS做出了新的定义,将其改名为急性呼吸窘迫综合征,将ARDS中的"a"由adult改为acute,缩写仍为ARDS。2011年,欧洲急危重症医学学会又制定了新版ARDS定义——柏林定义,而且这一定义得到了美国胸科学会及重症医学学会的支持并获得国际上众多呼吸病领域专家的认可。

柏林定义认为ARDS是一种急性弥漫性炎症性肺损伤,导致肺血管通透性和肺重量增加,而肺含气组织减少。临床主要表现为低氧血症,影像学检查示双肺致密影,伴随混合静脉血氧合不足、无效腔增加及肺顺应性降低。急性期形态学主要特征为弥漫性肺泡损伤(如水肿、炎症、透明膜形成或出血)。

在1994年的AECC会议还提出了急性肺损伤(ALI)概念,它与ARDS的区别仅在于氧合损害较轻,氧合指数 $PaO_2/FiO_2 \leqslant 40.0$ kPa(300 mmHg)为ALI,$PaO_2/FiO_2 \leqslant 26.7$ kPa(200 mmHg)为ARDS。

ARDS临床上发病急速,多在原始病因作用后12~48小时之内发病,偶有长达5天发病者。呼吸窘迫是ARDS最常见的症状,主要表现为呼吸困难和呼吸增快,并出现顽固性低氧血症,病程为数天到数周,病死率甚高。临床数据显示,多数ARDS患者死于多器官衰竭。目前已达成共谋,ARDS是多器官功能障碍综合征(MODS)的一个组成部分。全身炎症反应可导致多器官衰竭,ARDS是全身炎反应在肺部的表现。原有心肺疾病如左心衰竭引起的肺水肿不属于急性呼吸窘迫综合征。

(2)病因:引起ARDS的病因很多。可分类如下。①直接损伤肺泡膜:严重的肺部感染、胃内容物吸入肺内、肺挫伤、肺栓塞、淹溺、毒气烟雾吸入性损伤和放射性肺损伤等。致病因素直接损伤肺泡毛细血管膜。②间接损伤肺泡膜:通过细胞或体液机制,经循环而引起肺泡毛细血管膜病变。常发生在脓毒症、大面积烧伤、严重创伤、休克、急性胰腺炎、大量输血和弥散性血管内凝血等情况。③遗传因素:个体的遗传学差异影响ARDS的发病与预后。临床发现,对于ARDS危险因素,不同的患者反应可以不同。例如,遭受大约同等程度的创伤,有的患者可能发展为严重的ARDS,而有的患者则病情较轻。在由相同病因导致的ALI患者中,其临床表现和预后的差异也很大。于是人们开始探讨遗传因素对ALI/ARDS发病的可能影响,寻找与ALI/ARDS发展和预后相关的遗传学标记。

目前已发现的相关基因有B细胞克隆刺激因子(PBEF)基因、血管紧张素转换酶(ACE)基因、肿瘤坏死因子基因、肺泡表面活性物质蛋白B(SPB)基因和血管内皮生长因子(VEGF)基因等,但ALl/ARDS遗传学的相关研究目前仍处于起步阶段,尚有待深入。

(3)发病机制:ARDS发病机制极为复杂,尚有诸多疑点没有阐明。病因不同但能引起其同的病理生理和临床改变,提示不同的损害可能通过共同的途径造成肺损伤。目前普遍认同ARDS发病机制的中心环节是急性肺泡毛细血管膜损伤。

致病因子直接引起肺损伤:如严重的肺挫伤、吸入大量毒气体、淹溺等致病因素直接作用于肺泡-毛细血管膜,造成肺损伤。

致病因子通过炎症反应间接引起肺损伤:此种机制更为常见。作为其发病的基本环节主要是通过激活白细胞、单核细胞、巨噬细胞、内皮细胞和血小板,释放大量的炎症介质、氧自由基、蛋白酶等间接地引起肺泡膜损伤。①单核-巨噬细胞活化：在 ARDS 早期单核-巨噬细胞首先被活化，在各种病因作用下，单核细胞、巨噬细胞被迅速激活，生成 C_{5a}、LTB_4、TXA_2、PAF、FDP、CXC、CX3C 等。②中性粒细胞聚集与激活：在趋化因子、细胞因子的作用下，大量的中性粒细胞在肺内聚集及激活。激活的中性粒细胞又可产生、释放大量的氧自由基、多种蛋白酶（弹性蛋白酶、胶原酶、明胶酶、组织蛋白酶等）和血管活性物质（5-羟色胺、组胺）及其他炎症介质，从而造成肺泡上皮、肺微血管内皮与基质的损伤，呼吸膜通透性增加。目前认为。白细胞在肺内聚集、激活在呼吸膜损伤中具有重要的作用。正常情况下，肺内中性粒细胞很少，而 ARDS 患者肺部病理显示。肺中有大量的多形核中性粒细胞聚集。③内皮细胞损伤与激活：内皮细胞既是炎性细胞、炎性介质的作用场所，又是炎性介质产生的部位。肺内白细胞聚集及炎性介质作用使血管内皮细胞激活和受损，激活的血管内皮细胞又可生成释放更多的 IL-8、TNF-α、ICAM-1、ET、No、vWF 及 TF 等炎性介质和自由基；肺微血管内皮受损，启动凝血系统，激活血小板。④血小板活化，发生黏附、聚集和释放反应，导致血管内微血栓形成。血小板和微血栓进一步释放出更多的炎性介质如 5-HT、TXA_2、LTS 等使肺小动脉痉挛。

肺泡-毛细血管膜损伤导致呼吸衰竭：无论直接的致肺损伤因素还是间接通过炎症介质的作用都造成肺泡-毛细血管膜损伤，再通过多种机制引起呼吸衰竭。其发生机制为：①肺泡-毛细血管膜损伤使其通透性增高，发生肺水肿、肺泡透明膜形成，引起气体弥散障碍。②水肿渗出液中的蛋白酶使肺泡表面活性物质破坏增多，肺泡Ⅱ型上皮细胞受损使肺泡表面活性物质生成减少。肺水肿及表面活性物质减少致肺的顺应性降低，肺泡表面张力增高，形成肺不张。肺不张、肺水肿引起限制性通气障碍。③水肿及渗出可导致气道阻塞，血栓素 A_2 和白三烯等炎症介质使支气管痉挛，引起阻塞性通气障碍。④限制性和阻塞性通气障碍均可引起肺泡通气量降低。通气/血流比例失调，导致肺内功能性分流增加。⑤炎症介质及肺内 DIC 引起肺血管收缩和微血栓形成，局部血流相对不足，通气/血流比例失调，导致无效腔样通气增加。⑥肺血管收缩使肺循环阻力增加，肺动脉压升高。肺动脉压升高后将进一步增加肺水肿及肺内动、静脉血液分流。

ARDS 患者通常发生Ⅰ型呼吸衰竭。因为低氧血症和肺间质水肿刺激肺毛细血管旁感受器（J 感受器），反射引起呼吸加深加快，使 $PaCO_2$ 降低。只有当肺部病变极为严重，肺总通气量减少，才能发生Ⅱ型呼吸衰竭。

2.慢性阻塞性肺疾病

（1）概述：慢性阻塞性肺疾病是指以持续存在的气道气流受限为特征的疾病。气流受限呈进行性发展，并伴有气道和肺对有害颗粒或烟雾气体所致慢性炎症反应的增加。COPD 特征性的症状是慢性和持续性的呼吸困难、咳嗽和咳痰。临床上诊断 COPD 时需要进行肺功能检查，评价气流受限的重要指标是时间肺活量（$FEV_1\% = FEV_1/FVC \times 100\%$），即以吸入支气管扩张剂之后第 1 秒用力呼气容积（FEV_1）与用力肺活量（FVC）之比进行确定，$FEV_1/FVC\%70\%$者可诊断 COPD。

流行病学资料显示，我国＞40 岁人群中 COPD 的患病率为 8.2%。COPD 与慢性支气管炎和肺气肿关系密切。慢性支气管炎长期进行性发展可致终末细支气管远侧气腔异常而持久的扩大。并伴有气腔壁的破坏则形成肺气肿。如果患者仅有慢性支气管炎和/或肺气肿，而无持续存在的气流受限，$FEV_1/FVC)70\%$则不能诊断为 COPD，患者仅可诊断为单纯的"慢性支气管炎"和/或"肺气肿"。目前认为 $FEV_1/FVC < 70\%$是诊断 COPD 的"金标准"。此外。有些疾病虽然可以表现有气流受限但不包括在 COPD 范围内。如支气管扩张、支气管哮喘、肺囊性纤维化、结

核病、弥漫性泛细支气管炎和闭塞性细支气管炎等。

COPD病理改变表现为支气管黏液腺增生、化生,杯状细胞增生,鳞状细胞化生,腺管扩张;气道平滑肌肥大、管壁增厚、管腔狭窄;分泌物增多,阻塞管腔;肺泡增大,形成肺气肿。

(2)病因。①遗传因素:α_1-抗胰蛋白酶缺乏是COPD常见的遗传危险因素,α_1-抗胰蛋白酶缺乏与肺气肿形成有关。②环境因素:吸烟,生物燃料(草、木和动物粪便等)和化学烟雾,粉尘,工业废气,大气及室内空气污染,呼吸道感染及寒冷空气等。

(3)COPD导致呼吸衰竭的机制:COPD是引起慢性呼吸衰竭的最常见原因。其机制如下。①阻塞性通气障碍:因气管壁充血、水肿、黏膜下腺体及杯状细胞增生、炎细胞浸润、肉芽组织增生引起支气管壁肿胀;气道黏液高分泌及纤毛功能失调,分泌物不能排出而滞留于气道,引起支气管腔堵塞;炎症介质致气道反应性增高、支气管痉挛收缩;气管平滑肌增生肥厚、支气管上皮与黏膜下组织损伤后的修复使气道壁纤维化导致气道狭窄;小气道阻塞、肺泡弹性回缩力降低引起气道等压点移至膜性气道,导致部分膜性小气道呼气时闭合。上述改变导致阻塞性通气障碍。②限制性通气障碍:COPD患者因呼吸困难引起缺氧和呼吸肌疲劳可导致呼吸肌收缩障碍;肺组织增生和纤维化及炎症、缺氧、酸中毒造成的肺泡表面活性物质减少均可降低肺顺应性,限制肺通气。③弥散功能障碍:肺气肿形成导致肺泡破坏、肺泡数量减少引起气体弥散面积减少,使气体弥散发生障碍。④肺泡通气血流比例失调:由于气道阻塞不均匀引起部分肺泡通气减少,造成功能性分流增加;而肺血管收缩和微血栓形成引起部分肺泡血流量降低,导致无效腔样通气增加。这两种情况都属于肺泡通气血流比例失调。

三、呼吸衰竭时机体的主要功能代谢变化

呼吸衰竭时机体的功能代谢变化主要是由其引起的低氧血症、高碳酸血症所引起。低氧血症和高碳酸血症对机体的影响取决于其发生的快慢、程度、持续的时间及机体原有的机能状态。在呼吸功能不全发病中,除原发病所引起的变化外,机体首先出现代偿和适应性反应,代偿完全者可无明显的功能代谢变化。但随病情的发展机体将逐步失代偿并引起病理性变化,严重失代偿时可伴发其他系统的严重功能障碍,甚至引起死亡。

呼吸功能障碍直接效应是血液气体的变化,即PaO_2的降低或伴有$PaCO_2$的升高。这些血液气体的变化将引起血液的酸碱度、离子的交换及各个系统、器官功能和代谢的改变。

(一)血气变化

无论是通气障碍还是换气障碍引起的呼吸衰竭,其直接效应是血液气体的变化。即低氧血症或伴有高碳酸血症。这也是呼吸衰竭时机体发生功能和代谢变化的基础。不同原因引起的呼吸衰竭,其血气变化的程度和类型可各不相同。

1.肺泡通气不足时的血气变化

总的肺泡通气量不足,导致肺泡氧分压(alveolar PO_2,PAO_2)下降和肺泡气二氧化碳分压(alveolar PCO_2,$PACO_2$)升高,此时流经肺泡毛细血管的血液不能充分动脉化,因此引起动脉血氧分压(PaO_2)降低和二氧化碳分压($PaCO_2$)增高,发生Ⅱ型呼吸衰竭。此时,$PaCO_2$的增值与PaO_2降值呈一定比例关系。

2.弥散障碍时的血气变化

肺泡膜面积减少或增厚、肺血流增快只能引起PaO_2降低,不会使$PaCO_2$增高。因为气体扩散速率不仅与气体分子量的平方根呈反比,还与气体在溶液中的溶解度呈正比。CO_2虽然分

子量(44)比O_2(32)大,但CO_2在血浆中的溶解度(51.5)比O_2(2.14)大24倍,所以CO_2的弥散系数是O_2的20倍,使CO_2的弥散速率达到O_2的2倍。因而血液中的CO_2能较快地弥散入肺泡,使$PaCO_2$与$PACO_2$取得平衡。如果患者肺泡通气量正常,则$PaCO_2$与$PACO_2$正常。如果存在代偿性通气过度,则可使$PaCO_2$与$PACO_2$低于正常。因此,弥散障碍导致Ⅰ型呼吸衰竭。

3.肺泡通气与血流比例失调时的血气变化

无论是部分肺泡通气不足引起的功能性分流增加,还是部分肺泡血流不足引起的无效腔样通气增加,均可导致PaO_2降低,而$PaCO_2$可正常、降低或升高。

(1)部分肺泡通气不足时,病变肺部的K/Q降低,甚至可低达0.1以下,流经该处的静脉血不能充分动脉化,其氧分压与氧含量(CaO_2)降低而二氧化碳分压与含量($CaCO_2$)则增高。一定程度的PaO_2降低和$PaCO_2$升高引起无通气障碍的肺泡通气增强,该部位肺泡V_A/Q增高,流经血液PaO_2显著升高,但由氧离曲线特性致其CaO_2增加有限,而二氧化碳解离曲线特性致其$PaCO_2$与CaO_2均明显降低。来自V_A/Q降低区域和V_A/Q增高区域的血液混合后PaO_2和CaO_2均降低,而$PaCO_2$和CaO_2则可正常。如代偿性通气增强过度,可使$PaCO_2$低于正常;如代偿不足,则$PaCO_2$高于正常。

(2)部分肺泡血流不足时。病变肺泡V_A/Q增高,甚至可高达10以上,流经的血液PaO_2显著升高,但其CaO_2增加有限,而$PaCO_2$和CaO_2均明显降低。流经健康区肺泡的血流量增加,使其V_A/Q低于正常,这部分血液氧合障碍,不能充分动脉化,其PaO_2和CaO_2均显著降低,$PaCO_2$与CaO_2均明显增高V_A/Q增高区域和V_A/Q降低区域的血液混合后的动脉血$PaCO_2$和CaO_2均降低,$PaCO_2$的变化则取决于代偿程度,既可以正常也可以降低或升高。

(二)酸碱平衡及电解质紊乱

任何原因引起的呼吸衰竭都存在缺氧或同时伴有高碳酸血症,而血液气体的变化必然会改变血液的酸碱度,引起不同程度的酸碱平衡紊乱并伴有电解质代谢障碍,多表现为混合性酸碱平衡紊乱及钾离子的异常。

1.代谢性酸中毒

代谢性酸中毒在呼吸衰竭时甚为常见。各种类型的呼吸衰竭都有低氧血症,严重缺氧时无氧代谢加强,乳酸等酸性代谢产物增多,引起代谢性酸中毒。如患者合并肾功能不全或感染、休克等,则因肾脏排酸保碱功能障碍或体内固定酸产生增多,将加重代谢性酸中毒。此时血液电解质主要变化是血清钾浓度增高,由于酸中毒使细胞内K^+移至细胞外及肾小管排K^+减少所致。

2.呼吸性酸中毒

主要发生在Ⅱ型呼吸衰竭。由于肺泡通气量不足,CO_2排出受阻,在体内CO_2大量蓄积所致。因Ⅱ型呼吸衰竭患者同时有低氧血症。因此,发生呼吸性酸中毒合并代谢性酸中毒,同时伴有血钾增高。

3.呼吸性碱中毒

常见于Ⅰ型呼吸衰竭。因缺氧引起通气过度,CO_2排出过多,动脉血二氧化碳分压明显下降,发生呼吸性碱中毒。呼吸衰竭的患者如果人工呼吸机使用不当,通气量过大,也可引起呼吸性碱中毒。

4.代谢性碱中毒

呼吸衰竭的患者如果过量使用排钾利尿剂或$NaHCO_3$等则可引起医源性代谢性碱中毒。

Ⅱ型呼吸衰竭患者,在使用人工呼吸机治疗过程中。如果过多过快排出 CO_2,使血浆中碳酸浓度迅速纠正,而体内代偿性增加的 HCO_3^- 来不及排出,从而发生代谢性碱中毒。

呼吸衰竭的患者视病情和治疗措施不同,可表现为上述酸碱紊乱的混合型。

(三)呼吸系统变化

呼吸衰竭时的呼吸运动变化可以由原发病所引起,但也可继发于呼吸衰竭引起的血气变化。因此,实际的呼吸活动将视诸多因素综合而定。

1.PaO_2 降低和 $PaCO_2$ 升高对呼吸调控的影响

呼吸衰竭的主要病理生理变化是低氧血症和高碳酸血症。PaO_2 的降低刺激外周化学感受器(颈动脉体及主动脉体的化学感受器),反射性引起通气加强,但此反应在 $PaO_2 < 8.0$ kPa (60 mmHg)时才明显。然而,缺氧对呼吸中枢的直接作用为抑制效应,当 $PaO_2 < 4.0$ kPa (30 mmHg)时,缺氧对中枢的抑制作用超过对外周化学感受器的兴奋作用而显示出呼吸抑制效应。$PaCO_2$ 升高作用于延髓腹侧表面中枢化学感受器,使呼吸中枢兴奋,引起呼吸加深加快。但随着 $PaCO_2$ 进一步升高,中枢化学感受器渐趋抑制,对 CO_2 的敏感性降低。如 $PaCO_2 > 10.7$ kPa(80 mmHg)则引起呼吸中枢抑制。

在Ⅱ型呼吸衰竭患者,低氧血症和高碳酸血症并存,中枢化学感受器被抑制,机体主要依靠缺氧[PaO_2 在 $4.0 \sim 8.0$ kPa($30 \sim 60$ mmHg)]刺激外周化学感受器的反射性作用来维持呼吸中枢的兴奋性。如果此时给予高浓度氧气吸入治疗,将缺氧纠正[$PaO_2 > 8.0$ kPa (60 mmHg)],虽然解除了低氧血症,但同时也解除了缺氧反射性兴奋呼吸中枢的作用,反而使呼吸中枢抑制。因此,对于这种患者宜采用低浓度(30%)给氧,以免本意纠正缺氧,结果反而使呼吸抑制,病情进一步恶化。

2.病因影响呼吸活动变化

呼吸运动变化也与致呼吸衰竭的病因有关,外周性限制性通气障碍时多表现为浅而快的呼吸;慢性阻塞性肺疾病患者则表现为深而慢的呼吸;由于气道阻塞部位不同可出现呼气性或吸气性呼吸困难。中枢性呼吸衰竭可出现浅而慢的呼吸、潮式呼吸、间歇呼吸、抽泣样呼吸、叹气样呼吸等呼吸节律紊乱。其中最常见者为潮式呼吸,其发生机制可能为由于呼吸中枢兴奋性过低而引起呼吸暂停,从而使血中 CO_2 浓度逐渐上升,$PaCO_2$ 升高到一定程度引起呼吸中枢兴奋,出现呼吸运动,CO_2 被排出,当 $PaCO_2$ 降低到一定程度后又可导致呼吸暂停,如此形成周期性呼吸运动。

(四)循环系统变化

呼吸衰竭时可因血气的变化或原发病的作用而引起循环系统的变化。低氧血症与高碳酸血症对心血管的作用相似,且两者具有协同作用。一定程度的 PaO_2 降低和 $PaCO_2$ 升高通过反射性兴奋心血管运动中枢引起循环系统的代偿性反应,表现为心率加快、心肌收缩力加强、全身血液重分布、心排血量增加等。但缺氧和二氧化碳潴留对心血管的直接作用则是抑制心脏活动和舒张血管(肺血管收缩),严重的缺氧与高碳酸血症亦可抑制心血管中枢,导致血压下降、心肌收缩力减弱和心律失常等。

呼吸衰竭可累及心脏,引起右心肥大和功能衰竭,即肺源性心脏病。肺源性心脏病是呼吸衰竭的严重并发症之一。

肺源性心脏病发病机制较为复杂,可归纳为以下 3 个方面。

1.肺动脉高压形成

(1)缺氧和 CO_2 潴留致血液 H^+ 浓度过高,使肺动脉收缩加强,肺循环阻力增高导致肺动脉高压,从而增加右心后负荷。此即慢性阻塞性肺部疾病发展成肺源性心脏病的先决条件。临床研究表明,纠正缺氧和酸中毒可缓解肺小动脉的痉挛收缩,使肺动脉压下降。

(2)肺小动脉的长期收缩及缺氧将引起无肌型肺微动脉肌化,肺血管壁平滑肌细胞和成纤维细胞出现肥大和增生,胶原蛋白与弹性蛋白合成增加,造成肺血管壁增厚和硬化,管腔变窄,最终形成持久的、稳定的慢性肺动脉高压。支气管的慢性炎症波及邻近的肺动脉,进一步促使其管壁增厚、管腔狭窄。肺动脉高压长期存在,势必造成右心室肥厚、扩大,最后导致右心衰竭。

(3)肺小动脉炎、肺栓塞或肺气肿时毛细血管床减少,均可造成肺循环阻力增加。肺动脉压增高。

(4)慢性缺氧可使红细胞代偿性生成增多,使血黏度增加,肺循环阻力增加,肺动脉压增高,使右心的后负荷加重。

2.心肌损害

缺氧、酸中毒及电解质紊乱等可直接损伤心肌,使心肌舒缩功能减弱。长期缺氧可致心肌变性、坏死和纤维化。

3.异常胸膜腔内压影响右心舒缩

呼吸困难的情况下,如果用力呼气则使胸膜腔内压异常增高,心脏受压,使心脏舒张负荷加重;而用力吸气则使胸膜腔内压异常降低,即心脏外面的负压增大,如此可增加右心收缩的负荷,促进右心衰竭。

呼吸衰竭也有可能累及左心。临床发现,肺源性心脏病患者可伴有肺动脉楔压增高,说明存在左心功能不全。呼吸衰竭引起左心功能不全的可能机制为:①缺氧、酸中毒及电解质紊乱等同样能损伤左心,使左心室肌收缩性降低。②异常胸膜腔内压的变化影响左心舒缩功能。③右心扩大及压力增高将室间隔推向左心侧,影响左心舒张功能。

(五)中枢神经系统变化

急性呼吸衰竭时对机体的主要危害是缺氧。因为机体对 CO_2 增高的缓冲能力较大,呼吸停止后 $PaCO_2$ 上升较慢,需 10~15 分钟后才到达 12.0~13.3 kPa(90~100 mmHg)的危险水平。而机体内氧的储备是很少的,呼吸停止后只能维持 4~6 分钟,因此急性呼吸衰竭患者缺氧是主要危险因素。中枢神经系统对缺氧十分敏感,当 PaO_2 降至 8.0 kPa(60 mmHg)时。即可出现智力和视力轻度减退。如 PaO_2 迅速降至 6.7 kPa(50 mmHg)以下时。就会出现头痛、不安、定向与记忆障碍、精神错乱、嗜睡、惊厥和昏迷等临床表现。$PaO_2 < 2.7$ kPa(20 mmHg)时,几分钟即可造成神经细胞不可逆的损害。

慢性呼吸衰竭时,CO_2 蓄积和缺氧都是重要的危害因素,其中以 CO_2 蓄积的危害作用更为明显。$PaCO_2 > 10.7$ kPa(80 mmHg)时,可引起头晕、头痛、烦躁不安、言语不清、精神错乱、扑翼样震颤、抽搐、嗜睡、昏迷和呼吸抑制等,这种情况称为二氧化碳麻醉。

由呼吸衰竭引起的脑功能障碍称为肺性脑病,常见于Ⅱ型呼吸衰竭。

关于肺性脑病的发病机制,一般认为与低氧血症和高碳酸血症造成的脑水肿、神经细胞功能障碍和脑局部凝血异常有关,概括如下。

1.脑水肿

(1)$PaCO_2$ 增高、PaO_2 降低和酸中毒可使脑血管扩张、血流量增加,引起脑间质水肿。

(2)酸中毒和缺氧还能损伤血管内皮细胞使其通透性增高,从而引起脑间质水肿。

(3)缺氧和酸中毒可使 ATP 生成不足,致细胞膜 Na^+-K^+-ATP 酶功能障碍,使细胞内钠水增多而引起脑细胞水肿。脑水肿不仅可影响脑功能,还可导致颅内压升高,使脑血管受压,更加重脑缺氧,而且颅内压过高时可发生脑疝而危及生命。

2.神经细胞功能障碍

脑脊液的 pH 为 7.33~7.40,由于血液 HCO_3^- 和 H^+ 不易透过血-脑屏障,故脑脊液对酸碱的缓冲能力较弱。Ⅱ型呼吸衰竭时血中 CO_2 大量潴留,CO_2 容易通过血-脑屏障进入脑脊液,而 HCO_3^- 和 H^+ 则进入缓慢,致使脑脊液 pH 下降更甚。加之机体缺氧,脑组织耗氧量高,无氧酵解增强,产生大量酸性代谢产物,加重脑组织的酸中毒。呼吸衰竭时脑功能与脑脊液 pH 变化密切相关,当 pH<7.25 时脑电波变慢,pH<6.8 时脑电活动完全停止。神经细胞内酸中毒可增加脑谷氨酸脱羧酶的活性,使抑制性神经递质 γ-氨基丁酸生成增多,导致中枢抑制;又能增加磷脂酶活性,使细胞溶酶体膜稳定性降低,蛋白水解酶逸出,引起神经细胞的损伤。

3.脑血管内血栓形成

严重缺氧损伤脑血管内皮细胞,可引起血管内凝血异常和血栓形成,这也是肺性脑病的发病因素之一。

(六)肾功能变化

呼吸衰竭时也可发生肾功能不全,多由缺氧、高碳酸血症反射性引起交感神经兴奋,使肾血管收缩,肾血流量减少所致。此时肾结构的改变往往并不显著,多为功能性肾功能不全,患者多表现为少尿,尿中出现蛋白、红细胞、白细胞及管型,氮质血症和代谢性酸中毒等。此外,如发生肺源性心脏病可使肾脏淤血促进肾功能不全的发展。

(七)胃肠道变化

呼吸功能不全的患者还常合并消化道功能和形态改变,严重缺氧可使胃壁血管收缩,胃黏膜缺血;CO_2 潴留可增强胃壁细胞碳酸酐酶活性,使胃酸分泌增多。如同时合并有 DIC、休克等,则可导致胃黏膜糜烂、坏死、出血及溃疡形成。

四、呼吸衰竭的防治原则

(一)防治原发病
积极防治各种可能引起呼吸衰竭的原发疾病、消除感染等诱因。

(二)通畅气道改善通气
保持呼吸道通畅、改善通气是呼吸衰竭救治成功的基本保障和重要措施。常用方法如下。

1.通畅气道

清除气道内分泌物及异物。应用解痉平喘药物解除支气管痉挛;抗感染治疗以减轻气道黏膜炎性肿胀及分泌;必要时做气管切开或气管插管以清除分泌物通畅气道。

2.应用呼吸兴奋剂增加通气

呼吸兴奋剂通过刺激中枢或外周化学感受器,增加呼吸频率和潮气量以改善通气,但同时增加氧耗及 CO_2 产生。对于因呼吸中枢抑制所致的限制性通气障碍有较好的改善通气效果。但需要注意的是慢性阻塞性肺疾病所致呼吸衰竭时,因支气管及肺部广泛的病变、中枢反应性低下及呼吸肌疲劳而引起的通气量降低,呼吸兴奋剂效果不佳;对于以肺水肿、肺纤维化等换气功能障碍为主要病变者,呼吸兴奋剂则有弊无利。

3.机械通气

应用人工辅助通气装置(呼吸机)辅助呼吸,可以改善通气并在一定程度上帮助改善换气,降低呼吸做功,减少呼吸肌的氧耗,利于呼吸肌疲劳的恢复。

(三)氧疗

无论是何种类型的呼吸衰竭均会出现低氧血症,氧疗是呼吸衰竭的关键治疗措施之一。根据不同类型的呼吸衰竭采用不同的氧疗。Ⅰ型呼吸衰竭一般给予吸入较高浓度氧(FiO$_2$ 为35%~50%),尽快提高氧分压,增加氧气弥散量,使 PaO$_2$>8.0 kPa(60 mmHg),动脉血氧饱和度(SaO$_2$)>90%。对于静脉血分流量>30%的严重呼吸衰竭患者,可给予高浓度氧(FiO$_2$>50%),如仍不能改善缺氧,可进行呼气末正压通气、控制补液量减轻肺水肿等综合措施。并要注意监测,如 PaO$_2$>8.0 kPa(60 mmHg),立即降低吸氧浓度,以防氧中毒。有报道,吸氧浓度>80%,时间>48 小时,或吸氧浓度>60%,吸入时间>3 天,就可导致氧中毒。Ⅱ型呼吸衰竭应给予低浓度氧(FiO$_2$%35%),低流量(1~2 L/min),持续吸入,使 PaO$_2$ 达 8.0 kPa(60 mmHg),SaO$_2$ 达 90%即可。如完全纠正缺氧则解除了低氧对外周化学感受器的刺激反而抑制呼吸,加重 PaCO$_2$ 潴留。

(四)对症处理

纠正电解质及酸碱平衡紊乱,并保证充足的营养及热量供给。改善心、脑、肾等脏器功能,防止肺源性心脏病、肺性脑病及肾衰竭的发生。

(崔兰香)

第九节 自发性气胸

胸膜腔内积气称为气胸。肺内气体通过肺和脏层胸膜的裂口进入胸膜腔形成的气胸称为自发性气胸。引起自发性气胸的常见原因是肺结核、慢性阻塞性肺病(COPD)和特发性气胸等。常见诱因是剧烈运动、剧咳、用力解大便、提取重物等。自发性气胸可分为闭合性、开放性(交通性)和张力性(高压性)3 种,后者最凶险,需积极抢救。气胸可合并胸腔内出血、积液、积脓,分别称为血气胸、液气胸、脓气胸。同时有双侧胸膜腔积气者,称为双侧气胸。同侧气胸吸收后再发气胸者,称为复发性气胸。

本病中医诊断属于喘证范畴,多因外感风寒、风热之邪,或痰浊停肺致呼吸困难,气息急促为主要表现的疾病。

一、诊断

(一)临床表现

(1)多突然发病,一侧胸痛,气急,可有干咳,严重者明显呼吸困难,烦躁不安,发绀,冷汗,脉搏细速,血压下降,意识不清。

(2)体检可发现胸腔积气体征,气管移向健侧,患侧胸部隆起,呼吸运动和语颤减弱,叩诊过度回响或鼓音,呼吸音减弱或消失。

(二)基本检查

1.胸部 X 线检查

有重要意义,透视或胸片可见被压缩的肺脏,边缘为致密的气胸线,气胸线以外透亮度增加,无肺纹理可见。

2.抽气

在患侧积气体征最明显处试穿,如抽出气体,表明气胸存在。抽气后胸膜腔内压力下降,且不再升高,或症状减轻后不再加重,可判断为闭合性气胸;抽气后压力变化不大,或症状无明显改善,多为交通性气胸;抽气后压力又迅速回升,或症状减轻后短期内迅速加重,多为张力性气胸。

(三)其他检查

1.测压

在患侧积气体征最明显处穿刺测压,如为正压或低度负压(正常胸腔内压为$-4\sim10$ cmH$_2$O)则可诊断,如同时抽出气体,更可诊断。

2.胸部 CT 扫描

可发现小气肿泡或肺大泡、粘连带等。

3.胸膜腔造影和胸腔镜检查

对于反复发作的患者,必要时可行胸膜腔造影或胸腔镜检查,可发现肺大泡、粘连带等,不但可诊断,还可通过胸腔镜治疗。

(四)诊断要点

(1)突然发作的胸痛、呼吸困难,有积气体征者,即可诊断。

(2)一般应行 X 线检查,病情不允许搬动时,可试行抽气或抽气测压。

(3)本病应与支气管哮喘、阻塞性肺气肿、肺栓塞、急性心肌梗死、肺大泡等鉴别。

(4)本病可合并胸腔积液、积血、积脓,可并发皮下或纵隔气肿,也容易并发支气管、肺部感染。

二、治疗

根据积气量、呼吸循环状况和病因而定。治疗原则是排气减压使肺早日复张,治疗原发病和并发症。

(一)一般治疗

除无症状者外,应卧床休息,精神紧张者予镇静剂,咳嗽、胸痛明显者予镇咳、镇痛剂,避免大便用力,予缓泻剂或灌肠,缺氧者供氧,有呼吸衰竭者,按呼衰处理,但若予机械通气,需行闭式引流,否则,可能加重气胸。

(二)西医治疗

1.排气减压

对积气较多、呼吸困难者,尤其张力性气胸者,应尽早排气,对自由积气者,常规在锁骨中线第二肋间穿刺,可用胸腔穿刺针(带橡皮管)抽气,或普通粗针头穿刺留置(针尾扎一尖端有小孔的消毒指套或避孕套);也可用气胸箱排气测压,必要时闭式引流;甚至持续负压排气。

2.治疗原发病

如抗炎或抗结核治疗,治疗慢性阻塞性肺疾病等。

3.治疗并发症

胸液较多时抽液,皮下、纵隔气肿症状严重者,可穿刺抽气。

(三)中医治疗

1.辨证论治

(1)风寒束肺证:咳嗽,气喘,胸闷,痰色白而清稀,口不渴;初起多兼恶寒,发热,无汗,身痛等症,舌质淡红苔薄白,脉浮紧。宣肺平喘。

代表方:麻黄汤加减。

(2)痰湿壅肺证:气喘,咳嗽,痰多而黏腻,咯吐不利,胸中满闷,恶心,舌苔白腻,脉滑。祛痰降逆,宣肺平喘。

代表方:三子养亲汤合二陈汤加减。

(3)风热犯肺证:咳嗽气粗,甚则鼻张肩息,痰黄而黏稠,发热,恶风,有汗,口渴欲饮,舌尖红,苔薄黄,脉浮数。疏风清热,宣肺平喘。

代表方:桑菊饮加减。

(4)痰热壅肺证:喘息面红,胸闷炽热,口干,痰黄而稠,咯吐不利,舌质红,舌苔黄腻而干,脉滑数。清热化痰,宣肺平喘。

代表方:麻杏石甘汤加味、定喘汤加味。

2.简便治疗

(1)麻黄、五味子、甘草各30 g,研细末,分作30包,每次1包,每天2次。用于寒喘。

(2)桑白皮、苦葶苈各等分,炒黄,捣为粗末,水煎10 g,去渣,食后温服。用于痰喘、热喘。

(3)葶苈大黄汤:葶苈子、大黄(后下)、桑白皮、厚朴、枳实各10 g,桔梗6 g,大枣5~10枚,每剂煎2次,每天服2次。

(四)其他治疗

1.胸膜粘连术

某些反复发作或积气持续不吸收者,尤其高龄、有严重肺气肿、肺大泡者,或其他原因不能手术者,必要时可行胸膜粘连术,可用50%葡萄糖、四环素、滑石粉或自血等胸腔内注射。

2.手术治疗

开放性气胸闭式引流效果不佳,慢性气胸、反复发作胸膜粘连无效者,血气胸出血量大者,均可手术治疗。

3.高浓度氧治疗

吸入高浓度氧,不仅提高血氧张力,还可降低血氮张力,使血液与胸膜腔气间氮的张力产生高度压力差,促进胸膜腔内气体吸收。对闭合性气胸,肺压缩小于30%者尤其实用。

4.胸腔镜治疗

某些难治病例可行胸腔镜检查,如发现肺大泡、粘连带等,可进行切除(断)等治疗。

(崔兰香)

第二章 消化内科疾病

第一节 反流性食管炎

反流性食管炎(reflux esophagitis,RE)是由胃、十二指肠内容物反流入食管引起的食管炎症性病变,内镜下表现为食管黏膜的破损,即食管糜烂和/或食管溃疡。反流性食管炎可发生于任何年龄的人群,成人发病率随年龄增长而升高。西方国家的发病率高,而亚洲地区发病率低。这种地域性差异可能与遗传和环境因素有关。但近 20 年全球的发病率都有上升趋势。中老年人、肥胖、吸烟、饮酒及精神压力大者是反流性食管炎的高发人群。中医学认为本病的发病原因多为饮食不节、情志失调,以致脾胃损伤,痰、气、湿、热蕴结、气机阻塞、气失和降而致本病。本病属中医的"反胃""吐酸"等病证范畴。

一、病因

引起反流性食管炎的先决条件是胃内容物越过下食管括约肌(lower esophageal sphincter,LES)反流至食管内,而食管本身不能将反流物尽快地清除,造成胃内容物在食管内的长时间滞留,胃内容物中的损伤因素如胃酸、胆汁酸、胃蛋白酶等对食管黏膜的损伤而导致反流性食管炎。

二、发病机制

反流性食管炎发病的病理生理基础是食管胃运动动力障碍,包括食管体部的运动功能、LES功能及胃运动功能障碍。引起这些功能障碍的原因除了解剖结构的异常(如食管裂孔疝)外,某些疾病(如糖尿病)、药物(如平滑肌松弛药)和食物(如高脂食物、巧克力、咖啡)都可能导致 LES功能障碍,引起反流。

三、临床表现

胸骨后烧灼感或疼痛:为本病的主要症状。症状多在食后 1 小时左右发生,半卧位、躯体前屈或剧烈运动可诱发,在服抗酸药后多可消失,而过热、过酸食物则可使之加重。胃酸缺乏者,烧灼感主要由胆汁反流所致,则服抗酸药的效果不著。烧灼感的严重程度不一定与病变的轻重一致。严重食管炎尤其在瘢痕形成者,可无或仅有轻微烧灼感。

(一)胃食管反流

每于餐后、身体前屈或夜间卧床睡觉时,有酸性液体或食物从胃、食管反流至咽部或口腔。此症状多在胸骨后烧灼感或烧灼痛发生前出现。

(二)咽下困难

初期常可因食管炎引起继发性食管痉挛而出现间歇性咽下困难。后期则可由于食管瘢痕形成狭窄,烧灼感和烧灼痛逐渐减轻而为永久性咽下困难所替代,进食固体食物时可在剑突处引起堵塞感或疼痛。

(三)出血及贫血

严重食管炎者可出现食管黏膜糜烂而致出血,多为慢性少量出血。长期或大量出血均可导致缺铁性贫血。

四、并发症

本病除可致食管狭窄、出血、溃疡等并发症外,反流的胃液尚可侵蚀咽部、声带和气管而引起慢性咽炎、慢性声带炎和气管炎,临床上称之为 Delahunty 综合征。胃液反流和吸入呼吸道尚可致吸入性肺炎。近年来的研究已表明胃食管反流与部分反复发作的哮喘、咳嗽、夜间呼吸暂停、心绞痛样胸痛有关。

五、病理改变

(1)肉眼可见食管黏膜充血、水肿,脆而易出血。

(2)急性食管炎时黏膜上皮坏死脱落,形成糜烂和浅表溃疡。严重者整个上皮层均可脱落,但一般不超过黏膜肌层。

(3)慢性食管炎时,黏膜糜烂后可发生纤维化,并可越过黏膜肌层而累及整个食管壁。

(4)食管黏膜糜烂、溃疡和纤维化的反复形成,则可发生食管瘢痕性狭窄。显微镜下可见鳞状上皮的基底细胞增生,延伸至上皮的表面层,并伴有血管增生,固有层有中性粒细胞浸润。

(5)在食管狭窄者,黏膜下或肌层均有瘢痕形成。严重食管炎者,则黏膜上皮的基底被破坏,且因溃疡过大,溃疡边缘的鳞状上皮细胞无法通过上皮化生修复溃疡,而呈柱状上皮化生,称为 Barrett 食管。发生于 Barrett 上皮的溃疡称为 Barrett 溃疡。

六、诊断与鉴别诊断

(一)钡餐检查

可见食管黏膜皱襞粗乱、不光滑,食管蠕动减弱,运动不协调或不规则收缩。头低位时可能显示胃内钡剂向食管反流。卧位时吞咽小剂量硫酸钡可显示食管体部和 LES 排钡延缓。重症或晚期患者有食管龛影或管腔狭窄。

(二)内镜检查

可显示不同程度的反流性食管炎。食管黏膜可见充血、水肿、脆而易出血,或有渗出、糜烂或溃疡、狭窄。齿状线常模糊不清,食管下段毛细血管增生。

(三)食管 pH 测定

可了解食管内 pH 情况。24 小时食管 pH 监测有助于了解生理活动状态下有无过多的反流及阐明胸痛和酸反流的关系。

（四）核素胃食管反流检查

用同位素（放射性核素）标记液体可显示在平卧位及腹部加压时有无过多的胃食管反流。

（五）食管测压

正常人 LES 压力与胃腔内压力之比应＞1，胃食管反流者，上述之比则≤1。

虽然反流性食管炎的症状有其特点，临床上仍应与其他病因的食管病变（如真菌性食管炎、药物性食管炎、食管癌和食管贲门失弛缓症等）、消化性溃疡、胆道疾病等相鉴别。胸痛为主要表现者，应与心源性胸痛及其他原因引起的非心源性胸痛进行鉴别。还应注意与功能性疾病如功能性胃灼热、功能性胸痛、功能性消化不良做鉴别。

七、疾病分级

依据内镜下食管黏膜损伤的程度，将反流性食管炎分为 A、B、C、D 四级。

A：1 处或 1 处以上食管黏膜破损，长径小于 5 mm。

B：1 处或 1 处以上食管黏膜破损，长径大于 5 mm，但没有融合性病变。

C：有黏膜破损和融合，但不超过食管环周的 75%。

D：有黏膜破损和融合，至少超过食管环周的 75%。

八、治疗

反流性食管炎治疗的目的是愈合食管炎、快速缓解症状、减少复发、提高生命质量。

（一）一般治疗

生活习惯的改变是反流性食管炎治疗的基础，少食，每餐吃八成饱。抬高床头 15～20 cm 可减少卧位及夜间反流，睡前不宜进食，白天进餐后不宜立即卧床。以下措施可减少反流：戒烟、禁酒、降低腹压、避免系紧身腰带、肥胖者减轻体重，避免进食高脂肪、巧克力、咖啡、刺激性食品等。避免使用减低胃食管动力的药物，如抗胆碱能药、三环类抗抑郁药、多巴胺受体激动药、钙通道拮抗剂、茶碱、β_2 肾上腺素能受体激动药等。

（二）西医治疗

1.抗酸治疗

反流性食管炎根本上是动力障碍性疾病，阻止胃内容物反流是治疗的关键，但迄今为止，抗反流的促动力药物疗效不尽如人意，而质子泵抑制剂（proton pump inhibitor，PPI）能迅速缓解症状，治愈食管炎，因而抗酸治疗是目前治疗反流性食管炎的最主要方法。常规用 H_2 受体拮抗药（H_2-receptor antagonist，H_2RA）对空腹和夜间胃酸分泌抑制明显，可缓解多数患者的症状，但对 C 级以上的 RE 愈合率差。该类药物对餐后酸分泌抑制作用弱，且有快速抗药反应，故仅用于 A/B 级食管炎患者。强力抗酸药 PPI 可产生显著而持久的抗酸效果，缓解症状快，食管炎愈合率高，可用于所有的反流性食管炎的患者。常用的药物有奥美拉唑（40 mg/d），雷贝拉唑（20 mg/d）兰索拉唑（40 mg/d）等。反流性食管炎患者需用 PPI 的剂量为消化性溃疡治疗量的 2 倍，疗程至少 8～12 周。PPI 治疗食管炎 8 周的愈合率约为 90%。治疗 8 周后需要复查胃镜，了解食管炎的愈合情况，如食管炎未完全愈合，则疗程要延长至 12 周。

2.促动力药

促动力药有一定的治疗作用，但单独使用疗效差，其不良反应也限制了它们的应用。

3.维持治疗

PPI 几乎可以愈合所有的食管炎,但停药 6 个月后的复发率达 80％,反流性食管炎必须进行维持治疗。PPI 维持治疗的效果优于 H_2RA 和促动力药,维持治疗药物用量无统一标准,多用常规剂量的 PPI。按需服药,即出现症状后患者自己服药至症状被控制是不错的选择,能减少患者的用药量并节省费用,应选用起效快的 PPI。

4.内镜治疗

不少患者停药后复发,需要长期服药。内镜治疗获得令人鼓舞的效果,但长期疗效和并发症还需进一步随访观察,方法包括:射频能量输入法、注射法和折叠法,适应证为需要大剂量维持的患者,禁忌证有C级或 D 级食管炎、Barrett 食管、＞2 cm 的食管裂孔疝、食管体部蠕动障碍等。

5.预防

(1)忌酒戒烟:由于烟草中含尼古丁,可降低食管下段括约肌压力,使其处于松弛状态,加重反流;酒的主要成分为酒精,不仅能刺激胃酸分泌,还能使食管下段括约肌松弛,是引起胃食管反流的原因之一。

(2)注意少量多餐,吃低脂饮食,可减少进食后反流症状的频率。相反,高脂肪饮食可促进小肠黏膜释放胆囊收缩素,易导致胃肠内容物反流。

(3)晚餐不宜吃得过饱,避免餐后立刻平卧。

(4)肥胖者应该减轻体重。因为过度肥胖者腹腔压力增高,可促进胃液反流,特别是平卧位更严重,应积极减轻体重以改善反流症状。

(5)保持心情舒畅,增加适宜的体育锻炼。

(6)就寝时床头整体宜抬高 10～15 cm,对减轻夜间反流是个行之有效的办法。

(7)尽量减少增加腹内压的活动,如过度弯腰、穿紧身衣裤、扎紧腰带等。

(8)应在医师指导下用药,避免乱服药物产生不良反应。

(三)中医治疗

1.辨证用药

(1)肝胃不和型:胸脘、胸膈灼痛,吞咽哽噎,脘闷反酸,苔薄腻或黄厚,脉弦。

治则:舒肝和胃,降逆止膈。

方药:柴胡 9 g,枳实 9 g,白芍 12 g,半夏 12 g,乌贼骨 30 g,白及 25 g,延胡索 15 g,代赭石 15 g,蒲公英 30 g,甘草 6 g。

(2)痰气交阻型:吞咽哽噎,胸骨后灼痛,胸膈痞满,口燥咽干,苔薄腻,脉弦细而数。

治则:化痰降气,开郁润燥。

方药:丹参 15 g,郁金 12 g,沙参 12 g,川贝 12 g,茯苓 12 g,瓜蒌 15 g,青陈皮各 12 g,苏梗 12 g,佛手 10 g,砂仁 6 g。

(3)胸膈郁热型:胸骨后灼痛,饮食下咽则剧,或有口渴,喜冷饮,舌红苔薄黄,脉细数。

治则:清热除烦,和胃降气。

方药:栀子 10 g,豆豉 10 g,黄连 3 g,半夏 10 g,蒲公英 30 g,乌贼骨 15 g,瓦楞子 15 g,厚朴 12 g,木香 6 g,丹皮 12 g,延胡索 15 g,白及 20 g。

(4)胃虚痰阻型:胸脘痞闷,嗳气频作,或反胃呕恶,食少纳呆,舌淡苔白,脉弱。

治则:益气和胃,降逆化痰。

方药:党参 15 g,白术 15 g,茯苓 15 g,陈皮 10 g,半夏 10 g,代赭石 15 g,旋覆花 10 g,砂仁 10 g。

(四)中成药

1.香砂养胃丸

功能温中和胃,理气化痰,适于本病脾胃虚寒夹气滞、痰滞者,每次 6 g,每天 3 次,温开水送服。

2.健胃消炎颗粒

主要成分:党参、白术、茯苓、木香、青黛等。功能清热、和胃、止痛,适于本病胃热口苦者,每次 1 袋,每天二次口服。

3.左金丸

功能清肝泻火、降逆止呕。每次 6 g,每天 2 次,口服。

4.温胃舒冲剂

主要成分:党参、白术、山楂、黄芪、肉苁蓉。功能扶正固本、行气止痛。每次 1 袋,每天 2 次,口服。

5.胃苏冲剂

主要成分:紫苏梗、香附、陈皮、佛手。功能理气消胀,解痉止痛。每次 15 g,每天 3 次,口服。

6.锡类散

清热解毒,消肿止痛。用于各种热证之食管炎。每天 3 次,每次吞服 1 小瓶,服药前后分别咽入甘油或食油少许。药后 1 小时禁止饮食。

7.香砂六君子丸

健脾和胃,理气止痛。用于脾虚湿阻之食管炎。每次 6～9 g,每天服 3 次,温开水送下。

8.六味地黄丸

滋阴补肝肾,润燥。用于阴虚燥结之食管炎。每次 9～15 g,每天服 3 次,温开水研化,徐徐咽下。

(韩明路)

第二节　消化性溃疡

消化性溃疡(pepticulcer,PU)是一种常见的慢性胃肠道疾病,简称为溃疡病,通常指发生在胃或十二指肠球部的溃疡,分别称为胃溃疡和十二指肠溃疡。实际上本病可发生在所有的可能与胃酸接触的部位,包括食管下端、胃肠吻合术后的吻合口及其附近的肠襻,以及含有异位胃黏膜的 Meckel 憩室,严重病例甚至可出现于食管的中上段、咽喉或十二指肠降部黏膜。所以,溃疡病的发生与胃酸和胃蛋白酶关系密切,自从 1985 年澳大利亚医学家 Marshall 和 Warren 发现幽门螺杆菌并获得 2005 年的诺贝尔医学奖以来,幽门螺杆菌在消化性溃疡的发病中所起的作用已经得到公认。但依然有学者认为,对黏膜的直接损伤导致溃疡的出现还是依靠胃酸和胃蛋白酶的作用,幽门螺杆菌仅在消化性溃疡发病的初起和复发中起到重要的作用,故认为"无酸无溃疡"的说法依然是正确的。本病在中医归于"胃脘痛"范畴。

目前已知胃溃疡和十二指肠溃疡是两种不同的疾病,它们在发病原因、机制等方面均有明显的区别。

一、病因病机

中医认为,胃在中焦,与脾互为表里,胃主受纳,脾主运化,胃以降浊,脾以升清,共同起到吸收营养、化生气血以供养全身的重要作用,同时,脾胃的功能受肝胆的调节,肝胆疏泄正常,脾胃也能很好地吸收运化水谷精微;而一旦肝气不舒,极易横逆克脾,导致脾胃升降失常,从而出现呕吐、口苦、腹胀、泄泻的症状。脾胃又是一个水谷受纳之所,贵为娇脏,易损而不易平复,饮食不节、烟酒无度、饥饱失常必将伤及脾胃,长期反复戕害刺激,脾胃不能修复,极易导致溃烂出血之症。

(一)情志所伤

多因忧思恼怒,久郁不解,伤及于肝,肝气不舒,横逆犯胃,胃失和降而致腹痛或胃痛。肝气犯胃,若迁延不愈,可以转化为下述几种情况。

(1)肝气不舒,郁而化火,火热移于胃,耗伤胃阴,胃失润降则胃脘灼痛、口干口苦,胃火炽盛,迫血妄行则呕血、便黑。

(2)肝失疏泄,横逆犯胃,中焦气滞,胃失和降,而见胃痛、吐酸等症。

(3)肝气郁滞,胃络瘀阻,病久迁延,"久痛入络",脉络失和,气血瘀滞,故痛有定处而拒按,甚则脉络破裂而出现呕血、便血。

(4)肝气侮脾,脾失运化,湿浊内生,或湿浊化热,湿热胶结,中焦气阻,脾胃失和,胃气不降而出现痞满、腹痛等症。

(5)病久迁延,伤及脾阳,中阳不振,寒气内生,中焦失于温煦而脾不能运化,胃不能受纳则见纳呆、腹部隐痛、四肢不温等症。

(二)饮食不节

包括嗜食肥甘、辛辣、烟酒,或饮食不洁,或饥饱失调等。

(1)损伤脾胃,脾不运化,胃失和降,气机阻滞则见腹痛、腹胀。

(2)脾不运化,湿浊内生,湿郁化热,则见口苦、恶心、纳呆、腹痛。

(3)脾阳虚衰,中焦寒凝,胃络失温而见胃痛、反酸等症。白天属阳,夜间属阴,阳虚寒凝夜间为重,故有夜间痛甚之症。

(4)胃火内炽,胃液亏虚,或因老年之体,胃阴自亏,皆致胃火内盛,灼伤胃液,胃体失养,生机不荣,失其润降,而见胃痛等症。

(5)若腹痛经久不愈,脾胃虚弱,中气不足,脾不统血,血渗脉外,则吐血、便血、气短、消瘦。

二、发病机制

人体正常的胃和十二指肠黏膜具有很好的自我保护功能,黏膜上皮的黏膜屏障——黏液屏障,黏膜下层的血流量,细胞更新及前列腺素等多种因素构成一道强有力的防线,使得黏膜能够抵御高浓度的胃酸、胃蛋白酶的侵袭。有的时候,药物、微生物或其他有害物质也会对胃、十二指肠黏膜造成损害,只有在黏膜的自我保护功能下降和/或胃酸-胃蛋白酶侵袭作用增强超过胃黏膜的修复功能,溃疡病才会发生。一般认为,胃溃疡的发生是因为胃黏膜受到损伤,例如胃黏膜的炎症不能得到及时的修复而出现,也就是防御或修复功能下降而致;十二指肠溃疡的发生则是在胃酸-胃蛋白酶的浓度过高,超过了胃黏膜的正常修复能力的基础上出现的,也就是侵袭因素增强所致。

(一)损害因素

1.胃酸的致病作用

正常情况下胃液 pH 为 1.5～2.5,由于胃黏膜屏障的保护,这种强酸环境并不造成胃黏膜损害。在下述情况下,胃酸可造成黏膜损害。

(1)胃酸分泌过多:当胃酸分泌过多,胃内 pH<1.3 时可对胃黏膜造成损害。当 pH 降低时,胃蛋白酶可加重黏膜损害,甚至造成黏膜自身消化,故过高的胃酸是溃疡病发病的病理生理基础。

(2)胃酸相对增多:以胃酸为主的攻击因子与保护因子的动态平衡被破坏,有时虽胃酸分泌正常甚至偏低,但因保护因子的明显削弱,不能维持二者的平衡,相对高的胃酸仍可致病,故临床上治疗仍以抑酸为主。

(3)胃酸的大量异位:食管黏膜的细胞间连接较松,不具备黏膜屏障功能,胃酸过多地反流入食管,就容易通过细胞连接渗入黏膜引起症状或黏膜损伤。

(4)胃内氢离子(H^+)通透性增加:尽管胃酸的分泌量正常,但某些致病因素如幽门螺杆菌和反流入胃的胆盐等可增加 H^+ 的通透性而损伤黏膜。

2.胃泌素和胃窦部功能障碍

胃窦部运动障碍可使食物在此处滞留,刺激 G 细胞分泌胃泌素,促进胃酸分泌而导致胃溃疡形成。

3.饮食不当和情绪应激

粗糙食物不易被胃液消化,使胃黏膜发生物理性损伤,酸辣食物可致化学性损伤,烈酒可直接损伤黏膜,还能促进胃酸分泌,咖啡也可刺激胃酸分泌,这些均是消化性溃疡发病和复发的因素。情绪应激和心理不平衡对消化性溃疡的发病作用有争议,但目前多数学者认为有部分患者与之有关,情绪波动可影响胃的分泌和运动功能。这主要通过两个途径影响胃的功能:①迷走神经反射学说,迷走神经功能亢进使胃酸分泌增多,胃运动加强,交感神经兴奋剂使胃黏膜血管收缩而缺血,胃运动减弱。②内分泌学说,通过下丘脑-垂体-肾上腺轴而使皮质酮释放,促进胃酸分泌并减少胃黏液分泌。

4.药物性损伤

最常见的药物有阿司匹林、布洛芬、吲哚美辛等非甾体抗炎药(NSAID),其不但能直接损伤胃黏膜,还可抑制前列腺素合成,损伤黏膜的保护作用。肾上腺皮质酮可致上消化道出血,该药能促进胃酸分泌,使黏液分泌减少,蛋白质分解可能影响黏膜的修复。

(二)削弱黏膜的因素

1.黏膜-黏液屏障作用被破坏

正常的胃黏膜被其上皮分泌的黏液覆盖,黏液与正常的上皮细胞间紧密连接形成一屏障线称为"黏液-黏膜屏障",它具有以下主要功能:滑润黏膜不受食物的机械磨损;阻碍胃腔内 H^+ 反弥散入黏膜;上皮细胞的碳酸氢根(HCO_3^-)可扩散黏液层中,中和胃液中 H^+,从而使胃黏膜表面之 pH 保持在 7 左右,维持胃腔与黏膜间酸度阶差;保持黏膜内外电位差。过多的胃酸、酒精、阿司匹林等药物,十二指肠反流液可破坏这种黏膜屏障,使 H^+ 反渗入黏膜内,引起上皮细胞破坏及黏膜炎症,为溃疡形成创造条件;十二指肠球部黏膜也有这种屏障,Brunner 腺主要分泌黏

液和 HCO_3^-，当十二指肠发生溃疡时这种分泌减少，且胆汁和胰液中 HCO_3^- 也减少，因此由胃腔内进入十二指肠的胃酸不能充分被中和，导致十二指肠溃疡形成。

2.前列腺素缺乏

前列腺素具有促进黏膜上皮细胞分泌黏液与 HCO_3^-、加强黏膜血运循环和促进蛋白合成等作用，是增强黏膜上皮细胞更新、维持黏膜完整性的一个重要保护因素。前列腺素缺乏，可能是溃疡形成的原因之一。NSAID 能抑制前列腺素的合成，认为是该类药物引起黏膜损害的机制之一。

3.胃及十二指肠炎症

炎症可破坏黏液-黏膜屏障，上皮细胞分泌 HCO_3^- 能力降低，H^+ 反弥散加剧，削弱了黏膜的抗酸能力，为溃疡形成创造条件。消化性溃疡常发生在胃及十二指肠炎的基础上，约 50% 溃疡患者有胃窦炎。

4.幽门螺杆菌感染

近年来认为溃疡与幽门螺杆菌感染有关，在胃溃疡的周围黏膜约 85% 可检测到幽门螺杆菌，十二指肠溃疡周围也常检出幽门螺杆菌，幽门螺杆菌虽无直接形成溃疡的证据，但可致黏膜炎症，可能间接参与溃疡的发生。

幽门螺杆菌定植于人体胃黏膜表面与黏液层之间，通过黏附、毒力因子对黏膜细胞的直接损伤，以及机体对细菌的免疫反应等机制而引起黏膜损伤和溃疡、慢性胃炎、胃癌、胃 MALT 淋巴瘤。幽门螺杆菌作为消化性溃疡的主要致病因素已无争议，幽门螺杆菌感染人群中有 10%～20% 患消化性溃疡，危险率是不感染人群的 3～4 倍。十二指肠溃疡患者幽门螺杆菌感染率达90%。致病作用的相关因素包括尿素酶、鞭毛、黏附素、蛋白酶、磷脂酶、细胞空泡毒素和细胞毒素相关蛋白等。另外，感染诱导宿主的免疫幽门螺杆菌反应，特别是 $CD4^+$ T 细胞亚群中 Th_1介导的细胞免疫反应，通过 INF-γ 导致黏膜炎症损伤，在消化性溃疡的发生中起重要作用。由于幽门螺杆菌在人群中的感染率为 50%～80%，感染者可持续带菌数十年甚至终生，但 10%～15% 的感染者发生消化性溃疡等胃、十二指肠疾病，因此，不同基因和/或表型特征的幽门螺杆菌菌株和所具有的毒性被认为与其致病性相关。

5.黏膜的上皮细胞更新及血循环

胃及十二指肠黏膜层有丰富的微循环网，以清除代谢废物及提供必要的营养物质，以保证上皮细胞更新，从而保持黏膜的完整性。正常的胃、十二指肠黏膜细胞更新很快，3～5 天可全部更新一次。若血液循环障碍，黏膜缺血坏死而细胞的再生更新差，在胃酸-胃蛋白酶的作用下即有可能形成溃疡。

吸烟能引起血管收缩，降低胰液和胆汁中的 HCO_3^- 含量，还能加剧十二指肠液反流，亦为削弱黏膜的重要保护因素。持续抽烟还不利于溃疡的愈合，且可引起复发。

三、临床表现

(一)症状和体征

1.症状

上腹部可有烧灼痛、隐痛、钝痛的不同，有节律性和复发性的特点；春秋季节多发。胃溃疡疼痛部位常在剑突下或偏左，多在餐后 0.5～2.0 小时发作，经 1～2 小时胃排空后缓解，规律是进食-疼痛-缓解；十二指肠溃疡疼痛部位常在剑突下或偏右，多在空腹和夜间发作，进餐或饮水后缓解,规律是疼痛-进食缓解-饥饿疼痛。二者起病多缓慢,病程可长达数年或数十年,往往伴有嗳气、反酸、流涎等症状。对于胃底贲门区溃疡、幽门管溃疡、巨大溃疡、多发性溃疡等特殊类型溃疡的患者,疼痛往往不典型。

2.体征

缓解期多无明显体征,发作时仅上腹部有压痛,胃溃疡压痛点常在中上腹或偏左处。十二指肠溃疡压痛点常在中上腹或偏右处,后壁穿透性溃疡在背部第11～12胸椎两旁常有压痛。

(二)辅助检查

1.胃液分析

先插胃管抽取空腹胃液计算基础胃酸(BAO),再用五肽胃泌素肌内注射以刺激胃酸分泌,抽取一定时间内全部胃液计算最大胃酸分泌(MAO)。胃溃疡患者的胃液分泌正常或稍低于正常,十二指肠溃疡患者约半数增高,以BAO和夜间分泌更明显。由于操作复杂和耗时较久,对鉴别良恶性溃疡也无明显价值,现已少用。

2.粪便隐血试验

此试验阳性,提示活动性溃疡,应用单克隆法可以鉴别是否为人体来源的血红蛋白,故不必经素食准备。

3.腹部超声

高分辨率的超声仪器可将胃壁分为5层结构,表现为强回声和低回声相向排列。正常人胃壁厚度范围为2～5 mm,平均值3.7 mm。十二指肠球部一般仅能显示3层结构,厚度测量一般为3 mm。发生溃疡性病变时,局部可见黏膜局限增厚,增厚区中央可见溃疡,但超声检查对溃疡的诊断只能作为临床参考,特别对浅表及小范围溃疡显示较困难,对显示有胃溃疡或十二指肠壶腹部溃疡还是建议做胃镜检查,以免漏诊恶性溃疡。但常规超声对胃壁层次受损情况及邻近脏器观察是其优势,对恶性溃疡、胃癌可以观察浸润范围和深度,对年老体弱、小儿、孕妇,胃超声可作为腹部疾病的初选手段。

胃溃疡:胃壁局限增厚,厚度<15 mm,回声低,溃疡直径多在10 mm,增厚区中央可出现3～8 mm深度的凹陷,边缘隆起为溃疡面周围黏膜圈集现象,称"黏膜纠集征"。如胃壁结构不清,有较高回声自黏膜穿过浆膜面向外隆起,提示胃溃疡并发胃穿孔。幽门管壁厚,管腔狭窄,内容物通过困难,空腹8小时胃内容物>200 mL,提示幽门梗阻、胃潴留。

十二指肠球部局限增厚,厚度一般<10 mm,溃疡病变周围呈低回声,球部形态不整或变形,管腔变小或充盈欠佳,常伴有激惹或痉挛现象,较大溃疡可见凹陷,凹陷表面可探及强回声团。

4.X线钡剂检查

气钡双重造影有较好的诊断价值,直接征象可见龛影,但对一些浅小溃疡或胃底贲门区溃疡则不易发现。间接征象可见溃疡对侧有痉挛性切迹。

5.胃镜检查和活组织检查

胃镜不仅可以看到一些浅小溃疡,而且对判断溃疡的严重程度及鉴别其良、恶性有很大价值。镜下可有溃疡呈圆形或椭圆形,边缘充血、水肿,底部有白苔,有时可见皱襞向溃疡集中,镜下可根据所见分为活动期(A_1、A_2)、愈合期(H_1、H_2)、瘢痕期(S_1、S_2),同时可直视下取活检做病理检查。也可经内镜取活组织作幽门螺杆菌检查,诊断其溃疡是否与幽门螺杆菌感染有关。

活动期的镜下表现:溃疡的基底部覆盖有白色或黄白色厚苔或陈旧性出血斑块,边缘光整,四周黏膜充血水肿,有时见出血。一旦水肿消退,则黏膜纹向溃疡集中。溃疡周围常见红晕环绕。

愈合期的镜下表现是:溃疡缩小变浅,四周水肿消退,基底出现薄苔。薄苔是愈合期的标志。

瘢痕期的镜下表现是:溃疡基底部的白苔消失,遗下红色瘢痕(即红瘢期,S_1期)。最后红色瘢痕转变为白色瘢痕,四周有黏膜纹辐射(白瘢期,S_2期),表示溃疡已完全愈合。由于溃疡与胃酸有关,故多出现在泌酸区,如果在胃底或胃体上段的非泌酸区见到溃疡要特别引起注意,应除外恶性溃疡。

因胃镜的广泛应用,能熟练进行胃镜操作的医师很多,并且已有经鼻胃镜的引进,检查时的恶心等不适明显减轻,故提倡将胃镜检查作为胃部疾病的首选,以免遗漏早期的恶性疾病。

6.幽门螺杆菌检测

按检测方法分为侵入性和非侵入性两大类。前者需通过胃镜检查取胃黏膜活组织进行检测,主要包括快速尿素酶试验、组织学检查、幽门螺杆菌培养和聚合酶链反应等;后者主要有^{13}C或^{14}C-尿素呼气试验(^{13}C或^{14}C-UBT)、粪便幽门螺杆菌抗原检测及血清学幽门螺杆菌抗体检查。

(三)并发症

1.出血

消化性溃疡是上消化道出血最常见的病因(约占所有病因的50%)。并发于十二指肠溃疡者多于胃溃疡,球后溃疡更为多见。小量出血仅表现为粪便隐血,大量出血表现为呕血和/或黑便。

2.穿孔

溃疡病灶向深部发展穿透浆膜层则并发穿孔。溃疡穿孔临床上可分为急性、亚急性和慢性3种类型,以第一种常见。急性穿孔的溃疡常位于十二指肠前壁或胃前壁,出现急性腹膜炎体征。十二指肠或胃后壁的溃疡深至浆膜层时已与邻近的组织或器官发生粘连,穿孔时胃肠内容物不流入腹腔,称为慢性穿孔,表现为腹痛规律改变,变得顽固而持续,疼痛常放射至背部。邻近后壁的穿孔或穿孔较小时,只引起局限性腹膜炎时称亚急性穿孔,症状较急性穿孔轻而体征较局限。

3.幽门梗阻

可见恶心、厌食、上腹胀,呕吐出隔顿或隔天食物,上腹部可见胃型和蠕动波。

4.癌变

胃溃疡癌变的发生率为1%~2%,十二指肠溃疡则少有癌变者。出现癌变者,可逐渐出现面色苍白、厌食、消瘦,对既往治疗疗效下降等表现。有的患者症状如上腹部疼痛等可在H_2RAs或PPIs治疗后得到暂时缓解,故不能以治疗是否有效来作为良、恶性疾病的判断。

5.特殊类型溃疡

如穿透性溃疡、无症状型溃疡、幽门管溃疡、多发性溃疡、胃及十二指肠复合性溃疡、球后溃疡、巨大溃疡、老年人消化性溃疡、儿童期消化性溃疡、胃泌素瘤、应激性溃疡及类固醇性溃疡等。特殊类型的溃疡常不具备典型溃疡的疼痛特点,往往缺乏节律性。胃泌素瘤多有顽固性症状和多发性难治性溃疡,手术后近期多复发,有的伴有水泻和脂肪泻。

四、诊断标准

(1)长期反复发作的周期性、节律性上腹部疼痛,应用制酸和碱性药物可缓解。

(2)上腹部有局限性压痛。

（3）胃镜检查可见到溃疡，并经活组织病理检查排除恶性溃疡。

（4）X线钡餐造影见溃疡龛影。

五、鉴别诊断

（一）慢性胃炎

有慢性上腹不适或疼痛，部分有胃黏膜糜烂性病变者可有近似消化性溃疡的症状，但周期性与节律性一般不明显。胃镜检查是二者主要的鉴别方法，组织病理学可见胃黏膜慢性炎症、萎缩，以及肠上皮化生、不典型增生等改变。

（二）功能性消化不良

有慢性上腹不适或疼痛，溃疡型可有近似消化性溃疡的临床表现，但多以早饱、腹胀为主要症状，但无明显消化系统器质性疾病。上消化道X线钡餐或胃镜无溃疡表现。

（三）胃癌

胃溃疡必须鉴别是良性溃疡还是恶性溃疡。溃疡型早期胃癌单凭内镜所见很难与良性溃疡鉴别，必须依靠直视下取活组织检查鉴别。胃癌如属进展期，内镜下与胃溃疡鉴别一般困难不大，恶性溃疡的内镜特点：①溃疡形状不规则，一般较大。②底部凹凸不平、苔污秽。③边缘呈结节状隆起。④周围黏膜皱襞中断。⑤胃壁僵硬、蠕动减弱。活组织病理学检查发现肿瘤细胞是确诊胃癌的金标准。怀疑恶性溃疡而一次活检阴性者，必须在短期内复查胃镜进行再次活检；即使内镜下诊断为良性溃疡且活检阴性，仍有漏诊恶性溃疡的可能，因此对初诊为胃溃疡者，必须在完成正规治疗的疗程后进行胃镜复查。胃镜复查溃疡愈合不是鉴别良、恶性溃疡的可靠依据，必须重复活检加以证实，胃黏膜染色和放大胃镜可以提高活检的准确性。对黏膜下弥漫浸润型胃癌，胃镜检查除可见黏膜僵硬外不易发现有明显隆起或溃疡性病变，活组织检查也不容易取到病变部位，容易漏诊，对高度怀疑该疾病者，要做病变同一部位的深部取材。

（四）慢性胆囊炎和胆石症

多见于中年女性，常呈间歇性、发作性右上腹痛，常放射至右肩胛区，多与进食油腻食物或饮酒有关，发作时可有右上腹疼痛、发热、黄疸、莫菲征阳性，有的患者可以引起胆源性胰腺炎，出现左上腹和左侧腰背部疼痛，血、尿淀粉酶增高，B超、上腹部CT和MRCP检查常可发现胆道结石征象。有些发作不典型者，可仅表现为上腹不适、隐痛、饱胀，可长期作为慢性胃炎治疗而疗效不稳定，对这些患者应该行肝胆胰B超检查以除外慢性胆囊炎和胆石症。

（五）胃泌素瘤

亦称佐林格-埃利森综合征，胃、十二指肠球部和不典型部位（十二指肠降段、横段甚或空肠近端）发生顽固、多发性溃疡，且具难治性特点，多伴有不明原因的腹泻和消瘦。有过高胃酸分泌（BAO明显升高，可>15 mEq/h，给予五肽胃泌素刺激后，MAO无明显增加，使BAO/MAO>60%）及高空腹血清胃泌素（>1 000 pg/mL）。

六、治疗

（一）辨证论治

1.辨证要点

消化性溃疡属于中医的胃脘痛范畴，其辨证要点是：一是要辨别邪气的偏盛；二是要辨别病证的虚实。临床上病因都有长期情志不舒和饮食不节的情况，故无论因何致病都有本虚的因素在先,而后或因气滞,或因湿热,或因寒凝,或因阴液不足而致病者都有本虚标实的情况,只是虚实多少和外邪不同。肝气郁滞,侵犯胃腑,起病较急,以实证为主;遇寒而痛,反复发作,是外寒入内加重阳虚内寒,虚实俱病;嗜食肥甘、辛辣、烟酒或饥饱失常而致病者,多是脾胃虚弱为主。

2.分证论治

(1)肝气犯胃证。

证候特点:胃脘疼痛或痞满,胃灼热反酸,两胁胀痛,走蹿不定,每因情志不舒加重,伴见嗳气呃逆,嘈杂不适,善太息,急躁易怒,大便不爽,舌质暗,苔薄白,脉弦。

治法:疏肝理气,和胃止痛。

方药:柴胡疏肝散加减。柴胡、郁金、川楝子、丹参、黄芩、百合、白芍、香附。

(2)脾胃湿热证。

证候特点:胃脘痞满,疼痛,纳呆乏力,口苦而黏,恶心欲呕,口干不欲饮水,肢体困重,烦躁身热,大便黏腻而不爽,小便赤黄,舌质红,苔黄腻,脉濡数或滑数。

治法:清热化湿,健脾和胃。

方药:温胆汤加减。黄芩、茯苓、滑石、枳壳、白术、三棱、生大黄、鸡内金、煅瓦楞、清半夏、陈皮、竹茹。

(3)脾胃阳虚证。

证候特点:胃脘疼痛,痛势绵绵,喜温喜按,饥饿或劳累后加剧,食后痛缓,泛吐清涎,形寒肢冷,倦怠乏力,面色萎黄或苍白,大便溏薄,或下利清谷,舌质淡胖而嫩,苔白或滑,脉沉细无力,或沉细而迟。

治法:温阳健脾,暖胃散寒。

方药:黄芪建中汤加味。黄芪、白芍、桂枝、甘草、饴糖、白及。

(4)胃阴亏损证。

证候特点:胃脘隐隐灼痛,嘈杂似饥而不欲饮食,胃灼热反酸,口舌咽喉干燥,烦渴思饮,或干呕呃逆,形体消瘦,面色干枯,大便秘结,舌质红少津或有裂纹,苔少或苔花剥,脉细数。

治法:养阴益胃,滋阴清热。

方药:一贯煎加减。沙参、麦冬、生地、枸杞子、当归、川楝子。

(5)脾胃虚弱证。

证候特点:脘腹痞满,食后为甚,或胃脘隐隐,反复发作,神疲乏力,少气懒言,纳少不食,胃灼热反酸,面色萎黄或苍白,大便溏薄,舌质淡嫩,苔薄白,脉细弱无力。

治法:益气健脾,制酸和胃。

方药:香砂六君子汤加减。党参、白术、茯苓、陈皮、木香、甘草、半夏、砂仁。

(6)瘀血阻滞证。

证候特点:腹痛持续,如针如刺,夜间较重,按压更甚,胃灼热反酸,面黯便黑,舌暗或见瘀斑,苔薄白,脉弦涩。

治法:活血化瘀,理气止痛。

方药:膈下逐瘀汤加减。五灵脂、川芎、丹皮、赤芍、乌药、延胡索、当归、桃仁、红花、甘草、香附、枳壳。

3.常用中成药

(1)舒肝和胃丸:适用于肝气犯胃型,每次 6 g,每天 3 次。

(2)舒肝止痛丸:适用于肝气犯胃疼痛较重者,每次 6 g,每天 3 次。

(3)附子理中丸:适用于脾胃阳虚型,每次 9 g,每天 2～3 次。

(4)虚寒胃痛颗粒:适用于脾胃阳虚型患者,每次 1 袋(5 g),每天 3 次。

(5)胃气止痛丸:适用于胃寒较甚,疼痛较明显的患者,每次 6 g,每天 3 次。

(6)大补阴丸:适用于胃阴亏虚兼有肝火者,每次 6 g,每天 3 次。

(7)养胃舒胶囊:适用于胃阴亏虚,口苦较重者,每次 2～3 粒,每天 2～3 次。

(8)参苓白术散:适用于脾胃虚弱,湿邪较重,每次 6 g,每天 3 次。

(9)气滞胃痛颗粒:适用于腹胀胃痛患者,每次 1 袋(5 g),每天 3 次。

(二)西医治疗

1.治疗原则

(1)胃溃疡:抑酸＋保护胃黏膜。

(2)十二指肠溃疡:抑酸。

不论是胃溃疡或十二指肠溃疡,凡是合并幽门螺杆菌感染者,都要进行幽门螺杆菌根治。

2.抑制胃酸

(1)中和胃酸药。复方氢氧化铝每次 2～3 片,每天 3～4 次,嚼碎后服用较好。碳酸氢钠每次 2～3 片,每天 3～4 次,嚼碎后服用较好。

(2)抑制胃酸分泌药有以下几种。①H_2 受体阻断剂(H_2RAs):西咪替丁每天 3 次,每次 200 mg,或者每晚 1 次,每次 400 mg;雷尼替丁每天 2 次,每次 150 mg,或每晚 1 次,每次 300 mg;法莫替丁每天 2 次,每次 20 mg;尼扎替丁每天 2 次,每次 150 mg,或每晚 1 次,每晚 300 mg。②质子泵抑制剂(PPIs):奥美拉唑每天 2 次,每次 20 mg;兰索拉唑每天 2 次,每次 30 mg;泮托拉唑每天 2 次,每次 40 mg;雷贝拉唑每天 2 次,每次 10 mg;埃索美拉唑每天 2 次,每次 20 mg。

疗程:十二指肠溃疡 4～6 周,胃溃疡 6～8 周。

特别提示:对诊断不明确者,特别是不能排除有恶性溃疡者尽量不用 PPIs,以免掩盖病情。

3.黏膜保护剂

(1)硫糖铝:每天 3～4 次,每次 1 g,本品系抗胃蛋白酶抑制药,具有细胞保护活性,能增加胃黏液分泌,并促进黏膜前列腺素的合成,不仅对胃、十二指肠溃疡疗效显著,亦能显著抑制复发,两餐之间、空腹口服效果较好。除便秘外,偶有腹泻、恶心、皮疹、胃部不适、眩晕、背痛等不良反应,需停药者罕见。本品不能与 H_2RAs、四环素等同时应用,如需联用应间隔 2 小时,否则会影响生物利用度,因为本品要求在酸性环境下激活。

(2)替普瑞酮(Teprenone,商品名施维舒):每次 50 mg,每天 3 次,饭后 30 分钟内服用。可增加黏液、黏膜中的糖蛋白含量及疏水层磷脂的含量,促进胃黏膜损伤的修复,促进内源性前列腺素的合成,改善胃黏膜血流,促进胃黏膜再生,主要用于治疗胃溃疡。服用本品可能出现便秘、腹泻、口渴、恶心、食欲缺乏、腹痛等一过性消化道症状,肝酶可以一过性增高、头痛、变态反应、胆固醇升高等,总的来说不良反应少,安全性高。

4.对症治疗

(1)腹胀:多潘立酮每天 3 次,每次 10～20 mg,饭前服用;莫沙必利每天 3 次,每次 5～10 mg,饭前服用;伊托必利每天 3 次,每次 50 mg,饭前服用。

(2)腹痛:山莨菪碱每次每天 3 次,每次 10 mg;颠茄每天 3 次,每次 5～10 mg。

（3）出血。①使用 H_2RAs 或 PPIs 抑制胃酸即可达到止血目的,出血量较少,可以按常规剂量口服 H_2RAs 或 PPIs,出血量较大时可以用 H_2RAs 或 PPIs 的静脉制剂,如：法莫替丁 20 mg＋5％葡萄糖生理盐水 250 mL 静脉滴注,每天 2 次;或奥美拉唑 40 mg 或泮托拉唑 40 mg＋5％葡萄糖生理盐水 250 mL 静脉滴注,必要时,可以重复使用。②云南白药：每天 3 次,每次2 g。③生大黄粉每天 2～3 次,每次 2～3 g,不但可以止血,还可以促进胃肠道的瘀血排出,减轻腹胀等吸收反应。

（韩明路）

第三节　急　性　胃　炎

急性胃炎是由各种原因引起的胃黏膜及胃壁的急性炎症,可局限于胃窦、胃体或弥漫分布于全胃。临床可分为单纯性、糜烂性、腐蚀性,其中以充血、水肿等非特异性炎症为主要表现的称为急性单纯性胃炎,最为多见;以糜烂出血为主要表现者称为急性糜烂性胃炎,包括急性胃溃疡、应激性溃疡。急性胃炎多起病急骤,以上腹部疼痛、饱胀、恶心、呕吐、食欲减退为主要症状,可伴有腹泻、发热,严重时可出现上消化道出血、脱水、酸中毒和休克。本病是一种短暂的自限性疾病,病程短,去除致病因素后可以自愈,但既往有慢性胃炎而急性发作的患者病程持续时间较长,消化道大出血或反复出血者可危及生命。本病可发于任何年龄,但以青壮年多发。急性胃炎属中医"胃痛""呕吐"范畴。

一、病因病机

本病是在脾胃虚弱的基础上诸邪犯胃所致,临床表现为本虚标实,急性起病或慢性胃炎急性发作时以标实为主,体弱患者或反复发作者多为虚实夹杂。病因有寒邪客胃、肝气犯胃、饮食及毒物伤胃、湿热中阻、脾胃虚弱等,病机主要为诸邪阻滞胃部或胃虚络脉失养。

(一)寒邪客胃

外感寒邪,内客于胃,或过食生冷,寒积胃中,寒性收引,致胃的气血凝滞不通而痛,此即《素问·举痛论》所言："寒邪客于肠胃之间,膜原之下,血不得散,小络引急,故痛……寒气客于肠胃,厥逆气出,故痛而呕也。"其临床特点是胃脘部暴痛,有凉感,遇冷痛重,喜热饮食,呕吐。

(二)肝气犯胃

肝为刚脏,喜条达,主疏泄,若忧思恼怒,情志不畅,则肝失疏泄,肝气郁结,横逆犯胃,乘土侮金,致气机阻滞不通而成胃痛,如《沈氏尊生书·胃痛》曰："胃痛,邪干胃脘病也……唯肝气相乘为尤甚,以木性暴,且正克也。"其临床特点为胃脘胀痛,走蹿游移,攻撑连胁,情志刺激则加重,常伴嗳气频频,大便不实。肝郁气滞日久可致瘀血阻络,则胃痛更甚,呈固定刺痛。

(三)饮食及毒物伤胃

饮食不节或不洁,恣食生冷海鲜、暴饮烈酒酸酪,损伤脾胃,胃失和降,不能腐熟水谷,脾失升清,不能传输精微,正如《医学正传·胃脘痛》中指出："致病之由,多由纵恣口腹,复好辛酸,恣饮热酒煎熬,复餐寒凉生冷,朝伤暮损,日积月深……故胃脘疼痛。"其次误食有毒、腐败变质、不洁、有毒食物,致使邪毒秽浊之气阻遏中焦,脾胃升降失常,或"饮酒过多,酒毒溃于肠胃……令人烦毒昏乱,呕吐无度"(《诸病源候论·饮酒大醉连日不解候》),或服用损伤胃黏膜的药物及腐蚀性药品,使胃络失养,胃痛骤然发作。饮食伤胃者临床特点是有饮食不节或误食史,出现急性上腹胀痛拒按,厌食恶心,呕吐酸腐食物,嗳气如败卵气臭,腹泻,矢气酸臭。毒物伤胃者一般起病急,多为实证,随食物或药物毒力的大小和病者正气的强弱不同,病情有轻重之别。轻者脘腹胀痛,恶心呕吐,腹泻稀水或脓血便,重者昏迷、脱水、肢厥抽搐、脉微欲脱甚至死亡。《金匮要略·禽兽鱼虫禁忌并治》指出:"秽饭、馁肉、臭鱼,食之皆伤人……六畜自死,皆疫死,则有毒";另外野生有毒的蕈、菌、菇类,误食亦可中毒伤脾胃,如《诸病源候论·食诸菜蕈菌中毒候》所云:"但蕈菌等物,皆是草木变化所生,出于树木为蕈,生于地者为菌,并是郁蒸湿气,变化所生,故或有毒者。人食遇此毒,多致死,甚疾速;其不死者,犹能令烦闷吐利,良久始醒。"

(四)湿热中阻

居潮湿炎热之地,感受湿热或暑湿之邪,或偏食肥腻、辛辣、甘甜食物或饮酒,以及素蕴湿浊化热,引起湿热蕴阻肠胃,胃肠气机郁滞。由外感所致者,其临床表现如薛生白《湿热论》所云:"暑月乘凉饮冷,阳气为阴寒所伤……头痛头重自汗烦渴,或腹痛吐泻。"由饮食所生者其特点是胃部疼痛伴有灼热、胃灼热感,口苦口黏,脘腹痞满,泄泻急迫、泻而不爽、肛门灼热,舌苔黄腻。内外湿邪常相互关联,外湿困脾,必致脾失健运,内湿停滞,又常易招致外湿侵袭,正如章虚谷所云:"湿土之邪,同气相召,故湿热之邪,始虽外受,终归脾胃。"

(五)脾胃虚弱

脾胃为仓廪之官,主受纳腐熟水谷和转输精微,若素禀脾胃虚弱,或后天失养,热病伤阴、久服香燥之品,损伤脾胃,每因过劳过饮、过饱过饥、情志刺激而诱发胃痛,或因脾阳过弱,寒自内生,因食生冷寒凉食物或药物,或他脏邪气所干,使中焦虚寒,胃络失于温养,络脉拘急而作痛。如《证治汇补·心痛》曰:"服寒药过多,致脾胃虚弱,胃脘作痛。"其临床特点是胃痛反复发作,胃脘隐痛,绵绵不休,劳累后加重,若胃阴亏虚者胃脘呈灼痛,口燥咽干,手足心热,似饥不食,舌红少津;以脾胃虚寒为主者胃痛呈冷痛,喜温喜按,得食则缓,伴食少便溏,呕吐嗳腐。此即叶天士所论:"脾胃有病,升降失常,脾之清气不升为飧泄,胃之浊气上逆为呕吐嗳腐,或脾不健运为中满腹胀,胃失通降而胸满痞闷。"

总之,急性胃炎的病因病机主要是脾胃亏虚、寒邪客胃、肝气犯胃、饮食及毒物伤胃、湿热中阻,致邪滞胃络或胃虚失养。上述病因可单独为患,或合并出现,但总而言之是一种本虚标实之证,正气亏虚为病之本,寒邪湿热、食积毒损气滞为病之标,其病理过程是以正虚为基础,因虚致实,感邪之后,邪毒伤正,或木旺克土,耗伤正气,成虚实夹杂之势,若病情反复发作,可转为慢性胃炎,更呈缠绵难愈之复杂病势。病变脏腑关键在胃,肝脾在发病中有重要作用。

二、发病机制

西医学认为急性胃炎的发病是由多种原因引起的胃黏膜急性非特异性炎症。

(一)发病原因

常由一种或多种内源性或外源性因素引起。凡经口进入胃内引起胃炎的致病因子称为外源性病因,包括细菌、病毒、药物食物中毒等,凡经血液循环到胃引起胃炎的有害因子称为内源性因素,如尿毒症、肝硬化、肺心病、急性传染病合并胃炎、应激性胃炎、变应性胃炎等均为内因性胃炎。

(二)发病机制

1.胃黏膜上皮损害,屏障破坏

外源性因素(理化因素、生物因素等)均可直接损害胃黏膜,破坏黏膜的屏障作用,胃酸增加,黏膜水肿、糜烂、出血,伴有细菌感染者可致炎性细胞浸润,黏膜血管充血及小的间质出血,严重者黏膜下层水肿、充血。

2.内源性刺激致神经递质释放,损伤胃黏膜

如严重创伤、应激状态、手术、休克等致交感神经及迷走神经兴奋,前者使胃黏膜血管痉挛收缩,血流量减少,后者则导致黏膜下动静脉短路开放,使黏膜缺血缺氧,上皮损害,发生糜烂出血。休克及应激损伤时 5-羟色胺、组胺大量释放,使胃壁细胞释放溶酶体,并增加胃蛋白酶及胃酸分泌,而前列腺素合成不足,黏液分泌减少,致胃黏膜糜烂、溃疡、出血。

三、临床表现

(一)症状

多数急性起病。症状轻重不一。主要表现为上腹饱胀、隐痛、食欲减退、嗳气、恶心、呕吐,严重者呕吐物略带血性。由沙门菌或金黄色葡萄球菌及其毒素致病者,常于进食数小时或 24 小时内发病,多伴有腹泻、发热,严重者有脱水、酸中毒或休克等。

由药物、腐蚀剂或应激反应引起的可出现突发上消化道出血,表现为呕血、黑便、上腹痛、晕厥、贫血或休克,由腐蚀剂所致者可伴有上腹部剧烈疼痛、咽下困难、恶心呕吐、口腔及咽喉黏膜灼痂。

(二)辅助检查

检查周围血白细胞数增加,中性白细胞增多。X 线检查见病变黏膜粗糙,局部压痛、激惹。胃镜检查见胃黏膜充血、水肿,表面有片状渗出和黏液、斑点状出血、糜烂或小脓肿等。应激性胃糜烂大多数散布于全胃,但以胃底和胃窦部居多。

四、诊断标准

一般根据病史、临床表现和呕吐物及大便化验即可诊断。须排除急性阑尾炎、急性胆囊炎、急性胰腺炎等疾病。胃出血的病因诊断有赖急诊纤维胃镜检查,一般应在出血后 24～48 小时进行。

五、鉴别诊断

应注意和早期急性阑尾炎、急性胆囊炎、急性胰腺炎相鉴别,内镜检查有助于诊断和鉴别诊断。

(一)急性阑尾炎

早期的上腹或脐周痛是因内脏神经反射引起,最后转移到右下腹呈固定而明显的疼痛是其特点,同时可出现右下腹壁肌紧张和麦氏点反跳痛,可伴有腹泻,但程度轻,与急性胃肠炎的腹泻不同。腹平片检查可见到盲肠胀气,或有液平面,右侧腰大肌影消失或显示阑尾粪石。

(二)急性胆囊炎

其腹痛常位于右上腹胆囊区,疼痛剧烈而持久,可向右肩放射,常于饱餐后尤其是进食油腻食物之后发作,莫菲征阳性,B 超检查可发现胆囊壁增厚和内壁粗糙或胆囊结石。

(三)急性胰腺炎

本病和急性胃炎均可出现上腹痛和呕吐,但急性胰腺炎以 20～40 岁女性多见,腹痛多位于中上腹部,其次是左上腹,疼痛以仰卧位为甚,坐位和前倾位可减轻疼痛,呈持续性钝痛、钻痛或绞痛,常伴阵发性加剧,疼痛程度较剧烈,严重者可发生休克。腹部检查可发现中上腹或左上腹压痛、反跳痛与肌紧张,化验血清和尿淀粉酶升高。

六、治疗

(一)辨证论治

1.寒邪客胃证

证候特点:胃脘部暴痛,恶寒喜暖,遇冷痛重,得温痛减,喜热饮食,脘闷呕吐,或大便泄泻,苔白或白腻,脉弦紧。

治法:散寒止痛。

方药:良附丸加味。良姜,香附,陈皮,吴茱萸,藿香,紫苏。

加减:痛甚者加木香、延胡索、炒白芍、香橼以理气止痛;如兼见形寒、身热等风寒表证者可加香苏散或藿香正气丸;兼嗳气脘闷、呕吐厌食者为寒夹食滞,可加焦神曲、鸡内金、焦麦芽、枳壳、半夏以消食和胃导滞。

2.肝气犯胃证

证候特点:胃脘胀满,攻撑作痛,脘痛连胁,胸闷嗳气,大便不畅,每遇烦恼郁怒则痛作或痛甚,苔薄白,脉弦。

治法:疏肝理气,和胃止痛。

方药:柴胡疏肝散加味。柴胡,白芍,川芎,醋香附,陈皮,枳壳,甘草,白及,佛手。

加减:若疼痛较甚者可加炒川楝子、延胡索、蒲黄;胸胁胀闷,嗳气频繁者加降香、沉香、旋覆花、郁金、绿萼梅以降气散郁,理气和胃;肝郁化热,恼怒口苦,灼痛反酸者加山栀子、黄连、蒲公英、煅瓦楞子以清肝泄热,制酸护胃;胃酸多者加乌贼骨、煅瓦楞、煅牡蛎、五灵脂以制酸和胃;若兼呕血黑便,胃痛拒按,夜间痛甚者,为伴瘀血阻络,可加五灵脂、三七、蒲黄炭、藕节炭以活血止血。

3.饮食伤胃证

证候特点:胃痛,胃脘饱胀,厌食拒按,嗳腐酸臭,恶心呕吐,吐出不消化食物,吐后痛减,大便不爽,矢气酸臭,舌苔厚腻,脉弦滑。

治法:消食导滞,和胃止痛。

方药:保和丸加味。焦山楂,焦神曲,炒莱菔子,半夏,陈皮,茯苓,连翘,鸡内金,枳实。

加减:若脘腹气多胀满者,可加槟榔、厚朴、砂仁以行气消滞。若胃痛急剧而拒按,伴见便秘及舌苔黄燥者,为食积化热,可合用大黄甘草汤加黄连、白芍以清热通腑,缓急止痛;若因误食药物或毒物致胃痛急剧,恶心呕吐,腹泻稀水或脓血便甚至昏迷者,须急救、监护、并根据中毒物之不同,给予解毒药物静脉滴注。

4.湿热中阻证

证候特点:胃脘热痛,胸脘痞闷,口苦口黏,头身重浊,泄泻急迫、泻而不爽、肛门灼热,舌苔黄腻,脉滑数。

治法:清化湿热,理气和胃。

方药：连朴饮合六一散化裁。黄连，厚朴，山栀子，清半夏，藿香，滑石，甘草，白蔻仁。

加减：若偏热者，加黄芩、蒲公英以增清热泻火之力；偏湿者加薏苡仁、佩兰、荷叶、茯苓以增芳香化湿之功；若寒热互结，干噫食臭，心下痞硬者，可用半夏泻心汤；热重呕血、吐血者用三黄泻心汤。

5.脾胃虚弱证

证候特点：胃痛反复发作，绵绵不休，劳累后加重，若胃阴亏虚者胃脘呈灼痛，口燥咽干，手足心热，似饥不食，舌红少津，脉细；以脾胃虚寒为主者胃痛呈冷痛，喜温喜按，得食则缓，伴食少便溏，呕吐嗳腐，舌淡苔薄白，脉沉细。

治法：胃阴亏虚者治宜益胃养阴止痛；脾胃虚寒者治宜健脾温中止痛。

方药：胃阴亏虚者用益胃汤合芍药甘草汤。北沙参，麦冬，生地，玉竹，淡竹叶，白芍，生甘草；伴灼痛嘈杂者加黄连、吴茱萸。脾胃虚寒者用黄芪建中汤加味：黄芪，党参，干姜，桂枝，甘草，白芍，延胡索，乌药；若泛吐清水痰涎者加姜半夏、吴茱萸、陈皮；内寒偏甚加熟附子、川椒、小茴香。

（二）治疗胃黏膜损伤的常用中药

1.白及粉

味甘、苦，性凉。归肺、胃经。功能收敛止血，消肿生肌。是治疗急性胃炎、胃溃疡、胃及十二指肠出血常用中药。本品质极黏腻，性极收涩，研末内服，可封填破损，愈合溃疡，止血生肌。《本经》记载其"主痈肿恶疮败疽，伤阴死肌，胃中邪气，贼风……"，药理研究表明白及胶浆能促进家兔创面肉芽生长及愈合，能明显减轻由盐酸引起的大鼠胃黏膜损伤，其可能的机制是刺激胃黏膜合成和释放内源性前列腺素；白及能显著缩短凝血时间及凝血酶原时间，加速红细胞沉降率，可抑制纤维蛋白溶解，并能增加血小板因子Ⅲ。本品有止血、保护胃黏膜、增加其在胃壁的吸附作用，是一味对炎症、溃疡、出血具有良好功用的药物。如出血明显，可合用三七粉、生大黄粉；反酸明显，可合用海螵蛸粉、制大黄粉冲服，入汤剂白及剂量可用至 20 g。

2.大黄

大黄味苦性寒，归胃、大肠、脾、肝经，走气分，兼入血分，功能攻下导滞，泻火解毒，祛瘀止血；生用功擅泻下解毒，酒制善清上焦血分之热，活血作用增强，熟大黄清利湿热功胜，泻下力缓；生大黄有抗胃溃疡作用，可防止和减轻胃溃疡的发生、发展。对大黄止血不留瘀的特点，清·唐容川云："大黄一味，既是气药，又是血药，止血不留瘀，瘀血祛则血得归经，如出则虽不止血，血必自止。"治大量吐血，可以炒用甚至炒炭用，以减少快利之性而发挥其止血之功。通过适当配伍，则温清、消补皆宜，温用配炮姜炭、肉桂，凉用配黄连、生地炭，补用可配人参、甘草。动物实验研究表明大黄及其炮制品对大鼠黏膜糜烂性胃出血有良好的止血作用，止血机制与其改善毛细血管脆性、促进骨髓制造血小板、缩短凝血时间、促进血小板聚集及降低纤溶活性有关。大黄还有抗病原微生物、抑制幽门螺杆菌的作用，煎剂可抑制多种消化酶，但对胃蛋白酶无影响。生大黄单用即可治疗急性上消化道出血，疗效确切，安全无毒，多用粉剂，每次 3～5 g，每天4 次温水调服；或将大黄粉与白及粉、三七粉按1：1：0.5的比例混合，调成糊状，温开水冲服或灌胃，每次3～5 g，每天 4 次。有报道用大黄炭、乌贼骨、苎麻根煎汤灌胃治疗上消化道出血 85 例，有效率98.8％。对急性胃炎、胃溃疡、胃出血属于胃热型者可用泻心汤（生大黄、黄连、黄芩）以泄热凉血，或配合白及、乌贼骨，止血、制酸、护胃作用更强。

3.珠黄散

主要成分为珍珠、牛黄、冰片等。珍珠、牛黄有清热解毒、收效生肌作用，冰片内用清热止痛，外用防腐止痒。散剂内服或鼻饲给药，对胃黏膜的溃疡、糜烂、出血均有较好疗效。

4.乌贝散

乌贝散由乌贼骨、贝母组成,按 1∶0.8 比例研成粉末,每次 3～6 g,每天 3 次,凉水吞服,治疗急性出血性胃炎有明显疗效。乌贝散有收敛止血、收缩血管、促进血凝,保护胃黏膜的作用。

(三)西医治疗

1.一般治疗

首先去除外因,即停止一切对胃有刺激的饮食和药物,酌情短期禁食,或进流质饮食。急性腐蚀性胃炎除禁食外,应积极组织抢救休克,同时在静脉输液中应用西咪替丁或雷尼替丁,并肌内注射卡巴克洛、酚磺乙胺等止血药,有继发感染者应用抗生素治疗。为保护胃黏膜,中和酸、碱类化学品可饮用蛋清、牛奶、豆浆类食品,严禁进水、进食和洗胃,禁催吐,要即积极治疗诱发病,有食管和胃穿孔等急腹症患者,应立刻请外科会诊。

2.抗菌治疗

急性单纯性胃炎有严重细菌感染,特别是伴有腹泻者可用抗菌治疗。常用药:小檗碱 0.3 g口服,每天 3 次;诺氟沙星 0.1～0.2 g 口服,每天 3 次;奈替米星 5 万～10 万 U,肌内注射,每天2 次。急性感染性胃炎可根据全身感染的情况,选择敏感的抗生素以控制感染。急性化脓性胃炎,应予足量广谱抗生素,急性腐蚀性胃炎亦可选用抗生素以控制感染。

3.纠正水、电解质紊乱

对于吐泻严重、脱水患者,应当鼓励患者多饮水或静脉补液等。

4.止血治疗

急性胃炎导致的消化道出血属危重病证,可予冷盐水洗胃,或冷盐水 150 mL 加去甲肾上腺素 1～8 mg 洗胃,适用于血压平稳,休克纠正者。保护胃黏膜可静脉滴注 H_2 受体拮抗剂如西咪替丁、雷尼替丁、法莫替丁;质子泵抑制剂如奥美拉唑等维持胃内 pH>4 可明显减少出血。小动脉出血者可在胃镜直视下用电凝、激光、冷凝、喷洒药物等方法,迅速止血。前列腺素制剂能预防应激性溃疡的发生。如经上述治疗仍未能控制的大出血可考虑手术治疗。

5.对症治疗

腹痛者给予解痉剂。如颠茄 8 mg,或普鲁苯辛 15 mg,每天 3 次。恶心呕吐者,用甲氧氯普胺5～10 mg,或多潘立酮 10 mg,每天 3 次。

(韩明路)

第四节　慢性胃炎

慢性胃炎系指不同病因引起的胃黏膜的慢性炎症或萎缩性病变,其实质是胃黏膜上皮遭受反复损害后,由于黏膜特异的再生能力,以致黏膜发生改建,最终导致不可逆的固有胃腺体的萎缩,甚至消失。国际上对本病分类方法较多、较复杂,悉尼标准分为 7 大类,2000 年我国慢性胃炎研讨会共识意见将本病分为慢性浅表性胃炎和慢性萎缩性胃炎(CAG),后者又根据病变部位分为胃窦胃炎和胃体胃炎。本病病程迁延,大多数患者无特异性症状,而有程度不等的上腹隐痛、食欲减退、餐后饱胀、反酸、呕吐等症状,萎缩性胃炎患者可有贫血、消瘦、舌炎、腹泻等。黏膜糜烂者上腹痛较明显,可有出血。本病十分常见,占胃镜检查患者的 80%～90%,男性多于女性,随年龄增长发病率逐渐增高,特别是 40 岁以上的患者更为多见。慢性胃炎可归属于中医文献中的"胃脘痛""胃痛""痞满""胃痞""嘈杂"等病证范畴。

一、病因病机

本病病因复杂,既有素体禀赋不足,脾胃虚弱,又有感受外邪、内伤饮食、情志失调、劳倦过度、药物所伤等因素,早期多由外邪、饮食、情志所伤,多为实证,后期常见脾虚、胃虚、肾虚等正虚证候,且实邪之间、虚实之间均可兼夹转化,形成虚实错杂之证,最终导致胃气失和,气机不利,胃失濡养,胃络瘀阻,这是慢性胃炎的基本病机。

(一)肝气犯胃

忧思恼怒,情志不遂,肝失疏泄,气机阻滞,横逆犯胃,胃失和降,而发胃痛;肝郁日久化火,致肝胃郁热,而胃脘灼痛,气滞日久,血行瘀滞,或久病入络,致瘀血阻络而发生胃痛,其痛如针刺、似刀割,痛有定处,入夜尤甚。如《临证指南医案·胃脘痛》:"胃痛久而屡发,必有凝痰聚瘀。"

(二)寒气客胃

外感寒邪,脘腹受凉,寒邪内客于胃;过食生冷,寒积胃中,寒性收引,致胃的气机凝滞不通,胃气不和收引作痛,此即《素问·举痛论》所言:"寒邪客于肠胃之间,膜原之下,血不得散,小络引急,故痛。"

(三)饮食伤胃

饮食不节,暴饮恣食,损伤脾胃,内生食滞,胃失和降,不能腐熟水谷,脾失升清,不能转输精微;或五味过极,辛辣无度,肥甘厚味,饮酒如浆,则蕴湿生热,伤脾碍胃,气机壅滞,脘闷胀痛。

(四)脾胃虚弱

素体不足,脾肾阳虚,失于温煦,或劳倦过度,或饮食所伤,或久病脾胃受损,或过服寒凉药物伤及脾胃之阳,均可引起脾胃虚弱,中焦虚寒,胃失温养而痛;或热病伤及胃阴,或久服香燥之品,耗伤胃阴,胃失濡养,亦致胃痛。

总之,慢性胃炎的病因病机主要是肝气犯胃、湿热中阻、寒邪客胃、瘀血停滞、脾胃虚弱,导致邪滞胃络或胃失濡润,各病因可单独为患,或合并致病。慢性胃炎是一种本虚标实之证,脾胃亏虚为病之本,寒邪、气滞、湿热、血瘀、食积为病之标,其病理过程是以正虚为基础,因虚致实,或感邪之后,邪气伤正,或木旺克土,耗伤正气,损伤脾阳,成虚实夹杂之势。本病大多病情缠绵难愈。病位在胃,主要与肝脾有关,可涉及胆、肾,而脾胃气机升降失常,尤其胃失和降是发病的最直接原因。

二、发病机制

(一)发病原因

西医学对该病的病因尚未完全阐明,一般认为与周围环境的有害因素及易感体质有关,物理的、化学的、生物的有害因素长期作用于易感人体即可引起本病,病因持续存在或反复发生即可形成慢性病变,目前认为与下列多种因素有关。

1.物理因素

食用对胃黏膜有刺激的烈酒、浓茶、咖啡、泡菜,过烫或过冷饮食,使胃黏膜损伤。

2.化学因素

长期服用非甾体类药物如阿司匹林、吲哚美辛等可抑制胃黏膜前列腺素的合成,破坏黏膜的屏障作用;过度吸烟,烟草中的尼古丁可影响胃黏膜的血液循环,还可导致幽门括约肌功能失调,胆汁反流,破坏胃黏膜。各种原因引起的胆汁反流,如胃大部切除术后、胃手术后幽门受损、十二指肠溃疡愈合后或修补后挛缩变形等,破坏或改变胃内环境,幽门括约肌功能失常,而导致胆汁反流,胃黏膜受损,胃黏膜屏障功能减退,使大量 H^+ 反弥散,H^+ 流出量减少,胃腔内 pH 上升。胃酸缺乏,使细菌易于在胃内繁殖,造成恶性循环。

3.生物因素

细菌感染尤其是幽门螺杆菌感染与慢性胃炎密切相关,幽门螺杆菌既可以通过鞭毛运动直接侵袭胃黏膜,又可以产生多种酶、细胞毒素及代谢产物破坏胃黏膜,使细胞空泡变性。另外幽门螺杆菌抗体可造成自身免疫损伤。

4.免疫因素

在某些萎缩性胃炎的患者血清中可测得壁细胞抗体(PCA)和/或内因子抗体(IFA)。1973年Strickland等根据病变好发部位及血清中壁细胞抗体的存在与否将 CAG 分为 A 型和 B 型,即病变在胃体,血清壁细胞抗体(PCA)呈阳性,血中胃泌素高,有内因子抗体,缺乏胃酸分泌,与免疫因素有关者为A型;而病变位于胃窦,PCA 阴性,胃泌素正常,无内因子抗体,胃酸分泌正常或稍偏低者为 B 型。壁细胞抗原和 PCA 形成的免疫复合物在补体的参与下,破坏壁细胞,造成胃酸分泌缺乏,IFA 与内因子结合后阻滞维生素 B_{12} 与内因子的结合,导致恶性贫血。

5.其他

急性胃炎治疗不彻底后致慢性胃炎反复发作,日久不愈;鼻、口、咽喉等局部病灶的细菌或其病毒,吞入胃内长期对胃造成刺激;营养不良,长期缺乏蛋白质、B 族维生素;心力衰竭或门脉高压,使胃长期处于瘀血和缺氧状态;遗传因素,根据 Varies 调查,慢性萎缩性胃炎患者的第一代亲属间,慢性萎缩性胃炎的发病率明显增高,恶性贫血的遗传因素也很明显,有亲戚关系的发病率比对照组大20倍;糖尿病、甲状腺病、慢性肾上腺皮质功能减退和干燥综合征患者同时伴有萎缩性胃炎的较多见,其他疾病如胃息肉、胃溃疡等也常合并慢性萎缩性胃炎。

(二)发病机制

1.发生于黏膜层至腺区的慢性炎症、萎缩、破坏

疾病初期,慢性胃炎表现为浅表性黏膜炎症,胃小凹和胃黏膜固有层的表层甚至全黏膜层中有浆细胞、淋巴细胞的浸润,在胃炎活动期,还出现中性粒细胞的浸润,黏膜上皮出现变形、脱落、水肿、充血,而腺体尚保持完整。当炎症进一步发展,扩展到深部,会造成黏膜腺体的破坏、萎缩、消失,腺体数量减少,黏膜变薄,胃黏膜表现为萎缩、分泌功能减退。

2.胃黏膜发生不完全再生、不典型增生

慢性炎症的持续存在,致胃腺逐渐转变成肠腺样,即肠腺化生,近幽门部的黏膜腺体转化为幽门腺的形态,称为假性幽门腺化生,增生的上皮和肠化的上皮可发生细胞形态和功能的异常,形成不典型增生,中重度的不典型增生被认为是癌前病变。

三、临床表现

(一)症状和体征

慢性胃炎起病隐匿,临床表现缺乏特异性,一般多见于以下情况。

(1)胃脘部疼痛,呈隐痛、胀痛、钝痛,急性发作时也可见剧痛或绞痛,有的胃脘不适或胃脘部难受无可名状。疼痛可出现在胁部、背部、腹部或胸部,可局部压痛或深压不适感。

(2)上腹部胀满、痞闷、嗳气,胃脘胀或腹部、胁部、胸部胀满,或见胃脘堵塞感。痞闷症状较上腹疼痛顽固。嗳气频繁发作,有持续而声音响亮者,或间断而声低者。

（3）食欲减退甚至无食欲，或虽有食欲，但进食后或进食过量，或进食生冷后即感胃脘部胀满不适或消化不良。

（4）大便秘结，数天 1 次，或便溏，肠鸣音亢进。

（5）反酸，胃灼热或嘈杂不适。

（6）睡眠障碍。

（7）日久可见虚弱诸症，身体疲乏无力、神情倦怠、精神萎靡等。伴胆汁反流者，可出现口苦、口干、胁痛、恶心等，胃大部切除术后萎缩性残胃炎者还可出现消瘦、头晕、乏力；伴恶性贫血者，头晕、乏力、睑结膜色淡、甲床色淡或苍白、面色萎黄。

慢性胃炎除了上腹有轻压痛外，一般无明显的腹部体征，伴贫血者可有消瘦、贫血貌。多数患者有黄、白厚腻舌苔。

（二）实验室检查

1.胃液分析

正常胃内容物的 pH 为 $1.3\sim1.8$，如刺激后，最大分泌时的 pH＞6.0 则可诊断为真正胃酸缺乏。A 型萎缩性胃炎患者无酸或低酸，提示壁细胞数量显著减少；B 型萎缩性胃炎患者大多为正常或正常值低限，但一般不会泛酸。浅表性胃炎一般为正常，少数呈高酸，也可以为低酸，低酸可能是由于 H^+ 逆弥散进入炎性胃黏膜所致。

2.血清学检查

（1）血清胃泌素：空腹血清胃泌素正常值 $30\sim120$ pg/mL（多数人认为 100 pg/mL），浅表性胃炎患者此值正常或偏低，CAG 患者空腹血清胃泌素正常或偏高，因为胃酸缺乏，胃窦部黏膜的 G 细胞数量不减少，反馈性高分泌胃泌素；伴发恶性贫血时血清胃泌素水平可升高数倍至数十倍，维生素 B_{12} 水平则下降；而 B 型患者胃窦黏膜萎缩，直接影响 G 细胞分泌胃泌素功能，血清胃泌素低于正常。

（2）内因子（IF）检查：IF 对萎缩性胃炎、胃萎缩及恶性贫血的诊断有帮助，CAG 患者尤其以体部病变明显者则明显降低；病变严重而伴有恶性贫血者，内因子缺如或降至微量。

（3）血清 PCA 和胃泌素细胞抗体（GCA）：这些抗体存在于萎缩性胃炎的血清中，A 型萎缩性胃炎的发病机制与壁细胞抗体有关，而 B 型萎缩性胃炎则可能与胃泌素细胞抗体有关。我国以胃窦部 CAG 居多，血清中存在 PCA 的患者较少。

3.幽门螺杆菌测定及其抗体测定

伴有活动性胃炎时，此检查常呈阳性。检测方法有血清幽门螺杆菌抗体测定和 ^{13}C 或 ^{14}C-尿素呼气试验。

4.伴恶性贫血

伴恶性贫血者，其贫血性质为巨幼红细胞性贫血，可见 Howell-Jolly 小体，网织红细胞增高，部分患者白细胞及血小板计数轻度低下。骨髓象显示有核细胞增生，以红细胞系增生为特征，红细胞呈巨幼型改变。

5.胃蛋白酶原测定

在胃液、血液、尿液中均可以测得，其水平高低基本与胃酸平行，浅表性胃炎时常属正常水平〔尿中为（575±471）U/24 h；胃液中为 $40\sim60$ U/mL〕；而萎缩性胃炎常呈低水平分泌。

6.微量元素的测定

CAG 患者血清锌、铜、铁、锰等元素随萎缩性病变的加重而增加，在重度 CAG 时，则与胃癌值相近。

7.X 线检查

浅表性胃炎的 X 线无阳性表现,气钡造影下重度慢性萎缩性胃炎可显示黏膜皱襞细小或消失,由于其特异性和敏感性均不如胃镜,已很少使用。

8.胃镜检查

胃镜检查是诊断慢性胃炎的最可靠的方法,按悉尼标准,慢性胃炎的胃镜表现可分类为:充血渗出性胃炎、平坦糜烂性胃炎、隆起糜烂性胃炎、萎缩性胃炎、出血性胃炎、反流性胃炎、皱襞增生性胃炎 7 种。

(1)浅表性胃炎表现:黏膜充血与水肿混杂出现,镜下呈红白相间,以红为主,表面附着灰白色分泌物,可见局限性出血点和糜烂。

(2)CAG 表现:黏膜呈灰白、灰黄、灰色或灰绿色;同一部位的黏膜深浅不一致,红色强的地方也带灰白色,一般灰黄、灰白色的地方也有略隆起的小红点或红斑存在,萎缩黏膜的范围可以是弥漫的,也可以是局部的,甚至呈小灶状,黏膜变薄而凹陷,境界常不明显。萎缩初期可见到黏膜内小血管,重者可见到黏膜下的大血管如树枝状,暗红色,有时犹如在黏膜表面上,易与皱襞相混;胃底贲门的血管正常时也可见到。

CAG 也可合并浅表性胃炎:腺体萎缩后腺窝可增生延长或有肠上皮化生,黏膜层变厚,此时不能看到黏膜下血管,只见黏膜表面粗糙不平,颗粒或结节僵硬感,光泽也有变化。

镜下黏膜活检有助于病变的病理分型和鉴别诊断。

四、鉴别诊断

(一)与消化性溃疡相鉴别

消化性溃疡常表现为规律性上腹部疼痛,胃溃疡多饭后发作,而十二指肠溃疡常空腹发作,进食则缓解。消化性溃疡常反复发作,在活动期 X 线检查可发现溃疡壁龛。但在十二指肠球部溃疡较表浅或呈巨型十二指肠溃疡及十二指肠球内瘢痕变形时,X 线则不易发现活动性溃疡,此时要借助于纤维胃镜做出诊断。

(二)与胃癌相鉴别

胃癌患者临床表现缺乏特异性,因此常常在查体时意外发现。癌肿位于胃底部或邻近贲门时,可出现吞咽困难,位于幽门区者可有幽门梗阻症状。X 线检查可见胃内钡剂充盈缺损,肿瘤表面有溃疡时可见龛影。X 线检查较难鉴别良、恶性肿瘤,应行纤维胃镜检查,经活组织检查可确诊。

(三)与慢性胆道疾病鉴别

慢性胆道疾病与本病的消化道症状易混淆,但前者上腹疼痛部位偏右上腹,常向右肩胛和后背部放射,莫菲征阳性,呕吐、厌油腻症状突出,疼痛多为持续性,常伴有发热,行十二指肠引流、胆道造影、胆囊 B 超和胃镜检查可以鉴别。

五、治疗

(一)辨证论治

1.辨证要点

(1)辨寒热虚实:寒性收引凝滞,故寒邪犯胃的胃痛,多疼痛较剧而拒按,喜暖恶寒,或呈绞痛,有胃脘部难以名状的堵塞痞闷感,苔白,脉弦紧;虚寒证者多呈隐痛、痞满,遇冷加重,喜温喜按,不能食或食少不化,大便通利,舌淡苔白,脉虚大无力或弦或涩;湿热阻滞或肝郁化热之胃痛,多为灼痛、胀痛、痞塞不通感,遇情志刺激则加重,苔黄腻或黄燥,舌红,脉滑数或弦滑。

(2)辨脏腑气血:初病在气,久痛在血,在气者胃胀且痛,伴胀满痞塞、上逆嗳气、矢气可缓,揉按气散可缓,时发时止,痛处走蹿,或连及胁、背、胸;病属血分者,持续刺痛,痛有定处,持续疼痛,而夜间尤重,按之疼剧,或有吐血黑便,舌质紫暗。本病病位在胃,涉及脾、肝、胆,如肝气犯胃,肝胃郁热,则常兼见胸胁胀满,心烦易怒,嗳气频作,发病与情志有关等肝气郁滞的表现;而脾气虚弱,中阳不振,则见神疲乏力,大便溏薄,食少纳呆等脾胃虚寒之征象。另外本病与胆、肾等脏腑有关,当随证辨之。

2.治疗要点

本病病机关键是中焦气机阻滞,升降失和,病机有邪滞中焦之实和脾胃虚弱之虚,且常虚实夹杂,治疗原则以通为用,以降为顺,补虚泻实,和胃为主,兼顾各相关脏腑,理气为要。当随病邪性质而施治,"通则不痛""六腑以通为顺",理气通导之剂实属必要,只是不可过用香燥,以免耗津伤液,对于虚证,尤当慎重。

3.分证论治

(1)肝胃不和证。

证候特点:胃脘胀满疼痛,痛蹿两胁,嗳气频繁,嘈杂反酸,每因恼怒等情志刺激而发病,或有胃脘灼痛,口苦口干,烦躁易怒,大便干燥,舌质红,苔薄白或黄,脉弦或弦数。

治法:疏肝泄热,理气和胃。

方药:柴胡疏肝散加味。柴胡,芍药,香附,川芎,陈皮,甘草,山栀子,青皮。

加减:若见胃脘灼痛,口苦口干,烦躁易怒,大便干燥,舌质红等肝胃郁热证候,可合用丹栀逍遥散或化肝煎,或在上药基础上加黄连、丹皮、黄芩、当归。反酸嘈杂明显加乌贼骨、连翘、旋覆花、清半夏、苏梗。胁痛脘痛明显加延胡索、川楝子、制乳香、香橼、荔枝核理气通络止痛。

(2)脾胃湿热证。

证候特点:胃脘痞满胀痛或灼热,口苦口黏,纳呆恶心,大便黏滞不爽,肛门灼热。舌质红,苔黄厚或厚腻,脉滑或濡数。

治法:清热化湿,通降气机。

方药:半夏泻心汤加减。清半夏,黄连,黄芩,干姜,党参,甘草,蒲公英,茵陈,厚朴。

加减:若恶心呕吐者加竹茹、苏梗、枳实、藿香、生姜以化湿和胃降逆;兼表湿者加香薷、藿香以解表化湿;食欲缺乏明显者加佩兰、鸡内金、炒神曲、焦麦芽以消食导滞;嗳气者加菖蒲、郁金、苏梗理气化浊降逆。本型若湿重热轻者可用三仁汤(《温病条辨》)加减,或用连朴饮加味。有低热者,加金银花、柴胡化湿清热;胃黏膜充血、糜烂者加地榆、仙鹤草、旱莲草;幽门螺杆菌感染者加白花蛇舌草。

(3)胃络瘀阻证。

证候特点:胃脘刺痛或刀割样痛,痛处固定、拒按,或见吐血、黑便、面色晦暗。舌质紫暗或有瘀点瘀斑,舌下脉络瘀血或扩张,脉细涩或弦细。

治法:活血化瘀,通络止痛。

方药:血府逐瘀汤合失笑散加减。当归,生地,桃仁,红花,赤芍,柴胡,川芎,桔梗,川牛膝,蒲黄,五灵脂。

加减:若见吐血黑便,加三七粉、白及粉、大黄粉或云南白药粉吞服,出血量较大者宜配合现代医学手段先止血；胃脘疼痛较剧者加延胡索、炒蒲黄、三七；兼有气虚加黄芪、黄精以益气；兼有血虚加熟地、阿胶以补血。

（4）脾胃虚弱证。

证候特点：胃脘痞闷，食后胀甚，食少纳呆，胃脘发堵，倦怠乏力，面色萎黄，泛吐清水，大便溏薄，舌质淡或胖淡，苔薄白，脉沉弱。

治法：补中益气。

方药：香砂六君子汤加味。党参，白术，茯苓，木香，砂仁，陈皮，炙甘草，半夏，炒麦芽，干姜。

加减：若夹食滞者加莱菔子、神曲、鸡内金以消食导滞，气血两虚者加当归、黄芪、熟地以益气补血；兼出血者加生三七、白及以化瘀止血；胃脘冷痛，泛吐清水明显者加吴茱萸、桂枝、乌药；肠上皮化生或异型增生者加败酱草、莪术、薏苡仁，薏苡仁有化湿健脾、防癌之功效。

（5）胃阴不足证。

证候特点：胃脘隐痛或灼痛，饥不欲食，口干舌燥，或有手足心热，大便干燥，舌红少苔或有裂纹，或花剥苔，脉细数。

治法：养阴清热，益胃生津。

方药：麦门冬汤加味。麦冬，党参，半夏，大枣，沙参，生地，百合，乌药，八月札，白梅花。

加减：夹湿者加茵陈、黄芩以清热化湿；阴虚内热重加山栀子、黄连、知母；饥不欲食者加焦三仙、鸡内金、白术；伴肠上皮化生者加败酱草、白花蛇舌草、仙鹤草，仙鹤草有保护细胞免疫功能及免疫调节作用；疼痛较重者加九香虫、白芍、木香；胃酸缺乏者加用石斛、天花粉、乌梅；兼血虚者加当归、女贞子、熟地、川芎养血活血。

4.治疗慢性胃炎常用中成药

（1）胃苏冲剂（颗粒）：由香附、陈皮、紫苏梗、香橼、佛手、鸡内金等组成，是在香苏散基础上与董建华验方结合而成。香苏散出自《太平惠民和剂局方》，由香附、陈皮、紫苏叶、炙甘草组成，共为细末，冲服或水煎服，主治四时瘟疫、伤寒，现代多用此方与良附丸配合治疗寒邪客胃之胃脘痛。与董氏验方结合研制成的中药新药胃苏冲剂，具有疏肝理气、和胃健脾之功效，成为最常用的治疗慢性胃炎的中成药，方中香附、陈皮、苏梗有理气和胃、解痉止痛之功效，且能抗菌消炎、修复胃黏膜；佛手、香橼、鸡内金等可以消胀和胃，健脾，助消化。现代医学研究表明胃苏冲剂可抑制胃分泌，降低胃蛋白酶活性，促进黏膜炎症消退和溃疡愈合，还可增强胃肠蠕动。

（2）胃复春片：由菱角、三七、枳壳等组成。功能：健脾益气，活血解毒，用于慢性胃炎、胃癌前病变及肠上皮不典型增生、胃癌术后辅助治疗。药理研究证明本品可抑制幽门螺杆菌作用，提高人体血浆 cAMP 含量，改善胃黏膜病变，使肠上皮不典型增生逆转，抑瘤作用达到 30%。

（3）摩罗丹及摩罗丹浓缩丸：由百合、泽泻、茯苓、三七、地榆、川芎、九节菖蒲、麦冬、乌药、茵陈、玄参、蒲黄、白芍、鸡内金、石斛、当归、延胡索、白术 18 味中药组成，具有和胃降逆、健脾消胀、通络定痛的功效，用于慢性萎缩性胃炎及胃痛、胀满、痞闷、纳呆、嗳气、胃灼热等症。

（4）血府逐瘀胶囊：由桃仁、红花、当归、生地、赤芍、川芎等组成，具有活血化瘀、行气止痛的功效，用于治疗瘀血内阻所致的头痛、胸痛、失眠、急躁等症，也常用于消化系统多种疾病，如慢性肝炎、慢性肥厚性胃炎、十二指肠球部溃疡、顽固性呃逆等。

（5）香砂六君子汤由人参（党参）、白术、茯苓、甘草、陈皮、半夏、砂仁、生姜、木香等组成，功效：健脾和胃，理气止痛。用于脾胃气虚，寒湿滞于中焦所致的纳呆、嗳气、胃脘胀满或疼痛、呕吐、泄泻等症。药理研究表明本品能改善消化系统功能，增加机体免疫力，调节内分泌及环核苷酸代谢。

5.并发症治疗

(1)合并溃疡性结肠炎:少数慢性胃炎可合并溃疡性结肠炎,刘玉东报道了 57 例此类患者,并进行了中医辨证治疗,57 例患者均以脘腹部胀痛不适、大便稀烂或黏液血便为主症。

(2)合并胆石症:晏珍元等报道了对 112 例慢性胃炎合并胆石症患者的临床观察,全部病例均经 B 超和纤维胃镜确诊。

(二)西医治疗

1.抗酸药

多为弱碱性药物,口服能中和胃酸,保护胃黏膜,缓解胃灼热、吐酸等症状。再舒平 2～4 片,每天 3 次,胃得乐,2～4 片,每天 3 次,复方铝酸铋 1～2 片,每天 3 次。

2.黏膜保护剂

如硫糖铝,每次 1 g,3 次/天。可保护胃黏膜及黏膜屏障,组织学证实硫糖铝能促使黏膜增殖、再生和血管新生。铋剂如枸橼酸铋钾、果胶铋等,也可服维酶素片 6 片,3 次/天,麦滋林 0.67 g,3 次/天,硫糖铝 1 g,3 次/天。

3.抑酸剂

(1)H_2 受体拮抗剂:西咪替丁 0.2～0.3 g,每天 3 次,雷尼替丁 150 mg,每天 2 次,法莫替丁 20 mg,每天2 次。

(2)质子泵抑制剂:奥美拉唑 10～20 mg,每天 1 次,兰索拉唑 30 mg,每天 1 次。

4.解痉剂

用于疼痛明显者,如颠茄 8 mg,或普鲁苯辛 15 mg,每天 3 次;山莨菪碱 5～10 mg,每天 1～2 次,肌内注射;颠茄合剂,每次 0.3～0.6 mL 或颠茄片每次 4～8 mg,口服。

5.抗幽门螺杆菌药

常用的有以下几种方案。

(1)铋剂标准剂量＋阿莫西林 500 mg＋甲硝唑 400 mg,均每天 2 次,连用 2 周。

(2)铋剂标准剂量＋克拉霉素 250 mg＋甲硝唑 400 mg,均每天 2 次,连用 2 周。

(3)质子泵抑制剂标准剂量＋克拉霉素 500 mg＋阿莫西林 1 000 mg,均每天 2 次,连用 1 周。

(4)质子泵抑制剂标准剂量＋克拉霉素 250 mg＋甲硝唑400 mg,均每天 2 次,连用 1 周。

(5)质子泵抑制剂标准剂量＋阿莫西林 1 000 mg＋甲硝唑400 mg,均每天 2 次,连用 1 周。

(6)雷尼替丁枸橼酸铋 400 mg 替代上述方案中的质子泵抑制剂。

(7)H_2 受体拮抗剂或质子泵抑制剂＋上述方案(1)或(2),组成四联疗法。

6.促动力剂

用于胃动力弱,胀满嗳气、恶心者,多潘立酮 10 mg,每天 3 次,西沙必利 5 mg,每天 3 次,甲氧氯普胺 5～10 mg,每天 3 次。

7.健胃药

用于胃酸偏低及术后残胃萎缩性胃炎者,稀盐酸 0.5～2 mL,每天 3 次;胃蛋白酶 0.5～1 g,每天 3 次;乳酶生 0.3～1 g,每天 3 次;或胃蛋白酶合剂,每次 10 mL,3 次/天。

8.抗贫血药

伴贫血者可根据病情服用或肌内注射铁剂或维生素 B_{12} 或口服叶酸。

(韩明路)

第五节 功能性消化不良

功能性消化不良(functional dyspepsia,FD),是一组上消化道症状的汇合,如上腹疼痛或不适、胀气、餐后饱胀、早饱、嗳气、胃灼热、反酸、食欲减退、恶心和呕吐等。本病发病率高,在美国消化不良就诊的人数占了总就诊人数的5%,占消化科门诊的40%～70%,欧美消化不良的发病率在40%～70%,其中器质性消化不良和FD各占50%。国内初步统计,发现消化不良占总调查人数的23.9%,以消化不良为主诉的患者占普通内科门诊的11.05%,占消化专科门诊的52.85%。在消化不良中,器质性消化不良和FD的发病率也不同,其中年龄是个独立的影响因素,40岁以下器质性消化不良的发病率较低,国内王星等对陕西关中地区2623例消化不良分析中有50.5%的患者为FD,39.3%为良性器质性消化不良,10.2%为恶性器质性消化不良。大多国内的调查均提示患病率女性高于男性,FD患者伴发肠预激综合征发生率显著高于无症状者,这与国外学者报道结果一致,具体原因不详。文献上对本病曾用过多种名词,如"非溃疡性消化不良"等,现统一归纳为功能性消化不良。本病属于中医"嘈杂""呃逆""胃痛""痞证"范畴。

一、病因病机

中医认为,FD多由情志不畅,肝气郁结;内伤外感,湿热中阻;饮食不节,食滞胃腑;禀赋不足,脾胃虚弱;日久失治,寒热错杂;水湿不行,痰火滞胃;久病迁延,脾胃虚寒等多种原因所致。

(一)情志不畅,肝气郁结

情志久郁不伸,肝气不得疏泄,势必克犯脾胃,脾胃虚弱,气机不畅,脾不升清,胃失和降,而出现嗳气、痞满等症。

(二)内伤外感,湿热中阻

多因外感湿热,或嗜食辛燥,或脾胃素有湿热阻滞,皆可致湿遏胃阳,久郁化热,壅滞胃腑,胃失和降,出现痞满、胃灼热等症。

(三)饮食不节,食滞胃脘,脾胃素弱,食滞难化

或老年体弱,脾胃自衰,或暴饮暴食,反复伤胃,食阻肠胃,难以克化,阻滞气机,升降失常而见痞满、吐酸、打呃等症。

(四)禀赋不足,脾胃虚弱

先天禀赋不足,脾虚胃弱,或劳伤过度,损伤脾胃,或大病久病,延及脾胃而致中气亏乏,食入不化,升降失司,浊气滞留胃脘,出现上腹隐痛、胀满、纳呆等症。

(五)日久失治,寒热错杂

胃病素虚,多食辛辣,或火热体质,暴生冷食,均可化热化寒,寒热互结,阻遏中焦,升降失司,而致胃脘隐痛、反酸、口苦与便溏并现。

(六)水湿不行,伤碍脾胃

痰湿内盛之体,复因嗜食酒烟,损伤脾胃,水湿内停,或脾胃久病,津液布散转输失常,水湿内聚,或过食肥甘厚味,致脾胃气机壅滞,水湿滞留,聚湿生痰,阻滞胃肠,而致嘈杂、恶心、反酸等症。

(七)病久迁延,脾胃虚寒

久病伤身,或过食寒凉,中阳不振,虚寒内生,脾失运化,胃不受纳而出现胃脘疼痛、食后胀满等症。

二、发病机制

目前认为,FD 的发病原因可能与饮食习惯、精神因素等有关。发病机制不甚清楚,可能与胃运动障碍、胃电异常、胃窦及十二指肠移行性复合运动 MMC Ⅲ期缺失、内脏神经敏感性增强、迷走神经功能异常、胃肠激素紊乱、幽门螺杆菌感染、心理异常等有关。

(一)慢性胃炎及慢性十二指肠炎

大多数学者认为慢性胃炎伴有胃黏膜活动性炎症时常出现消化不良的症状,经治疗胃黏膜炎症减轻后,症状也随之消失或缓解,所以慢性胃炎伴有活动性炎症,特别是中性粒细胞浸润是FD 的病因之一。也有学者认为 FD 的胃炎可能是胃潴留的结果,而不是胃炎引起的胃潴留。

(二)幽门螺杆菌感染

幽门螺杆菌是从胃窦黏膜检出的一种革兰氏阴性杆菌,大多数研究证实幽门螺杆菌与胃黏膜活动性炎症有关,约半数 FD 的患者可检出幽门螺杆菌。也有学者认为炎症浸润程度与 FD 的症状无明显关联,而幽门螺杆菌感染本身则与腹胀、嗳气有关,可能由于该细菌产生大量尿素酶,分解胃黏膜中的尿素,产生氨和二氧化碳所致。

(三)胃运动功能障碍

对 FD 的患者进行胃运动功能检查证实有胃排空及胃收缩活动的异常,主要表现为固体食物的排空延缓,尤其在女性患者中明显,提示女性激素与动力障碍可能有关。闪烁扫描和超声检查也发现 FD 患者近端胃功能受损,胃窦幽门协调收缩频率和胃底-胃体交界处液体半排空速率较正常人明显下降。胃容受性功能异常,属于胃体功能失调,是 FD 发生的主要病理、生理机制之一,表现为餐后舒张容积减小,舒张持续时间也缩短,认为与早饱症状有关,但机制尚不清楚。

(四)肠运动功能障碍

由于胃肠动力学检查仪器的不断改进,以及学者们对胃肠功能性疾病的深入研究,证实 FD 的患者不仅有胃动力学障碍,而且有肠运动功能障碍。

(五)对脏器内在感觉反应性增高

许多文献已经清楚地认识到 FD 患者对胃扩张敏感性增加,而空腹状态的敏感性是不增高的。胃感觉高敏感性与严重的餐后 FD 症状如餐后疼痛、呃逆和体重减轻有关,对胃酸刺激反应性也有所增高。FD 患者伴有十二指肠酸暴露增加会有严重的消化不良症状。有研究显示,FD 患者十二指肠对酸的动力反应减低,导致清除能力下降。

(六)精神障碍及应激

由于消化系统的运动、分泌功能受自主神经系统和内分泌系统的调整,而这两个系统的中枢与情感中枢的皮质下整合中心处于同一解剖部位,故其易受内外环境刺激及情感因素的影响,是心身相关最敏感的器官。

(七)激素异常

FD 患者血浆胃泌素水平可升高,胃动素水平下降。也有人提出多种胃肠肽可能为调节胃肠动力的候补介质,如阿片样多肽可抑制肠蠕动,延迟胃排空;鸦片可引起胃肌电的节律紊乱;胰高糖素可引起胃排空延迟及胃节律紊乱;神经升压素类似胃泌素,可能抑制胃收缩及排空功能。

三、临床表现

(一)症状

患者常表现为中上腹疼痛、饱胀或不适,餐后加重,可伴有早饱、胃灼热、嗳气、恶心、呕吐。起病缓慢,病程较长。部分患者有饮食、精神等诱发因素。

(二)体征

部分患者可有中上腹压痛,但绝大多数患者无特殊体征。

(三)辅助检查

(1)胃镜及活组织病理检查,胃和十二指肠仅见慢性非活动性炎症。

(2)消化道钡餐造影未见明显异常。

(3)B超未见肝、胆、胰、脾等脏器有异常改变。

(4)胃动力检查,有50%左右的FD患者存在胃动力过缓。

不透X线标志物胃排空试验:在试餐中加入不透X线的小钡条20根,一定时间后腹部X线摄片观察胃内存留的钡条数。目前认为,胃排空率在50%以上为正常,50%以下为胃动力延缓。

^{99m}Tc-EHIDA胃闪烁显影:胃闪烁显影是无创诊断方法,符合胃肠生理过程,可很好地了解胃排空的状况,因费用较高,所以在临床上未能得到广泛的使用。检查的主要指标有:①$T_{1/2}$,即排出50%试餐所需要的时间。②排出百分率,在某一时间占排出的百分比。③排空曲线的形态和延迟相的时限。目前认为,$T_{1/2}=20\sim40$分钟,胃排空正常;$T_{1/2}>40$分钟,排空延迟;$T_{1/2}<20$分钟,排空过快。

胃腔内压力测定和胃频谱检查,可见到胃动力学障碍的波形,对本病诊断有一定辅助价值。

(5)幽门螺杆菌检查,约半数FD的患者可检出幽门螺杆菌。

四、诊断标准

参照2006年世界胃肠疾病会议确定的FD的罗马Ⅲ标准,具体如下。

(1)症状出现至少6个月,近3个月症状持续。

(2)集中在上腹部的疼痛或不适、餐后饱胀、早饱、胃灼热、嗳气、恶心、呕吐等。

(3)缺乏可解释症状的器质性疾病存在的证据。

FD是根据主诉和排除了器质疾病而诊断的,分为餐后不适综合征和上腹疼痛综合征2个亚型。

(一)餐后不适综合征

必须包括以下1条或2条:①进食正常食量后出现餐后饱胀不适感,每周至少发生数次;②早饱感,抑制了正常进食,每周至少发生数次。

支持诊断的标准:①上腹部胀气或餐后恶心或过度打嗝;②可能同时存在上腹疼痛综合征。

(二)上腹疼痛综合征

必须包括以下所有条件:①中等程度以上的上腹部疼痛或烧灼感,每周至少1次;②间断性疼痛;③不是全腹痛,不位于腹部其他部位或胸部;④排便或排气后不能缓解;⑤不符合胆囊或Oddi′s括约肌疾病的诊断标准。

支持诊断的标准:①疼痛可能为烧灼样但不包括胸骨后疼痛;②疼痛通常由进食诱发或缓解,但也可能在禁食时发生。

对于出现"报警症状和体征"的患者要立即进行必要的检查,排除器质性消化不良。"报警症状和体征"有:①45岁以上近期出现症状;②消瘦、体重下降>3 kg;③贫血、呕血或黑便;④黄疸;⑤发热;⑥吞咽困难;⑦腹部肿块;⑧症状进行性加重;⑨内科治疗无效。

排除器质性疾病的一线检查有:血常规、血沉、大便潜血试验、上消化道内镜、肝胆胰超声。可选择的检查有肝肾功能、血糖、甲状腺功能、胸部X线检查等。要注意的是,在循征医学的今天,在消化不良患者的诊断中使用上消化道内镜检查有很重要的意义。

五、鉴别诊断

(一)继发性消化不良

慢性活动性胃炎、胃黏膜脱垂、消化性溃疡、胃肠道肿瘤、慢性肝炎、慢性胆囊炎、慢性胰腺炎、糖尿病、结缔组织病等,均可出现消化不良症状,需做胃镜、上消化道钡餐造影、B超、血糖、免疫生化等方面检查以除外。

(二)肠易激综合征

腹痛或腹部不适伴有大便次数及性状的改变,并与之密切相关。

六、治疗

(一)辨证论治

1.辨证要点

FD依据其临床表现属于中医学"痞证""胃痛""呃逆"等范畴,其临床主要症状为胃胀、胃痛、早饱、恶心、呕吐、胃灼热、反酸、嘈杂、嗳气、呃逆等,其病因主要有热、食、湿、痰、气、虚等,病机有虚实寒热之分,且常虚实夹杂,病变部位在胃,涉及肝脾两脏,以中焦气机不利、升降失常为基本病机。根据损伤脾胃的因素不同,临床上又有不同的临床特点。

(1)肝气犯胃者有闷胀不舒,胀及两胁,心烦急躁,脉弦或细弦,多因情志不遂所致或加重。

(2)湿热滞胃者以头身沉重,肢软乏力,口苦,二便不利,舌红苔黄厚或黄腻,脉濡数或细数。

(3)食滞伤胃者多有暴食伤食的前因,继有胃脘痞满,食甚吐减,厌食嗳腐,矢气臭秽,大便黏腻不爽,舌苔垢腻,脉弦滑。

(4)脾胃虚弱者胃脘痞满胀闷,多在食后或劳累后加重,纳少乏力,口淡不渴,面色萎黄,舌质淡,苔白腻,脉细弱或虚缓。

(5)寒热错杂者胃脘嘈杂,口干口苦,进冷食则较舒,但又畏寒肢冷,肠鸣便溏,遇冷症重等寒热并现。

(6)脾虚痰阻是脾胃虚弱和痰湿困顿的表现兼而有之,故以胸脘痞塞,头晕目眩,呕吐痰涎,大便黏滞不爽,身重倦怠,舌苔白腻,脉细滑为特点。

(7)脾胃虚寒较易识别,是脾胃虚弱兼有寒象,如胃脘不舒,喜温喜按,遇冷症重等表现。

2.分证论治

治疗宜补不足、祛有余,标本同治,通补兼施,寒热并用。使肝气得以疏泄,脾气得以健运,胃气得以通降,气机得以舒畅,升降得以恢复正常。临床上常以健脾理气法为基本治法,辨证而施以不同治疗方法。

(1)肝气犯胃证。

证候特点:胃脘痞满,闷胀不舒,胀及两胁,嗳气反酸,口干口苦,或心烦急躁,两胁气蹿走痛,舌质暗红,苔薄白或白厚,脉弦或细弦。

治法:理气解郁,和胃降逆。

方药:柴胡疏肝散。

方中柴胡、枳壳疏肝解郁,一升一降,气机通畅;川芎、香附理气和血;芍药、甘草缓急止痛,舒肝和中;陈皮和胃理气。诸药合用有理气和胃、疏肝解郁之功。

加减:苔腻湿甚者,加茯苓、薏苡仁以淡渗利湿;胸脘满闷甚者,加厚朴、槟榔以理气消胀;气郁化火,口苦心烦轻者加山栀子、黄芩,重者加龙胆草、川楝子以清肝泻火;痰多者,加法半夏、枳实、胆南星以燥湿化痰。

(2)湿热滞胃证。

证候特点:多见于长期嗜酒烟者,胃脘痞满,胀闷纳少,头身沉重,肢软乏力,口苦吞酸,大便不爽而滞,小便黄赤,舌红苔黄厚或黄腻,脉濡数或细数。

治法:清热化湿,理气和胃。

方药:三仁汤加味。

方中以薏仁、杏仁、蔻仁通治三焦之湿;辅以半夏、厚朴辛开苦降,行气散满,除湿消痞;配以通草、滑石、淡竹叶淡渗利湿清热,诸药合用有清化湿热、和胃止呕之功。

加减:胃胀明显者,加槟榔、厚朴以理气消胀;嗳气呃逆明显者,加苏梗、柿蒂、旋覆花以降气平逆;心烦易怒者,加香附、山栀以舒肝解郁,清肝泻火;舌苔厚腻者,加藿香、佩兰以化湿祛浊;胸脘满闷甚者,加瓜蒌、枳壳以宽中行气;恶心呕吐加竹茹、枇杷叶以降逆止呕。

(3)食滞伤胃证。

证候特点:多有伤食病史,胃脘痞满,食后尤甚,厌食嗳腐,恶心呕吐,吐后症减,矢气臭秽,大便黏腻不爽,舌苔垢腻,脉弦滑。

治法:健脾和胃,消食导滞。

方药:保和丸加味。

方中用山楂、神曲、莱菔子消食导积;半夏、陈皮、茯苓和胃化湿;连翘散结清热,诸药合用,有和胃消食导滞之功。

加减:胃胀明显,加槟榔、三棱以理气和胃消胀;厌食明显,加砂仁、枳实以行气开胃;呕吐明显者,加旋覆花、代赭石以降逆止呕;腹胀便秘者,加芒硝、熟大黄以导滞通便;舌苔厚腻者,加苍术、菖蒲以健脾燥湿。

(4)脾胃虚弱证。

证候特点:胃脘痞满,胀闷不舒,按之柔软,食后或劳累则加重,纳少乏力,呃逆嗳气,口淡不渴,面色萎黄,舌质淡,苔白腻,脉细弱或虚缓。

治法:补中益气,和胃健脾。

方药:补中益气汤加味。

方中党参、黄芪、白术、甘草补中益气,健脾温中;柴胡,升麻、陈皮升阳行气;当归活血补血,助参、芪益气之功,诸药合用,有补中益气之效。

加减:脘腹胀痛明显者,加延胡索、川楝子以理气止痛;胸脘满闷甚者,加瓜蒌皮、薤白以宽胸理气。

(5)寒热错杂证。

证候特点:胃脘嘈杂,满闷不舒,喜进冷饮,口干口苦,心烦燥热,畏寒肢冷,肠鸣便溏,遇冷症重,舌质淡红或红赤,苔白滑腻或黄厚,脉弦数。

治法:清热散寒,和中消痞。

方药:半夏泻心汤。

方中用黄连、黄芩苦降清热以和阳;干姜、半夏辛热散寒以和阴;党参、甘草、大枣补脾和中,诸药合用有寒热并用、调和阴阳之功。

加减:胃中灼热明显者,加知母、黄檗以清热泻火;嘈杂吞酸明显者,加煅瓦楞、浙贝母收敛制酸;脘痞腹胀较甚者,加枳壳、厚朴以行气除满;呕吐明显者,加旋覆花、代赭石降逆止呕;畏寒腹痛者,加制附子以温经散寒;脘闷食欲缺乏者,加神曲、焦山楂以消食导滞。

(6)脾虚痰阻证。

证候特点:胃部胀满或疼痛,胸脘痞塞,满闷不舒,呃逆嗳气,头晕目眩,呕吐痰涎,大便黏滞不爽,身重倦怠,疲乏无力,舌苔白腻,脉象细滑。

治法:健脾益气,祛湿化痰。

方药:香砂六君子汤加减。

方中党参、白术、茯苓、炙甘草健脾益气;陈皮、法半夏、厚朴、木香、砂仁行气燥湿化痰;炒莱菔子、焦三仙消食理气,诸药合用有健脾祛湿、理气化痰的作用。

加减:脘腹胀满甚者,加枳实、苏子以降气除痰,消痞除胀;胸脘满闷明显者,加瓜蒌、薤白、丹参以行气化瘀;疲乏无力明显者,加生黄芪、黄精以补脾益气,滋阴养血;痰多者,加葶苈子、白芥子以降气散结,温肺化痰。

(7)脾胃虚寒证。

证候特点:胃脘痞满或隐痛,喜温喜按,食后加重,畏寒肢冷,食少纳呆,神疲乏力,肠鸣便溏,遇冷症重,舌淡胖苔白,脉沉迟。

治法:健脾益气,温中散寒。

方药:黄芪建中汤加减。

方中黄芪益气补中,桂枝、生姜、炒白芍、大枣、炙甘草、饴糖温脾散寒,缓急止痛,与黄芪合用,有益气健脾、散寒温中的作用。

加减:反酸者加吴茱萸暖肝温胃以制酸,另可加瓦楞子;泛吐清水较多者,可加干姜、陈皮、半夏、茯苓等以温胃化饮,再加椒目、防己则化饮之功更大。

3.常用中成药

(1)沉香舒气丸:每次9 g,每天3次,用治肝胃不和型患者,以上腹饱胀、呃逆、大便不爽者较佳。

(2)加味逍遥丸:每次6 g,每天3次,用治肝胃不和,以烦躁不眠,两胁不舒表现较重者。

(3)枫蓼肠胃康:每次1袋,每天3次,用治脾胃湿热型患者,以腹部不适、肠鸣便溏者为佳。

(4)藿香正气水或口服液:每次1支,每天3次,用治脾胃湿热型患者,以表现舌苔厚腻,腹部不舒者较好。

(5)加味保和丸:每次6 g,每天2次,用治食滞伤胃者。

(6)健胃消食片:每次3片,每天3次,用治食滞患者,偏重米面食用较多者。

(7)大山楂丸:每次1丸,每天3次,用治食滞伤胃者,偏重肉食较多者。

(8)胃苏冲剂:每次5 g,每天3次,用治脾虚气滞兼寒较重者。

(9)气滞胃痛冲剂:每次5 g,每天3次,用治脾虚气滞型,以腹部胀痛较甚者。

(10)香砂养胃丸:每次 6 g,每天 3 次,用治脾胃虚弱兼有痰湿者。

(11)附子理中丸:每次 1 丸,每天 2 次,用治脾胃虚寒型患者。

(12)虚寒胃痛冲剂:每次 5 g,每天 3 次,用治胃寒胃痛兼有气滞者。

(13)温胃舒胶囊:每次 4 粒,每天 3 次,用治脾胃虚寒者。

(二)西医治疗

1.一般治疗

包括精神安慰,消除紧张状态,避免食物及药物的刺激,戒饮浓茶和浓咖啡,戒烟酒。

2.抗酸治疗

尽管 FD 并无高酸状态,但抗酸治疗仍然有效,尤其对表现为胃痛的患者,可选用 H_2 受体阻滞剂或质子泵抑制剂(PPIs)进行治疗,质子泵抑制剂抑酸作用要明显强于 H_2 受体阻断剂,疗效维持时间也较长。也可选用选择性抗胆碱药物哌仑西平(哌吡氮平),使胃液分泌减少,还能明显降低空腹、试餐刺激后血清促胰液素水平,对胃黏膜细胞也有保护作用,对腹痛、胃灼热症状的消除有较好效果。

(1)H_2 受体阻断剂:①西咪替丁每次 200 mg,每天 3 次。②雷尼替丁每次 150 mg,每天 2 次。③法莫替丁每次 20 mg,每天 2 次。④尼扎替丁每次 150 mg,每天 2 次。

(2)质子泵抑制剂:①奥美拉唑每次 10~20 mg,每天 2 次。②泮托拉唑每次 40 mg,每天 1 次。③兰索拉唑每次 15 mg,每天 2 次。④雷贝拉唑每次 10 mg,每天 2 次。⑤埃索美拉唑每次 20~40 mg,每天 1 次。

(3)选择性抗胆碱药:哌仑西平每次 50 mg,每天 2 次。

3.促胃肠动力药的应用

(1)多巴胺受体拮抗剂临床常用的主要为甲氧氯普胺,又称胃复安,具有中枢性和外周性抗多巴胺效应,兼具有促动力和止吐性能,可增加食管下括约肌张力,促进胃排空和肠蠕动,对以上腹饱胀为主要症状的胃轻瘫和 FD 患者均有疗效。多潘立酮,又称吗丁啉,对 FD 也有较好的疗效,且尤其适用于伴有恶心、呕吐的 FD 的患者,并且其毒副作用低于甲氧氯普胺。①甲氧氯普胺每次 5~10 mg,每天 3 次,饭前服用。②多潘立酮每次 10~20 mg,每天 3 次,饭前服用。

(2)5-羟色胺 4(5-HT_4)受体激动剂替加色罗(Tegaserod,商品名泽马可),系部分 5-HT_4 受体激动剂,能通过激活肌间神经丛的胆碱能神经元 5-HT_4 受体,促进全胃肠道动力;同时,替加色罗也参与调节内脏敏感性,是一种胃肠道重要的感觉动力调节剂,广泛用于女性便秘型 IBS 和慢性便秘,目前已有不少研究发现它可缓解上消化道症状,能增加胃的排空和顺应性,但不影响对胃扩张的感觉,可改善消化不良的症状。

(3)大环内酯类:红霉素(Erythomycin,EM)是该类代表药物。目前认为,EM 是胃动素受体激动剂,可阻断细胞外钙离子内流,同时细胞内钙离子外流增加,因而可能钙离子介导了 EM 结合胃动素受体后所产生的促动力效应。Sturn 等对 514 例胃轻瘫应用促动力药物治疗效果进行分析发现,EM 在改善胃排空及其症状方面均优于西沙必利、多潘立酮和甲氧氯普胺。但是,EM 的毒副作用频率较高,如恶心、呕吐、腹泻等,因此已经较少使用。

4.抗幽门螺杆菌治疗

在体外,幽门螺杆菌对大多数抗菌药物敏感,如对红霉素、四环素、氨苄西林、庆大霉素、头孢菌素Ⅰ、克林霉素、铵盐、呋喃唑酮(痢特灵)、甲硝唑(灭滴灵)等敏感,但有些在体内治疗效果却很差,可能为抗菌药物的活性在体内受到多种因素的影响所致,如药物局部活性、在不同 pH 及低氧压力下的稳定性、胃腺凹所达到的药物有效浓度、通过黏液的弥散程度及对胃黏膜的吸附能力等。目前临床常用的抗幽门螺杆菌药有三钾二枸橼铬合铋(TDB 或 De-N 01)、克拉霉素、阿莫西林、呋喃唑酮(痢特灵)、庆大霉素、甲硝唑等。

5.抗抑郁药

近年的研究表明,心理与社会因素在 FD 的发病过程中起重要作用。有人认为 FD 与心理疾病的神经症区别不大,是性质相类似而临床上各具特征的功能性疾病,归类于同一综合征更合适。近年国内研究结果表明 FD 合并抑郁、焦虑症为 32.3% ~ 7.8%,并且证实抑酸或胃肠动力药物加用抗抑郁、焦虑药物治疗,疗效明显高于单纯使用抑酸或胃肠动力药物。黛力新是新型三环类抗焦虑、抑郁合剂,含有小剂量氟哌噻吨和美利曲辛,可提高脑内突触间隙多巴胺、去甲肾上腺素及 5-羟色胺(5-HT)等多种神经递质的含量,起到抗抑郁、抗焦虑的作用。氟西汀(Fluoxetine,商品名百优解)是选择性 5-HT 再摄取抑制剂,可特异性地抑制 5-HT 的再摄取,增加突触间隙的 5-HT 浓度,从而起到抗抑郁的作用,并对去甲肾上腺素或多巴胺再摄取也有抑制作用,对抗副交感神经和抗组胺有一定作用。

(韩明路)

第六节　十二指肠炎

十二指肠炎(duodenitis,DI)是指由各种原因引起的急性或慢性十二指肠黏膜的炎症性疾病。十二指肠炎可单独存在,也可以和胃炎、消化性溃疡、胆囊炎、胰腺炎、寄生虫感染等其他疾病并存。据统计,十二指肠炎的内镜检出率为 10% ~ 30%,临床将十二指肠炎分为原发性和继发性两类。

一、原发性十二指肠炎

原发性十二指肠炎又称非特异性十二指肠炎,临床上我们一般所说的十二指肠炎就属该型。近年来随着消化内镜检查的逐渐普及,病例发现人数的增加,才引起人们的关注。该疾病男性多见,男女比例为 3∶1 ~ 4∶1,可发生于各年龄组,以青年最多见,城镇居民多于农村居民。原发性十二指肠炎发生于壶腹最多见,约占 35%,其他依次发生于乳头部、十二指肠降部、纵行皱襞等部位。胃酸测定提示该病患者的基础胃酸分泌、最大胃酸分泌均低于十二指肠溃疡患者;预后也不形成瘢痕,随访发现患者多不发展为十二指肠溃疡。目前认为 DI 是一种独立的疾病。

(一)病因和发病机制

最新研究成果表明,幽门螺杆菌与十二指肠炎的发病有着密切的关系。幽门螺杆菌感染、胃上皮化生、十二指肠炎三者之间有着高度相关性。研究表明,胃上皮细胞可能存在与幽门螺杆菌特异结合的受体,胃上皮细胞的化生反过来又为幽门螺杆菌的定植提供了条件;同时十二指肠炎是胃上皮化生的基础。幽门螺杆菌感染时,其产生的黏液酶、脂酶、磷脂酶及其他产物,破坏十二指肠黏膜的完整性,降解十二指肠的黏液,使黏膜的防御机制降低,胃液中的氢离子反弥散入黏膜,引起十二指肠炎症,有时甚至发生十二指肠溃疡。国内外许多学者研究发现,组织学正常的十二指肠黏膜未发现幽门螺杆菌感染,相反,活动性十二指肠炎患者的黏膜不仅可以发现幽门螺杆菌感染,而且与十二指肠炎的严重程度呈正相关。

同样,胃酸在 DI 发病过程中也发挥着重要的作用。有人观察,十二指肠炎患者的胃酸分泌是正常的,因此胃酸过多并不是 DI 的根本原因。研究显示,吸烟、饮酒、刺激性食物、药物、放射线照射及其他应激因素可以使十二指肠黏膜对胃酸的抵抗力下降,进入十二指肠的胃酸未被稀释和中和,发生反弥散,刺激肥大细胞释放组胺等血管活性物质,引起十二指肠黏膜的充血、水肿,炎性细胞浸润,发生炎症。

研究表明,DI 和 DU 虽然属于两种独立的疾病,但两者之间存在密切的联系。两者的组织学表现及内镜下表现有相似之处,且常常合并存在,可以互相演变。Rivers 提出十二指肠炎是十二指肠溃疡的前驱表现,而十二指肠溃疡可能是整个炎症过程的一部分。Cheli 认为 DI 是一种独立疾病,而糜烂性十二指肠炎是属于消化性 DI。十二指肠炎进展加重可以使黏膜对于胃酸分泌的反馈抑制作用减弱,导致高胃酸分泌,为十二指肠溃疡的发生提供了条件;同时炎症使上皮细胞破坏,隐窝部细胞增生,当出现所谓的高增殖衰竭时,在高胃酸因素作用下,黏膜产生糜烂,甚至形成溃疡。

(二)病理

十二指肠炎光镜下可见充血、水肿、出血、糜烂、炎性细胞浸润,活动期时多以中性粒细胞为主。研究发现,DI 的病理变化主要有绒毛缩短、肠腺延长和有丝分裂增加;上皮细胞核过度染色,呈假分层现象;周围层内淋巴细胞、浆细胞、嗜酸性细胞、嗜中性粒细胞和上皮层内淋巴细胞及嗜中性粒细胞数量增加。另外,胃上皮化生是 DI 的重要病理特征,常发生在矮小、萎缩的绒毛上。其中绒毛萎缩变短、十二指肠隐窝细胞活性增加、黏膜固有层炎症细胞浸润具有一定的诊断意义。

许多学者将多核细胞数增加作为组织学证实十二指肠炎的证据,当十二指肠黏膜上皮细胞中发现中性多核细胞时,更具诊断意义。绒毛的形态对于诊断也极为重要,重度十二指肠炎时绒毛可呈败絮状或虫蚀样改变。

Cheli 等依照组织学将十二指肠炎分为 3 型。①浅表型:炎症细胞浸润局限于绒毛层,绒毛变形或扩大,上皮细胞变性较少,可伴有嗜银网状纤维增生。②萎缩型:炎症细胞可以扩展至整个黏膜层,上皮细胞变性严重,肠腺减少或消失。③间质型:炎症细胞局限在腺体之间,与黏膜肌层中的黏膜紧邻。

有学者把十二指肠黏膜的组织学改变分为 5 级:0 级是指黏膜表面完整无损,无细胞浸润;1 级是指炎症细胞浸润较轻;2 级是指固有膜层中度炎症细胞浸润;3 级是指炎症细胞浸润伴血管增多;4 级是指弥漫性炎症细胞浸润,表层上皮细胞被黏液细胞替代。0~2 级者可视为正常十二指肠黏膜,3 级以上可诊断为十二指肠炎。

(三)临床表现

十二指肠炎症可以使黏膜对酸、胆汁及其他损害因素敏感性增强,可出现上腹痛,伴有反酸、胃灼热、嗳气,有时酷似十二指肠溃疡的空腹痛,进食后可以缓解;十二指肠炎引起的烧灼样上腹痛,可被抑酸药缓解;部分十二指肠炎患者可无特异性症状,当合并胃炎、食管炎、胆囊炎、胰腺炎等疾病时,可表现为合并疾病的临床症状,少数严重患者可以发生上消化道出血,表现为呕血、黑粪。据此我们将 DI 依照临床表现分为 3 种类型。

1.**胃炎型**

患者临床症状与胃炎相似,如上腹隐痛、饱胀、胃灼热等。

2.溃疡型

溃疡型伴有较为典型的十二指肠溃疡症状,如规律性上腹痛(饥饿痛、夜间痛),进食后疼痛可减轻,反胃、反酸、嗳气等。

3.上消化道出血型

患者以呕血、黑粪为首发或主要临床表现,其多具有起病隐匿,多无明显诱因;常年发病,无季节性;出血前病程多较长;出血方式以黑粪为主;预后良好等临床特点。

(四)辅助检查

1.十二指肠引流术

十二指肠引流的胆汁(即十二指肠液)可表现为浑浊、有黏液,镜检可见较多的白细胞及上皮细胞。十二指肠液化验分析有助于排除寄生虫感染等。

2.超声检查

正常情况下,患者禁食、禁水 8 小时,对十二指肠进行超声检查时,可见十二指肠壶腹呈圆形、椭圆形或三角形的"靶环"征,外层为强回声浆膜层之光环,中间为低回声之肌层,内层为较强回声黏膜层之光环。

当发现十二指肠内气体消失,代之以长 2～4 cm,宽 1.3～2 cm 的液性暗区,其内可见食糜回声光点时,为异常现象。

考虑小肠排空时间 3～8 小时,当十二指肠远端不完全梗阻或狭窄时,导致十二指肠近端不同程度扩张,同时可使十二指肠排空延迟,十二指肠内容物长时间停留在十二指肠肠腔内,引起十二指肠黏膜的炎症性改变。但超声检查只是间接的诊断方式,对十二指肠黏膜炎症侵犯程度及炎症类型无法明确,有很大局限性和非特异性,其诊断价值远远低于胃镜。

3.X 线钡餐检查

DI 的 X 线钡餐检查缺乏特异性征象,诊断符合率不高。十二指肠炎常常具有十二指肠溃疡X 线改变的一些间接征象,如十二指肠有激惹、痉挛、变形,黏膜紊乱、增粗,十二指肠壶腹边缘毛糙,呈锯齿样改变。因此易被误诊为十二指肠溃疡,但是 DI 缺乏特征性龛影等直接的 X 线征象,不会出现固定畸形及持久性的壶腹变形,低张或增加十二指肠壶腹充盈压力可恢复正常形态。

4.内镜检查

内镜下 DI 的改变表现为黏膜充血、水肿,充气后不能消失的增厚皱褶,假息肉形成,糜烂,渗出,黏膜苍白或黏膜外血管显露等。

内镜下把十二指肠炎分为炎症型、活动型和增殖型 3 型。①炎症型:黏膜红白相间,呈点片状花斑,黏膜表面粗糙不平,色泽变暗或毛细血管显露。②活动型:黏膜有片状充血、水肿、渗出物附着、糜烂、出血。③增殖型:黏膜有颗粒形成,小结节增生或肉阜样增厚、球腔变形。

Venables 根据炎症程度和范围用打分来评估炎症轻重,程度分为 3 级。①Ⅰ级:红斑。②Ⅱ级:红斑伴黏膜水肿,或同时伴有接触性出血。③Ⅲ级:在Ⅱ级基础上黏膜颜色发灰。依照炎症累及范围分为3度:<33％、33％～66％、>66％,各打1、2、3分,最高积分可达 9 分。

DI 的诊断在内镜和组织学之间有一定差异,不能单纯根据充血诊断为炎症。有些内镜下无异常变化,但组织学上却有十二指肠炎的表现,有些内镜下黏膜呈明显充血水肿,但病理组织学却无炎症细胞浸润,其原因可能为肉眼不能辨认黏膜的轻度变化;内镜医师主观性影响,镜下观察有误;内镜下观察到的充血、血管网显露,可能是由于黏膜血流改变所致,而组织学无实质性改变。

需要指出的是,粗糙隆起或结节不都是炎症性改变,其他可能原因如下。①胃黏膜异位:内镜下可见直径 1～5 mm 的粉红色小结节,紧密簇集在一起致黏膜粗糙隆起,常局限于球后壁。偶可表现为单个结节,直径大于 5 mm。内镜下喷洒刚果红,具有泌酸功能的异位胃黏膜变黑,可予以确诊。组织学显示十二指肠黏膜全层被类似于胃底黏膜覆盖,含有主细胞和壁细胞,无炎症细胞浸润,黏膜活检无幽门螺杆菌感染。②十二指肠腺增生:多见于壶腹,降部少见。组织学显示十二指肠腺位于黏膜固有层中部以上,50%病例十二指肠腺可达黏膜表面上皮。内镜下可见单个或多个圆形、椭圆形结节,直径在 5～15 mm,密集成堆或散在分布,顶端可见潮红,将其大致分为 3 类:局限性增生(增生的十二指肠腺仅在壶腹)、弥漫性增生(十二指肠腺增生可发生于大部分十二指肠)、腺瘤样增生(十二指肠腺增生表现为有蒂或无蒂的息肉)。③淋巴滤泡增生:多个大小不等结节,散在分布,多位于壶腹,直径在 1～5 mm,颜色较周围正常黏膜淡,有明显的生发中心,但无炎症及上皮细胞损害表现。临床上,我们强调内镜检查必须结合组织学活检来诊断十二指肠炎。

5.幽门螺杆菌检测

活动期患者幽门螺杆菌检测多呈阳性,检出率可达 90%以上。

6.其他

糜烂性十二指肠炎患者常伴有十二指肠胃反流,分析可能是由炎症造成十二指肠压力明显高于正常及幽门闭合功能下降引起的。患者外周血皮质醇、促胃液素、胰岛素、T_3、促甲状腺激素等分泌高于正常水平。

(五)诊断

原发性十二指肠炎有下列特征有助于诊断和鉴别诊断。

1.症状

多有类似十二指肠溃疡症状,如上腹痛、反酸、嗳气、食欲缺乏等,也可表现为出血,但一般不发生穿孔或幽门梗阻。

2.X 线钡餐检查

十二指肠激惹、痉挛、变形,黏膜增粗紊乱,无特征性龛影,此可与十二指肠溃疡鉴别。

3.内镜检查

内镜检查可见十二指肠黏膜充血、水肿、糜烂、渗出伴炎性分泌物、出血、血管显露,黏膜粗糙不平、黏膜皱襞粗大呈颗粒状、息肉样改变,十二指肠壶腹变形,但无溃疡。

4.黏膜活检

绒毛上皮变性,扁平萎缩,固有膜内大量炎性细胞浸润,胃上皮化生等。

具备 1、2 条为疑似诊断,同时具备 3、4 条可确诊。

(六)治疗

DI 治疗上与十二指肠溃疡处理相同,目前认为应用 H_2 受体阻滞药和 PPI 可以缓解和改善临床症状,但是不能逆转十二指肠黏膜的病理学异常。国内外研究显示,慢性十二指肠炎患者内镜下糜烂者、组织学检查呈重度炎症者,其幽门螺杆菌感染率显著升高,很多学者认为根除幽门螺杆菌可以降低发病率和该疾病的复发率,甚至可以预防十二指肠溃疡的发生。

目前抗幽门螺杆菌的抗生素及胶体铋的应用在治疗上也很广泛,但缺乏大样本的临床调查,尚缺乏规范的治疗策略和方案。

中医学认为,十二指肠炎的治疗上需审证求因,辨证论治,以健脾和胃、理气止痛为主要治疗原则。十二指肠炎属于中医胃脘痛的范畴。单方验方治疗:如马齿苋、辣蓼草、紫珠叶、桃仁、五灵脂、百合、丹参等,中成药有附子理中丸、香砂养胃丸、逍遥散、加味柴胡汤、加味四逆散等,其他,如针灸、耳针、推拿按摩也有一定疗效。

有人提出,对药物治疗无效者,可行迷走神经切除术、幽门成形术或高度选择性迷走神经切除术等处理。

二、继发性十二指肠炎

继发性十二指肠炎,顾名思义是指继发于十二指肠以外的各类疾病,包括各种感染、十二指肠邻近器官及腹腔其他脏器疾病、烧伤、中毒、各种应激条件、全身性疾病等,可能由于邻近器官病变的直接影响或原发疾病的致病因素作用于十二指肠黏膜致黏膜损害引起。继发性十二指肠炎根据病程分为急性和慢性十二指肠炎;根据病因又分为感染性和非感染性十二指肠炎。

(一)急性感染性十二指肠炎

急性感染性十二指肠炎由细菌和病毒感染引起。细菌感染多为金黄色葡萄球菌感染性胃肠炎、沙门菌感染、霍乱、痢疾、败血症等疾病。病毒感染多见于轮状病毒、脊髓灰质炎病毒、诺瓦克病毒、肝炎病毒、鼻病毒,等等。儿童巨细胞病毒感染时,可以并发十二指肠炎。

(二)急性非感染性十二指肠炎

非感染性十二指肠炎可见于急性心肌梗死、急性肝衰竭、肾衰竭、急性胰腺炎、烧伤、脑外伤、手术、严重创伤等。急性心肌梗死合并十二指肠炎可以表现为十二指肠出血;急性肝衰竭、肾衰竭可有十二指肠黏膜充血、糜烂、多发浅溃疡;急性胰腺炎引起的十二指肠炎主要改变是降部及壶腹黏膜充血、水肿。

精神刺激、药物(如阿司匹林、非甾体抗炎药)、大量饮酒等均可引起该疾病,且常同时伴有胃黏膜病变。

(三)慢性感染性十二指肠炎

结核分枝杆菌感染、十二指肠淤滞、憩室炎、十二指肠盲襻等因细菌滞留、过度增殖而发病。少见的尚有并存于胃梅毒的十二指肠梅毒、长期应用 H_2 受体阻滞药、PPI、激素、广谱抗生素及免疫抑制药激发引起或继发于慢性消耗性疾病及年老体弱者的白色假丝酵母(念珠菌)等真菌感染,内镜下典型表现为白色点片状或斑块状隆起,呈弥漫性分布。

曼氏及日本血吸虫病常因门静脉高压或肝内门静脉分支阻塞,使虫卵逆行至胃幽门静脉和十二指肠静脉,可与胃血吸虫病并存。炎症起始于壶腹,越远越重。蓝氏贾第鞭毛虫可侵入十二指肠远端及空肠黏膜。钩虫卵在泥土中发育,钩蚴可由皮肤感染,引起钩蚴皮炎,再由小静脉、淋巴管进入肺泡、气管,经吞咽动作经胃肠道,十二指肠是钩虫感染最易侵犯的部位之一,成虫吸附在十二指肠黏膜上,可致黏膜出血和小溃疡,多为 $3\sim5$ mm 散在的出血、糜烂,临床上有明显的上腹痛、饱胀、消化道出血和贫血、腹泻或便秘等改变。蛔虫卵进入十二指肠后,幼虫穿过十二指肠黏膜进入血液循环,第一阶段可致十二指肠炎症。

(四)慢性非感染性十二指肠炎

偶可见到单独侵犯十二指肠的克罗恩病、嗜酸细胞性炎症、Whipple 病等。邻近器官疾病,如胰腺炎、胆管感染、化脓性胆管炎等可合并十二指肠炎。ERCP 时由于造影剂注入十二指肠可以引起十二指肠黏膜炎症,甚至坏死。阿司匹林和非甾体抗炎药等引起的慢性十二指肠损伤并非少见。

继发性十二指肠炎的临床表现和原发性十二指肠炎相同,但往往被原发性所掩盖,不易引起注意。各型继发性十二指肠炎的治疗原则是积极治疗原发疾病,药物所致的损伤除及时停药外,应同时给予黏膜保护药。

三、儿童十二指肠炎

随着胃镜检查的普及,临床上确诊为十二指肠炎的儿童患者逐渐增多,因其叙述病史不清楚、不详尽,症状和体征不典型,因此常常被误诊为肠道寄生虫、胃肠痉挛、胃炎或被漏诊。

儿童十二指肠炎发病年龄在 2～14 岁,病程 1 个月～3 年,临床上常以腹痛就诊,其他消化道症状少见。给予相应对症治疗后,腹痛症状往往可以得到缓解,但类似腹痛常反复发作。因此,临床上对于此类患儿,要引起高度重视,对反复上腹痛并排除其他诊断者,要联想到该病。

儿童十二指肠炎的发病机制目前还不十分清楚,分析多与不良饮食习惯(包括喜吃零食、挑食、喝饮料、进食不规律等)、作息时间不规律、睡眠差、精神紧张及服用对黏膜损害药物有关。

长期不良饮食习惯,可使迷走神经兴奋,一方面释放乙酰胆碱与壁细胞上受体结合,刺激胃酸分泌;另一方面,通过迷走神经-促胃液素作用促进胃酸大量分泌,使胃内 pH 明显降低,激活胃蛋白酶,引起胃酸、胃蛋白酶对黏膜的侵蚀加重,同时十二指肠黏膜损害,黏膜防御机制下降,导致黏膜充血水肿、糜烂。

有研究显示该疾病与遗传因素,对食物、药物的变态反应,人工喂养等因素相关。另外,寄生虫感染在儿童十二指肠炎的发病中的作用也值得注意。

胃镜可见十二指肠黏膜充血、水肿、散在多发糜烂。但胃镜有一定痛苦,儿童不易接受,且对于呕吐患者及幽门水肿、十二指肠壶腹狭窄、变形者检查效果不佳,X 线钡餐检查可以弥补胃镜的这些不足。

X 线钡餐检查提示十二指肠壶腹充盈欠佳,黏膜增粗、紊乱,边缘毛糙,可见十二指肠激惹征及不规则痉挛,但无龛影。在慢性十二指肠炎活动期,血清中游离唾液酸和 IgA 均可以升高。

治疗上同前述十二指肠炎。无特殊治疗,积极去除病因,纠正不良饮食习惯,避免精神紧张,保持良好睡眠,避免用口咀嚼食物喂养儿童,避免对胃十二指肠黏膜有刺激性的食物和药物。可给予抑酸、保护黏膜的药物对症治疗,对有幽门螺杆菌感染者,应给予规范的抗幽门螺杆菌治疗方案,疗程结束后复查。

四、十二指肠白点综合征

十二指肠白点综合征(duodenal white spot syndrome,DWSS)是日本学者根据内镜下所见提出的一种疾病新概念,是指十二指肠黏膜呈现散在的粟粒样大小的白点或白斑,不同于十二指肠溃疡的霜样溃疡。由于在活检病理检查时均有十二指肠炎存在,因此国内大部分学者认为其实质是一种十二指肠炎的特殊类型,而不是一种独立疾病,也称为白点型十二指肠炎,有报道本疾病的内镜检出率为 4%～12%。

(一)病因及发病机制

DWSS 的病因及临床意义尚未清楚。有学者认为是由于胃酸分泌减少,胰液分泌也下降,胰液中的胰酶不足,加重了脂肪消化、吸收和转运障碍,使脂质储存在吸收上皮细胞或黏膜固有层而呈现白色病变。临床上易出现脂肪泻。但是我国萎缩性胃炎患者病变部位多位于胃窦部,胃窦部并无分泌胃酸的壁细胞,因此临床上见到的萎缩性胃炎胃酸分泌多正常;同时在十二指肠白点处活检,病理组织学呈炎症表现,故研究认为该疾病是一种特殊的十二指肠炎。

有研究认为,DWSS 伴有脂肪吸收不良及脂肪泻是脂肪吸收转运障碍所致,使脂肪潴留于肠吸收上皮或黏膜固有层而呈现白色的绒毛。但病理活检提示,脂肪吸收运转障碍似乎不是本症的病因,这可能是由于炎症影响细胞内脂肪代谢所致。尽管在电镜下十二指肠白点处组织可见淋巴管扩张等改变,但可能只是局部炎症的表现,而非全身脂肪代谢紊乱的表现。

有人认为,DWSS 与慢性胆系疾病、胰腺疾病有关,目前还缺乏流行病学及临床调查支持。但多数研究显示,DWSS 与十二指肠溃疡无明确因果关系。

(二)病理

1.光镜检查

镜下可见白点处十二指肠黏膜呈慢性炎症改变。主要表现为淋巴细胞、浆细胞、单核细胞及嗜酸性细胞浸润,绒毛间质中的淋巴管和血管扩张,十二指肠肠腔扩大,绒毛末端呈现灶状透亮空泡分布。冷冻切片检查可见有脂肪沉着。这些改变都提示了本疾病的发生过程是一种慢性炎症。

2.电镜检查

正常十二指肠绒毛呈现指状或分叶状,隐窝紧密相靠。十二指肠炎时,绒毛排列紊乱,不规则,绒毛增粗变短,隐窝体积及相互间距扩大。特征性改变是肠黏膜吸收上皮细胞内大量脂质储存。

随着炎症加重,可观察到储存脂质可对细胞核、细胞器挤压的现象。细胞器内亚微结构退行性变,电子密度减低。细立体变性、增多,密集分布在细胞核周围。粗面内质网扩张成囊状或球状,滑面内质网代偿性增多。个别染色体呈凝集现象。

(三)临床表现

本病发病以青壮年多见,男性多于女性。临床上多无特异性症状,常表现为无规则的上腹部疼痛或不适,恶心、胃灼热、嗳气、食欲缺乏,消化道出血少见。

有少数患者可表现为典型的脂肪泻:粪量较多,不成形,呈棕黄色或略发灰色,恶臭,表面有油脂样光泽,镜检可见大量脂肪球。

临床上观察,一部分患者伴有慢性胃炎、消化道溃疡、慢性胆囊炎、胆石症、慢性胰腺炎等,临床上 DWSS 更容易与其他消化道疾病相混淆,要与十二指肠息肉、Brunner 腺增生症、十二指肠霜样溃疡、十二指肠淀粉样变性等疾病相鉴别,因此大部分患者在内镜检查前往往难以预测有十二指肠白点综合征的存在。

(四)辅助检查

1.实验室检查

实验室检查多无明显异常,少数老年患者生化检查可提示有血脂升高,部分患者粪常规可见脂肪球。幽门螺杆菌检测结果显示该疾病似与幽门螺杆菌感染无关。

2.内镜检查

内镜下十二指肠黏膜白点多位于壶腹,特别是前壁大弯侧,后壁较少发生,少数位于十二指肠上角或降部,病变部位可能与血管、淋巴管的走行有关。

白点可密集成簇或散在稀疏分布,圆形或椭圆形,直径在 1~3 mm,多数平坦,少数微突出于黏膜表面呈斑块状或轻度凹陷呈脐状,表面乳白色或灰白色,为脂肪储存、淋巴管扩张所致。边界清晰,多无分泌物,从淡黄色十二指肠炎黏膜过渡到正常黏膜。白点或白斑表面光滑,质地硬,反光增强。镜下观察斑块可呈绒毛状,有些可被胆汁染成黄白色,用水冲洗后无变化。病变周围的十二指肠黏膜可有充血水肿、粗糙不平、花斑样改变,失去正常绒毛外观。由于十二指肠炎常伴有慢性胃炎、消化性溃疡,因此在内镜检查时,要仔细、完整地观察整个上消化道,避免遗漏其他病变,做出正确的内镜诊断。

内镜下需要鉴别的疾病主要有十二指肠炎性息肉、十二指肠布氏腺增生症、十二指肠霜样溃疡。十二指肠炎性息肉多为广基、扁平样隆起,表面充血,息肉周围的十二指肠黏膜呈现不同程度的炎症表现。十二指肠布氏腺增生症内镜下表现为结节状多发性微隆起,表面色泽正常。十二指肠霜样溃疡多呈点片状糜烂,溃疡表浅,多散在分布,之间黏膜充血、水肿,溃疡表面可覆薄白膜,似霜降样,故此得名。

(五)治疗

治疗原则同前述十二指肠炎,多数针对症状采取相应治疗措施。

对有明显胃灼热、上腹痛,胃酸检测偏高的患者可应用抑制胃酸药物,常用 PPI 类或 H_2 受体阻滞剂类药物,多可取得满意疗效;对有上腹部不适、腹胀、食欲缺乏的患者,内镜下诊断明确后,可给予改善胃动力药物(多潘立酮、莫沙必利);配合黏膜保护药也可对缓解症状有帮助。

目前,关于幽门螺杆菌感染在该病发病机制中的作用尚不清楚,有报道称,十二指肠白点综合征经抑酸、抗幽门螺杆菌治疗,可使十二指肠白点减少或消失,相关研究有待进一步深入。

(郭守军)

第七节 嗜酸性胃肠炎

嗜酸性胃肠炎亦称嗜酸细胞性胃肠炎,是一种少见病,以胃肠道的某些部位有弥散性或局限性嗜酸性粒细胞浸润为特征,常同时伴有周围血嗜酸性粒细胞增多。

本病原因不明,可能与变态反应、免疫功能障碍有关。临床表现有上腹部痉挛性疼痛,可伴恶心、呕吐、发热或特殊食物过敏史。糖皮质激素治疗有效。青壮年好发,男女发病率基本相同,儿童少见。

一、病因和发病机制

本病病因迄今未明,一般认为是对外源性或内源性变应原的变态反应所致。近半数患者个人或家族有哮喘、变应性鼻炎、湿疹或荨麻疹病史;部分患者的症状可由某些食物,如牛奶、蛋类、羊肉、海虾或某些药物,如磺胺、呋喃唑酮和吲哚美辛等诱发;某些患者摄食某些特异性食物后,血中 IgE 水平增高,并伴有相应的症状,因而认为本病与特殊食物过敏有关。

本病的发病机制尚不清楚,一般认为,某种特殊变应原与胃肠敏感组织接触后,在胃肠壁内发生抗原-抗体反应,释放出组织胺类血管活性物质,引起胃肠黏膜充血、水肿、嗜酸性粒细胞浸润及胃肠平滑肌痉挛和黏液分泌增加从而引起一系列胃肠症状。

二、诊断步骤

(一)病史采集要点

1.起病情况

本病缺乏特异的临床表现,起病可急可慢,病程可长可短,症状与病变的部位和浸润程度有关,一般均有上腹部痉挛性疼痛,伴恶心、呕吐。

2.主要临床表现

以黏膜和黏膜下层病变为主时,典型症状为脐周腹痛或肠痉挛、餐后恶心呕吐、腹泻和体重减轻。病变广泛时可出现小肠吸收不良、蛋白丢失性肠病、失血和贫血等全身表现。青少年期发病可导致生长发育迟缓,并可有闭经。

以肌层受累为主的典型临床表现为肠梗阻或幽门梗阻,出现相应的表现。偶尔嗜酸性粒细胞浸润食管肌层,引起贲门失弛缓症。

以浆膜层受累为主最少见,典型表现为腹水,腹水中可见大量嗜酸性粒细胞。

3.既往病史

约50%的患者有食物过敏史或变应性疾病家族史,如哮喘、鼻息肉等。

(二)体格检查要点

根据病变部位的不同,可有腹部压痛,以脐周压痛常见,可表现为肠梗阻或幽门梗阻,也可出现腹水征。

(三)辅助检查

1.血液检查

外周血嗜酸性粒细胞增多。另外常可有缺铁性贫血,血浆清蛋白降低,血中 IgE 增高,血沉增快。

2.粪便检查

粪便检查的主要意义在于除外肠道寄生虫感染。还可见到夏科-雷登结晶、大便隐血阳性,部分患者有轻到中度脂肪泻。

3.腹水检查

呈渗出性腹水,白细胞数升高,嗜酸性粒细胞比例明显升高。

4.X 线检查

本病 X 线表现缺乏特异性。约 40%患者的 X 线表现完全正常。胃肠 X 线钡餐可见黏膜水肿、皱襞增宽,呈结节样充盈缺损,胃肠壁增厚,腔狭窄及梗阻征象。类似的表现也可见于 Whipple 病、淀粉样变性、蓝氏贾第鞭毛虫病、异型球蛋白血症、小肠淋巴管扩张。

5.CT 检查

CT 检查能发现胃肠壁增厚、肠系膜淋巴结肿大或腹水。

6.内镜及活检

内镜及活检适用于黏膜和黏膜下层病变为主的嗜酸性胃肠炎。可选用胃镜、双气囊小肠镜或结肠镜。镜下可见黏膜皱襞粗大、充血、水肿、溃疡或结节;活检可从病理上证实有大量嗜酸性粒细胞浸润,对确诊有很大价值。

为提高本病诊断准确性,活检组织至少 6 块以上,必要时反复内镜下活检。多数患者因此明确诊断。

内镜下活检对以肌层和浆膜层受累为主的患者价值不大,此类患者有时经手术病理证实。但对本病要掌握手术适应证,怀疑嗜酸性胃肠炎一般不行剖腹探查术来证实,只有为解除肠梗阻或幽门梗阻,或怀疑肿瘤存在时才进行手术。

7.腹腔穿刺和腹腔镜

腹水患者必须行诊断性腹腔穿刺,腹水为渗出性,内含大量嗜酸性粒细胞。临床怀疑本病时必须做腹水涂片染色,以区别嗜酸性粒细胞和中性粒细胞。腹水中嗜酸性粒细胞增多也可见于血管炎、包虫囊破裂、淋巴瘤及长期腹膜透析的患者,应注意鉴别。

本病在腹腔镜下缺乏特异性表现,轻者仅有腹膜充血,重者可类似于腹膜转移癌。行腹腔镜的意义在于可进行腹膜活组织检查,以期得到病理诊断。

三、诊断对策

(一)诊断

嗜酸性胃肠炎主要根据临床表现、血象、放射学和内镜加活检病理检查的结果确诊。常用的有两种诊断标准。

1.Talley 标准

(1)有胃肠道症状。

(2)组织病理学显示胃肠道有一个以上部位的嗜酸性粒细胞浸润,或有放射学结肠异常伴周围嗜酸性粒细胞增多。

(3)除外寄生虫感染和胃肠道外以嗜酸性粒细胞增多的疾病,如结缔组织病、嗜酸性粒细胞增多症、淋巴瘤、克罗恩病、原发性淀粉样变性、Ménétrier 病等。

2.Leinbach 标准

(1)进食特殊食物后出现胃肠道症状和体征。

(2)外周血嗜酸性粒细胞增多。

(3)组织学证明胃肠道有嗜酸性粒细胞增多或浸润。

(二)鉴别诊断

1.寄生虫感染

周围血嗜酸性粒细胞增多可见于钩虫、血吸虫、绦虫、囊类圆线虫所致的寄生虫病,各有其临床表现。

2.胃肠道癌肿与恶性淋巴瘤

胃肠道癌肿与恶性淋巴瘤也可有周围血嗜酸性粒细胞增高,但属继发性,应有癌肿与淋巴瘤的其他表现。

3.嗜酸性肉芽肿

嗜酸性肉芽肿主要发生于胃和大肠,小肠呈局限性肿块,病理组织检查为嗜酸性肉芽肿混于结缔组织基质中。过敏史少见,周围血中白细胞数及嗜酸性粒细胞数常不增加。

4.嗜酸性粒细胞增多症

嗜酸性粒细胞增多症是病因未明的全身性疾病,除周围血嗜酸性粒细胞增高外,病变不仅累及肠道,还广泛累及其他实质器官,如脑、心、肺、肾等,其病程短,预后差,常在短期内死亡。

另外,还须与炎症性肠病、乳糜泻等鉴别。

四、治疗对策

(一)治疗原则

去除变应原,抑制变态反应和稳定肥大细胞,达到缓解症状,清除病变的目的。

(二)治疗计划

1.内科治疗

(1)饮食的控制:对于确定的或可疑的过敏食物或药物应立即停止使用。没有食物和药物过敏史者,可采取序贯法逐个排除可能引起致敏的食物,如牛奶、蛋类、肉类、海虾、麦胶制品及敏感的药物。

许多患者在从饮食中排除有关致病食物或药物后,腹部疼痛和腹泻迅速改善,特别是以黏膜病变为主的患者,效果更明显。

(2)糖皮质激素:对本病有良好疗效,多数病例在用药后 1～2 周症状即改善,表现为腹部痉挛性疼痛迅速消除,腹泻减轻和消失,外周血嗜酸性粒细胞降至正常水平。以腹水为主要表现的浆膜型患者在激素应用后 7～10 天腹水完全消失。远期疗效也甚好。

个别病例激素治疗不能完全消除症状,加用硫唑嘌呤常有良好疗效(每天 50～100 mg)。一般应用泼尼松 20～40 mg/d,口服,连用 7～14 天作为 1 个疗程。也可应用相当剂量的地塞米松。

(3)色甘酸钠:肥大细胞稳定剂,可稳定肥大细胞膜,抑制其脱颗粒反应,防止组胺、慢反应物质和缓激肽等介质的释放而发挥其抗过敏作用。

色甘酸钠的用法为每次 40～60 mg,每天 3 次。也有用至 800～1 200 mg/d。疗程从 6 周至 5 个月不等。

对糖皮质激素治疗无效或产生了较为严重的不良反应者可改用色甘酸钠治疗,作为前者的替代药物。

2.手术治疗

一般不行手术治疗。有幽门梗阻或小肠梗阻经内科治疗无效时,可考虑行胃次全切除或肠段切除或胃肠吻合术。术后如仍有症状或嗜酸性粒细胞升高者,尚可应用小剂量泼尼松,5 mg/d或 2.5 mg/d 口服,维持治疗一段时间。

(郭守军)

第八节　慢性假性肠梗阻

慢性假性肠梗阻(chronic intestinal pseudo obstruction,CIPO)是一种以肠道不能推动肠内容物通过未阻塞的肠腔为特征的胃肠动力疾病,常发生于小肠、结肠,可累及整个消化道和所有受自主神经调节的脏器和平滑肌,是一组具有肠梗阻症状和体征,但无肠道机械性梗阻证据的临床综合征。本病常反复发作,虽不是常见病,但如被忽视,患者可能遭受不必要的手术,甚至使病情的诊治更加复杂,其发病机制是因肠道肌电活动功能紊乱造成的肠道动力障碍。

一、病因

慢性假性肠梗阻(CIPO)的病因可分为原发性和继发性 2 类。

原发性 CIPO 是由肠平滑肌异常或肠神经系统异常造成,Howard 报道 30% 的 CIPO 具有家族聚集性,遗传方式主要是常染色体显性遗传,少数为常染色体隐性遗传。

继发性 CIPO 有 5 种病因:①结缔组织病,如系统性红斑狼疮、硬皮病、肌萎缩、淀粉样变性等。②神经系统疾病,如帕金森病、南美锥虫病、内脏神经病、肠道神经节瘤病等。③内分泌疾病,如糖尿病、甲状腺功能亢进或甲状旁腺功能低下等。④药物,如吩噻嗪类、三环类抗抑郁药、抗帕金森病药、神经节阻断药、可乐定、吗啡、哌替啶、白细胞介素-2、长春新碱等。⑤其他,如低钾、低钠、高钙、手术后、副癌综合征、巨细胞病毒或 EB 病毒感染等。

二、临床表现

CIPO 的主要症状有腹胀、腹痛、恶心、呕吐、腹泻、便秘;主要的体征有营养不良、体重下降、腹部膨隆、有压痛而无肌紧张、肠鸣音通常不活跃或很少出现,有胃扩张者可发现振水音。

CIPO 的临床表现与梗阻的部位和范围有关,如梗阻主要在小肠,则以呕吐和脂肪泻为主要表现,同时易继发营养不良、叶酸和维生素 B_{12} 缺乏及低蛋白血症;如梗阻主要在结肠,则以腹胀和便秘为主要表现,常伴有严重的粪便嵌塞。

三、辅助检查

(一)影像学检查

影像学检查用于鉴别机械性肠梗阻,普通腹部平片对诊断价值不大,很多 CIPO 的平片表现与机械性肠梗阻非常类似。此外平片灵敏度低,高达 20% 的患者钡剂造影异常,但之前的普通平片表现正常。平片显示出小肠扩张已多在疾病晚期,之前可能就会存在测压和临床方面诊断 CIPO 的证据。消化道钡餐造影检查可排除机械性肠梗阻,还可对功能紊乱的主要部位提供线索。肌病型 CIPO 有显著的十二指肠扩张,结肠袋消失、收缩减少及结肠直径增加。神经源性 CIPO 表现则多样化,少有特异性表现。

(二)内镜检查

内镜检查用于排除食管、胃、十二指肠和结肠机械性梗阻。常规的黏膜组织活检对 CIPO 的诊断没有帮助,除非取样深达肌层和肌间神经丛。

(三)胃肠动力检查

1.胃肠道转运试验

在排除机械性肠梗阻之后,胃肠道转运试验是有效的非侵入性检查。放射性核素(闪烁扫描)可以特异地评价消化道各器官的转运功能。用 ^{99m}Tc 标记的固体餐测试胃排空是诊断胃排空延迟的金标准。用 ^{99m}Tc 和 ^{131}I 标记的固体闪烁扫描的可评价小肠和结肠功能。这些检查应有健康人对照,且在禁食状态下进行,以避免由运转新鲜食物所引起的运转时间误差。近来报道胃排空异常和小肠固态食物转运异常可作为诊断 IPO 的依据。小肠转运试验往往被胃排空延迟干扰,Gryback 等使用从胆汁排泄的静脉示踪剂 ^{99m}Tc-HIDA,这项新技术可直接显示小肠转运,并证实 IPO 小肠运动减慢,与压力检查异常一致。

2.动力检查

测压有助于 IPO 的诊断。如果排除了机械性肠梗阻,胃或小肠转运减慢,胃和上段小肠测压评价可确诊 IPO。测压评价要有禁食和餐后 2 种状况与健康人对照组比较。测压还能区分神经源性和肌病型。在神经源性中,压力波幅正常,但 MMC 结构和相位传播异常,持续不协调的运动活跃,相位波暴发,转化为餐后模式异常。而肌病型受累段波幅减低或压力波消失。小肠丛集性收缩提示远端机械性梗阻,这种情况需要做其他检查。食管测压可提示硬皮病、贲门失弛缓症或 HSD。一些 IPO 的患者与 HSD 类似,肛门直肠测压显示肛门内括约肌不能对直肠膨胀做出反应性的松弛。IPO 胃电图显示餐前胃动过速或餐后30 分钟的电活动明显异常,也有助于诊断。

(四)肠壁全层组织活检

自剖腹手术或腹腔镜取的结肠全层组织活检可确诊 CIPO。用 Smith 银染色分析纵向的全层组织活检的标本可显示肌间神经丛淋巴细胞和浆细胞浸润、嗜银神经元数目和比例变化、神经元纤维化、核内出现包涵体。免疫组织化学染色则显示表达 c-kit 基因的 Cajal 细胞消失或分布异常。组织学检查还可发现比正常更大的肠神经节或无神经节细胞缺失时,外源性神经分布增加(如 HSD 时),也有人认为是假性梗阻的继发改变。

有报道 CIPO 时特异的神经肽和神经递质(如 P 物质和 VIP)缺乏,但对单一神经肽和神经递质特殊染色尚未用于临床。过去认为全层活检是诊断成立的要素,但现在有了特异性的非侵入性动力检查(如转运试验和测压),全层活检不再是诊断 CIPO 必不可少的手段了。

(五)实验室检查

实验室检查主要用于鉴别继发性 CIPO。如提示风湿性或内分泌性疾病,则适当选择相应的实验室检查。如 CIPO 继发于小细胞肺癌的副癌综合征,血清中可查到抗 Hu(抗神经元核抗体)。抗 Hu 并不是恶性肿瘤的特异性抗体,但在未发现原发肿瘤灶却有肠神经节细胞缺失的患者中滴度可以很高。

四、诊断和鉴别诊断

诊断应结合病史、体征(如营养不良表现、腹部振水音与膀胱增大)、实验室检查、X 线表现与食管及小肠测压等。约 1/3 患者有家族史。部分患者剖腹手术,见不到梗阻征象。继发性患者可查出系统性疾病的症状与体征,及神经系统与自主神经系统功能异常。如患者有神经系统表现,应进一步做检查(包括 MRI),以排除脑干肿瘤。肌电图与神经系统检查可检出系统性肌肉病或周围神经病。

北京协和医院总结的 CIPO 诊断标准为:临床上有肠梗阻的症状和体征;腹平片证实有肠梗阻的存在;有关检查明确排除了机械性肠梗阻;消化道造影检查发现有肠管的扩张或肠蠕动减慢、消失;消化道压力测定异常,胃肠通过时间明显延长。

五、治疗

目前有关假性肠梗阻的病因尚无法根除,故治疗 CIPO 的目标是缓解临床症状,保持营养与维持电解质平衡,减少并发症,改善和恢复肠动力。

(一)一般治疗

CIPO 的急性发作期,应禁食、禁水,行胃肠减压肛门排气,静脉输液及营养支持,保持水、电解质平衡和消除诱发因素。

因为禁食或吸收障碍 CIPO 常导致营养不良。适当的饮食包括低纤维、低乳糖,要素膳或以多肽为主的食物。流质和浓汤对胃排空延迟的患者有益。

由于摄入少且吸收不良,患者需要肌内注射维生素 B_{12} 或口服叶酸、维生素 A、维生素 D、维生素 E、维生素 K、钙和铁。

完全肠道外营养(TPN)可提供足够的营养,一般适用于家族性 CIPO 和严重肌病型的儿童。长期 TPN 费用昂贵并易导致感染、血栓、胰腺炎和淤胆性肝损害,甚至肝功能衰竭,故应在 TPN 前尝试胃造口或空肠造口营养。

(二)药物治疗

CIPO 缺乏有效的药物治疗。

1.促动力药

(1)甲氧氯普胺和红霉素可能对一些患者临时有效,但有不良反应。由于快速耐药反应,红霉素在 CIPO 的治疗中作用有限。

(2)新斯的明是胆碱酯酶抑制药,由于其胆碱能不良反应和潜在致心律失常的危险,将其用于 CIPO 的治疗是不恰当的。

(3)多潘立酮、西沙必利也在 CIPO 中使用,西沙必利能改善 MMC 正常且无迷走神经功能紊乱患者的症状。

(4)5-HT 受体部分激动药替加色罗可能对 CIPO 有效,替加色罗是与西沙必利类似的促动力药,且没有心脏毒性。替加色罗能加速蠕动和增加消化道动力,并能加速正常男性的胃排空和促进 IBS 患者小肠和盲肠的转运。

2.奥曲肽

奥曲肽为长效生长抑素的类似物,国外学者用奥曲肽治疗继发于硬皮病的 CIPO 取得了良好效果,对治疗 CIPO 和继发的小肠细菌过度生长也有效。

奥曲肽主要通过抑制肠内源性神经肽,如 VIP、胰岛素、胰高血糖素、肠源胰高血糖素释放起作用。因为奥曲肽能减低胃动力,在治疗 CIPO 时有时与红霉素联合使用。

3.抗生素

抗生素的适应证为继发于细菌过度生长的腹泻。由于 CIPO 肠道转运的延迟,故标准氢呼吸试验对诊断 CIPO 患者细菌过度生长缺乏敏感性,应采用小肠吸出物行微生物分析(培养)。可适当应用广谱抗生素治疗,如环丙沙星、甲硝唑、多西环素、四环素、阿莫西林-双氧青霉素(克菌)等。

(三)电起搏

胃和肠电起搏理论上是可行的,并可能成为难控制的 CIPO 患者的治疗手段之一。目前 CIPO 电起搏研究的焦点是改善胃轻瘫,已获得初步成功。小肠和结肠电起搏仍不能用于临床且难以发展。

(四)手术治疗

本病手术治疗效果不确切,故原则上不行手术治疗。但对于腹部 X 线检查提示病变肠管直径超过9 cm者,若不积极处理,将导致肠穿孔、肠破裂。对病变范围局限的假性肠梗阻,如巨十二指肠和巨结肠,采用节段性切除术,可收到较好效果。但病变较为广泛者,手术效果并不理想。

1.肠切除术

切除无功能肠段或做上、下肠段旁路移植。巨结肠和严重腹泻患者行全结肠切除术与空肠-直肠吻合术。严重的小肠梗阻与大量的小肠分泌导致体液损失严重的患者,可行小肠切除。

2.松解术

孤立巨大十二指肠,可行十二指肠空肠侧-侧吻合术,以减轻十二指肠压力,亦可行十二指肠成形术。

3.肠移植术

近年报道的小肠移植术为手术治疗增加了新的选择。由于目前该手术病例数不多,因此临床经验不足。但对严重小肠受累,需依赖全胃肠外营养的患者,值得尝试使用。

(郭守军)

第九节　肠易激综合征

肠易激综合征(irritable bowel syndrom,IBS)是一种常见的、病因未明的功能性疾病。好发于中青年,女性多见。其突出的病理生理变化为肠运动功能异常和感觉过敏。临床上以腹痛或腹部不适伴排便习惯改变为特征。本征患者的生活质量明显低于健康人,耗费大量的医疗资源。近年来,本征病理生理、诊断与治疗均取得了长足进展。

一、流行病学

因本征目前仍然是根据症状及排除器质性病症来进行诊断,流行病学调查又多未用问卷的方式进行,故存在标准不统一、文化背景差异等方法学上的问题。有可能目前的流行病学数据存在一定的偏差,但学者们仍认为其还是能反映其基本的流行病学趋势。IBS的流行病学特征有以下几方面。

(1)欧美等经济、文化发达地区发病率较高,在8%~23%,而亚非等经济发展中地区较低为5%~10%。

(2)中青年人好发,女性较男性更易罹患,唯有印度有报道男性多见。

(3)就社会经济情况而论,受教育程度高者、经济收入较高者为发病危险因素。在我国,城市人口的发病率高于农村。

(4)本征仅有少部分患者就医,就医率为10%~50%。但在消化病专科门诊中20%~40%为IBS患者。

二、病因与发病机制

(一)病因

本征的病因不明。可能的高危因素有精神因素、应激事件、内分泌功能紊乱、肠道感染性病后、食物过敏、不良生活习惯等。

(二)发病机制

迄今,仍未发现IBS者有明显的形态学、组织学、血清学、病原生物学等方面的异常,但近来功能性磁共振及正电子体层扫描(PET)的研究发现,IBS患者在脑功能代谢方面不同于对照组。

目前认为IBS的主要病理生理改变可归纳为胃肠动力异常和感觉功能障碍两大类。

1.胃肠动力异常

迄今为止,一方面,已发现的 IBS 胃肠动力异常有多种类型,但没有一种见于所有的 IBS 患者,也没有一种能解释患者所有的症状。另一方面,部分患者在不同的时期可能出现不同的动力学异常。胃肠动力紊乱与 IBS 的临床类型有关。在便秘型 IBS 慢波频率明显增加;高幅收缩波减少;回-盲肠通过时间延长。而在腹泻型 IBS 则正好相反。

2.感觉异常

IBS 感觉异常的研究是最近的热点之一。研究涉及末梢、脊神经直至中枢神经系统。IBS 直肠容量感觉检查的结果表明,患者对容量的感知、不适感觉的阈值均明显低于正常对照组。脊髓对末梢传入的刺激可能存在泛化、扩大化、易化的作用。功能性磁共振和正电子体层扫描的研究表明,IBS 患者脑前扣带回、前额叶及边缘系统的代谢活性明显高于对照组,而这些区域与感觉功能密切相关。

三、临床表现

本征起病隐匿,部分患者发病前曾有细菌性痢疾病史,少数患者幼年时可能有负性心理事件史。症状反复发作或慢性迁延,病程可长达数十年之久。本征虽可严重影响患者的生活质量,耗费大量的卫生资源,但对患者的全身健康状况却影响不大。精神因素、饮食不当、劳累等是症状发作或加重的常见原因。常见的临床表现为腹痛及排便习惯和粪便性状的异常。

(一)腹痛

腹痛多位于左下腹、下腹或脐周,不固定且定位不精确。其性质多为隐痛,程度较轻。也有呈绞痛、刺痛,程度较重者。腹痛几乎不发生在夜间入眠后。腹痛多发生在餐后或便前,排便或排气后腹痛可缓解或减轻。

(二)排便习惯及粪便性状改变

本病的排便习惯改变有便秘、腹泻、腹泻便秘交替 3 种类型。便秘者,多伴排便困难,其粪便干结成团块状,表面可附有黏液。腹泻者,一般每天排便 3～5 次,呈稀糊至稀水样。便秘腹泻交替者,可交替出现上述便秘腹泻的特征。

还有部分患者,在一次排便中,初起为干结硬便,随后为稀糊,甚至稀水样便。也有患者述伴有排便不尽感和排便窘迫感。

(三)其他症状

部分患者可有失眠、焦虑、抑郁、疑病妄想等精神症状或头昏、头痛等。但不会有贫血、消瘦、营养不良等全身症状。其他腹部症状还有腹胀、腹鸣、嗳气等。

(四)体征

本征无明显体征,多仅有腹痛相应部位的压痛,但绝无肌紧张和反跳痛。肠鸣音多正常或稍增强。

四、诊断与分型

目前,在临床实践中,IBS 的诊断仍然是建立在医师对症状评价的基础之上。但对伴有发热、体重下降、便血、贫血、腹部包块、血沉增快等报警征象者,应行相应检查,以排除器质性疾病。必须强调,对临床诊断或拟诊 IBS 的患者,无论有无报警征象。无论其对治疗的反应如何,都应随访,以排除潜在的器质性疾病。目前,国际上流行的诊断标准为 1999 年提出的罗马Ⅱ标准,但学者们仍然认为 Manning 标准和 Kruis 标准有一定价值。

（一）罗马Ⅱ标准

（1）在过去的 12 个月中，至少累计有 12 周（不是必须连续的）腹痛或腹部不适，并伴有以下三项症状中的两项：①腹痛或腹部不适在排便后缓解。②腹痛或腹部不适发生伴有粪便次数的改变。③腹痛或腹部不适发生伴有粪便性状的改变。

（2）以下症状不是诊断所必备，但属 IBS 的常见症状，这些症状越多则越支持 IBS 的诊断：①排便频率异常，每天排便超过 3 次或每周排便少于 3 次。②粪便性状异常（块状/硬便或稀水样便）。③排便过程异常（费力、急迫感、排便不尽感）。④黏液便。⑤胃肠胀气或腹部膨胀感。

（3）缺乏可解释症状的形态学改变或生化异常。

（4）分型：根据临床症状，分为腹泻型（IBS-D）、便秘型（IBS-C）和腹泻便秘交替型（IBS-A）。分型诊断的症状依据如下。①每周排便少于 3 次。②每天排便超过 3 次。③块状或硬便。④稀便或水样便。⑤排便费力。⑥排便急迫感。

腹泻型：符合②、④、⑥项中之 1 项或以上，而无①、③、⑤项；或有②、④、⑥项中之 2 项或以上，可伴有①、⑤项中 1 项，但无③项。

便秘型：符合①、③、⑤项中之 1 项或以上，而无②、④、⑥项；或有①、③、⑤项中之 2 项或以上，可伴有②、④、⑥项中之 1 项。

腹泻便秘交替型：上述症状交替出现。

（二）Manning 标准

其标准包括以下 6 项内容：①腹痛便后缓解；②腹痛初起时排便频率增加；③腹痛初起时排稀便；④腹胀；⑤黏液便；⑥排便不尽感。

（三）Kruis 计分诊断标准

Kruis 计分诊断标准见表 2-1。

表 2-1 Kruis 计分诊断标准

临床表现	计分
（1）以腹痛、腹痛或排便异常为主诉就诊	+34
（2）上述症状反复发作或持续，>2 年	+16
（3）腹痛性质多样：烧灼样、刀割样、压迫感、钝痛、厌烦、剧痛或隐痛	+23
（4）便秘与腹痛交替	+14
（5）具有诊断其他疾病的阳性病史与体征	−47
（6）血沉>20 mm/h	−13
（7）WBC>10×10^9/L	−50
（8）Hb：男<140 g/L 女<120 g/L	−98
（9）血便史	−98

注：总积分≥44 时可诊断 IBS

五、治疗

IBS 治疗应强调综合治疗和个体化治疗的原则。治疗药物的选择主要在于能去除或阻止诱因；阻断发病机制的某个环节；纠正病理生理变化；缓解症状。

（一）一般治疗

建立相互信任的医患关系，教育患者了解本病的本质、特点及治疗等相关知识，是 IBS 治疗的基础。建立良好的生活习惯，是 IBS 治疗的第一步。

一般而言，IBS 者的食谱应清淡、易消化、含有足够的营养物质。应避免可能引起过敏的食物。便秘者，应摄入高纤维素食物。腹胀者应少摄取豆类等易产气的食品。

（二）按临床类型治疗

1.IBS-D 的治疗

可选用吸附剂蒙脱石散、药用炭等。5-羟色胺 3(5-HT$_3$)受体抑制剂阿洛司琼对 IBS-D 有较好疗效，但伴发缺血性肠病的发生率较高，目前美国 FDA 仅限于在医师的严密观察下使用，此药尚未在我国上市。小檗碱和微生态制剂也可用于此型的治疗，但需更多的研究来评价其有效性。

应该强调，如无明显继发感染的证据，不应使用抗菌药物。洛派丁胺等止泻剂仅用于腹泻频繁、严重影响生活者，切忌大剂量、长期应用。匹维溴铵、曲美布汀对腹泻型或便秘型都有一定疗效。

2.IBS-C 的治疗

并非所有的泻剂都适合于便秘性 IBS 的治疗。大量的研究结果推荐用 5-HT$_4$ 受体部分激动剂替加色罗、渗透性或容积性泻剂来治疗 IBS-C。刺激性泻剂，特别是含蒽醌类化合物的中药，如大黄、番泻叶等，长期应用能破坏肠神经，不能长期使用。

临床研究表明替加色罗片 6 mg，每天 2 次，不仅对女性 IBS-C 有较好的疗效，而且对男性患者也是安全有效的。常用的渗透性泻剂有聚乙二醇 4 000 和乳果糖，但部分患者可引起腹泻。容积性泻剂可用甲基纤维素等。

（三）对症治疗

1.腹痛

腹痛是 IBS 最常见的症状，也是就诊的主要原因。匹维溴铵、曲美布汀这些作用于胃肠道平滑肌细胞膜上离子通道的药物对腹痛有较好疗效。替加色罗对 IBS-C 伴腹痛者效果较好，对以腹痛为主者也有一定疗效。抗胆碱能药阿托品、山莨菪碱也可用于腹痛者，但不良反应较多。对顽固性腹痛，上述药物治疗效果不佳者，可试用抗抑郁药或行为疗法。

2.腹胀

饮食疗法至关重要，应尽可能少摄入豆类、乳类等易产气的食品，摄入易消化的食物。有夜间经口呼吸者，应予以纠正。匹维溴铵、曲美布汀、替加色罗对这一症状也有一定疗效。微生态制剂也可选用，常用者有金双歧、双歧三联活菌(培菲康)、丽珠肠乐等。

3.抗抑郁治疗

对有明显抑郁、焦虑、疑病等精神因素者，或是对其他治疗无明显疗效者，可行抗抑郁治疗。

临床较为常用为三环类药物[如丙米嗪、阿米替林、多塞平(多虑平)、阿莫沙平等]及 5-羟色胺再摄取抑制剂[如氟西汀(百忧解)、帕罗西汀(赛乐特)等]。此类药物缓解 IBS 症状起效较慢，多在 1～2 周以后起效，故在施行此疗法前，应与患者沟通，说明用药的必要性，取得患者的信赖，增加其依从性，对于长期失眠的患者，可给予催眠、镇静治疗。

（郭守军）

第十节　吸收不良综合征

吸收不良综合征是指由于多种原因所致营养物质消化吸收障碍而产生的一组症候群。吸收不良综合征通常包括消化或吸收障碍或二者同时缺陷使小肠对脂肪、蛋白质、氨基酸、糖类、矿物质、维生素等多种营养成分吸收不良,但也可只对某一种营养物质吸收不良。

消化不良和吸收不良的区别在于:消化不良为营养物质的分解缺陷而吸收不良为黏膜的吸收缺陷。吸收不良综合征临床上表现为脂肪泻、消瘦、体重减轻等,脂肪泻常占主要地位。

一、分类

吸收不良综合征的病因和发病机制多种多样,根据消化和吸收病理生理变化将吸收不良分为下列几种情况。

(一)消化不良

1.胰酶缺乏或失活

慢性胰腺炎、胰腺癌、胰腺囊性纤维化、原发性胰腺萎缩、胰腺切除术后、胰脂肪酶失活、胃泌素瘤(Zollinger-Ellison综合征可因肠内的高酸度抑制脂肪酶的活性,导致脂肪吸收不良)。

2.胆盐缺乏

严重肝实质病变(肝炎、肝硬化、肝癌等)、回肠切除术后、克罗恩病、长期肝内外胆管梗阻及小肠细菌过度生长所致胆盐合成减少,以及使用新霉素、秋水仙碱、碳酸钙、考来烯胺等与胆盐结合的药物。

3.食物和胆汁胰液混合不充分

胃空肠吻合术后。

4.刷状缘酶缺陷

双糖酶缺乏、乳糖酶缺乏、蔗糖酶-异麦芽糖酶缺乏、海藻糖酶缺乏。

(二)吸收不良

1.小肠黏膜的吸收面积减少

如短肠综合征(大量小肠切除、胃结肠瘘、小肠-结肠瘘等)等。

2.小肠黏膜广泛性病变

克罗恩病、多发性憩室炎、小肠结核,乳糜泻、热带性口炎性腹泻、寄生虫病(贾第鞭毛虫病、蓝伯鞭毛虫病、钩虫、姜片虫等)、放射性小肠炎、内分泌病、糖尿病、甲状旁腺功能亢进、肾上腺皮质功能不全、系统性病变(蛋白质营养不良、淀粉样变、系统性红斑狼疮、硬皮病等)、选择性 IgA 缺乏症。

3.黏膜转运障碍

无 β-脂蛋白症、内因子或某些载体缺陷致维生素 B_{12} 和叶酸转运障碍、AIDS 等。

4.原因不明

Whipple 病、特发性脂肪泻、Fancth 细胞缺乏、先天性小肠旋转不良、假性肠梗阻等。

(三)淋巴或血液循环障碍所致运送异常

1.淋巴系统发育异常

小肠淋巴管扩张、遗传性下肢淋巴水肿。

2.淋巴管梗阻

腹膜后恶性肿瘤、右心衰竭、小肠淋巴管扩张、Whipple 病、小肠结核及结核性肠淋巴管炎。

3.肠黏膜血运障碍

肠系膜动脉硬化或动脉炎。

二、临床表现

吸收不良肠道早期症状仅有大便次数增多或正常而量较多,可伴有腹部不适、肠鸣、乏力、精神不振、体重减轻及轻度贫血等。随病情进展可出现典型症状,如腹泻、消瘦、乏力、心悸、继发营养不良及维生素缺乏等表现。不分昼夜频繁的水样泻是典型的特征,但并不常见。腹泻 3～4 次/天,为稀便或溏便,有时发生脂肪泻(粪便量多,恶臭,面有油腻状的光泽,漂浮水面),可伴腹痛、恶心、呕吐、腹胀、肛门排气增多、食欲缺乏。持续严重的吸收不良可出现各种营养物质缺乏的表现,铁、叶酸及维生素 B_{12} 缺乏可致贫血,维生素(如维生素 A、B、D、K)缺乏致皮肤粗糙、夜盲、舌炎、口角炎、神经炎、感觉异常、骨痛、手足抽搐、出血倾向等改变。面肌抽搐和轻叩面部肌抽搐是钙吸收不良的征象。维生素 D 和钙吸收障碍时,可有击面试验征和束臂试验征阳性。部分患者可有肌内压痛、杵状指、血液系统如皮肤出血点、瘀斑。晚期可出现全身营养不良、恶病质等表现。

三、实验室检查

(一)血液检查

1.常规及生化检查

常有贫血,小细胞性或巨幼红细胞性贫血,凝血酶原时间延长。血清蛋白、胆固醇降低。低血钙,低血磷,血清碱性磷酸酶活性增高,低血钾。严重疾病血清叶酸、维生素 B_{12} 水平降低。

2.血清 β-胡萝卜素浓度测定

血清 β-胡萝卜素测定是脂肪吸收不良的非特异性实验。低于 $100\ \mu g/100\ mL$ 提示脂肪泻,少于$47\ \mu g/100\ mL$ 提示严重脂肪泻,但其浓度超过 $100\ \mu g/100\ mL$ 并不能排除轻度的脂肪泻。

β-胡萝卜素可在肝脏疾病或进食 β-胡萝卜素缺陷饮食的酗酒者中发现假性降低。脂蛋白紊乱或包含胡萝卜素食物的摄入也影响其结果。

3.乳糖耐量试验

乳糖耐量试验主要用于检查双糖酶(主要是乳糖酶)缺乏。受试者口服乳糖 50 g,每半小时抽血测血糖共2 小时,正常情况下,口服乳糖经小肠黏膜乳糖酶水解为葡萄糖和半乳糖而吸收。正常人血糖水平上升,空腹血糖超过 $1.1\ mmol/L$。乳糖酶缺乏者,血糖水平上升不明显,同时出现腹鸣、腹痛、嗳气等乳糖不耐受症状。

(二)粪便检查

寄生虫病患者粪便可查到孢囊,钩虫卵或姜片虫卵等。

1.粪脂肪定性测量

如发现有脂肪吸收不良存在可进行粪显微镜下脂肪分析。粪苏丹Ⅲ染色可见橘红色的脂肪小球,在每高倍视野直径小于 4 μm 达到 100 个小球被认为是异常的。苏丹Ⅲ染色其敏感性为 78%,特异性为 70%。为检测粪脂肪最简便的定性方法,可作为粪脂肪测定的初筛试验,但不能作为主要的诊断依据。

2.粪脂肪定量测定

一般用 Van de Kamer 方法测定。其被认为是脂肪吸收不良的金标准。试验方法:连续进食标准试餐(含脂量 80～100 g/d)3 天,同时测定其粪脂量 3 天,取其平均值,并按公式 $\frac{摄入脂肪量-粪质量}{摄入脂肪量} \times 100\%$ 计算脂肪吸收率。正常人粪脂低于 6 g/d,脂肪吸收率高于 95%。如粪脂增加,吸收率下降,提示吸收不良。

3.^{131}I-甘油三酯及 ^{131}I-油酸吸收试验

本试验服 ^{131}I-甘油三酯或 ^{131}I-油酸,收集 72 小时内粪便。测定并计算粪便排出放射量占摄入放射量的百分比。^{131}I-甘油三酯在十二指肠及空肠被胰脂肪酶分解为 ^{131}I-油酸和游离脂肪酸。胰脂肪酶减少,粪便中 ^{131}I 含量增高,^{131}I-甘油三酯试验反映胰腺功能。^{131}I-油酸可直接由小肠吸收,可用于检查小肠吸收功能。两种放射性检查标记试验有助于鉴别消化不良和吸收不良。粪便 ^{131}I-甘油三酯排出率高于 5% 或 ^{131}I-油酸高于 3%,提示吸收不良。

(三)尿液检查

1.右旋木糖吸收试验

右旋木糖试验用以区别小肠疾病或胰腺所致吸收不良。木糖通过被动扩散和主动转运吸收后,一半被代谢,其中由尿中排出。

本实验方法为:禁食一夜后排去尿液,口服右旋木糖 25 g(如引起腹泻可用 5 g 法),鼓励患者饮水以保持足够的尿量,收集随后 5 小时尿液标本,同时在摄入后 1 小时取静脉血标本。尿中右旋木糖低于 4 g(5 g 法小于 1.2 g)或血清右旋木糖浓度低于 200 mg/L(20 mg/dL)提示小肠吸收不良。

在直接比较中,传统的尿试验明显较 1 小时血液实验可靠。当尿收集时间太短,患者脱水,肾功能障碍,明显腹水,胃排空延迟时可出现假阳性。

2.维生素 B_{12} 吸收试验

维生素 B_{12} 吸收试验(Schilling test)临床上用来区别胃和空肠引起维生素 B_{12} 缺陷,评估患者回肠功能。对评估胰腺分泌不足,细菌过度生长没有重要的临床意义。

口服维生素 B_{12} 后在胃内与内因子结合,于远端回肠吸收。给予小剂量(1 mg)放射性标记的维生素 B_{12} 使体内库存饱和。然后口服 ^{57}Co 或 ^{58}Co 标记的维生素 B_{12} 2 μg,收集 24 小时尿,测定尿中放射性含量。如尿中排泄量低于 7%,提示吸收障碍或内因子缺乏。为明确维生素 B_{12} 吸收不良的位置,可做第二阶段 Schilling test,在重复给药同时,口服内因子,如为内因子缺乏所致恶性贫血,24 小时尿放射性维生素 B_{12} 排泄量可正常。

(四)呼吸试验

1.^{13}C-或 ^{14}C-三油酸甘油酯呼气试验

^{14}C-三油酸甘油酯呼气试验测定被 ^{14}C 标记的甘油三酯代谢后产生 ^{14}CO$_2$ 从呼气中排出的量。一般将$(1.85～3.70) \times 10^5$Bq(5～10 μci)^{14}C 标记的甘油酸加入 20～50 g 的脂肪载体口服,间断收集 6～8 小时呼吸标本。检查结果常用单位时间内排除的 ^{14}C 标记 CO_2 占服用试餐中含量的百分率表示(即 ^{14}C 排除率)。脂肪吸收不良,^{14}CO$_2$ 排除率下降。再用 ^{14}C-软脂酸或 ^{14}C-辛

酸做呼气试验,则可进一步鉴别脂肪吸收不良的原因。

发热、甲状腺疾病、肝病、糖尿病等可影响脂肪的代谢而影响呼吸试验的准确率。肺部疾病,患者对轻度吸收不良缺乏敏感性,射线的暴露及需要昂贵的设备,限制了其临床应用。如改用稳定同位素^{13}C标记不同底物,通过质谱仪测定可避免放射性。对人体无害,可用于儿童和孕妇,扩大了应用范围。

2.氢呼气试验

氢呼气试验是一种很方便的非侵入性糖吸收不良诊断实验。空腹予一定量的双糖,如疑为乳糖吸收不良,一般用50 g乳糖液做试验餐。对蔗糖吸收不良,试验餐为1.5～2.0 g/kg蔗糖。如为单糖吸收不良,则选用50 g木糖或8 g葡萄糖做试验餐。正常情况下在小肠全部被消化吸收,呼气中无或仅有极微量的氢气。吸收不良者,这些糖到达结肠,被结肠细菌发酵产氢,呼气中氢气增多。这些实验中以乳糖呼气试验最佳,乳糖氢呼气试验仍被许多研究者认为是诊断乳糖吸收不良的金标准。

(五)内镜检查和黏膜的活检

结肠镜检查可以提供引起吸收不良的原因。如克罗恩病可有小溃疡,原发性和继发性淋巴管扩张可见白斑,内分泌肿瘤导致的吸收不良如促胃泌素瘤、生长抑素瘤或腹部肿瘤阻塞胰管有时也可通过内镜检查出来。

内镜可直接观察小肠黏膜病变,并可取活检。也可用小肠黏膜活检器经口活检,必要时可行电镜,免疫学和组织培养等检查。尽管小肠黏膜活检取材盲目,对于孤立性病变易出现假阴性结果。但对诊断绒毛破坏或萎缩的吸收不良综合征十分重要,是不可缺少的确诊手段之一。

(六)影像学检查

小肠钡灌的主要作用在评估有细菌过度生长倾向所致吸收不良,如憩室、肠腔内液体、黏液积聚过多、小肠扩张、肠瘘管和肿瘤。溃疡和狭窄可由不同的原因所致,如克罗恩病、放射性肠炎、乳糜泻、肠淋巴瘤、结核等。小肠钡灌结果正常不能排除肠病所致吸收不良和阻止临床上进行肠活检。

CT可用来显示小肠壁的厚度、肠瘘管、肠扩张、腹膜后淋巴结、胰腺疾病所致胰腺钙化、胰管扩张、胰腺萎缩、肿瘤阻塞的定位。

腹部B超和经十二指肠镜逆行胰胆管造影,对诊断胰腺疾病价值较大。

四、诊断

吸收不良综合征的诊断需要首先结合临床表现疑及本征,第二证明其存在,第三证明其病因。吸收不良常根据疑诊患者的既往史、症状和体征及相应的实验室检查做出诊断。

既往史和临床表现对明确病因有很大的帮助,应仔细询问以下既往史:①既往有无手术史,如胃肠切除或胃肠旁路术;②家族或幼年有无乳糜泻;③既往是否到过热带口炎性腹泻,贾第鞭毛虫病或其他胃肠疾病感染地;④是否嗜酒;⑤患者是否有慢性胰腺炎的历史或胰腺肿瘤的症状;⑥患者是否有甲状腺毒症、Addison病、Whipple病、肝病或胆病、糖尿病神经病变的特征;⑦患者是否有糖类吸收不良的高饮食(甜食如山梨醇、果糖)或脂肪替代品或能导致营养不良的不平衡饮食;⑧有无增加免疫缺陷性病毒感染的可能性;⑨患者既往有无器官移植或不正常的射线暴露。

确定引起吸收不良原因的方法需依赖患者的背景。临床有显著腹泻、消瘦、贫血、维生素及微量元素缺乏应疑及吸收不良。应结合临床进行不同的实验室检查,如果没有时间限制可使用非侵入性试验,以进一步指导侵入性试验,以在最短的时间用最少的可能检查来诊断。如疑为寄生虫感染,粪便检查可以提供快速的非侵入性实验诊断。大细胞贫血提示叶酸和维生素 B_{12} 缺乏。

吸收不良综合征的常用诊断步骤如下:对早期疑诊病例可做粪脂肪定量试验,高于 6 g 即可确定为脂肪泻,若粪脂正常亦不能完全排除吸收不良,必要时可做一些选择性检查。其病因诊断可做右旋木糖试验,若正常可大致排除小肠疾病,需进一步检查胰腺疾病或胆盐缺乏性疾病。若木糖试验不正常,可进一步做小肠影像学检查及小肠活组织检查,病因进一步的检查依赖其既往史和症状及以前的检查,以资鉴别。

五、治疗

吸收不良综合征的治疗主要为病因治疗。对病因不明者,主要进行纠正营养缺乏及必要的替代治疗。

(一)病因治疗

病因明确者。应进行病因治疗,如能除去病因,则吸收不良状态自然纠正或缓解,如乳糜泻给予无麦胶饮食,炎症性肠病患者给予激素、SASP 等治疗。

(二)营养支持

对症治疗给予富含营养的饮食及补液,注意调解电解质平衡。补充各种维生素、铁、钙、叶酸、矿物质和微量元素以避免缺陷综合征,腹泻明显者以低脂蛋白饮食为宜,给予止泻药,必要时予以中链甘油三酯口服,对病情严重者给予要素饮食或胃肠外营养支持治疗,对因肠道细菌繁殖过度所致吸收不良可予以抗生素治疗。

(三)替代治疗

各种吸收不良综合征,均可致机体某些营养成分的不足或缺乏,因此,替代治疗对治疗本征来说也很重要。

如糖尿病患者可补充胰岛素,胰酶缺乏者可补充消化酶,制剂如胰酶 6～8 g/d、viokase 4～12 g/d或 cotazym 4～12 g/d 分次服用。低丙种免疫球蛋白伴反复感染者可肌内注射丙种免疫球蛋白0.05 g/kg,每 3～4 周 1 次。

(郭守军)

第十一节 功能性便秘

功能性便秘(functional constipation,FC)是临床常见的功能性胃肠病之一,主要表现为持续性排便困难,排便次数减少或排便不尽感。严重便秘者可伴有烦躁、易怒、失眠、抑郁等心理障碍。

一、病因和发病机制

FC 的发病往往是多因素的综合效应。

正常的排便生理包括产生便意和排便动作两个过程。直肠壁受压力刺激并超过阈值时引起便意，这种冲动沿盆神经、腹下神经传至腰骶部脊髓的排便中枢，再上升至丘脑达大脑皮层。若环境允许排便，则耻骨直肠肌和肛门内括约肌及肛门外括约肌松弛，两侧肛提肌收缩，盆底下降，腹肌和膈肌也协调收缩，腹压增高，促使粪便排出。正常排便生理过程中出现某一环节的障碍都可能引起便秘。研究发现 FC 患者可有直肠黏膜感觉减弱、排便动作不协调，从而发生排便出口梗阻。

相当多的 FC 患者有全胃肠或结肠通过时间延缓，低下的结肠动力无法将大便及时地推送至直肠，从而产生便秘。食物纤维不足，水分保留少，较少的容量难以有效地刺激肠道运动，肠内容物转运减慢，而结肠细菌消化食用纤维形成的挥发性脂肪酸和胆盐衍化的脱氧胆酸减少，它们刺激结肠的分泌、抑制水与电解质的吸收的作用降低，从而引起便秘。

排便习惯不良是便秘产生的重要原因。排便动作受意识控制，反复多次的抑制排便将可能导致胃肠通过时间延长、排便次数减少、直肠感觉减退。

长期便秘会产生顽固的精神心理异常，从而加重便秘。

二、临床表现

功能性便秘患者主要表现为排便次数减少（＜3 次/周）、粪便干硬（指 Bristol 粪便性状量表的 1 型和 2 型粪便）；由于粪便干结，患者可出现排便费力，也可以有排便时肛门直肠堵塞感、排便不尽感，甚至需要手法辅助排便等。粪便性状与全胃肠传输时间具有一定相关性，提示结肠传输时间延缓；在诸多的便秘症状中，排便次数减少、粪便干硬常提示为结肠传输延缓所致的便秘，如排便费力突出、排便时肛门直肠堵塞感、排便不尽感、需要手法辅助排便则提示排便障碍的可能性更大。

部分便秘患者有缺乏便意、定时排便、想排便而排不出（空排）、排便急迫感、每次排便量少、大便失禁等现象，这些症状更可能与肛门直肠功能异常有关。功能性便秘常见的伴随症状有腹胀及腹部不适、黏液便等。辛海威等在全国进行的多中心分层调查发现，15.1％慢性便秘患者有肛门直肠疼痛，尚不清楚慢性便秘与肛门直肠疼痛的内在联系。

老年患者对便秘症状的感受和描述可能不准确，自行服用通便药或采用灌肠也会影响患者的症状。在老年人，功能性排便障碍症状更常见。需要注意的是，不少老年人，便秘症状并不明显，他们仍坚持使用泻剂或灌肠。

功能性便秘患者病程较长，患者便秘表现多为持续性，也可表现为间歇性或时轻时重，与情绪、生活习惯改变、出差或季节有关。对长期功能性便秘患者，如排便习惯和粪便性状发生改变，需警惕新近发生器质性疾病的可能性。

便秘通常不会对营养状况造成影响。功能性便秘患者在体格检查多无明显腹部体征，在部分患者可触及乙状结肠襻和盲肠襻，肠鸣音正常。出现肠型、肠蠕动波和肠鸣音改变需要与机械性和假性肠梗阻鉴别。肛门直肠指诊可触及直肠内多量干硬粪块，缩肛无力、力排时肛门括约肌不能松弛提示患者存在肛门直肠功能异常。

此外，慢性便秘患者常伴睡眠障碍、紧张沮丧情绪，或表现为焦虑、惊恐、抑郁、强迫等，伴有自主神经功能紊乱的症状。精神心理因素是引起或加重便秘的因素，使患者对便秘的感受、便秘对生活的影响放大，也影响治疗效果。

三、诊断原则及

(一)诊断标准

功能性便秘罗马Ⅲ诊断标准。

(1)必须包括下列 2 个或 2 个以上的症状:①至少有 25% 的排便感到费力。②至少 25% 的排便为块状便或硬便。③至少 25% 的排便有排便不尽感。④至少 25% 的排便有肛门直肠的阻塞感。⑤至少有 25% 的排便需要人工方法辅助(如指抠、盆底支持)。⑥每周少于 3 次排便。

(2)如果不使用泻药,松散便很少见到。

(3)诊断肠易激综合征依据不充分。患者须在诊断前 6 个月出现症状,在最近的 3 个月满足诊断标准。

(二)鉴别诊断

需要鉴别的主要是继发性便秘,主要包括以下几种因素。①肠道疾病:结直肠肿瘤、肛管狭窄、直肠黏膜脱垂、Hirschsprung 病。②代谢或内分泌紊乱:糖尿病、甲状腺功能减退、高钙血症、垂体功能低下、卟啉病。③神经源性疾病:脑卒中、帕金森病、多发性硬化、脊髓病变、自主神经病及某些精神疾病。④系统性疾病:系统性硬化、皮肌炎、淀粉样变。⑤药物:麻醉剂、抗胆碱能药物、含阳离子类药物(铁剂、铝剂、含钙剂、钡剂)、其他药物如阿片类制剂、神经节阻断药、长春碱类、抗惊厥药物、钙通道阻滞剂等。

四、治疗

由于各型便秘的发病机制不同,临床应综合患者对便秘的自我感受特点及相关检查结果,仔细分析并进行分型后采取相应的治疗措施,对于部分同时伴焦虑和抑郁的 FC 患者,应详细调查,判断精神因素和便秘的因果关系,必要时采取心理行为干预治疗。

(一)一般疗法

采取合理的饮食习惯,增加膳食纤维及水分的摄入量。另外,需保持健康心理状态,养成良好的排便习惯,同时进行适当有规律的运动及腹部按摩。

(二)药物治疗

经高纤维素饮食、训练排便习惯仍无效者或顽固性便秘者可考虑给予药物治疗。

1.泻剂

主要通过刺激肠道分泌、减少肠道吸收、提高肠腔内渗透压促进排便。容积性泻剂、刺激性泻剂及润滑性泻剂短时疗效理想,但长期服用不良反应大,停药后可加重便秘。渗透性泻剂不良反应相对较小,近年来,高效安全的新一代缓泻剂聚乙二醇(PEG)备受青睐,是一种长链高分子聚合物,口服后通过分子中氢键固定肠腔内水分子而增加粪便含水量,使粪便体积及重量增加,从而软化粪便,因肠道内缺乏降解 PEG 的酶,故其在肠道不被分解,相对分子量超过 3 000 则不被肠道吸收,还不影响脂溶性维生素吸收和电解质代谢,对慢传输型便秘和出口梗阻性便秘患者均有效。

2.促动力药物

西沙比利选择性促乙酰胆碱释放,从而加速胃肠蠕动,使粪便易排出,文献报道其治疗便秘的有效率为 50%～95%,但少数患者服药后可发生尖端扭转型室性心动过速伴 QT 间期延长,故已在多数国家中被撤出。莫沙比利、普芦卡比利为新型促动力药,是强效选择性 5-HT$_4$ 受体激动剂,通过兴奋胃肠道胆碱能中间神经元及肌间神经丛运动神经元的 5-HT₄ 受体,使神经末梢乙酰胆碱释放增加及肠肌神经对胆碱能刺激活性增高,从而促进胃肠运动,同时还增加肛管括约肌的正性促动力效应和促肛管自发性松弛。

3.微生态制剂

通过肠道繁殖并产生大量乳酸和醋酸而促进肠蠕动,有文献报道其近期疗有一定的疗效,但尚需进一步临床观察验证。

(三)清洁灌肠

对有粪便嵌塞或严重出口梗阻的患者需采用清洁灌肠帮助排便。一般采用甘油栓剂或开塞露灌肠。

(四)生物反馈疗法

该疗法借助声音和图像反馈刺激大脑,训练患者正确控制肛门外括约肌舒缩,从而阻止便秘发生。具有无痛苦、无创伤性、无药物不良反应的特点。生物反馈治疗 FC 的机制尚不十分明确。经过 12～24 个月随访观察后发现,便秘症状缓解率达 62.5%,出口梗阻性便秘有效率达 72.2%。生物反馈治疗不仅是一种物理治疗方法,且有一定的心理治疗作用,其症状的改善与心理状态水平相关联。目前,生物反馈疗法多用于出口梗阻性便秘患者的治疗。

(郭守军)

第十二节　克罗恩病

克罗恩病(Crohn disease,CD)是一种贯穿肠壁各层的慢性增殖性、炎症性疾病,可累及从口腔至肛门的各段消化道,呈节段性或跳跃式分布,但好发于末端回肠、结肠及肛周。临床以腹痛、腹泻、腹部包块、瘘管形成和肠梗阻为主要特征,常伴有发热、营养障碍及关节、皮肤、眼、口腔黏膜、肝脏等的肠外表现。

本病病程迁延,有终身复发倾向,不易治愈。任何年龄均可发病,20～30 岁和 60～70 岁是 2 个高峰发病年龄段。无性别差异。

本病在欧美国家多见。近 10 多年来,日本、韩国、南美的本病发病率在逐渐升高。我国虽无以人群为基础的流行病学资料,但病例报道却在不断增加。

一、病因及发病机制

本病病因尚未明了,发病机制亦不甚清楚,推测是由肠道细菌和环境因素作用于遗传易感人群,导致肠黏膜免疫反应过高导致。

(一)遗传因素

传统流行病学研究显示:①不同种族 CD 的发病率有很大的差异。②CD 有家族聚集现象,但不符合简单的孟德尔遗传方式。③单卵双生子中 CD 的同患率高于双卵双生子。④CD 患者亲属的发病率高于普通人群,而患者配偶的发病率几乎为零。⑤CD 与特纳综合征、海-普综合征及糖原贮积病Ⅰb 型等罕见的遗传综合征有密切的联系。

上述资料提示该病的发生可能与遗传因素有关。进一步的全基因组扫描结果显示易感区域分布在第 1、3、4、5、6、7、10、12、14、16、19 及 X 号染色体上,其中 16、12、6、14、5、19 及 1 号染色体被分别命名为 IBD1-7,候选基因包括 CARD15、DLG5、SLC22A4 和 SLC22A5、IL-23R 等。

目前,多数学者认为 CD 符合多基因病遗传规律,是许多对等位基因共同作用的结果。具有遗传易感性的个体在一定环境因素作用下发病。

(二)环境因素

在过去的半个世纪里,CD 在世界范围内迅速增长,不仅发病率和流行情况发生了变化,患者群也逐渐呈现低龄化趋势,提示环境因素对 CD 易患性的影响越来越大。研究显示众多的环境因素与 CD 密切相关,有的是诱发因素,有的则起保护作用,如吸烟、药物、饮食、地理和社会状况、应激、微生物、肠道通透性和阑尾切除术。目前只有吸烟被肯定与 CD 病情的加重和复发有关。

(三)微生物因素

肠道菌群是生命所必需,大量微生物和局部免疫系统间的平衡导致黏膜中存在大量的炎症细胞,形成"生理性炎症"现象,有助于机体免疫受到达肠腔的有害因素的损伤。这种免疫平衡有赖于生命早期免疫耐受的建立,遗传易感性等因素可致黏膜中树突细胞、Toll 样受体(TLRs)、T 效应细胞等的改变而参与疾病的发生与发展。小肠腺隐窝潘氏细胞和其分泌产物(主要为防御素)对维持肠道的内环境的稳定起着重要作用,有研究指出 CD 是一种防御素缺乏综合征。

多项临床研究亦支持肠道菌群在 CD 的发病机制中的关键环节,如一项研究显示小肠病变的 CD 患者切除病变肠段后行近端粪便转流可预防复发,而将肠腔内容物再次灌入远端肠腔可诱发炎症。

(四)免疫因素

肠道免疫系统是 CD 发病机制中的效应因素,介导对病原微生物反应的形式和结果。CD 患者的黏膜 T 细胞对肠道来源和非肠道来源的细菌抗原的反应增强,前炎症细胞因子和趋化因子的产生增多,如 IFN-7、IL-12、IL-18 等,而最重要的是免疫调节性细胞因子的变化。CD 是典型的 Th1 反应,黏膜 T 细胞的增殖和扩张程度远超过溃疡性结肠炎,而且对凋亡的抵抗力更强。

最近有证据表明 CD 不仅与上述继发免疫反应有关,也可能与天然免疫的严重缺陷有关。如携带 NOD2 变异的 CD 患者,其单核细胞对 MDP 和 TNF-α 的刺激所产生的 IL-1β 和 IL-8 显著减少。这些新发现表明 CD 患者由于系统性的缺陷导致了天然免疫反应的减弱,提示他们可能同时存在天然免疫和继发性免疫缺陷,但两者是否相互影响或如何影响仍不清楚。

二、诊断步骤

(一)起病情况

大多数病例起病隐袭。在疾病早期症状多为不典型的消化道症状或发热、体重下降等全身症状,从发病至确诊往往需数月至数年的时间。少数急性起病,可表现为急腹症,酷似急性阑尾炎或急性肠梗阻。

(二)主要临床表现

CD 以透壁性黏膜炎症为特点,常导致肠壁纤维化和肠梗阻,穿透浆膜层的窦道造成微小的穿孔和瘘管。

CD 可累及从口至肛周的消化道的任一部位。近 80% 的患者小肠受累,通常是回肠远端,且

1/3 的患者仅表现为回肠炎;近 50% 的患者为回结肠炎;近 20% 的患者仅累及结肠,尽管这一表型的临床表现与溃疡性结肠炎相似,但大致一半的患者无直肠受累;小部分患者累及口腔或胃十二指肠;个别患者可累及食管和近端小肠。

CD 因其透壁性炎症及病变累及范围广泛的特点,临床表现较溃疡性结肠炎更加多样化。CD 的临床特征包括疲乏、腹痛、慢性腹泻、体重下降、发热、伴或不伴血便。约 10% 的患者可无腹泻症状。儿童 CD 患者常有生长发育障碍,而且可能先于其他各种症状。部分患者可伴有瘘管和腹块,症状取决于病变的部位和严重程度。

许多患者在诊断前多年即表现出各种各样的症状。研究显示,患者在诊断为 CD 前平均7.7 年即已出现类似于肠易激综合征的各种非特异性消化道症状,而病变局限于结肠者从出现症状到获得诊断的时间最长,平均 4.9～11.4 年。

1.回肠炎和结肠炎

腹泻、腹痛、体重下降、发热是大多数回肠炎、回结肠炎和结肠型 CD 患者的典型的临床表现。腹泻可由多种原因引致,包括分泌过多、病变黏膜的吸收功能受损、回肠末端炎症或切除所致胆盐吸收障碍、回肠广泛病变或切除所致脂肪泻。小肠狭窄部位的细菌生长过度、小肠结肠瘘、广泛的空肠病变亦可导致脂肪泻。回肠炎患者常伴有小肠梗阻和右下腹包块;局限于左半结肠的 CD 患者可出现大量血便,症状类似溃疡性结肠炎。

2.腹痛

不论病变的部位何在,痉挛性腹痛是克罗恩病的常见症状。黏膜透壁性炎症所致纤维性缩窄导致小肠或结肠梗阻。病变局限于回肠远端的患者在肠腔狭窄并出现便秘、腹痛等早期梗阻征象前可无任何临床症状。

3.血便

尽管克罗恩病患者常有大便潜血阳性,但大量血便者少见。

4.穿孔和瘘管

透壁的炎症形成穿透浆膜层的窦道,致肠壁穿孔,常表现为急性、局限性腹膜炎,患者急起发热、腹痛、腹部压痛及腹块。肠壁的穿透亦可表现为无痛性的瘘管形成。瘘管的临床表现取决于病变肠管所在位置和所累及的邻近组织或器官。胃肠瘘常无症状或有腹部包块;肠膀胱瘘将导致反复的复杂的尿路感染,伴有气尿;通向后腹膜腔的瘘管可导致腰大肌脓肿和/或输尿管梗阻、肾盂积水;结肠阴道瘘表现为阴道排气和排便;另外还可出现肠皮肤瘘管。

5.肛周疾病

约 1/3 的克罗恩病患者出现肛周病变,包括肛周疼痛、皮赘、肛裂、肛周脓肿及肛门直肠瘘。

6.其他部位的肠道炎症

临床表现随病变部位而异。如口腔的阿弗他溃疡或其他损伤致口腔和牙龈疼痛;极少数患者因食管受累而出现吞咽痛和吞咽困难;约 5% 的患者胃、十二指肠受累,表现为溃疡样病损、上腹痛和幽门梗阻的症状;少数近端小肠病变的患者可出现类似口炎样腹泻的症状并伴有脂肪吸收障碍。

7.全身症状

疲乏、体重下降和发热是主要的全身症状。体重下降往往是由于患者害怕进食后的梗阻性疼痛而减少摄入所致,亦与吸收不良有关。克罗恩病患者常出现原因不明的发热,发热可能是由于炎症本身所致,亦可能是由穿孔后并发肠腔周围的感染导致。

8.并发症

克罗恩病的并发症包括局部并发症、肠外并发症及与吸收不良相关的并发症。

（1）局部并发症：与炎症活动性相关的并发症包括肠梗阻、大出血、急性穿孔、瘘管和脓肿的形成、中毒性巨结肠。CT 是检出和定位脓肿的主要手段,并可在 CT 的引导下对脓肿进行穿刺引流及抗生素的治疗。

（2）肠外并发症：包括眼葡萄膜炎和巩膜外层炎；皮肤结节性红斑和脓皮坏疽病；大关节炎和强直性脊柱炎；硬化性胆管炎；继发性淀粉样变,可导致肾衰竭；静脉和动脉血栓形成。

（3）吸收不良综合征：胆酸通过肠肝循环在远端回肠吸收,回肠严重病变或已切除将导致胆酸吸收障碍。胆酸吸收不良影响结肠对脂肪及水、电解质的吸收而产生脂肪泻或水样泻；小肠广泛切除后所致短肠综合征亦可引起腹泻。胆酸吸收不良致胆酸和胆固醇比例失调,胆汁更易形成胆石。脂肪泻可致严重的营养不良、凝血功能障碍、低血钙及抽搐、骨软化症、骨质疏松。

克罗恩病患者易发生骨折,且与疾病的严重度相关。骨质的丢失主要与激素的使用及体能活动减少、雌激素不足等所致维生素、钙的吸收不良有关。脂肪泻和腹泻可促进草酸钙和尿酸盐结石的形成。维生素 B_{12} 在远端回肠吸收,严重的回肠病变或回肠广泛切除可导致维生素 B_{12} 吸收不良产生恶性贫血。因此,应定期监测回肠型克罗恩病及回肠切除术后患者的血清维生素 B_{12} 水平,根据维生素 B_{12} 吸收试验的结果决定患者是否需要终身给予维生素 B_{12} 的替代治疗。

（4）恶性肿瘤：与溃疡性结肠炎相似,病程较长的结肠型克罗恩病患者罹患结肠癌的风险增加。克罗恩病患者患小肠癌的概率亦高于普通人群。有报道称,克罗恩病患者肛门鳞状细胞癌、十二指肠肿瘤和淋巴瘤的概率增加,但是 IBD 患者予硫唑嘌呤或 6-MP 治疗后罹患淋巴瘤的风险是否增加则尚无定论。

（三）体格检查

体格检查可能正常或呈现一些非特异性的症状,如面色苍白、体重下降,抑或提示克罗恩病的特征性改变,如肛周皮赘、窦道、腹部压痛性包块。

（四）辅助检查

1.常规检查

全血细胞计数常提示贫血；活动期白细胞计数增高。血清蛋白常降低。粪便隐血试验常呈阳性。有吸收不良综合征者粪脂含量增加。

2.抗体检测

炎症性肠病患者的血清中可出现多种自身抗体。其中一些可用于克罗恩病的诊断和鉴别诊断。抗 OmpC 抗体阳性提示可能为穿孔型克罗恩病。抗中性粒细胞胞浆抗体（P-ANCA）和抗啤酒酵母抗体（ASCA）的联合检测用于炎症性肠病的诊断,克罗恩病和溃疡性结肠炎的鉴别诊断。

3.C 反应蛋白（CRP）

克罗恩病患者的 CRP 水平通常升高,且高于溃疡性结肠炎的患者。CRP 的水平与克罗恩病的活动性有关,亦可作为评价炎症程度的指标。

CRP 的血清学水平有助于评价患者的复发风险,高水平的 CRP 提示疾病活动或合并细菌感染,CRP 水平可用于指导治疗和随访。

4.血沉（ESR）

ESR 通过血浆蛋白浓度和血细胞压积来反映克罗恩病肠道炎症,精确度较低。ESR 虽然可随疾病活动而升高,但缺乏特异性,不足以与 UC 和肠道感染鉴别。

5.回结肠镜检查

对于疑诊克罗恩病的患者,应进行回肠结肠镜检查和活检,观察回肠末端和每个结肠段,寻找镜下证据,是建立诊断的第一步。克罗恩病镜下最特异性的表现是节段性改变、肛周病变和卵石征。

6.肠黏膜活检

其目的通常是为进一步证实诊断而不是建立诊断。显微镜下特征为局灶的(不连续的)慢性的(淋巴细胞和浆细胞)炎症和斑片状的慢性炎症,局灶隐窝不规则(不连续的隐窝变形)和肉芽肿(与隐窝损伤无关)。回肠部位病变的病理特点除上述各项外还包括绒毛结构不规则。如果回肠炎和结肠炎是连续性的,诊断应慎重。"重度"定义为:溃疡深达肌层,或出现黏膜分离,或溃疡局限于黏膜下层,但溃疡面超过 1/3 结肠肠段(右半结肠,横结肠,左半结肠)。

近 30% 的克罗恩病患者可见特征性肉芽肿样改变,但肉芽肿样改变还可见于耶尔森菌属感染性肠炎、贝赫切特病、结核及淋巴瘤,因此,这一表现既不是诊断所必需也不能用于证实诊断是否成立。

7.胃肠道钡餐

胃肠道钡餐有助于全面了解病变在胃、肠道节段性分布的情况、狭窄的部位和长度。气钡双重造影虽然不能发现早期微小的病变,但可显示阿弗他样溃疡,了解病变的分布及范围,肠腔狭窄的程度,发现小的瘘管和穿孔。

典型的小肠克罗恩病的 X 线改变包括结节样改变、溃疡、肠腔狭窄(肠腔严重狭窄或痉挛时可呈现"线样征")、鹅卵石样改变、脓肿、瘘管、肠襻分离(透壁的炎症和肠壁增厚所致)。胃窦腔的狭窄及十二指肠节段性狭窄提示胃十二指肠克罗恩病。

8.胃十二指肠镜

常规的胃十二指肠镜检查仅在有上消化道症状的患者中推荐使用。累及上消化道的克罗恩病几乎总是伴有小肠和大肠的病变。当患者被诊断为"未定型大肠炎"时,胃黏膜活检可能有助于诊断,局部活动性胃炎可能是克罗恩病特点。

9.胶囊内镜

胶囊内镜为小肠的可视性检查提供了另一手段,可用于有临床症状、疑诊小肠克罗恩病、排除肠道狭窄、回肠末端内镜检查正常或不可行及胃肠道钡餐或 CT 未发现病变的患者。

禁忌证包括胃肠道梗阻、狭窄或瘘管形成、起搏器或其他植入性电子设备及吞咽困难者。

10.其他

当怀疑有肠壁外并发症时,包括瘘管或脓肿,可选用腹部超声、CT 和/或 MRI 进行检查。腹部超声是诊断肠壁外并发症的最简单易行的方法,但对于复杂的克罗恩病患者,CT 和 MRI 的精确度更高,特别是对于瘘管、脓肿和蜂窝织炎的诊断。

三、诊断对策

(一)诊断要点

克罗恩病的诊断主要根据临床、内镜、组织学、影像学和/或生化检查的综合分析来确立诊断。患者具备上述的临床表现,特别是阳性家族史时应注意是否患克罗恩病。

详细的病史应该包括关于症状始发时各项细节问题,包括近期的旅行、食物不耐受、与肠道疾病患者接触史、用药史(包括抗生素和非甾体抗炎药)、吸烟史、家族史及阑尾切除史;详细询问夜间症状、肠外表现(包括口、皮肤、眼睛、关节、肛周脓肿或肛裂)。

体格检查时应注意各项反映急性和/或慢性炎症反应、贫血、体液丢失、营养不良的体征,包括一般情况、脉搏、血压、体温、腹部压痛或腹胀、可触及的包块、会阴和口腔的检查及直肠指检。测量体重,计算体重指数。

针对感染性腹泻的微生物学检查应包括艰难梭菌。对有外出旅行史的患者可能要进行其他的粪便检查,而对于病史符合克罗恩病的患者,则不必再进行额外的临床和实验室检查。

完整的诊断应包括临床类型、病变分布范围及疾病行为、疾病严重程度、活动性及并发症。

(二)鉴别诊断要点

克罗恩病因其病变部位多变及疾病的慢性过程,需与多种疾病进行鉴别。许多患者病程早期症状轻微且无特异性,常被误诊为乳糖不耐受或肠易激综合征。

1.结肠型克罗恩病需与溃疡性结肠炎鉴别

克罗恩病通常累及小肠而直肠免于受累,无大量血便,常见肛周病变、肉芽肿或瘘管形成。10%~15%炎症性肠病患者仅累及结肠,如果无法诊断是溃疡性结肠炎还是克罗恩病,可诊断为未定型结肠炎。

2.急性起病的新发病例

应排除志贺菌、沙门菌、弯曲杆菌、大肠埃希菌及阿米巴等感染性腹泻。近期有使用抗生素的患者应注意排除艰难梭菌感染,而使用免疫抑制剂的患者则应排除巨细胞病毒感染。应留取患者新鲜大便标本进行致病菌的检查,使用免疫抑制剂的患者需进行内镜下黏膜活检。

3.其他

因克罗恩病有节段性病变的特点,阑尾炎、憩室炎、缺血性肠炎、合并有穿孔或梗阻的结肠癌均可出现与克罗恩病相似的症状。耶尔森菌属感染引起的急性回肠炎与克罗恩病急性回肠炎常常难以鉴别。

肠结核与回结肠型克罗恩病症状相似,常造成诊断上的困难,但以下特征可有助于鉴别:①肠结核多继发于开放性肺结核;②病变主要累及回盲部,有时累及邻近结肠,但病变分布为非节段性;③瘘管少见;④肛周及直肠病变少见;⑤结核菌素试验阳性等。对鉴别困难者,建议先行抗结核治疗并随访观察疗效。

淋巴瘤、慢性缺血性肠炎、子宫内膜异位症、类癌均可表现为与小肠克罗恩病难以分辨的症状及 X 线特征,小肠淋巴瘤通常进展较快,必要时手术探查可获病理确诊。

(三)临床类型

新近颁布的蒙特利尔分型较为完整地描述了克罗恩病的年龄分布、病变部位及疾病行为。详见表 2-2。

表 2-2 克罗恩病蒙特利尔分型

诊断年龄(A)		
A$_1$ 16 岁或更早		
A$_2$ 17~40		
A3 40 以上		
病变部位(L)	上消化道	
L1 末端回肠	L1+L4	回肠+上消化道

续表

L2 结肠	L2+L4	结肠＋上消化道
L3 回结肠	L3+L4	回结肠＋上消化道
L4 上消化道	—	—
疾病行为(B)	肛周病变(P)	
B1* 非狭窄,非穿透型	B1p	非狭窄,非穿透型＋肛周病变
B2 狭窄型	B2p	狭窄型＋肛周病变
B3 穿透型	B3p	穿透型＋肛周病变

注:* B1 型应视为一种过渡的分型,直到诊断后再随访观察一段时期。这段时期的长短可能因研究不同而有所变化(如5～10 年),但应该被明确规定以便确定 B1 的分型。

(四)CD 疾病临床活动性评估(ACG 指南,2001 年)

1.缓解期

无临床症状及炎症后遗症的 CD 患者,也包括内科治疗和外科治疗反应良好的患者;激素维持治疗下持续缓解的患者为激素依赖型缓解。

2.轻至中度

无脱水、全身中毒症状,无中度及中度以上腹痛或压痛,无腹部痛性包块,无肠梗阻,体重下降不超过 10%。

3.中至重度

对诱导轻至中度疾病缓解的标准治疗(5-氨基水杨酸,布地奈德,或泼尼松)无反应,或至少满足下列一项者:中度及中度以上腹痛或压痛,间歇性轻度呕吐(不伴有肠梗阻),脱水/瘘管形成,体温高于37.5 ℃,体重下降超过 10% 或血红蛋白低于 100 g/L(10 g/dL)。

4.重度至暴发

对标准剂量激素治疗呈现激素抵抗,症状持续无缓解者或至少满足下列一项者:腹部体征阳性,持续性呕吐,脓肿形成,高热,恶病质,或肠梗阻。

为便于对疾病活动性和治疗反应进行量化评估,临床上常采用较为简便实用的 Harvey 和 Bradshow 标准计算 CD 活动指数(CDAI),见表 2-3。

表 2-3　简化 CDAI 计算法

一般情况	0:良好;1:稍差;2:差;3:不良;4:极差
腹痛	0:无;1:轻;2:中;3:重
腹泻稀便	每天 1 次记 1 分
腹块(医师认定)	0:无;1:可疑;2:确定;3:伴触痛
并发症(关节痛、虹膜炎、结节性红斑、坏疽性脓皮病、阿弗他溃疡、裂沟、新瘘管及脓肿等)	每个 1 分

注:<4 分为缓解期;5～8 分为中度活动期;>9 分为重度活动期。

四、治疗对策

(一)治疗原则

克罗恩病治疗方案选择取决于疾病严重程度、部位和并发症。尽管有总体治疗方针可循,但必须建立以患者对治疗的反应和耐受情况为基础的个体化治疗。治疗目标是诱导活动性病变缓解和维持缓解。外科手术在克罗恩病治疗中起着重要的作用,经常为药物治疗失败的患者带来持久和显著的效益。

(二)药物选择

1.糖皮质激素

迄今为止仍是控制病情活动最有效的药物,适用于活动期的治疗,使用时主张初始剂量要足、疗程偏长、减量过程个体化。常规初始剂量为泼尼松 40～60 mg/d,病情缓解后一般以每周 5 mg 的速度将剂量减少至停用。临床研究显示长期使用激素不能减少复发,且不良反应大,因此不主张应用皮质激进行长期维持治疗。

回肠控释剂布地奈德口服后主要在肠道起局部作用,吸收后经肝脏首关效应迅速灭活,故全身不良反应较少。布地奈德剂量为每次 3 mg,每天 3 次,视病情严重程度及治疗反应逐渐减量,一般在治疗 8 周后考虑开始减量,全疗程一般不短于 3 个月。

建议布地奈德适用于轻、中度回结肠型克罗恩病,系统糖皮质激素适用于中重度克罗恩病或对相应治疗无效的轻、中度患者。对于病情严重者可予氢化可的松或地塞米松静脉给药;病变局限于左半结肠者可予糖皮质激素保留灌肠。

2.氨基水杨酸制剂

氨基水杨酸制剂对控制轻、中型活动性克罗恩病患者的病情有一定的疗效。柳氮磺胺吡啶适用于病变局限于结肠者;美沙拉嗪对病变位于回肠和结肠者均有效,可作为缓解期的维持治疗。

3.免疫抑制剂

硫唑嘌呤或巯嘌呤适用于对糖皮质激素治疗效果不佳或对糖皮质激素依赖的慢性活动性病例。加用该类药物后有助于逐渐减少激素的用量乃至停用,并可用于缓解期的维持治疗。剂量为硫唑嘌呤 2 mg/(kg·d)或巯嘌呤 1.5 mg/(kg·d),显效时间需 3～6 个月,维持用药一般 1～4 年。严重的不良反应主要是白细胞减少等骨髓抑制的表现,发生率约为 4%。

硫唑嘌呤或巯嘌呤无效时可选用甲氨蝶呤诱导克罗恩病缓解,有研究显示,甲氨蝶呤每周 25 mg 肌内注射治疗可降低复发率及减少激素用量。甲氨蝶呤的不良反应有恶心、肝酶异常、机会感染、骨髓抑制及间质性肺炎。长期使用甲氨蝶呤可引起肝损害,肥胖、糖尿病、饮酒是肝损害的危险因素。使用甲氨蝶呤期间必须戒酒。

研究显示静脉使用环孢素治疗克罗恩病疗效不肯定,口服环孢素无效。少数研究显示静脉使用环孢素对促进瘘管闭合有一定的作用。他克莫司和麦考酚吗乙酯在克罗恩病治疗中的疗效尚待进一步研究。

4.生物制剂

英夫利昔是一种抗肿瘤坏死因子-α(TNF-α)的单克隆抗体,其用于治疗克罗恩病的适应证包括:①中、重度活动性克罗恩病患者经充分的传统治疗,即糖皮质激素及免疫抑制剂(硫唑嘌呤、6-巯嘌呤或甲氨蝶呤)治疗无效或不能耐受者。②克罗恩病合并肛瘘、皮瘘、直肠阴道瘘,经传统治疗(抗生素、免疫抑制剂及外科引流)无效者。

推荐以 5 mg/kg 剂量(静脉给药,滴注时间不短于 2 小时)在第 0、2、6 周作为诱导缓解,随后每隔 8 周给予相同剂量以维持缓解。原来对治疗有反应随后又失去治疗反应者可将剂量增加至 10 mg/kg。

对初始的 3 个剂量治疗到第 14 周仍无效者不再予英夫利昔治疗。治疗期间原来同时应用糖皮质激素者可在取得临床缓解后将激素减量至停用。已知对英夫利昔过敏、活动性感染、神经脱髓鞘病、中至重度充血性心力衰竭及恶性肿瘤患者禁忌使用。药物的不良反应包括机会感染、输注反应、迟发型超敏反应、药物性红斑狼疮、淋巴瘤等。

其他生物疗法还有骨髓移植、血浆分离置换法等。

5.抗生素

某些抗菌药物,如甲硝唑、环丙沙星等对治疗克罗恩病有一定的疗效,甲硝唑对有肛周瘘管者疗效较好。长期大剂量应用甲硝唑会出现诸如恶心、呕吐、食欲缺乏、金属异味、继发多发性神经系统病变等不良反应,因此仅用于不能应用或不能耐受糖皮质激素者、不愿使用激素治疗的结肠型或回结肠型克罗恩病患者。

6.益生菌

部分研究报道益生菌治疗可诱导活动性克罗恩病缓解并可用于维持缓解的治疗,但尚需更多设计严谨的临床试验予以证实。

(三)治疗计划及治疗方案的选择

由于克罗恩病病情个体差异很大,疾病过程中病情变化也很大,因此治疗方案必须视疾病的活动性、病变的部位、疾病行为及对治疗的反应及耐受性来制定。

1.营养疗法

高营养低渣饮食,适当给予叶酸、维生素 B_{12} 等多种维生素及微量元素。要素饮食在补充营养的同时还可控制病变的活动,特别适用于无局部并发症的小肠克罗恩病。完全胃肠外营养仅用于严重营养不良、肠瘘及短肠综合征的患者,且应用时间不宜过长。

2.活动性克罗恩病的治疗

(1)局限性回结肠型:轻、中度者首选布地奈德口服每次 3 mg,每天 3 次。轻度者可予美沙拉嗪,每天用量3~4 g。症状很轻微者可考虑暂不予治疗。中、重度患者首选系统作用糖皮质激素治疗,重症病例可先予静脉用药。有建议对重症初发病例开始即用糖皮质激素加免疫抑制剂(如硫唑嘌呤)的治疗。

(2)结肠型:轻、中度者可选用氨基水杨酸制剂(包括柳氮磺胺吡啶)。中、重度必须予系统作用糖皮质激素治疗。

(3)存在广泛小肠病变:该类患者疾病活动性较强,对中、重度病例首选系统作用糖皮质激素治疗。常需同时加用免疫抑制剂。营养疗法是重要的辅助治疗手段。

(4)根据治疗反应调整治疗方案。轻、中度回结肠型病例对布地奈德无效,或轻、中度结肠型病例对氨基水杨酸制剂无效,应重新评估为中、重度病例,改用系统作用糖皮质激素治疗。激素治疗无效或依赖的病例,宜加用免疫抑制剂。

上述治疗依然无效或激素依赖,或对激素和/或免疫抑制剂不耐受者考虑予以英夫利昔或手术治疗。

3.维持治疗

克罗恩病复发率很高,必须予以维持治疗。推荐方案有以下几点。

(1)所有患者必须戒烟。

(2)氨基水杨酸制剂可用于非激素诱导缓解者,剂量为治疗剂量,疗程一般为 2 年。

(3)由系统激素诱导的缓解宜采用免疫抑制剂作为维持治疗,疗程可达 4 年。

（4）由英夫利昔诱导的缓解目前仍建议予英夫利昔规则维持治疗。

4.外科手术

内科治疗无效或有并发症的病例应考虑手术治疗,但克罗恩病手术后复发率高,故手术的适应证主要针对其并发症,包括完全性纤维狭窄所致机械性肠梗阻、合并脓肿形成或内科治疗无效的瘘管、脓肿形成。

急诊手术指征为暴发性或重度性结肠炎、急性穿孔、大量的危及生命的出血。

5.术后复发的预防

克罗恩病术后复发率相当高,但目前缺乏有效的预防方法。预测术后复发的危险因素包括吸烟、结肠型克罗恩病、病变范围广泛(＞100 cm)、因内科治疗无效而接受手术治疗的活动性病例、因穿孔或瘘而接受手术者、再次接受手术治疗者等。

对于术后易复发的高危病例的处理:术前已服用免疫抑制剂者术后继续治疗;术前未用免疫抑制剂者术后应予免疫抑制剂治疗;甲硝唑对预防术后复发可能有效,可以在后与免疫抑制剂合用一段时间。建议术后 3 个月复查内镜,吻合口的病变程度对术后复发可预测术后复发。对中、重度病变的复发病例,如有活动性症状应予糖皮质激素及免疫抑制剂治疗;对无症状者予免疫抑制剂维持治疗;对无病变或轻度病变者可予美沙拉嗪治疗。

（郭守军）

第十三节　乙型病毒性肝炎

一、乙型病毒性肝炎的流行病学

乙型病毒性肝炎是威胁人类健康的一个重大疾病。乙肝病毒的感染在世界范围内很广泛。全世界 HBV 感染者约有 3.5 亿人,亚洲,非洲等有色人种感染率高。我国 HBV 感染者高达1.2 亿,约占人口的 10％左右。HBsAg 携带率各国调查结果相差很远,最低 0.1％最高达 15％。其中部分患者发展成慢性肝炎。亦有少部分可发展成肝硬化或肝癌,成为致死的原因。

乙型肝炎病毒通过血源传播,体液及各种分泌物都含有病毒,与感染者的血液或分泌物直接或间接接触才能传染。

乙肝病毒传播方式主要有以下几种。

(一)水平传播

最重要的传染源是 HBsAg 阳性的血液。输血及注射血制品时对供血者的筛选方法不彻底,没有完全弃除微量有感染的血液是传播 HBV 的最大来源。动物实验证明一亿分之一毫升HBsAg 阳性的血即可成功地感染猩猩,所以共用牙刷、剃须刀、理发器具、食具、玩具等均可传染。在东南亚、非洲等地尚不能完全排除蚊、臭虫及其他吸血昆虫叮咬引起感染的可能性。患者的分泌物、排泄物如粪、尿、胆汁、汗、泪、涎水、乳汁、精液、阴道分泌物、脑脊液,关节液均发现有HBsAg。直接或间接接触分泌物均有传染的可能。有报告被 HBsAg 阳性的患者咬了发生的感染是涎水中含有 HBV 之故。用粪作实验性感染未成功,说明粪-口不是乙肝的传播途径。最重要的传播途径是注射或黏膜接触血及分泌物。性传播、纹身、穿耳朵、针灸、药瘾者共用注射器都有传染危险。家庭成员密切接触亦可传染。有报告进食 HBV 污染的食物而发生感染的,这必须污染的 HBV 量要大,且口腔黏膜有破损。用两个猩猩做实验,一个猩猩的感染物直接入胃内不发生感染,另一猩猩放入用牙刷刷过牙龈的口腔则发生了感染。

水及饮食几乎不是感染的来源,在 HBV 污染水中蚌蛤体内查到了 HBsAg,但未见有与贝壳类食物相关的乙型肝炎暴发流行。

(二)母婴传播

HBV 感染的孕妇可通过三个途径传染给子女:①经胎盘或生殖细胞传播,脐血中发现 Dane 颗粒及出生一月内的婴儿血中 HBsAg 阳性考虑为通过胎盘传播,可能是母血通过受损的胎盘屏障漏入胎儿血中。也有人用分子杂交技术从乙型肝炎患者的精液中检测 HBVDNA,且发现精子中有整合的 HBVDNA 系列,此种受精卵先存有 HBVDNA,以后长入胎儿体内。②围生期传播,婴儿黏膜或皮肤溃破,接触母血、羊水及阴道分泌物而传播。③有人从初乳中检到 Dane 颗粒,证明奶汁可为传染源。一般认为围生期及产后的密切接触是母婴传播的主要方式。

新生儿的免疫功能很欠缺,故在被乙肝病毒感染后很难自行清除病毒,绝大多数会变成慢性带病毒者,成为我国慢性带毒者的重要部分人群。

(三)医源性的传播

输血以外的 HBV 医源性感染在我国也特别严重。血液透析器械、注射器、穿刺针、针灸针、呼吸器及各种内镜、插管等消毒不严格都是感染的来源。经有关部门统计,实行一人一针一管后,HBsAg 感染率下降 78.6%～81.9%。医务人员,尤其手术室、产房、口腔科、透析室、实验室常与患者血液接触的工作人员感染 HBV 的危险性特别大。医务人员偶尔被针刺伤或皮肤破损事件时有发生。根据世界卫生组织的统计,医务人员肝炎的感染率为其他职业人员的 3～6 倍。

二、乙型病毒性肝炎的发病机制

HBV 进入人体造成组织损害的机制尚未完全阐明。HBV 由皮肤、黏膜进入人体内,可到达肝、胆、胰、肾、骨髓等脏器,主要在肝内繁殖复制,但对肝细胞无明显的损伤作用。这从一些 HBV 携带者的肝脏病理学检查无病理改变可以得到证明。只有人体对侵入的 HBV 发生免疫反应才出现肝脏病变。细胞免疫、体液免疫及可能出现的自身免疫相互关联参与才能引起疾病。不同的临床疾病类型以不同的免疫反应为主。

(一)急性肝炎

HBV 在体内引起病变的类型取决于宿主的免疫应答,急性肝炎的免疫功能正常,HBV 在肝细胞内复制,在肝细胞膜上表现为特异性抗原。HBsAg 与 HBcAg 可能是主要的靶抗原。靶抗原与致敏的 T 淋巴细胞结合,通过淋巴活素杀死肝细胞。同时,特异性体液免疫应答产生抗体(如抗-HBs)释放入血中和病毒,将病毒清除,感染停止,疾病痊愈。

(二)慢性肝炎

乙型病毒性慢性肝炎的病变主要由细胞免疫异常所致。细胞免疫的效应是三种淋巴细胞,即自然杀伤细胞(NK)、细胞毒性 T 细胞(TC)及抗体依赖淋巴细胞。免疫效应所攻击的靶抗原为肝细胞膜上的抗原,如 HBsAg、HBcAg、肝特异性脂蛋白(LSP)及肝膜抗原(LMAg)等。

1.NK 细胞

为不经致敏具有杀伤能力的细胞。NK 细胞的活性在慢性活动性肝炎及 HBsAg 携带者中均有增加。故认为其为肝损伤的发病机制中的重要细胞。

2.TC 细胞

致敏后对有抗原表达的肝细胞具有细胞毒性作用而致肝细胞溶解破坏。肝细胞膜表面有 HBcAg 表达时可为 TC 细胞损伤,如无 HBcAg 靶抗原表达则不能被 TC 细胞损伤。如 HBcAg 只在细胞核内,则不受 T 淋巴细胞的攻击,病变轻微。肝细胞损伤还有其他的因素,如靶细胞的特征、免疫调控功能改变等。

关于靶细胞的特征,目前认识到肝细胞膜上的组织相容抗原(HLA)表达对于 T 细胞的识别非常重要。Manfano 等分析了 HBV 与 HLA 抗原在慢性肝炎患者的肝细胞上的表达,发现 HBV 高度复制的患者 HBeAg 阳性,核内可检出 HBcAg,细胞膜上 HBsAg 表达,但很少 HLA-ABC 表达。反之,低复制型患者,抗 HBe 阳性,细胞核内无 HBcAg,膜上 HBsAg 也很稀少,但有很强的 HLA-ABC 表达。HBeAg/抗-HBe 转换时,转氨酶升高及病变加重,可能与 HLA 表达增强导致 T 细胞反应加剧有关。

3.抗体依赖细胞介导的细胞毒性作用(ADCC)

肝细胞膜上有两种抗原,一为肝特异性脂蛋白(LSP),目前在血清中已可测出。抗 LSP 在 HBsAg 阳性及阴性的肝炎患者血清中均可测到。另一种抗原为肝膜抗原(LMAg)在患者血清中可以测抗肝膜抗体(LMA)。主要见于自身免疫性慢性活动性肝炎,但亦可见于 HBV 所致慢活肝。抗 LSP 等自身抗体可以介导抗体依赖性细胞毒作用(ADCC)成为肝细胞损伤的原因。

4.免疫调控细胞的紊乱

免疫调控细胞即辅助性 T 细胞(Th)与抑制性 T 细胞(Ts),其功能是调控免疫反应,其功能低下或亢进均引起免疫紊乱。根据多数学者检测的结果在肝炎急性期及慢性肝炎活动期存在着抑制性 T 细胞功能低下或缺陷。慢性肝炎稳定期多无变化。

5.体液免疫应答

慢性 HBV 感染患者血清免疫球蛋白水平多为正常,说明 B 细胞功能正常。HBV 在体内激发多种抗体,抗原抗体发生免疫反应形成免疫复合物引起肝细胞损伤,清除病毒。抗原抗体的量不平衡决定病变程度。免疫反应低下者所产生的抗-HBs 不足以清除体内的 HBV,病毒大量复制,持续不断地导致肝细胞病变,即形成慢性肝炎。如宿主为免疫耐受状态,大量病毒复制,主要表达为 HBsAg,不引起宿主的免疫反应,肝细胞不受累,即为慢性 HBsAg 携带状态。

有学者提出病毒通过三方面的机制得以在宿主体内持续存在:通过逃避宿主的免疫监视,细胞表面 HLA-ABC 表达少或抗-HBc 滴度高掩盖了 HBcAg 在肝细胞膜上的表达,T 淋巴细胞不能识别并接触病毒抗原;淋巴细胞或巨噬细胞本身感染了病毒,产生了可溶性抑制因子,无能力发挥免疫反应去清除病毒。同时也抑制了干扰素的产生;病毒自身在复制过程中发生突变,产生有缺陷的变异株不被通常的免疫机制清除。

(三)重症肝炎

宿主的免疫反应亢进,产生抗-HBs 过早过多,与 HBsAg 形成过多的复合物,导致局部过敏坏死反应(arthus 反应),肝细胞大块或亚大块坏死。或过多的 HBsAg-抗-HBs 复合物在肝窦内沉积,造成微循环障碍,导致缺血坏死,波及全肝。除强烈的体液免疫反应外也发生相应强烈的细胞免疫反应。T 细胞介导细胞毒作用也发挥效应,促进肝细胞坏死,引起急性或亚急性重症肝炎。

内毒素的作用在重症肝炎的发展上也起一定作用。正常情况下肠道细菌所产生的内毒素运送至肝脏,由肝清除。肝受损时不能有效清除内毒素,内毒素进入体循环,引起血管通透性增加,血小板激活因子(PAF)增加,能促进 DIC 形成。同时,内毒素刺激单核/巨噬细胞系统,使后者分泌两种因子。一为 PAF,一为肿瘤坏死因子(TNF),TNF 又引起一系列介质如白介素 1、6,白三烯及 PAF 的分泌。白三烯收缩平滑肌和增加血管通透性的作用比组织胺强 100 倍。引起各器官强烈的血管反应,可导致多器官衰竭。

近年来发现丁型肝炎病毒感染与乙型重症肝炎的发病也有密切关系。重症肝炎血清中丁型肝炎病毒标志物>30%阳性,而普通型肝炎则<5%阳性。

三、乙型肝炎的病理学特征及临床表现

病毒性肝炎的病变主要在肝脏,累及全肝。肝细胞的变性坏死为原发性病变。

(一)急性乙型病毒性肝炎

临床上分黄疸型及无黄疸型。基本病变相同,病变程度有轻重不同。85%可恢复正常,10%~15%可转变为慢性肝炎,1%可转变为急性重症型肝炎。

病变高峰时肝细胞的形态变化为肝细胞水肿变性、点状坏死、嗜酸性变性、嗜酸性小体形成,气球样细胞变性,肝小叶内和汇管区出现以淋巴细胞为主的炎性细胞浸润。Kupffer 细胞增生活跃并游离成巨噬细胞。汇管区的炎性细胞浸润可伸向邻近肝小叶,有碎片坏死但不破坏肝小叶界板,故小叶轮廓清楚。肝内淤胆,毛细胆管扩张并可含小胆栓,肝细胞亦可有胆色素颗粒沉着。急性病毒性肝炎后期肝细胞肿胀,肝索排列紊乱,含有胆色素颗粒的 Kupffer 细胞及汇管区的淋巴细胞浸润等可继续存在达数月之久。

临床上,在黄疸前期大多数患者发病缓慢,可有发热、乏力、食欲缺乏或恶心、呕吐等消化道症状。有些患者出现荨麻疹、关节痛或上呼吸道症状。尿色发黄。肝区胀痛,肝轻度肿大。血清 ALT 升高。

黄疸期巩膜皮肤黄染,尿色更深。此时发热消退,乏力、胃肠道症状逐渐好转。肝大有压痛及叩击痛,少数患者脾轻度肿大。血清胆红素含量升高,ALT 显著升高。

恢复期黄疸渐退,食欲恢复,体力逐渐恢复,肝功能恢复正常。肝炎病程约一月,亦有延期恢复者。

急性无黄疸型肝炎远比黄疸型多见。症状较轻,有肝功能不正常,但不出现黄疸。

(二)慢性肝炎

病程超过半年,由急性乙型肝炎中的 10%~15%迁延不愈而发展成慢性肝炎,或因乙型肝炎起病隐袭,待临床发现疾病时已成慢性。

病理变化轻重多样化,慢性肝炎多非全小叶性病变,小叶内有不同程度的肝细胞变性、坏死、汇管区及汇管区周围炎症较明显,主要病变除炎症坏死外还有不同程度的纤维化。

1.轻度慢性肝炎

肝细胞气球样变性,有点状坏死、灶状坏死或出现凋亡小体,汇管区有炎症细胞浸润或可见碎屑坏死。肝小叶结构完整,轮廓清楚,不见肝细胞结节形成,不发展成肝硬化。

临床上症状、体征轻微或缺如,肝功能正常或轻度异常,ALT 和 AST 轻度升高,蛋白质代谢正常,血清胆红素可有轻度升高(≤34.2 μmol/L)。

2.中度慢性肝炎

肝细胞有中度碎屑坏死,汇管区炎症明显,小叶内炎症明显,肝内坏死灶融合或伴有少数桥接坏死,有纤维间隔形成,小叶结构大部分保存完整。

临床上症状体征都比轻度慢性肝炎重,有较明显的乏力、厌食、腹胀,中等度黄疸,肝脾大,肝区触痛。实验室检查 ALT 及 AST 明显升高(>正常 3 倍),血胆红素定量 34.2~85.5 μmol/L,蛋白质代谢不正常,A/G 比例<1.0,凝血酶原活动度降低(<60%)。

3.重度慢性肝炎

汇管区严重炎症性变化,桥接坏死累及多个小叶,小叶结构紊乱,小叶间的界板呈锯齿状,肝小叶被瓜分成假小叶,形成早期肝硬化的病理特征。

临床上有明显的肝炎症状。乏力、食欲缺乏、腹胀、黄疸更明显。有肝病面容、蜘蛛痣、肝掌、脾肿大。实验室检查 ALT 及 AST 持续或明显升高(>正常 3 倍),血胆红素升高(>85.5 μmol/L),蛋白质代谢异常,白/球比例降低(≤1.0)。凝血酶原活动度降低(60%~40%)。B 型超声波检查可发现门静脉增宽(≥14 mm),脾静脉增宽(>8 mm)及脾脏肿大等门静脉高压现象。

(三)重症型肝炎(肝衰竭)

分为急性重型肝炎,亚急性重型肝炎,慢加急性(亚急性)重型肝炎和慢性重型肝炎。

1.急性重症型肝炎

又称暴发型病毒性肝炎,病死率极高。致病原因最多为 HBV 感染。由于强烈的免疫反应,导致肝细胞广泛坏死,肝脏萎缩,表面光滑。早期死亡者的肝脏尚未见明显的胆色素积聚。切面见各个肝小叶中央区塌陷,色深红,称为红色肝萎缩。大多数重症型肝炎尸检时呈所谓急性黄色肝萎缩,肝显著缩小,胆色素沉积呈黄色,重量可减到 600~800 g,异常柔软,被膜皱缩,边薄。显微镜下见肝小叶内肝实质细胞大都溶解坏死,病灶内肝细胞消失,可见到一些核已消失的肝细胞浆或残屑,在这些碎屑之间散布着较多的炎性细胞,包括组织细胞、淋巴细胞及少数中性粒细胞。肝窦充血,Kupffer 细胞增生肿大,游离并吞噬破碎物质和色素颗粒,遗留有网织支架。黄疸超过 10 天者小叶周边的细胆管往往增生,且有淤胆。

急性重症肝炎的临床特点是在起病 10 天以内出现肝性脑病。昏迷往往与黄疸同时发生,极少数病例可先于黄疸发生。有许多致昏迷因素(如氨、短链脂肪酸等)及促进昏迷的因素(如低血糖、缺氧等)导致昏迷、脑水肿、脑疝而死亡。全病程不超过 3 周。

2.亚急性重症肝炎

亦称亚急性肝坏死。起病类似急性黄疸型肝炎,病情经过较急性重症肝炎缓慢。此型病理改变肝实质坏死范围较小(亚广泛坏死),坏死区有单核细胞浸润,炎症病变弥散。除肝小叶有较广泛的坏死外,同时兼有明显的肝细胞再生现象,这是与急性重症肝炎病变的主要区别点。肉眼观察肝体积普遍缩小。表面皱缩塌陷,部分隆起较硬,粗大结节状即肝细胞再生区域。显微镜下在塌陷区多数肝细胞坏死,网状纤维支架萎缩,肝小叶轮廓缩小,汇管区炎性细胞浸润,新生的小胆管内淤胆。

此型肝炎病变多样化(坏死、萎缩、再生、早期肝硬化等),主要是病变不同期发展所致。

临床上在起病后病情逐渐加重,黄疸迅速加深,极度疲乏、恶心、呕吐不能进食,腹胀,出现腹水,易并发自发性腹膜炎。有出血现象。肝性脑病、肝肾综合征或大出血而致死亡。部分患者经积极治疗可好转,但以后发展为坏死后性肝硬化。

3.慢加急性(亚急性)重症肝炎

临床表现为在慢性肝病基础上,短期内发生急性肝功能失代偿的主要临床表现。组织病理学表现:在慢性肝病病理损害的基础上,发生新的程度不等的肝细胞坏死性病变。

4.慢性重症型肝炎

亦称慢性肝炎亚急性肝坏死,是在慢性肝炎或肝硬化的基础上发生的亚急性肝坏死。病理改变除亚急性重症型肝炎的变化外尚有慢性肝炎或肝硬化的典型表现。本型患者临床表现与亚急性重症型肝炎相似,预后更差,病死率极高。

(四)淤胆型肝炎

以往称作毛细胆管炎型肝炎,主要表现为肝内"阻塞性"黄疸。病变主要位于小叶中心部,毛细胆管内有胆栓。肝细胞病变较轻,可见肝细胞大小不等,呈多染性,很少看到肝细胞坏死及嗜酸性小体。汇管区有炎症细胞浸润。其病变程度与黄疸的深度不平行。临床上黄疸持续时间较长,为胆汁淤积性黄疸,皮肤瘙痒,大便颜色变浅或灰白。中毒病状较轻。实验室检查血胆固醇升高,血胆红素升高以直接胆红素为主要成分。蛋白质代谢基本正常,碱性磷酸酶升高,ALT 轻到中度升高。病程虽长,预后良好。

(五)肝炎肝硬化

(1)根据肝脏炎症情况分为活动性和静止性两型。①活动性肝硬化:有慢性肝炎活动的表现,乏力及消化道症状明显,ALT 升高,黄疸,白蛋白下降;伴有腹壁、食管静脉曲张,腹水,肝缩小、质地变硬,脾进行性增大,门静脉、脾静脉增宽等门静脉高压表现。②静止性肝硬化:无肝脏炎症活动表现,症状轻或无特异性,可有上述体征。

(2)根据肝组织病理及临床表现分为代偿期肝硬化和失代偿期肝硬化。①代偿期肝硬化:早期肝硬化,属 Chicd-Pugh A 级。ALB 35 g/L,可有肝炎临床表现,亦可隐匿起病。②失代偿期肝硬化属 Child-Pugh B、C 级,有肝功能损害及门静脉高压症表现。

四、HBV 标志物的检测及其意义

(一)乙型肝炎表面抗原

(1)乙型肝炎表面抗原(HBsAg)于 HBV 感染后 2～6 月出现,相当于临床潜伏期,ALT 升高前 2～8 周。出现于肝细胞浆、血液及其他体液(胆汁、唾液、乳汁、汗液、鼻涕、泪水、精液、阴道分泌物)。急性自限性肝炎 6 个月内可消失。慢性肝炎或慢性携带者可持续存在。HBsAg 有抗原性无传染性。

(2)HBsAg 是病毒的外壳物质(表面蛋白)并不是完整的病毒颗粒,血清 HBsAg 阴性而 HBVDNA 阳性可能有 3 种情况:①HBsAg 滴度低或正在消失,用现行通用的 ELISA 方法测不出;②可能为不同亚型感染;③S 基因变异,以致血中出现有缺陷的 HBsAg,用常规方法测不出。故检查乙肝病毒感染时,只测 HBsAg 是不够的。

(二)抗-HBs

出现在血清中,在急性 HBV 感染后期或 HBsAg 消失之后,经过一段时间的窗口期出现抗-HBs,表示为 HBV 感染的恢复期。一般而言,抗-HBs 可数年保留在血中。正常情况 HBsAg 与抗-HBs 不同时在血中出现。人体在感染期虽持续产生抗-HBs,因有过多的 HBsAg 与之形成 HBsAg-抗-HBs 复合物,抗 HBs 不易被测出来,只有 HBsAg 消失后才能测出。抗-HBs 为保护性抗体,能抵抗同型病毒的侵入,但如抗-HBs 滴度低,侵入病毒的量过大时,仍可发生感染。不同亚型病毒亦可感染。乙肝疫苗注射后血中可出现抗-HBs。

(三)HBeAg

HBeAg 是 HBcAg 的降解产物,在 HBsAg 阳性血清及体液中可测出。HBeAg 与 HBsAg

的浓度、Dane 颗粒、HBcAg 及 DNA 多聚酶呈正相关。是 HBV 复制的指标,代表传染性。它的出现迟于 HBsAg,消失早于 HBsAg,急性自限性感染在血中存在的时间不超过 10 周。在慢性感染及病毒携带者可持续存在。HBeAg 有亚型 e_1、e_2。HBeAg/e_1、e_2 均阳性者,HBVDNA100% 阳性,HBeAg/e_1 阳性者 HBVDNA70% 阳性,HBeAg/e_2 也反映病毒复制的活性。

(四)抗-HBe

抗-HBe 出现在 HBeAg 消失的血清,此时血 HBVDNA 及 DNA 多聚酶多数已转阴性。HBsAg 未消失就出现抗-HBe,也早于抗-HBs。抗-HBe 代表恢复期、但少数抗-HBe 阳性者 HBVDNA 阳性,仍有传染性。且病变仍可能继续发展。少数病例抗-HBe 阳性,始终未出现过 HBeAg,是因 HBV 基因存在变异,无法分泌 HBeAg。虽然血清无 HBeAg,但病毒仍在复制,可出现疾病加剧现象。有人观察到从 HBeAg 向抗-HBe 转换过程中,临床上有两种不同的过程,一种为隐性转换。一种为急性发作伴有 ALT 升高,肝组织坏死甚至有桥接坏死。后者属 HBV 清除的免疫反应。

HBeAg 转换为抗-HBe 的时间长短不一,急性自限性感染一般在 10 周内转换。慢性感染者可多年不变,少数抗-HBe 阳性 HBVDNA 也阳性的患者,HBeAg 又可能重新阳性。

(五)抗-HBcIgM

血清中出现在 HBV 感染早期,稍后于 HBsAg,为急性感染期指标,可持续存在 6～18 个月,慢活肝患者可多年持续存在,但滴度低。

(六)抗-HBcIgG

HBsAg 与 HBeAg 出现后才在血清中出现。为感染恢复期标志。持续时间可达数年至数十年,表示以往感染。

(七)HBcAg

Dane 颗粒的核心结构存在于细胞核。通常在血中不易检测,要用去垢剂处理才能分离出 HBcAg,然后用放免法测定在血清中的含量。HBcAg 阳性表示 HBV 复制。

(八)乙肝病毒脱氧核糖核酸多聚酶

乙肝病毒脱氧核糖核酸多聚酶(DNAP)存在 HBV 核心内,参与 HBVDNA 的短链延长,修补 HBVDNA 的单股区使成为完整的双链分子,从而参与病毒的复制。乙肝潜伏期末,血清出现 HBsAg 后不久便可检出 DNAP。血中 DNAP 阳性反应 HBV 活动性复制,有传染性。它与 HBeAg 及 Dane 颗粒相关。目前由于影响检测效果的因素很多。故临床上较少应用。

(九)乙肝病毒脱氧核糖核酸

乙肝病毒脱氧核糖核酸(HBVDNA)位于 HBV 核心内。HBVDNA 为双链,一条完整的长链,另一条短链经 DNAP 修补后可以延长 15%～45%。蛋白编码均在长链中。

血清中 HBVDNA 的检测目前共有三种方法。

1.斑点杂交法

用 32P-HBVDNA 探针,将血清标本滴在硝酸纤维膜上,通过碱处理,使双股 DNA 变成单股。然后将探针加热处理后迅速冷却,使这也成为单股,与有标本的硝酸纤维膜同置于一定温度下进行分子杂交。如纤维膜上的标本内有 HBVDNA 则碱基相应配对而与探针的 HBVDNA 结合,使硝酸纤维膜上有标本的部位带有同位素。作放射自显影,有 HBVDNA 部位即显示黑色斑点。此法简单,用血量少,灵敏度高,可测出 1 pg 水平的 HBVDNA。但此法有时出现假阳性,要用放射性物质为其缺点。

2.吸印法

用来测定 HBVDNA 在标本中的整合状态。将克隆的 HBVDNA 全基因或用内切酶切后分离出不同的基因片段,分别标记制成探针。标本经琼脂电泳后转移至醋酸纤维素膜上,与上述标记的探针进行杂交及放射自显影。根据杂交后出现区带分子量的不同了解标本中 HBVDNA 的状态。

3.聚合酶链反应(PCR)

或称体外酶促扩增 DNA。其原理类似天然 DNA 的复制机制。该法是试管内特异性的 DNA 在引物的作用下的聚合酶反应,使 DNA 特异片段不断增殖。PCR 可检出 10^{-18} 水平(1~10 fg)的 HBVDNA,比斑点杂交法的灵敏度至少高 100 倍。国内有报告 36 例 HBsAg 阴性的慢肝患者,用 PCR 法检测血清,结果 24 例 HBVDNA 阳性(67%)。HBV 标志物全阴性 15 例中检出 9 例 HBVDNA 阳性。提示 PCR 法灵敏度极高。

HBV 感染血清标志物的临床意义综合于表 3-4。

表 3-4　HBV 感染血清标志物的意义

HBsAg	抗-HBs	HBeAg	抗-HBe	抗-HBc	意义
+	−	−	−	−	急性 HBV 感染潜伏期
+	−	+	−	−	急性肝炎早期,传染性强
+	−	+	−	+	急性或慢性感染,传染性强
+	−	−	+	+	急性或慢性感染后期,传染性低
+	−	−	−	+	急性或慢性乙型肝炎 HBV 携带,传染性低
+	+	+	−	+	HBsAg 免疫复合物,新的不同亚型再感染
+	+	+	+	+	一种亚型的 HBsAg 及异型的抗-HBs(常见); 血清从 HBsAg 转化为抗-HBs 的过程(少见)
−	+	−	−	+	HBV 感染恢复期
−	−	−	+	+	HBV 感染已过;抗-HBs 出现前的窗口期
−	+	−	+	+	HBV 感染恢复期
−	+	−	−	−	注射疫苗后;遥远的过去感染;假阳性

五、乙型病毒性肝炎的治疗

目前治疗病毒性肝炎尚缺乏理想的特效疗法,仍以支持疗法为主,采取综合性措施,注意休息,加强营养,选择适当的药物,避免损害肝脏的药物。病毒是肝炎的主要病原体。乙肝病毒引起的免疫反应是肝细胞坏死、机体受损的主要病理机制。消灭病毒、纠正不正常的免疫反应为治疗重要环节。对各种类型的肝炎治疗上的侧重点不同。

(一)治疗原则

乙型肝炎的治疗应注重正确的诊断及疾病的分期;提供患者与家属咨询及支持;明确治疗的目的及选择适当的方法;定期观察疗效及防治并发症。一般而言,乙型肝炎的治疗原则可归纳为如下几个方面。

1.正确的诊断与疾病的分级和分期

乙型肝炎的诊断应包括病因学诊断及病理学诊断。血清学及病毒学提供病因诊断及判断病毒的复制状态。譬如,HBsAg 阳性代表 HBV 感染的最基本、最经典的血清学标志。而 HBVDNA 阳性则表示患者体内有 HBV 复制。病理诊断一方面可以进一步证实乙型肝炎的诊断,更重要的是可准确地判断肝脏的炎症与损伤程度(即分级)及肝纤维化的程度(即分期)。对于临床疑难病例,肝组织还可以经特殊染色证明 HBV 抗原甚或 DNA 的存在。病毒及病理学诊断是选择正确治疗方法的重要前提。

2.患者的咨询与支持

为取得有效的疗效,每位患者及家属应当给予适当的咨询及支持。这样可得到患者最佳的配合,保证治疗的正常进行,防止常见的并发症的发生。每位患者应该知道健康的生活习惯,其家属应该提供乙肝疫苗及其他保护措施。

3.明确治疗目的、掌握治疗指征及选择合适的治疗方法

乙肝治疗的主要目的是清除 HBV 感染。其他目的包括防止肝脏继续受到损伤,阻止或减缓疾病的发展及防止并发症的发生。如下面详细讨论的,目前乙肝的治疗方法及疗效仍然有限,有些治疗不良反应较甚或并发症较高。因此,合适的选择患者,掌握治疗指征是改善疗效的关键。同时治疗前,也应判断患者有无治疗的禁忌证,以防止严重并发症的发生。概括而言,各种乙肝的治疗方法只适用于血清 HBVDNA 阳性,转氨酶持续升高及肝脏穿刺显示炎症损伤,而且临床上没有禁忌证的患者。随着研究的发展,治疗方案也在逐渐增加,如后面详尽讨论的,对每位患者应依病情选择适当的治疗方法。

4.定期随访及防治乙肝的并发症

只有定期随访患者才能准确判断病情,选择疗效方案、观察疗效、防止药物的不良反应,及早识别、防治乙肝的并发症。随乙型肝炎的慢性迁延及持续损伤,部分患者可逐渐发生乙肝相关的并发症。其主要包括肝硬化、肝功失代偿、肝衰竭及肝细胞性肝癌。慢性乙肝患者,尤其合并肝硬化时,肝癌的发病率显著增加。这些患者应定期检查甲胎蛋白及肝脏超声波或其他影像学检查。肝癌的早期诊断是减少肝癌病死率的最重要措施。在美国及北欧等地区,肝移植已成为治疗晚期乙肝相关的并发症及肝衰竭的重要手段。所有肝脏失代偿的患者,如没有禁忌证均应转诊至肝移植中心接受肝移植的评估。目前,国内肝移植的应用正在增加。因此,如有可能,这些患者也应考虑肝移植的可能。

(二)急性病毒性肝炎的治疗

1.休息

休息是治疗急性肝炎的重要措施。立位及体力活动减少肝血流量,降低其营养。故症状明显者,胆红素在上升者,凝血酶原时间超过正常 3s 者,或年龄超过 40 岁均应卧床休息。待症状减轻、生化检查结果好转可逐渐增加活动量。恢复期应有 1～3 个月不参加工作的康复巩固阶段。

2.饮食与营养

根据不同病期有不同的饮食要求。症状明显的急性期给予易消化、半流质清淡饮食。食欲改善后逐渐增加营养丰富饮食。鼓励多饮水以利排尿,促进代谢,加快胆红素和毒素的排泄。只要患者无发展成肝性脑病的危险,可鼓励患者进食高蛋白饮食。蛋白质参与体内的修复促进肝细胞再生。有人研究高蛋白饮食可缩短病程约 20%。饮食中须有足够的糖量提供热量,减少蛋白质消耗,保持肝内有充分的糖原含量,有利于肝细胞恢复。如患者进食不多,则从静脉补充。但在恢复期不需热量过高,以防发生脂肪肝。脂肪饮食随者的食欲情况选择,不严格禁止。奶

品比其他动物脂肪为佳。在急性期适当补充 B 族维生素及维生素 C。

3.药物治疗

急性肝炎患者药物治疗是次要的。应避免一些损伤肝脏的药物及因素。如吗啡类、氯丙嗪、甲睾酮、利福平、异烟肼、饮酒、劳累或精神刺激等。

"保肝"药物品种很多,疗效难以肯定,急性期患者可以试用数种。

(1)葡萄糖静脉滴注:用于病情较重、黄疸明显、胃肠道症状较重的患者。10%葡萄糖 500～1 000 mL 静脉滴注,1 天 1 次。加入维生素 C 2 g,亦可加入普通胰岛素 6～8 U。

(2)肌苷:可直接进入细胞,参与糖及蛋白质代谢,提高酶(特别是辅酶 A)的作用。加速细胞修复和再生,促进肝细胞恢复。每天 0.4 g 加入输液中静脉滴注,亦可口服 0.2～0.4 g 每天 3 次。

(3)门冬氨酸钾镁:为门冬氨酸钾盐和等量镁盐的混合物。门冬氨酸是草酰乙酸的前体,在三羧酸循环中起重要启动作用,同时间接参与鸟氨酸循环,使 NH_3+CO_2 合成尿素,解除 CO_2 代谢障碍,改善肝细胞供氧。钾、镁是肝细胞生存的重要离子。此药加入输液中静脉滴注,每天 20 mL。

(4)甘草酸:本品是从甘草的干燥根茎中提取的,对急性肝损害有保护作用,可降低 ALT,减轻组织学病变,使肝细胞内糖原增高。对慢性肝炎也能减轻病损和改善肝功能。

(5)还原型谷胱甘肽(TAD,泰特):是在机体细胞质内合成的三肽,由谷氨酸、胱氨酸及甘氨酸组成。在肝内有较强的解毒作用。抑制自由基的产生,减少自由基对肝细胞膜的损害。具有护肝、解毒、增强肝脏解毒功能的作用。用量每天 0.6～1.2 g,加入葡萄糖液静脉滴注,一般用14 天或更长时间。

(6)肝太乐(葡醛内酯):降低肝淀粉酶活性,阻止糖原分解,使肝糖原量增加,脂肪量减少。此药经吸收后分解为葡萄糖醛酸,与体内有毒的代谢产物结合变成无毒的葡萄糖醛酸结合物而从体内排出,故有消除肝内脂肪、护肝及解毒作用。口服每次 0.1～0.2 g,每天 3 次,亦有注射剂。

(7)能量合剂:每支含辅酶 A 50 U、三磷酸腺苷 20 mg,普通胰岛素 4 U。改善糖、蛋白质及脂肪的代谢作用,提供人体能量。

(8)维生素类:维生素 K 促进肝合成凝血因子Ⅱ、Ⅶ、Ⅸ、Ⅹ,有激活肝细胞的功能。给予注射或口服。另补充维生素 E、复合 B 族维生素及维生素 C 等。近年来,国内已生产并用于临床的复合维生素制剂有施尔康、九维他等。

(9)白蛋白及血浆:改善患者的低蛋白血症,促进肝细胞再生及疾病恢复。

(三)乙型肝炎的抗病毒治疗

积极开展抗病毒治疗是阻断乙肝病程的关键措施。常用药物有以下数种。

1.核苷类药物

(1)恩替卡韦为鸟嘌呤核苷类似物,对乙肝病毒多聚酶具有抑制作用。在体内通过磷酸化形成有活性的三磷酸盐,与乙肝病毒多聚酶竞争细胞内的三磷酸脱氧鸟嘌呤核苷,从而抑制HBVDNA的复制。适用于病毒复制活跃,血清转氨酶 ALT 持续升高或肝脏组织学显示有活动性病变的慢性成人型肝炎的治疗,可改善肝脏炎症,安全性较好,长期治疗可改善乙型肝炎肝硬化患者的组织学病变,显著降低肝硬化并发症和 HCC 的发生率,降低肝脏相关和全因病死率。

(2)富马酸替诺福韦酯为前体药物,口服后被酯酶水解释放出母体药物替诺福韦。替诺福韦是单磷酸阿糖腺苷的类似物,具有抑制 HBV 反转录酶的作用,通过与酶底物的竞争而终止

DNA 链的异常,抑制病毒的复制。本品耐药发生率低,长期使用可显著改善肝脏组织学,降低 HCC 发生率。

(3)富马酸丙酚替诺福韦片是一种抗乙肝病毒的药物,主要通过抑制乙肝病毒 DNA 的复制而达到抑制病毒的作用。可以用来缓解及改善因慢性乙肝引起的早期症状,如乏力、头晕、食欲减退等;也可用于病情发展期的症状,如肝掌、蜘蛛痣、肝大、脾大等。

(4)其他抗 HBV 的核苷类似物。20 世纪 80 年代晚期至 90 年代早期的研究曾评估几种核苷类似物,包括阿糖腺苷(ara-A),阿昔洛韦,利巴韦林,以及 FIAU,研究结果提示在安全剂量范围内这些药物并不能产生有效的抗 HBV 功效,因而不应用于抗 HBV 治疗。泛昔洛韦也可抑制 HBVDNA 聚合酶,但其效力弱于拉米夫定。对泛昔洛韦临床试验的报道有限,多数接受治疗的患者仅能取得部分疗效。由于泛昔洛韦与拉米夫定诱导相同的 YMDD 突变,因而两者有交叉耐药性,其进一步限制了泛昔洛韦在治疗乙肝的临床应用。另外两种新型的核苷类似物洛布卡韦及阿德福韦也显示了很强的抗 HBV 效力。小规模的临床试验提示,这两种核苷类似物可能具有与拉米夫定相等的抗 HBV 效果,且阿德福韦与拉米夫定之间不存在交叉耐药性。

2.干扰素

干扰素是广泛应用的抗病毒药物,是一组蛋白质。有 α、β、γ 三种。其作用为防止病毒增殖,调节免疫功能。治疗 HBV 感染的机制首先为抗病毒作用。干扰素与肝细胞表面的特异性受体结合,使细胞内发生一系列反应。蛋白和酶的活性增加,其中 2',5'-寡腺苷酸合成酶(2',5'-AS)和一种蛋白激酶活性增加。2',5'-AS 可促使小分子 2',5'-寡腺苷酸合成,继而激活内源性核糖核酸,后者可降解病毒,裂解感染细胞内的 mRNA,使病毒的特异性蛋白合成减少。另蛋白激酶活性增加,可介导真核启动因子-2(eIF-2)α 亚单位磷酸化,eIF-2 是启动哺乳动物细胞蛋白合成的必需物,此物的磷酸化可阻断 mRNA 传递和病毒细胞的蛋白合成。

干扰素又有免疫调节作用,增强感染细胞膜上 HLA-1 抗原合成,HLA-1 抗原与病毒蛋白(如 HBcAg)一起作为靶抗原易为细胞毒 T 淋巴细胞(Tc)和自然杀伤细胞(NK)识别、结合并溶解受感染的肝细胞,以清除肝细胞膜表面的 HBV。干扰素可激活 Tc、NK 和巨噬细胞,又可调节淋巴因子、IL-1、IL-2 和肿瘤坏死因子(TNF)的产生。干扰素直接作用于 B 淋巴细胞,抑制其产生抗体。使慢性乙型肝炎免疫机制中的体液免疫亢进受到抑制而起治疗作用。

干扰素又起替代补充作用,HBV 近期感染患者血清中干扰素量降低。体外研究证明用病毒刺激周围单核细胞(PBMC),肝炎患者的 PBMC 所产生的干扰素比健康人少。急性病毒性肝炎由于产生干扰素不足而转变为慢性感染。对慢性 HBV 感染者产生干扰素的能力虽有争议,但某些患者对干扰素治疗的反应好,在 α 干扰素治疗期间,血清中、PBMC 中及肝中 2',5'-AS 活性均增高,HLA 抗原在肝细胞膜上的表达增加。因此,干扰素治疗慢性 HBV 感染仍起到作用。

α 干扰素为最早用于抗乙肝病毒临床治疗的药物,于 1994 年被美国食品及药品管理局批准使用。干扰素适用于慢性乙型肝炎患者,并具有如下临床特征者:①转氨酶持续升高;②血清 HBsAg,HBeAg 及 HBVDNA(经分子杂交检查)阳性;③肝脏穿刺活检证实肝脏有持续的炎症及损伤;④肝脏疾病处于代偿期(即没有肝性脑病、腹水等并发症)。血清转氨酶持续正常的患者一般不需干扰素治疗。常用的干扰素剂量有两种:$5×10^6$ U 每天注射 1 次,或 $1×10^7$ U 每周注射 3 次(如周一、三和五)。两种剂量的疗程相同,均为 16 周。最近有研究表明,采用常规剂量但将疗程延长为 32 周,可显著改善疗效。早期研究曾探讨类固醇激素与干扰素合用的可能性,但因疗效并无改善而被放弃。

干扰素疗效的判断有赖于病毒学及血清转氨酶(ALT)。最理想的疗效应为治疗完成6个月后,血清HBVDNA(分子杂交法)、HBeAg持续阴性,ALT持续保持在正常范围。虽然我们期望治疗后血清HBsAg转阴,HBsAg转阴率一般很低,不列为常规的疗效判断指标。对干扰素治疗后的患者长期的随访研究表明,经干扰素治疗并达到上述标准者,即使其血中含有仅能被PCR检出的低滴度HBVDNA,其长期预后仍十分理想。这些患者极少发生乙肝的复发,而且肝硬化,甚至肝癌的发病相应降低。综合多项临床研究结果,接受干扰素治疗的患者其HBVDNA及HBeAg的转阴率为37%和33%,其显著高于未接受干扰素治疗的患者(HBVDNA17%;HBeAg12%)。

许多因素可影响干扰素治疗乙肝的疗效。病毒学的因素包括治疗前HBVDNA的水平,病毒感染株突变及HBV基因型。HBV水平<200 pg/mL,感染不含基因突变的野株HBV的患者,干扰素的疗效较有效。最近的研究提示,HBV基因型C患者干扰素的疗效低于HBV基因型B的患者。在生化及病理方面,治疗前ALT水平较高(>100 U/L)、肝穿活检提示病情活动但无桥接型纤维化或肝硬化的患者,干扰素的疗效显著。其他预示干扰素疗效好的因素包括健全的免疫功能,女性患者,有急性黄疸性肝炎病史或乙肝病程较短者,以及成年期经水平传播途径而感染HBV的患者。有研究提示,与其他族裔相比,亚裔患者对干扰素治疗的反应相对较差,但其他研究不支持此种结果。

作为一种具有多种生物活性的细胞因子,干扰素治疗常伴发一些并发症和不良反应。了解这些药物反应,提供患者适当的咨询、支持与必需的剂量调节,和适当处理这些反应是保证患者完成治疗过程的重要环节。医师必须熟悉干扰素的禁忌证。首先,干扰素不能用于有任何自身免疫性疾病的患者,因为它可以通过免疫调节增强自身反应,加重免疫疾病。其次,干扰素可导致白细胞及血小板计数下降,因此,接受干扰素治疗的患者必须定期检查血细胞计数。根据计数的结果调节剂量甚至停用干扰素。最后,干扰素可诱发或加重抑郁症,甚至导致患者自杀。因此,患有严重抑郁症或有自杀念头的患者在病情稳定前不宜接受干扰素的治疗。最常见的干扰素有关的并发症包括感冒样症状,表现为低热、全身乏力、疼痛、食欲减退、精神怠倦。这些症状在开始用干扰素的早期尤为明显,症状严重者应给予止痛去热的对症治疗。很多接受干扰素治疗的患者感觉到精神上的改变,除抑郁症外,其他表现包括思维行动减慢,不易集中精力,情绪低落,焦躁,易发脾气等。消化道的症状包括恶心甚至呕吐,非特异性腹痛及腹泻。干扰素的治疗亦可导致甲状腺功能的改变,或者功能低下,或者功能亢进。因此,所有的患者均应在接受治疗前及治疗中随访甲状腺刺激激素(TSH)的检查。干扰素的治疗亦可加重牛皮癣的病情。

3.聚肌胞

其为干扰素诱生剂。国内以短程泼尼松、聚肌胞、中药三步法给药方式,对70例慢性乙型肝炎进行随机对照双盲法进行研究,取得了一定效果。且对防止HBV复制的再活动也有一定作用。聚肌胞与ara-A合用,在用ara-A之后给予聚肌胞,隔天肌内注射4 mg,连续3个月,治疗组HBeAg、HBVDNA及DNAP的阴转率明显高于对照组。

(四)免疫调节治疗

乙型肝炎的发病机制与机体免疫调节功能紊乱有关,在治疗上加强调节免疫功能药物的应用也日益受到人们的重视,如将胸腺素用于治疗,以期达到免疫调控、重建患者免疫功能的目的。

（五）抗纤维化治疗

治疗主要应针对抑制肝星状细胞和 EMC 降解活性，但当前极大多数抗纤维化药物仅在体外或动物实验有效，未经临床试验或效果未被临床证实。我国对多个抗纤维化中药方剂，如安络化纤丸、复方鳖甲软肝片、扶正化瘀片等进行了许多实验研究，在动物实验和临床研究中均显示一定的抗纤维化作用，对明显纤维化或肝硬化患者可以酌情选用，但尚需多中心随机对照研究进一步明确其疗程及长期疗效等。

（六）中西医结合治疗

中西医结合治疗肝炎的报道很多，有成药也有方剂。兹介绍一些常用的药。

1.苦参碱

为豆科植物苦参的根及广豆根中提取的有效活性成分，经动物鸭乙肝病毒（DHBV）实验证实，苦参碱对 HBVDNA 的复制有抑制作用。国内部分地区用苦参碱治疗慢性乙型肝炎，表明有抗病毒作用。

2.猪苓多糖

猪苓多糖是由中药猪苓提取的多糖成分，能提高人体免疫功能，能减轻肝损伤、促进机体产生抗-HBs 和增加其滴度。对细胞免疫功能也有增强作用。治疗慢性乙型肝炎有疗效。

3.冬虫夏草及其复方

冬虫夏草为传统的滋补强壮药。动物实验研究，冬虫夏草乙醇提取物注射到小鼠腹腔能使脾脏重量增加，使核酸及蛋白质的含量增加，促进脾细胞 DNA 合成，淋巴细胞增殖，提高 E 玫瑰花结形成率，促进细胞免疫功能。

4.甘草甜素

为甘草酸的钙、钾盐，是甘草的主要成分。临床上有改善症状、退黄降酶的作用。关于能否抑制病毒复制的结果报告不一，有待进一步观察。

5.五味子

五味子的有效成分有抗自由基作用。自由基引起细胞一系列损伤。五味子在动物实验中有明显保护细胞的作用，稳定肝细胞膜，促进肝脾解毒功能，促进雌激素灭活。

6.联苯双酯

合成五味子丙素的中间体。能抑制脂质化物丙二醛的生成。防止细胞表面膜绒毛的凝聚、破溃，长期给药能提高大鼠肝细胞内质网核糖体、核糖核酸及蛋白质含量。临床上有对照的研究用于治疗慢性肝炎 158 例，ALT 恢复正常者为 77.4%，高于对照组的 22.25%。此药可增强肝脏的解毒功能，有促进肝细胞再生的作用。

7.垂盆草

清热、消痛、利尿等作用。治肝炎的主要作用是降低 ALT。动物实验观察到垂盆草对四氯化碳引起的肝损害有保护作用，能减轻肝纤维化。

8.齐墩果酸

齐墩果酸是五环三萜类化合物。动物实验发现此药能抑制或减轻肝细胞变性坏死，促进肝细胞再生，有降低 ALT 的作用。确切效果尚待继续观察。

9.水飞蓟素

古代为欧洲民间药，现我国可大量生产。水飞蓟素可减轻中毒性肝损害，可明显降低肝炎引起的 ALT 水平。有稳定细胞膜的作用。适宜于治疗各类型肝病。

(七)重症病毒性肝炎的治疗

重症肝炎的病死率60%～80%，至今尚无特效疗法达到最佳效果。通过多年的研究认为早期诊断、早期抓好综合性治疗，积极防治并发症，可提高存活率。

关于急性重症肝炎、暴发性肝功能衰竭的治疗，在本书已详细论述。本文讨论亚急性及慢性重症型肝炎的处理。

1.早期诊断，早期卧床休息

黄疸持续加深的患者应住在肝炎特护病房，加强各项指标监测。减少探视，预防感染。

2.注意水、电解质及热量平衡

进食量少的患者宜静脉补充水、电解质及葡萄糖，但防止输液过多引起脑水肿、肺水肿。葡萄糖输入也要适量，须经常监测血糖水平，过多的糖使肝细胞内糖量大量积聚也导致脂肪积聚，引起肝细胞糖原性退变(即水样变性)，不利于肝细胞恢复。

3.病原治疗

清除病毒有利于疾病恢复。应根据患者的病情、病程、疾病分期，以及其具体病理状况，选择干扰素、核苷类似物或其他抗病毒药适时进行治疗。

4.免疫调控

重症乙型肝炎患者有免疫调节功能紊乱，抑制性 T 细胞功能低下。胸腺肽有促进 T 细胞分化发育的作用，可以恢复 T 细胞的免疫功能，减轻肝细胞的免疫损伤。用胸腺肽 $T\alpha_1$(日达仙) 1.6 mg 间日或一周 2 次皮下注射，为有利的辅助治疗措施。

5.治疗黄疸

重症黄疸患者，除用常规疗法外，可用腺苷蛋氨酸(思美泰)1 g，加入葡萄糖液中静脉滴注，每天 1 次。此药降黄效果显著，且有降低 ALT、提高白蛋白的疗效。近年来，采用阿波莫斯针剂(每一安瓿 10 mL 中含 5 g L-鸟氨酸、L-天门冬氨酸盐)，用 5% 葡萄糖液 250 mL 中加阿波莫斯 20 mL 静脉滴注，每天 2 次，一周后改为每天 1 次，20 天为 1 个疗程，与对照组相比有较好效果。此药有解毒、降低血氨及降黄等功效。

6.防止肝细胞坏死，促进肝细胞再生

(1)血制品、蛋白制剂静脉输注：重型肝炎患者的白蛋白合成减少。输注血浆或白蛋白可提高患者血浆蛋白含量促进肝细胞的修复和再生。对利尿消腹水也有作用。贫血及出血的患者宜输新鲜全血，补充调理素及凝血因子，又提高血液的带氧能力，有利于患者恢复。

(2)胰高糖素-胰岛素疗法：此二药合用可以防止肝细胞坏死，促进肝细胞再生。胰高糖素 1 mg 加普通胰岛素 10 U 加葡萄糖液，每天静脉滴注 1 次。日本学者报告用后可以改变 BCAA/AAA 的比例，使血清氨基酸的代谢转为正常，并能降低血氨。

(3)肝细胞生长素(HGF)：输注乳猪 HGF 前后检查患者血清再生因子活性有明显变化，输注 12 小时后达高峰，可见到 DNA 合成增加，促进肝细胞再生。输注 HGF 可维持再生因子 24 小时左右。故须每天输注 1 次。

(4)前列腺素 E_1(PGE_1)：前列腺素 E_1 有防止肝细胞坏死的作用。一方面钙依赖性细胞膜磷酸酯酶活化参与肝细胞坏死过程，PGE_1 与肝细胞膜上特异性受体结合，激活腺苷酸环化酶导致肝细胞内 cAMP 增多，抑制磷酸酯酶活性，而保护肝细胞膜及溶酶体。另方面炎症刺激单核细胞/巨噬细胞分泌 TNF，TNF 与细胞坏死有关。PGE_1 能抑制 TNF 的活性，可减轻肝细胞坏死，防止肝炎向重症化发展。临床报告 PGE_1 治疗组疗效满意。

(5)补充生理性代谢物质:如 ATP、辅酶 A 等正常时由肝细胞线粒体产生。肝细胞坏死这类物质减少,影响三羧酸循环,尿素的合成功能降低,故重肝时应予补充。

7.改善微循环

微循环障碍及 DIC 应纠正。

(1)654-2:每天 40～60 mg 加入输液中静脉滴注,心率过快或高热者慎用。

(2)肝素:小剂量肝素每天 50 mg 加入输液中缓慢静脉滴注。如确诊有 DIC 发生,肝素的剂量可加大(至每天 100 mg),且定期用试管法监测凝血时间掌握用量。肝素通过 AT-Ⅲ 发挥作用,用肝素时输注新鲜血浆或 AT-Ⅲ 浓缩剂。

(3)丹参注射液:可加入输液中静脉滴注或肌内注射。

8.控制出血

未发现明显出血时应予预防。

(1)每天输液中加维生素 K_1 30～40 mg 以改善凝血酶原时间。补充凝血酶原复合物,剂量为 60 U,静脉注射。

(2)口服雷尼替丁 150 mg,每天 2 次。或西咪替丁 0.2 g,每天 3 次,预防消化道出血。如已有上消化道出血可服用凝血酶、云南白药、输全血,或注射生长抑素、奥曲肽等。必要时用三腔二囊管止血。

9.纠正氨基酸代谢紊乱

肝功能衰竭时血浆内各种氨基酸的含量异常,主要为芳香族氨基酸(AAA 如苯丙氨酸、酪氨酸等)含量增高。芳香族氨基酸进入脑组织,诱发肝性昏迷。补充支链氨基酸(BCAA－亮氨酸、异亮氨酸、缬氨酸)使其与芳香族氨基酸的比例恢复正常,可预防及治疗肝性脑病。同时又补充了氨基酸营养,供给患者必需的能量和帮助肝细胞修复。治疗用的氨基酸各地有不同产品,如支链氨基酸、六合氨基酸(精氨酸、谷氨酸、天门冬氨酸、亮氨酸、异亮氨酸、缬氨酸)、肝安注射液,还有 14AA-800、6AA-400 等均在各地试用。

10.预防及控制继发性感染

重型肝炎患者免疫功能紊乱,对感染的抵抗力降低。亚重肝及慢重肝往往有腹水形成。肝脏对细菌的屏障作用减低,门脉高压,侧支循环开放,肠道毛细血管通透性增加均易使细菌进入腹腔而形成自发性腹膜炎。其他部位亦易发生感染,感染促进死亡。故须用强有力、对肝肾无毒性的抗生素。如为腹膜炎腹腔内亦可注射抗生素。在用药过程中须预防二重感染,警惕真菌感染。

11.预防及治疗肾功能不全

肝功能不全时不能正常清除肠道革兰氏阴性细菌产生的内毒素。内毒素引起小血管收缩,还可引起肾上腺上皮细胞释放血栓素,后者亦收缩血管。体内前列腺素 I_2/血栓素比例改变是肾功能衰竭的重要启动因素。加之,高度黄疸、血容量不足、低血钾、出血及可能存在的继发性感染更加重肾脏损害。

重型肝炎患者每天记录出入水量,发现尿量减少要分析原因,如为血容量不足应予补充。血容量已足仍然少尿,就用呋塞米或甘露醇利尿。如利尿效果不好出现氮质血症,预后就很严重。此时除利尿外应严格控制液体入量(相当于前一天尿量加 700 mL),避免发生脑水肿,肺水肿,心力衰竭。补充足量葡萄糖以减少蛋白质分解。

12.人工肝支持系统及肝移植

慢性肝炎的晚期病变不可逆转,药物治疗不能取得效果。若有供体进行肝移植是解决肝衰竭的一个重要选择和治疗途径。在尚不能及时得到供肝的情况下,先使用人工肝支持系统,结合血浆置换、血液灌流、血浆吸附、血液透析、血液滤过等方法,根据病情选上述方法单用或联合使用,以代替肝脏的部分功能,清除有害物质。通过肝细胞再生,使肝脏渡过衰竭的难关,得以逐渐康复,或暂时替代肝脏功能为肝脏移植手术做准备。

（邓雪梅）

第十四节　肝　硬　化

肝硬化是由不同病因引起的慢性肝病在发展过程中的后期阶段。病变呈弥漫性分布。基本病理变化主要是肝实质变性坏死,纤维结缔组织增生,假小叶形成,导致肝脏逐渐变硬。后期可阻碍门静脉回流,导致门脉高压症。临床表现为肝功能不良,门脉高压,以及多系统损害。病因以病毒性肝炎较多见,此外有寄生虫病、营养不良、酒精中毒等,部分病例与自身免疫有关。根据病因、病理或临床表现,一般分为结节性肝硬化与胆汁性肝硬化,以结节性肝硬化较多见。

本病可分属于中医的"黄疸""胁痛""积聚""癥瘕"范围,晚期可出现"臌胀""血证""昏迷"等严重并发症。上述各主症可为本病先后阶段的演变发展,也可错杂存在。前人曾有黄疸、癥瘕、积聚是"中满胀病之根"之说。

一、中医病因病理

主要病因:情志不遂,饮食不节,多嗜烈酒,或染湿热疫毒,蛊毒,或续发于黄疸,疟母、久泻久利、某些化学药物中毒等。诸因皆可致脏腑受损、失调。一般先伤肝脾,肝郁木不疏土,导致脾失健运,肝脾不调,气机阻滞。初病在气分,形成痞聚;久则由气入血,使血行不畅,经隧不利,形成癥积。积聚迁延,或因黄疸湿热郁久伤脾,中气匮乏,斡旋无权,湿热益盛,肝气亦不能条达,遂致气血凝滞,脉络瘀阻,湿热壅结肝脾,使气、血、水交互搏击,最终形成臌胀。或寒湿困遏脾阳,脾阳受损,由脾及肾,脾肾阳虚。脾不运湿,肾失开合蒸化,导致水湿内停。或若阳虚及阴;或湿热久壅,肝肾之阴暗耗;或阴津既亏,阳无以化,则水津失布;或阴虚生郁热,热越大,水越溢,"水从火溢",这些均是形成阳虚或阴虚型腹水的重要原因。至此肝、脾、肾三脏俱虚,运行蒸化水湿的功能更差,气滞、水停、血瘀三者错杂为患,壅结更甚,其胀日重。由于邪愈盛而正愈虚,故本虚标实更为错综,病势日深。同时,水臌与癥积又阻滞气、血、水的运行,影响膀胱气化和消伐正气,使水势愈壅愈甚,形成恶性循环。

如肝肾阴虚,内有郁热;或正虚感邪,邪从热化,因热生痰,内扰心神,热动肝风;或水湿热毒深重,正气不支;或痰浊蒙蔽心窍,均可导致昏厥、谵妄、痉搐等严重变证。若肝不藏血,脾不统血,阴虚或湿热,内热伤络,或生冷硬物,刺激性食物损伤血络,则可并发严重血证。终致邪陷正虚,气阴耗竭,由闭转脱,危及生命。

二、西医病因病理

(一)病因

1.病毒性肝炎

肝炎肝硬化多从慢性乙型病毒性肝炎、慢性内型病毒性肝炎发展而来,尤其是乙型病毒性肝炎最为常见。甲型及戊型病毒性肝炎一般不发展为肝硬化。急性与亚急性肝坏死患者也可以直接发展为坏死后肝硬化。

2.血吸虫病

我国长江流域血吸虫病流行区多见。成虫寄生于门静脉系统,沉积在肝组织中的虫卵在肝脏汇管区刺激结缔组织增生,导致肝纤维化和门脉高压,最终形成血吸虫性肝硬化。

3.慢性酒精中毒

长期大量嗜酒,酒精及其中间代谢产物(乙醛)直接损害肝细胞,且长期营养不良亦可加重肝损害。

4.药物及化学毒物

如长期服用异烟肼、甲基多巴等,或长期反复接触某些化学毒物如四氯化碳、磷、砷、氯仿等可引起中毒性肝炎,最终发展为肝硬化。

5.营养不良

直接或间接对肝细胞产生损害。

6.循环障碍

慢性充血性心衰竭、缩窄性心包炎等使肝脏长期瘀血,肝细胞缺氧、坏死和结缔组织增生。

7.胆汁淤积、肠道感染及炎症

持续存在的肝内外胆汁淤积时,高浓度的胆汁酸和胆红素对肝细胞有损害作用。

8.遗传代谢性疾病

如肝豆状核变性未及时诊断及治疗时,大量铜沉积肝脏,可引起肝硬化。

(二)病理

各种原因引起的肝硬化,其病理变化和发展过程是基本一致的。主要特征为肝细胞弥漫性坏死、再生,诱发纤维组织增生、小叶结构破坏、结节增生及假小叶形成。上述病理变化造成肝内血管扭曲、受压、闭塞;血循环紊乱,最终引起门静脉压力增高,反过来又再使肝细胞营养障碍,促使肝硬化病变不断发展。肝炎后肝硬化,多数为大结节性肝硬化,如果病程缓慢迁延、炎性坏死病变轻,也可表现为小结节性肝硬化。

三、诊断

肝硬化起病及过程可极缓慢,常潜伏 3～5 年乃至更长时间才发病。慢性肝病史、感染血吸虫,大量酗酒、慢性心力衰竭、营养不良、肝病阳性家族史有参考价值。30％～50％的早期肝硬化因静止不活动,代偿功能良好而无明显症状。即使有也缺乏特异性,难以从临床上确定诊断,往往在健康检查,或因其他疾病行剖腹手术或尸解时方被发现。

(一)代偿期

1.症状

易倦,食欲缺乏,腹胀,便溏,恶心,体重下降,低热,肝区隐痛。也可症状较轻缺乏特异性,或无任何不适。

2.体征

肝脾常肿大,质地偏硬,有或无压痛。面色黧黑,晦滞,可见蜘蛛痣,肝掌,面颊部毛细血管扩张等。

3.实验室检查

肝功能可在正常范围或轻度异常,血清球蛋白常有不同程度升高,清蛋白正常或偏低,影像学检查可显示门脉内径轻度扩张,或脾脏轻度肿大。

(二)失代偿期

进入此期,上述表现加重,主要表现为门静脉高压和肝功能损害二大症群。

1.门脉高压症群

(1)脾大及脾功能亢进,可破坏血细胞,使周围血象三系减少,以血小板及白细胞减计数少明显。白细胞计数常在 $3.5×10^9/L$ 以下,血小板计数多在 $50×10^9/L$ 以下。

(2)门腔静脉间侧支循环开放,为门脉高压的特征性表现,可见腹壁静脉曲张,尤以食管下段和胃底静脉曲张最具特征性,痔核形成。

(3)后期可出现腹水和身形浮肿。

2.肝功能损害症群

(1)乏力,食欲缺乏,腹胀等症状加重,常感腹痛,常现低热。

(2)内分泌功能失调:出现典型的肝病面容,面色黧黑或呈青灰色,面颊,颈胸部毛细血管扩张,出现蜘蛛痣,肝掌,性欲减退,多数男性乳房发育及乳房疼痛,与雌激素灭活失调有关,女性月经不调,不孕。

(3)黄疸:常发生,为肝细胞坏死所致,黄疸严重程度与预后成正比,若总胆红素>120 mmol/L,需注意重症肝损的发生,持续上升者预后差。

(4)出血倾向:凝血酶原时间明显延长,易出现鼻衄,齿衄,或皮下黏膜瘀斑甚至胃肠道黏膜出血。

(5)腹水:为失代偿期的重要标志,初为轻度腹水,随病变进展而逐渐加重。若无感染主为漏出液,比重<1.018,李凡他反应阴性,细胞数<$100×10^6/L$,蛋白定量<25 g/L。

(6)血浆清蛋白<34 g/L,球蛋白>36 g/L,A/G<1,γ球蛋白显著增高,可>40%(正常值9.0%~16.0%)。

(7)血 AFP:常中度升高,在活动性肝硬化时尤为明显,其增高表示有肝细胞坏死和再生。肝功好转后,可渐降至正常范围。

(三)特殊检查

1.B超检查

典型肝硬化有下述特征性改变:肝脏表面不光整,呈波浪状或锯齿状,肝体积缩小,肝内光点分布不均匀,回声增强增粗,或呈网状结构。肝静脉变细,走形扭曲。门静脉直径(PV)>14 mm,脾厚>40 mm,脾静脉内径>8 mm,胆囊壁增厚,水肿,双边影。腹水。

2.CT 检查

CT 检查显示肝叶形态失常,肝叶比例失调,肝表面呈波浪或锯齿状,肝裂增宽或移位。伴有脂肪变时肝密度降低。在肝炎后肝硬化时右叶肝萎缩明显。在血吸虫性肝纤维化可见地图样或呈蟹状改变并可清楚显示脾大,腹水。借助 SCTA 血管成像技术可清晰窥视门脉系血管形态变化及侧支循环开放状态。

3.MRI

MRI 对肝脏形态及门脉血管改变的显示较 CT 更为清晰,可显示肝硬化再生结节及与肝癌结节的鉴别。

4.血管造影

血管造影包括肝动脉造影和门静脉造影等,可了解门静脉侧支循环状况,对肝内还是肝外阻塞导致的门静脉高压可资鉴别;肝硬化时作选择性肝动脉造影可发现异常改变;还可早期发现较小的癌结节、了解肝内占位的性质。可进行肝动脉置管化疗或栓塞治疗术。

5.同位素扫描

同位素扫描可获取肝脾大小、形态及放射性分布图像,可作门静脉流速测定,较清楚显示门体分流程度和门脉高压程度。

6.胃镜

胃镜可直观食管-胃底静脉曲张程度、范围及判断有无破裂出血的危险。

7.食管吞钡

食管吞钡可显示食管-胃底静脉曲张程度及范围。

8.腹腔镜

腹腔镜可直接窥见肝表面,并可直视下进行肝穿,可获确诊。对鉴别本病与其他肝病、原发性肝癌等均有较大帮助。

9.肝活组织检查

隐匿型肝硬化或疑有其他肝病时,应作肝穿取活检,多可获肯定诊断。目前多用一秒钟快速穿刺法,简单安全。

(四)早期诊断要点

肝硬化的早期诊断和早期治疗是改善本病预后的关键。由于临床症状与病理不一定平行,因此依靠临床症状,难以作出早期诊断。为了能早期诊断,对具有下列之一者应严密随访:①出现原因不明的消化道症状或体力减退者;②原因不明的肝大伴健康状况下降、消瘦、乏力且经久不愈者;③原因不明的脾大;④有传染性肝病史,尤其反复发作者;⑤有中毒性或药物过敏性肝炎史,肝功能长期不易恢复;⑥长期营养不良,慢性泄痢或长期大量酗酒者;⑦无原因可寻的蜘蛛状血管痣;⑧长期肝功异常尤其合并有慢性 HBV 携带者。

四、鉴别诊断

(1)腹水需与结核性腹膜炎、缩窄性心包炎、心力衰竭、肾衰竭、癌性腹水、巨大卵巢囊肿等鉴别。

(2)食管、胃底静脉曲张破裂出血需与消化性溃疡、胃炎、胃黏膜脱垂、胃癌出血、胆道出血等相鉴别,尤其是溃疡出血,因肝硬化易并发溃疡。

(3)脾大需与门静脉高压症、黑热病、疟疾,慢性白血病、霍奇金病等鉴别。

(4)肝大需与慢性肝炎、先天性肝囊肿、肝癌等鉴别。

(5)其他原因引起的神经、精神症状,如尿毒症,糖尿病酮症酸中毒引起的昏迷等更须与肝昏迷作鉴别。

(6)还要进行门脉性、胆汁性肝硬化和心源性等不同类型肝硬化的病因鉴别。

五、并发症

(一)食管胃底静脉曲张破裂出血

食管胃底静脉曲张破裂出血常导致大量呕血和黑便,可致休克,诱发腹水与肝昏迷,为主要死亡原因。

(二)肝性脑病

每因消化道出血、腹泻或大量利尿,体内进入多量蛋白质而诱发,出现精神错乱,运动异常,出现扑翼样震颤进而意识模糊,昏迷,血氨增高,也是引起死亡的重要原因之一。

(三)肝癌

肝癌多见于肝炎后肝硬化,常与肝硬化并存。二者并存时肝癌症状易被肝硬化症状掩盖。下列情况应考虑并发肝癌的可能性:①肝硬化经积极治疗,病情无缓解反而迅速恶化;②进行性肝大而有结节及压痛;③血性腹水;④肝区疼痛较剧烈且顽固;⑤黄疸呈进行性加深。肝硬化并发肝癌的概率为 9.9%~39.2%,约 2/3 的肝癌是在肝硬化基础上发生的;⑥血清 AFP 测定,若血清中出现高浓度 AFP,强烈提示原发性肝癌。活动性肝炎时,AFP 也可增高,但很少超过 35 ng/mL(正常值为 0~7 ng/mL),个别虽超过,但病情好转后滴度逐步下降。肝扫描、B 超、CT 等可发现肝区占位性变。

(四)感染

可并发肺炎,胆道感染,败血症,尤其并发腹水感染。此时出现发热,腹痛,血白细胞计数升高,腹水呈渗出性,鲎溶解物试验阳性,腹水培养可有细菌生长。

(五)肝肾综合征

肝肾综合征即并发肾功能衰竭或氮质血症,为晚期肝硬化的严重并发症。可见于:①消化道大量出血后,由肠道吸收的氮质增多,休克导致肾功能损伤;②大量放腹水后,由于细胞外液突然减少;③强利尿剂使用后;④手术以后。

(六)门静脉血栓形成

约 10%结节性肝硬化患者并发门静脉血栓形成。如突然发生完全性梗阻,可出现剧烈腹痛、腹胀、呕血、便血、休克等,并有脾增大,腹水甚至肝昏迷;若血栓缓慢形成或侧支循环丰富,则无明显临床症状。

(七)消化性溃疡

消化性溃疡并发率为 5%~10%。故肝硬化出现出血时不可忽视溃疡病引起之可能。

六、中医证治枢要

鉴于肝硬化之基本病理为肝阴不足,气滞血瘀,故柔肝养阴、活血化瘀、软坚散结,为本病之基本治疗大法,养阴,疏肝,活血三者应视症情而有所侧重。

由于肝郁气滞每易招致脾运失司,导致肝脾不调,故着力调理肝脾,实属治疗本病之重要一环。疾病晚期,由于阴津亏耗或阴损及阳,气化不利,水湿停蓄,或湿、瘀化热,出现浮肿、腹水、黄疸、出血或心神受损症状,此时应选用对症之策。

扶持正气,为本病治疗的一个重要方面,必须注意于病程始终。由于本病每现本虚标实,在实施行气活血、软坚散结、逐利水湿时,须衰其大半而止,不可过用攻伐。在需要和可能时,随时掺入扶正之品,因为正气旺盛乃是祛除邪积之必要前提和基础,不容忽视。本病后期常现虚多实少,或虚多实多,必须权衡轻重、缓急、先后、标本,处理好标本的关系,切忌只看到标实而忽视本虚,攻逐太过以求一时之快,往往"自求祸耳"。要尽可能做到稳中求效,缓缓图之,此为上策。扶正的基本原则是养肝、健脾,还要根据阴虚、阳虚之偏,或滋养肝肾,或温补脾肾。

七、辨证施治

(一)肝气郁结(含肝郁脾虚)

证候特点:胁肋胀痛或窜痛,急躁易怒,喜太息,口干口苦,或咽部有异物感,纳差或食后胃脘胀满,便溏,腹胀,嗳气,乳房胀痛或结块,舌苔薄白,或有齿痕,脉弦。

治法:疏肝理气,健脾行水。

推荐方剂:柴胡疏肝散或柴芍六君汤,水湿内停时合苍牛防己黄芪汤或胃苓汤加减。

基本处方:柴胡 10 g,枳实 10 g,白芍 10 g,香附 10 g,白术 10 g,茯苓 10 g,陈皮 10 g,苍术 6 g,厚朴 10 g,猪苓 15 g,泽泻 15 g,桂枝 10 g,甘草 5 g。每天 1 剂,水煎服。

临床加减:尿少者加车前子 15 g 以利小便;泛吐清水者加法半夏 12 g、干姜 6 g 和胃降逆散寒;腹胀甚者加木香 12 g、槟榔 15 g 以行气消胀;若单腹胀大,面色晦滞,尿黄而少,此属气滞夹热,宜用排气饮加白茅根 10 g、车前子 15 g 以理气消胀,清热利水;胁下刺痛不移,面青舌紫,脉弦涩,属气滞血瘀,加延胡索 12 g、莪术 10 g、丹参 15 g;舌苔黄腻,口苦口干而不欲饮食,小便短少,脉弦滑而数,属湿阻化热,加栀子 15 g、茵陈蒿 30 g;精神困倦,大便溏薄,舌质淡胖,苔白腻,脉缓,属寒湿偏重,加干姜 6 g、砂仁 6 g。

(二)脾虚水停(含脾虚湿盛)

证候特点:腹大胀满,按之如囊裹水,甚则颜面微浮,下肢浮肿,脘腹痞胀,得热稍舒,精神困倦,怯寒懒动,食少便溏,尿少,舌苔白腻或白滑,脉缓。

治法:温中健脾,行气利水。

推荐方剂:实脾饮或参苓白术散加减。

基本处方:白术 15 g,熟附子 10 g(先煎),干姜 10 g,木瓜 10 g,大腹皮 15 g,茯苓 15 g,厚朴 10 g,木香 10 g,草果 6 g,大枣 15 g,生姜 10 g,炒薏苡仁 15 g,车前子 15 g(布包),甘草 6 g。每天 1 剂,水煎服。

临床加减:水湿过甚者,加桂枝 10 g、猪苓 15 g、泽泻 15 g 以助膀胱之气化而利小便;气虚息短,加黄芪 30 g、党参 15 g 以补脾肺之气;胁腹痛胀,加郁金 15 g、青皮 6 g、砂仁 6 g 等以理气宽中。

(三)湿热蕴结(含湿热内阻)

证候特点:腹大坚满,拒按,脘腹绷急,外坚内痛,烦热口苦,或见面目皮肤色黄,小便赤涩,大便秘结,舌边尖红,苔黄腻或兼灰黑,脉弦数。

治法:清热利湿,攻下逐水。

推荐方剂:茵陈蒿汤合中满分消丸加减。

基本处方:黄芩 10 g,黄连 6 g,知母 10 g,厚朴 10 g,枳实 10 g,陈皮 10 g,茯苓 12 g,猪苓 15 g,泽泻 15 g,白术 10 g,茵陈蒿 30 g,栀子 12 g,大黄 10 g(后下),牵牛子 3 g(研末冲服),甘草 6 g。每天 1 剂,水煎服。

临床加减:热毒炽盛,黄疸鲜明,加龙胆草 10 g、半边莲 15 g;腹胀甚,大便秘结,加商陆 6 g;小便赤涩不利,加陈葫芦 30 g、马鞭草 15 g;热迫血溢,吐血、便血,去厚朴,加水牛角 30 g(先煎)、生地黄 30 g、牡丹皮 10 g、生地榆 15 g。

(四)瘀血阻络(含肝脾血瘀)

证候特点:腹大坚满,按之不陷而硬,青筋怒张,胁腹攻痛,面色黑,头颈胸部红点赤缕,唇色紫褐,大便色黑,舌紫黯或瘀斑,脉细涩。

治法:活血软坚,行气利水。

推荐方剂:膈下逐瘀汤或调营饮加减。

基本处方:当归 10 g,川芎 10 g,赤芍 10 g,莪术 10 g,延胡索 15 g,大黄 10 g(后下),瞿麦 10 g,槟榔 15 g,大腹皮 15 g,茯苓 10 g,陈皮 10 g,肉桂 5 g,甘草 6 g。每天 1 剂,水煎服。

临床加减:水胀满过甚,脉弦数有力,体质尚好,可暂用舟车丸、十枣汤以攻逐水气;有出血倾向者,破瘀之药要慎用,总之,攻伐祛瘀之药宜缓缓图效,不能急于求成,且消其大半即止,若胸胁痞胀,舌苔浊腻,痰瘀互结,加郁金 15 g、白芥子 6 g、法半夏 10 g 以化瘀祛痰。

(五)脾肾阳虚

证候特点:腹部胀满,入暮较甚,脘闷纳呆,神疲怯寒,肢冷浮肿,小便短少,面色萎黄或白,舌质淡胖嫩有齿痕,脉沉细或弦大、重按无力。

治法:健脾温肾,化气行水。

推荐方剂:附子理中汤或济生肾气丸加减,水湿内停时合五苓散加减。

基本处方:熟附子 6 g(先煎),干姜 6 g,党参 15 g,白术 10 g,猪苓 15 g,茯苓 15 g,泽泻 15 g,桂枝 10 g,甘草 6 g。每天 1 剂,水煎服。

临床加减:偏于脾阳虚者,用附子理中汤合五苓散,以温中扶阳,化气行水;偏于肾阳虚者,用济生肾气丸以温肾化气行水,或与附子理中丸交替服用。腹部胀满,食后较甚,以脾阳虚为主者,可予附子理中汤合五苓散方中,加木香 10 g(后下)、砂仁 6 g(后下)、厚朴 15 g 理气消胀;面色晦黯,怯寒畏冷,神疲倦怠,脉细无力,肾阳偏虚者,可于肾气丸中酌加胡芦巴 12 g、巴戟天 12 g、淫羊藿 12 g 以增强温肾之力。四肢面目俱肿,水邪泛滥者,可与实脾饮同用。腹壁青筋显露等血瘀兼证,加赤芍 15 g、桃仁 10 g、莪术 10 g。

(六)肝肾阴虚

证候特点:腹大坚满,甚则青筋暴露,形体消瘦,面色黧黑,唇紫口燥,心烦掌心热,齿鼻有时衄血,小便短赤,舌质红绛少津,脉弦细数。

治法:滋养肝肾,凉血化瘀利水。

推荐方剂:一贯煎合膈下逐瘀汤加减,水湿内停时合猪苓汤加减。

基本处方:生地黄 12 g,沙参 12 g,麦冬 12 g,当归 10 g,白芍 12 g,枸杞子 12 g,牡丹皮 10 g,川楝子 10 g,桃仁 12 g,红花 6 g,赤芍 12 g,延胡索 12 g,香附 12 g,枳壳 10 g,知母 12 g。每天 1 剂,水煎服。

临床加减:腹胀甚,加莱菔子 10 g、大腹皮 15 g 以行气消胀;潮热,烦躁,失眠,加银柴胡 12 g、地骨皮 12 g、炒栀子 10 g、夜交藤 15 g 以清泄虚热;小便少,加猪苓 15 g、通草 10 g、白茅根 30 g 以淡渗利尿;齿鼻衄血,加仙鹤草 30 g、白茅根 15 g 以凉血止血;阴亏阳亢,症见耳鸣、面赤颧红,加龟甲 30 g、鳖甲 30 g、牡蛎 30 g 以滋阴潜阳;小便短赤涩少,湿热留恋不清者,加知母 12 g、黄柏 10 g、马鞭草 10 g、金钱草 15 g、茵陈蒿 20 g 以清利湿热。

八、西医治疗

(一)一般治疗

代偿期患者可作一般轻工作。症状不明显,可不必服药。失代偿期需绝对休息,进高蛋白、高热量、维生素丰富而易于消化的饮食为宜,少食脂类。有食管静脉曲张,忌食坚硬粗糙食物。腹水浮肿者宜低盐饮食并限水。出现肝昏迷先兆,须严格限入蛋白质物。避免使用对肝脏有害的药物。

(二)药物治疗

1.维生素

视情况补充维生素 B_1、维生素 B_6、维生素 C、维生素 A、维生素 D、维生素 K 等。

2.护肝药

适当选用:①益肝灵(水飞蓟素)2 片,3 次/天;②护肝片 2 片,3 次/天;③强肝片 3 片,2 次/天;④转氨酶升高可用双环醇片 1 片,3 次/天。

对无肯定疗效的所谓保肝药以不用或少用为宜,以免增加肝脏负担。

3.止血药物

有出血倾向如齿衄、鼻衄,可选用维生素 K_1,8 mg,肌内注射,1 次/天;或维生素 K_4,4 mg,3 次/天;或卡巴克络,5 mg,3 次/天;或云南白药,1 g,2~3 次/天。

4.静脉内补充营养

失代偿期全身状况较差者,宜于静脉内补充营养,可间歇交替使用血浆或全血 200 mL、20%清蛋白溶液 50 mL、水解蛋白 500 mL、复方氨基酸 250 mL、肝脑清(支链氨基酸)250 mL、极化液等。

5.利尿剂应用

联合应用 2~3 种利尿剂。配伍原则是使用几种作用于肾脏不同部位的药,排钾利尿与保钾利尿剂的配合运用,以增加利尿效果,减少不良反应,避免电解质紊乱。可选用:①氢氯噻嗪25~50 mg/d＋氨苯蝶啶 100~200 mg/d。②呋塞米 20~60 mg/d,口服,肌内注射或静脉推注。③保钾利尿剂螺内酯片或氨苯蝶啶片 60~180 mg/d 等。

注意,过剧利尿非但不能除腹水,反而可使循环血量骤减而促进肝肾综合征的发生,并易致低钾诱发肝昏迷。用利尿剂的同时,间用清蛋白、血浆或右旋糖酐,可提高胶体渗透压,促进利尿,但昏迷前期需慎用。无低蛋白血症和组织水肿者不宜用清蛋白等制剂。

腹水严重时可适当放腹水,每次 500~1 500 mL,不宜过多,否则加重低蛋白血症及引起电解质紊乱,反使腹水加重,甚至诱发肝昏迷。放水可与利尿剂同时应用。放腹水应严格掌握指征,只有在腹胀难以忍受或引起心肺压迫症状而利尿剂又不能奏效时使用。

腹水静脉回输,难治性腹水可采用。可纠正有效血容量不足及电解质紊乱,补充蛋白质,改善肾功能,恢复对利尿剂的利尿效应,使尿量增加,短期内腹水减少消退,目前已有多种腹水浓缩方法供选用。

九、中西医优化选择

对本病的治疗,目前尚难完全治愈。中西医药配合治疗,效果优于单纯西药或中药。过去西医将出现肝腹水视为肝病晚期,最长寿限不超过 5 年。近年来中西医结合或中医治疗的成果已经打破了这种观念。充分发挥中医辨证治疗专长和以西医的某些治法为补充,中、西医有机结合,取长补短,达到最大限度地恢复和保持肝脏功能,使活动性趋向静止,失代偿转为代偿,有效防治各种并发症,使肝硬化患者得以带病延年,极少数患者几能尽其天年。究其原因,主要关键是正确的中医辨证施治和合理配合西药。

对肝硬化的早、中期,中医较之西医有较明显的疗效优势。中医通过扶正祛邪,调整机体阴阳失衡,祛除湿热、瘀毒,通腑利胆,疏导肝胆肠胃,改善自觉症,提高机体抵抗力和免疫功能,使全身症状得以改善,在此基础上获得肝脏病理、功能的改善,这是中医的主要思路和取效的方法步骤。中医治疗本病的长处主要表现在:良好的退黄,改善肝胆的郁滞状态,促进食欲,改善胃肠功能,减轻肝区疼痛不适,改善凝血功能。通过养阴柔肝,使舌质由红转淡,改变阴虚内热的内环境,从而减少出血、昏迷等并发症;降低转氨酶,促进蛋白代谢是通过内在机制而不是一味靠补充;改善肝脾等脏器组织的微循环,促使肝脾一定程度的软化回缩;通腑解毒,清除瘀毒湿热,抑制炎症反应和清除毒素;消除腹水和水肿,一方面是通过直接的利水,攻逐,一方面则从辨证角度,如滋阴得以利水,温阳则阴水自散,气畅则水顺等而获效的。尽管利尿效果多数情况下较慢,没有西药快而肯定,但一般无西药之不良反应,有时对西药利尿无效的少数患者能起到很好的利水、消腹水效果;改善全身状况是通过纠偏制衡,调动内在正气,合理调整内在正、邪关系而取得的,因此疗效较易巩固,而不像西医,一味靠补给,有时难达预期效果。如在湿热内盛之际,能量药物的补充及具有酸敛作用的五味子人工制剂联苯双脂等,就并非所宜。即使有效,疗效也不易巩固。中医药的主要缺点在于治疗手段较为单一,长期汤药治疗,患者难以坚持,汤药无效则无更好的中医办法可以补充。对少数难治性肝硬化、顽固性腹水、脾功能亢进等亦颇感困难。目前对以中医药清除 HBV 的研究,国内有部分单位取得了可喜的进展。

肝硬化的治疗,一般情况下,宜在辨证施治的基础上,吸收西医治疗专长以弥补中医治疗上的缺陷。西医药在下列情况下可以考虑合并使用:①腹水在用中医辨证或验方治疗效果不明显,腹水不消或有增长趋势时,需配合西药利尿剂或其他措施,或以西医药治疗为主,协用中药。②继发感染包括腹水感染时,需配合有效抗生素,力求迅速控制感染,以防生变。同时,还可使中药组方不致面面俱到而缺乏针对性,影响疗效。可采用中、西医各治各的主要矛盾。③全身状况差,中药一时难以纠正,或进食少而中药效果不满意时,应配合西药能量制剂、促代谢药和支持疗法。在低蛋白血症明显时,输注血浆,清蛋白类制剂,弥补中医扶正手段的不足,为常用的有效方法。④少而精的疗效较肯定的保肝药的适当配合使用。⑤肝昏迷时,应以西医治疗为主,使用降血氨药,维持水与电解质平衡,支持疗法等措施适当配用中医药,如静脉输注醒脑静等,可提高疗效,降低死亡率。⑥脾亢时切脾断流术,腹水回输等是西医之专长。

门脉高压是肝硬化自然进程的严重结局,门脉高压的直接后果是导致门静脉与体静脉之间的侧支循环形成,其中最具临床意义的是食管胃底静脉曲张。曲张的静脉极易发生破裂而引起大出血,大出血加重肝损伤,加重腹水,引发肝性脑病及肝肾综合征,甚至在短时间内因失血性休克而危及生命。当大出血发生时,主要应使用西医药迅速降低门脉压力,迅速控制出血。此时使用诸如奥曲肽,血管升压素,胃镜下血管套扎止血及行门体分流术等措施,均有迅速、直接的止血效果,此为西医药界近十余年来治疗本病的显著进展。

关于食管胃底静脉曲张再次破裂出血的防治。门脉高压患者食管静脉曲张破裂血止后再出血的概率及死亡率均很高,对所有患者在血止后均应给予相关治疗以防再出血的发生。西医药主要使用β受体阻滞剂与利尿剂,以图降低门脉压力。在这方面,中医药可发挥较强的防治作用。

十、饮食调护

运化功能差者,宜选用清淡易消化食物,运化功能改善后,再逐渐增加补益味厚的食物。前者如米粥、赤豆粥、苡仁米粥、藕粉、新鲜蔬菜、各种淡水鱼类、瘦猪肉等,后者除普通米、面外,适当增加蛋类、奶类、豆制品、牛肉、禽类、动物内脏及鳖甲、龟肉等。西瓜清暑利尿,暑天食用颇为有益,苹果厚肠止泻,梨寒凉,宜慎用。山芋、南瓜能助湿生热,故均不宜进食。但应指出,进食过少或饮食过于疏简亦绝非所宜,因为营养不良会导致脏气失调。有腹水应却盐味,可用乌鱼或鲤鱼与一头大蒜煨汤服。

食疗方如下。①赤豆焖鲤鱼:鲤鱼一尾约 500 g 左右,去肠杂纳入赤豆 30 g,以少量糖、生姜,不用盐焖煮一小时,起锅前放少量黄酒,以去腥味,如无鲤鱼,可以鲫鱼代,有利水消肿之功。②桂圆炖甲鱼:取甲鱼一只,去内脏入桂圆 50 g,烹调时加姜、盐适量,隔水清炖一小时,佐餐用。适于慢性肝病营养不良而食欲尚可者。③虫草炖老鸭一只,去内脏毛杂,以冬虫夏草 10～20 枚置腹内,稍加调料,炖烂吃肉喝汤,适于慢性肝病免疫功能低下,肝功不易恢复而证偏阴虚者。④赤豆苡米茯苓粥:白茯苓 20 g、赤小豆 50 g、薏苡米 500 g。先将赤豆浸泡半天,与苡米共煮粥,赤豆烂后,加茯苓粉再煮成粥,加白糖少许,随意服用,每天数次。适于肝硬化脾虚湿重者。

(邓雪梅)

第十五节　药物性肝病

药物性肝病(drag induced liver disease,DILD),亦称药物性肝损伤(drug induced liver injury,DILI),指在药物使用过程中,因药物本身,或及其代谢产物,或由于特殊体质对药物的超敏感性,或耐受性降低而导致肝损伤的疾病。随着医药工业的迅速发展,新药的不断问世,药物性肝病的发病率也相应增加。据相关资料显示:由药物引起的肝损害占非病毒性肝病中的 20%～50%,暴发性肝衰竭的 15%～30%。在我国肝病中,DILD 的发生率仅次于病毒性肝炎及脂肪性肝病(包括酒精性及非酒精性),且由于药物性肝病的临床和病理表现各异,故常被误诊或漏诊。

根据 DILD 的临床特点,可归属于中医学"胁痛""黄疸""积聚"等范畴。

一、中医病因病机

(一)病因

DILD 患者都有用药史,本病发生的直接原因为感受药毒之邪。药毒侵入机体,伤肝损脾、功能失司而发病。或因饮食失宜、七情内伤、劳逸失度等,导致机体气血阴阳失衡、脏腑功能受损,增加了本病发生的机会;或因禀赋不足,脏腑功能亏虚,无力抵抗外来的邪气而发病。此外,形成于先天、定型于后天的体质因素也决定了 DILD 的易感性。故 DILD 病因复杂,其发生是多因素共同作用于机体的结果。

(二)病机

DILD 病位在肝,然肝与脾胃最为密切,相互影响。药毒由口而入,直接损伤脾胃,土壅木郁,病传到肝;或药毒从皮肤、血液等由血络进入机体,直中于肝,均可导致肝的功能失常,然肝木又易伐脾土,故本病常伴脾失健运的表现,此外,不可预测性肝损害的发生与先天禀赋不足及体质因素密切相关,病变涉及肝、脾、胃、胆、肾等脏腑,患者多先天不足,后天亏虚,药毒入侵后,更易发病。本病病位在肝,与脾、胃、胆、心、肾等脏腑密切相关;病机关键为毒邪内蕴,肝脾不和。

二、西医病因与发病机制

(一)病因

据观察研究表明,多种药物可以引起 DILD。如抗肿瘤的化疗药、抗结核药、解热镇痛药、免疫抑制剂、降糖降脂药、抗细菌药、抗真菌药及抗病毒药等近年来的研究显示,中药所致药物性肝损伤占临床药物性肝损伤的 4.8%~32.6%,已成为一个不容忽视的问题,另外保健品市场的一些保健药品及减肥药也可一起 DILD。

常致肝损伤的药物如下。

1.解热镇痛剂类

常见的有对乙酰氨基酚、布洛芬、吲哚美辛等。

2.抗癌药与免疫抑制剂

如硫唑嘌呤、甲氨蝶呤、氮芥类等。

3.抗生素与磺胺药

四环素类、氯霉素、红霉素、合成青霉素类、头孢菌素、庆夫霉素等。

4.抗结核药与抗麻风药

利福平、吡嗪酰胺、对氨基水杨酸、乙胺丁醇及砜类药。

5.中枢神经作用的药物及麻醉药

氯丙嗪、异丙嗪、苯巴比妥、水合氯醛、副醛、哌甲酯、丙戊酸钠、卡马西平、乙琥胺、氯仿、氟烷、乙醚、乙烯、三氯乙烯、环丙烷乙醇等。

6.消化系统用药

西咪替丁、雷尼替丁、双醋酚丁。

7.激素类与内分泌用药

睾酮类激素、达那唑、避孕药、己烯雌酚、硫尿嘧啶、甲巯咪唑、甲苯磺丁脲、门冬酰胺酶等。

8.心血管病用药

甲基多巴、肼屈嗪、维拉帕米、奎尼丁、胺碘酮等。

9.抗寄生虫病药与有机农药

锑剂、氯喹、左旋咪唑、DD-vp、666 等。

10.金属制剂与工业用药

铅剂、铋剂、金剂、四氯化碳、川氯乙烯、苯和磷等。

11.维生素

大量维生素 A、维生素 K_3 等。

12.中药

苦杏仁、蟾蜍、广豆根、白芍、何首乌、草乌等。

（二）发病机制

药物性肝损害取决于药物对肝的毒性和机体对药物的反应两方面，因此药物致肝损害的机制基本上可分为肝细胞毒性和机体体质异常对药物发生变态反应或个体代谢过程异常。

1.中毒学说

药物引起的肝损害可分为直接毒性和间接毒性损害两类。直接中毒是药物直接对肝产生毒性损害作用，分裂肝细胞破坏细胞功能的内质网、线粒体和溶酶体等器官结构，致使肝脂肪变性和肝细胞坏死，如四氯化碳和一些重金属盐。间接中毒是指药物本身或代谢产物干扰肝细胞的基本代谢，特殊代谢和分泌等，从而间接引起肝损伤，有些药物干扰血清胆红素向胆小管排出或血中摄取而致胆汁瘀滞型肝损伤，如甲睾酮、新生霉素、利福平等；磺胺药和胆囊造影剂，干扰血清胆红素的转运和肝细胞摄取胆红素，使血清中非结合胆红素水平增高，药物在肝生物转化过程中，细胞色素 P_{450} 在肝内生成化学活性很强的中间代谢物对肝间接损害，常见的有亲电子基、自由基等，如对乙酰氨基酚过量使用时便转化成较多中间产物羟胺，使谷胱甘肽迅速耗竭，造成羟胺在肝细胞堆积，并与干细胞蛋白质共价结合而改变细胞内生化环境和肝细胞结构致肝严重损害。

2.免疫机制

由于特异体质，药物作为半抗原与体内蛋白质结合成全抗原，从而刺激机体产生抗体，引起抗原抗体反应，或由于抗原抗体复合物在肝内沉积引起损害，或通过细胞免疫反应致肝损害，引起过敏性肝损害的多种药物的中间代谢产物能同包括代谢药物本身的细胞色素 P_{450} 微粒体蛋白生成加合物，如卤烷肝损害为患者血重丙酮酸脱氢酶 E_2 亚单位抗体，与卤烷中间代谢产物形成加合物，同细胞内蛋白质具有分子类似性而引起。

3.特异性代谢

因代谢酶存在着某种先天获得异常，使药物变成有毒物质在肝蓄积损伤肝细胞，如异烟肼代谢按人群中遗传素质不同可分为快代谢型和慢代谢型两类，其致损害主要发生在异烟肼快代谢型人群中，原因是 N-乙酸转移酶缺陷。

4.小儿

特别是新生和婴幼儿，各系统器官功能不健全，肝对药物的解毒作用及排泄能力低下，肝酶系统尚未完善，因而易发生药源性肝损伤。

5.老年人

肝功能减退，靶器官对某些药物的敏感性增高，老年人应用普萘洛尔时，可因肝功能减退和血浆蛋白含量降低等原因，出现头痛、眩晕、心动过缓、低血糖等症状。

三、分类

按病程特征药物性肝病分为急性药物性肝病（肝炎症在 6 个月内消退）及慢性药物性肝病（＞6 个月或再次肝损伤）。

急性药物性肝病按照临床表现特征，根据国际医学科学理事会的标准，又分为肝细胞性药物性肝病（ALT/ALP＞5）、胆汁淤积性药物性肝病（ALT/ALP＜2）及混合性药物性肝病（5＞ALT/ALP＞2），

慢性药物性肝病又分为慢性肝实质损伤（包括慢性肝炎及肝脂肪变性、肝素沉积症等）及慢性胆汁淤积、单管管硬化、血管病变[包括肝静脉血栓、肝小静脉闭塞症（VOD）、紫癜性肝病（肝紫斑病）]、非肝硬化性门脉高压（特发性门脉高压）。

四、病理

DILD 在组织病理学上没有特征性变化,但在排除其他肝病方面有着重要作用,同时可为 DILD 的诊断提供阳性依据。其主要的病理表现包括肝细胞变性、坏死,胆汁淤积与炎症混合存在,巨泡型或微泡型肝细胞脂肪变性,胆管的破坏性改变或增生,显著中性粒细胞和嗜酸性粒细胞浸润,肉芽肿,肝纤维化、肝硬化,血管病变,色素沉着等。

五、临床表现

(一)症状

DILD 可类似所有形式的急性或慢性肝胆疾病,临床表现与病毒性肝炎相似,出现特异症状者较少,与其他原因引起的肝损害难以区分,并且在不同个体 DILD 的临床表现和严重程度相差较大,常见临床表现为在原发病基础上出现乏力、食欲缺乏、黄疸、肝区不适、胃肠道症状等,重者可发生肝功能衰竭,出现进行性黄疸、出血倾向和肝性脑病痛,导致死亡 DILD 潜伏期的长短不可预测,一方面与所用药物的特性有关,另一方面也受个体的特异质影响;同一药物在不同个体发生 DILD 的潜伏期也不同。

(二)体征

多数患者可有肝大、肝区叩击痛,部分患者出现皮肤、巩膜黄染,严重者,可出现腹水及下肢水肿,也可伴全身药物性过敏征象,如发热、皮疹、关节疼痛等。

六、并发症

(1)慢性药物性肝病可由于反复的炎症刺激导致肝纤维化、肝硬化,甚至肝癌的发生。

(2)急性药物性肝损伤若持续进展可快速导致肝性脑病、肝肾综合征及肝衰竭的发生,甚至导致死亡。同时,肝的损伤,也可能会增加应激性胃溃疡甚至消化道出血的风险。

七、实验室和相关检查

(一)实验室检查

各种病毒性肝炎血清标志物均为阴性,巨细胞病毒、EB 病毒、疱疹病毒均阴性,血清胆红素、转氨酶、碱性磷酸酶、总胆汁酸、血清胆固醇等可有不同程度的升高,血浆清蛋白可降低,严重者凝血酶原时间延长、活动度降低,血氨升高,血糖降低,血白细胞总数升高(约占 21%)、正常或减少,有变态反应的患者外周血嗜酸性粒细胞增多(>6% 的占有 35%)。药物诱导淋巴细胞转化试验阳性率可达 50% 以上。另有部分患者血清免疫球蛋白可升高,抗核抗体和抗线粒体抗体呈弱阳性。

(二)辅助检查

肝超声、CT、磁共振等影像学检查可提示肝炎症表现,可与其他疾病相鉴别。肝组织活检可确定肝损害的病理类型,但不能确定是否为药物所致。

八、诊断

尽管目前存在多种诊断标准,如 1978 年日本"肝和药物"研究会提出的 DILD 的诊断标准、1993 年国际共识会通过改良的 Danan 方案、2007 年由中华消化专业委员会拟定的《急性药物性

<<<

肝损伤诊治建议（草案）》等，但由于 DILD 发病机制具有复杂性、多样性，发病时间存在很大差异，临床表现亦多种多样，各诊断标准都存在其优缺点及局限性，临床诊断缺乏"金标准"，诊断量表也仅能作为参考，故目前药物性肝病的诊断是排除性诊断。临床上对药物性肝病诊断的基本条件及参考条件如下。

(1)在用药后 1～4 周内出现肝功能损害的临床特点或伴有药物变态反应征象。

(2)排除其他原因或疾病所致的肝损伤或肝功能异常。

(3)停药后病情多半逐渐恢复，偶然再度用药则复发。

(4)有肝实质细胞损害或肝内淤胆的病理改变，可见门脉区炎症伴大量嗜酸性细胞浸润。

(5)嗜酸性粒细胞增多(＞6％)、相关药物致敏的巨噬细胞移动抑制试验和/或淋巴细胞转化试验等免疫学检查阳性。

九、鉴别诊断

主要与病毒性肝炎相鉴别。药物性肝病可询问到接受某药治疗史，临床上除外肝损害或黄疸表现外，可同时伴有其他系统症状，如肾损害、骨髓抑制、神经系统功能紊乱等。在肝损害之前发病期间，有全身性药物过敏征象，如发热、皮疹、末梢血中嗜酸性粒细胞增高。药物性肝内淤胆性综合征者，以黄疸、皮肤瘙痒为主，全身乏力较轻，肝功能示胆红素、碱性磷酸酶增高，谷丙转氨酶轻度或中度增高，转氨酶上升的高峰出现在胆红素上升的高峰之后，黄疸加深时肝界不缩小反而增大，而病情不加重。而病毒性肝炎有肝炎接触史，全身症状较明显，可测出相应肝炎病毒血清学标志物。

十、中医辨证论治

(一)辨证要点

本病首辨虚实，次辨气血。实者有气滞、湿热、血瘀，虚者分脾气虚，肝肾阴虚，脾肾阳虚。

(二)治疗原则

本病病理变化可为气滞、湿热、血瘀，在本则为肝脾肾亏虚，可分别予以理气、化湿、化瘀、健脾、温阳、益肾等，总以疏肝健脾，理气化湿为原则。

(三)分证论治

1.肝郁气滞

证候：右胁胀痛，胸脘胀满，嗳气则舒，善太息，纳呆，舌淡红，苔薄，脉弦。

治则：舒肝解郁，理气止痛。

方药：柴胡疏肝散加减。柴胡、白芍、川芎、枳壳、陈皮、香附、甘草等。

临床加减：肝区隐痛者，加郁金、延胡索；恶心、呕吐者，加姜竹茹、牛姜、代赭石。

中成药：可选用木香顺气丸、柴胡舒肝丸等。

2.肝郁脾虚

证候：右胁隐痛，面色萎黄，神疲乏力，食欲缺乏，腹胀，便溏，舌淡红，苔薄白，脉弱。

治则：疏肝理气，健脾化湿。

方药：逍遥散加减。当归、白芍、柴胡、茯苓、白术、薄荷、生姜、甘草等。

临床加减：腹胀者，加大腹皮、莱菔子、厚朴；胁痛者，加枳实、郁金、延胡索。

中成药：可选用逍遥丸，若有热象，可选用丹栀逍遥片。

3.肝胆湿热

证候:身热不扬,汗出,身黄、目黄、小便黄,口苦咽干,腹部胀满、恶心、呕吐、食欲缺乏、厌食油腻,心烦失眠,或皮疹、瘙痒,舌暗红、苔黄腻,脉弦滑而数。

治则:清热排毒,利湿退黄。

方药:龙胆泻肝汤合茵陈蒿汤加减。龙胆草、茵陈、大黄、栀子、黄芩、柴胡、生地黄、通草、泽泻、车前子、当归、甘草等。

临床加减:恶心、呕吐者,加姜竹茹、生姜;食欲缺乏者,加神曲、薏苡仁、麦芽等。

中成药:可选用龙胆泻肝丸、茵栀黄颗粒等。

4.瘀血阻络

证候:胁下刺痛,痛处固定不移,入夜尤甚,食欲缺乏,舌淡暗、苔薄,脉细涩。

治则:活血祛瘀,疏肝通络。

方药:复元活血汤加减。柴胡、天花粉、当归、穿山甲、桃仁、红花、大黄、甘草等。

临床加减:刺痛明显者,加川芎、延胡索、三棱、莪术等;瘀象明显者,加三七、鳖甲等。

中成药:可选用大黄䗪虫丸、鳖甲煎丸、参甲荣肝丸等。

5.脾肾阳虚

证候:畏寒肢冷,腰膝少腹冷痛,腹胀,便溏,或久泻久痢,面色㿠白,食欲缺乏、乏力,或水肿、少尿,舌质淡胖、苔白,脉沉细或沉迟。

治则:温阳补肾,健脾益气。

方药:附子理中汤合四神丸加减。党参、白术、附子(先煎)、炮姜、补骨脂、肉豆蔻、五味子、吴茱萸、炙甘草等。

临床加减:久泄不止,脱肛者,加黄芪、升麻;舌苔厚腻,湿浊内蕴者,加制半夏、茯苓;小便短少者,加桂枝、泽泻等。

中成药:可选用附子理中丸、四神丸、桂附地黄丸、右归丸、参苓白术散等。

6.肝肾阴亏

证候:胁肋隐痛,口干咽燥,腰膝酸软,潮热盗汗,眩晕耳鸣,舌红少苔,脉细数。

治则:滋养肝肾,扶正祛毒。

方药:一贯煎合六味地黄汤加减。生地黄、沙参、当归、枸杞子、麦冬、山药、泽泻、白芍、山茱萸等。

临床加减:大便秘结者,加大黄、玄参;两胁隐痛甚者,加柴胡、广郁金、延胡索;胃脘灼热、消谷善饥者,加知母、赤芍、蒲公英。

中成药:可选用六味地黄丸或知柏地黄丸等。

(四)其他疗法

1.穴位贴敷

淫羊藿、山豆根、丹参、板蓝根等研末,蜂蜜调和,敷于肝区。

2.艾灸

常用穴:肝俞、脾俞、大椎、至阳、足三里或期门、章门、中脘、膻中等。采用麦粒灸或药饼灸。每次选一组穴,两组交替。隔天1次,3个月为1个疗程。

3.耳针

选穴:肝、脾、胃、胆等穴,用王不留行籽贴压,每天按压3次,每次3~5分钟,每天1次,

20 天为 1 个疗程。

十一、西医治疗

治疗原则包括立即停用有关或可疑药物、支持治疗、促进致肝损药物的清除和应用解毒剂、抗炎保肝退黄治疗、肝功能衰竭治疗。

(一)停用有关或可疑药物

一旦确诊或怀疑与药有关,应立即停用一切可疑的损肝药物,多数病例在停药后能恢复。也有一些药物在停药后几周内病情仍可能继续加重,并需要数月时间才能康复,如苯妥英钠、阿莫西林-克拉维酸钾等。如患者因治疗需要,暂不能停用某种必需药物时,应慎重权衡利弊后做出选择。

(二)支持治疗

应注意休息,对重症患者应绝对卧床休息。给予足够的高蛋白(无肝性脑病先兆时)、高糖、丰富维生素及低脂肪饮食,补充氨基酸、清蛋白、维生素,维持水、电解质平衡,以稳定机体内环境,维护重要器官的功能,促进肝细胞再生。同时,严密监测患者肝功能和机体各项指标的变化,若出现感染、出血、肝性脑病、暴发性肝衰竭等并发症时,应及时治疗。

(三)解毒治疗

急性中毒的患者可采取洗胃、导泻、活性炭吸附等措施消除胃肠残留的药物,必要时采用血液透析、腹腔透析、血液灌流、血浆置换等方法快速去除体内的药物。解毒剂的应用包括非特异性如谷胱甘肽、N-乙酰半胱氨酸、硫代硫酸钠、S-腺苷蛋氨酸、多烯磷脂酰胆碱等。乙酰半胱氨酸是唯一有效的对乙酰氨基酚中毒解毒药。熊去氧胆酸具有免疫调节、稳定细胞膜及线粒体保护作用,能促进胆酸在细胞内和小胆管的运输,可用于药物性肝损害特别是药物性淤胆的治疗。谷胱甘肽是体内最主要的抗氧化剂,常用于抗肿瘤药、抗结核药、抗精神失常药等引起的肝损害的辅助治疗。多烯磷脂酰胆碱具有保护和修复肝细胞膜作用。

(四)抗炎保肝退黄治疗

根据患者的临床情况可适当选择抗炎保肝药物治疗,包括以抗炎保肝为主的甘草酸制剂类、水飞蓟宾类,抗自由基损伤为主的硫普罗宁、还原型谷胱甘肽、N-乙酰半胱氨酸,保护肝细胞膜为主的多烯磷脂酰胆碱,促进肝细胞代谢的腺苷蛋氨酸、葡醛内酯、复合辅酶、门冬氨酸钾镁,促进肝细胞修复、再生的促肝细胞生长银子,促进胆红素及胆汁酸代谢的腺苷蛋氨酸、门冬氨酸钾镁、熊去氧胆酸等。一些中药制剂如护肝宁、护肝片、双环醇、五酯胶囊等也可选择。症状严重者、重度黄疸在没有禁忌证的情况下可短期应用糖皮质激素治疗。原则上要尽可能的精简用药。

(五)肝衰竭的治疗

重症患者出现肝功能衰竭时,除积极监测和纠正其并发症外,可采用人工肝支持疗法。对于病情严重,进展较快,预期有可能发生死亡的高危患者,应考虑紧急肝移植治疗。

十二、预后

一般来说,急性药物性肝损害如能及时诊断、及时停药,绝大多数患者预后良好,经适当治疗后,大多数于 1~3 个月内肝功能逐渐恢复正常。少数发生严重和广泛的肝损伤,引起暴发性肝功能衰竭或进展为肝硬化。慢性药物性肝损害,临床表现隐匿,常常不能即使诊断和停药而预后不好。慢性肝内胆汁淤积,轻者预后较好,重者黄疸迁延而发展到胆汁淤积性肝硬化后,预后较差。

十三、预防与调护

首先要了解药物性肝病的最新信息及药物的使用说明,合理用药,尽量避免应用有肝损伤的药物,如必须使用,应从小剂量开始,密切监测,合用保肝药;其次避免超剂量服药和疗程过长,避免频繁用药或多种药物混合应用,高度重视中药引起的肝损伤,如继续使用中药,需与患者充分沟通;再次注意原有疾病可能诱发药物性肝损伤,对肝肾功能不良的患者应注意减量应用。若已经造成肝损伤,除立即停止服用该药物并予以相应解毒保肝治疗外,应注意慎用其他可能影响甚至加重肝损伤的药物,同时尽量卧床休息,调畅情志,控制情绪。少吃辛辣、油腻、刺激之品,作息要规律。做到畅情志、调饮食、慎起居、勿劳作。

(邓雪梅)

第三章 心内科疾病

第一节 原发性高血压

高血压是一种以体循环动脉压升高为主要表现的临床综合征,是最常见的心血管疾病,可分为原发性及继发性两大类。在绝大多数患者中,高血压的病因不明,称之为原发性高血压,又称高血压病,占总高血压患者的95%以上;在不足5%的患者中,血压升高是某些疾病的一种临床表现,本身有明确而独立的病因,称之为继发性高血压。

我国高血压的发病率较高,1991年全国高血压的抽样普查显示,血压>18.7/12.0 kPa(140/90 mmHg)的人占13.49%,美国>18.7/12.0 kPa(140/90 mmHg)的人占24%。在我国高血压的致死率和致残率也较高。

我国高血压的知晓率、治疗率和控制率均较低。据2000年的资料,我国高血压的知晓率为26.3%;治疗率为21.2%,控制率为2.8%。

一、病因和发病机制

原发性高血压的病因尚未完全阐明,目前认为是在一定的遗传背景下由于多种后天环境因素作用使正常血压调节机制失代偿所致。

(一)遗传和基因因素

高血压病有明显的遗传倾向,据估计人群中至少20%~40%的血压变异是由遗传决定的。流行病学研究提示高血压发病有明显的家族聚集性。双亲无高血压、一方有高血压或双亲均有高血压,其子女高血压发生率分别为3%、28%和46%。单卵双生的同胞血压一致性较双卵双生同胞更为明显。

(二)环境因素

高血压可能是遗传易感性和环境因素相互影响的结果。体重超重、膳食中高盐和中度以上饮酒是国际上已确定且亦为我国的流行病学研究证实的与高血压发病密切相关的危险因素。

国人平均体重指数(BMI)中年男性和女性分别为21~24.5和21~25,近10年国人的BMI均值及超重率有增加的趋势。BMI与血压呈显著相关,前瞻性研究表明,基线BMI每增加

1 kg/m²,高血压的发生危险 5 年内增加 9％。每天饮酒量与血压呈线性相关。

膳食中钠盐摄入量与人群血压水平和高血压病患病率呈显著相关性。每天为满足人体生理平衡仅需摄入 0.5 g 氯化钠。国人食盐量每天北方为 12～18 g,南方为 7～8 g,高于西方国家。每人每天食盐平均摄入量增加 2 g,收缩压和舒张压分别增高 0.27 kPa(2.0 mmHg)和 0.16 kPa(1.2 mmHg)。我国膳食钙摄入量低于中位数人群中,膳食钠/钾比值亦与血压呈显著相关。

(三)交感神经活性亢进

交感神经活性亢进是高血压发病机制中的重要环节。动物实验表明,条件反射可形成狗的神经精神源性高血压。长期处于应激状态如从事驾驶员、飞行员、外科医师、会计师、电脑等职业者高血压的患病率明显增加。原发性高血压患者中约 40％循环中儿茶酚胺水平升高。长期的精神紧张、焦虑、压抑等所致的反复应激状态,以及对应激的反应性增强,使大脑皮层下神经中枢功能紊乱,交感神经和副交感神经之间的平衡失调,交感神经兴奋性增加,其末梢释放儿茶酚胺增多。

(四)肾素-血管紧张素-醛固酮系统(RAAS)

体内存在两种 RAAS,即循环 RAAS 和局部 RAAS。Ang Ⅱ 是循环 RAAS 的最重要成分,通过强有力的直接收缩小动脉或通过刺激肾上腺皮质球状带分泌醛固酮而扩大血容量,或通过促进肾上腺髓质和交感神经末梢释放儿茶酚胺,均可显著升高血压。此外,体内其他激素如糖皮质激素、生长激素、雌激素等升高血压的途径亦主要经 RAAS 而产生。近年来发现,很多组织,如血管壁、心脏、中枢神经、肾脏肾上腺中均有 RAAS 各成分的 mRNA 表达,并有 Ang Ⅱ 受体和盐皮质激素受体存在。

引起 RAS 激活的主要因素有肾灌注减低,肾小管内液钠浓度减少,血容量降低,低钾血症,利尿剂及精神紧张,寒冷,直立运动等。

目前认为,醛固酮在 RAAS 中占有不可缺少的重要地位。它具有依赖于 Ang Ⅱ 的一面,又有不完全依赖于 Ang Ⅱ 的独立作用,特别是在心肌和血管重塑方面。它除了受 Ang Ⅱ 的调节外,还受低钾、ACTH 等的调节。

(五)血管重塑

血管重塑既是高血压所致的病理改变,也是高血压维持的结构基础。血管壁具有感受和整合急、慢性刺激并做出反应的能力,其结构处于持续的变化状态。高血压伴发的阻力血管重塑包括营养性重塑和肥厚性重塑两类。血压因素、血管活性物质和生长因子及遗传因素共同参与了高血压血管重塑的过程。

(六)内皮细胞功能受损

血管管腔的表面均覆盖着内皮组织,其细胞总数几乎和肝脏相当,可看作人体内最大的脏器之一。内皮细胞不仅是一种屏障结构,而且具有调节血管舒缩功能、血流稳定性和血管重塑的重要作用。血压升高使血管壁剪切力和应力增加,去甲肾上腺素等血管活性物质增多,可明显损害内皮及其功能。内皮功能障碍可能是高血压导致靶器官损害及其并发症的重要原因。

(七)胰岛素抵抗

高血压病患者中约有半数存在胰岛素抵抗现象。胰岛素抵抗指的是机体组织对胰岛素作用敏感性和/或反应性降低的一种病理生理反应,还使血管对体内升压物质反应增强,血中儿茶酚胺水平增加。高胰岛素血症可影响跨膜阳离子转运,使细胞内钙升高,加强缩血管作用。此外,还可影响糖、脂代谢及脂质代谢。上述这些改变均能促使血压升高,诱发动脉粥样硬化病变。

二、病理解剖

高血压的主要病理改变是动脉的病变和左心室的肥厚。随着病程的进展，心、脑、肾等重要脏器均可累及，其结构和功能因此发生不同程度的改变。

(一)心脏

高血压病引起的心脏改变主要包括左心室肥厚和冠状动脉粥样硬化。血压升高和其他代谢内分泌因素引起心肌细胞体积增大和间质增生，使左心室体积和重量增加，从而导致左心室肥厚。血压升高和冠状动脉粥样硬化有密切的关系。冠状动脉粥样硬化病变的特点为动脉壁上出现纤维素性和纤维脂肪性斑块，并有血栓附着。随斑块的扩大和管腔狭窄的加重，可产生心肌缺血；斑块的破裂、出血及继发性血栓形成等可堵塞管腔造成心肌梗死。

(二)脑

脑小动脉尤其颅底动脉环是高血压动脉粥样硬化的好发部位，可造成脑卒中，颈动脉的粥样硬化可导致同样的后果。近半数高血压病患者脑内小动脉有许多微小动脉瘤，这是导致脑出血的重要原因。

(三)肾

高血压持续5～10年，即可引起肾脏小动脉硬化(弓状动脉硬化及小叶间动脉内膜增厚，入球小动脉玻璃样变)，管壁增厚，管腔变窄，进而继发肾实质缺血性损害(肾小球缺血性皱缩、硬化，肾小管萎缩，肾间质炎性细胞浸润及纤维化)，造成良性小动脉性肾硬化症。良性小动脉性肾硬化症发生后，由于部分肾单位被破坏，残存肾单位为代偿排泄废物，肾小球即会出现高压、高灌注及高滤过("三高")，而此"三高"又有两面性，若持续存在又会促使残存肾小球本身硬化，加速肾损害的进展，最终引起肾衰竭。

三、临床特点

(一)血压变化

高血压病初期血压呈波动性，血压可暂时性升高，但仍可自行下降和恢复正常。血压升高与情绪激动、精神紧张、焦虑及体力活动有关，休息或去除诱因血压便下降。随病情迁延，尤其在并发靶器官损害或有并发症之后，血压逐渐呈稳定和持久升高，此时血压仍可波动，但多数时间血压处于正常水平以上，情绪和精神变化可使血压进一步升高，休息或去除诱因并不能使之满意下降和恢复正常。

(二)症状

大多数患者起病隐袭，症状缺如或不明显，仅在体检或因其他疾病就医时才被发现。有的患者可出现头痛、心悸、后颈部或颞部搏动感，还有表现为神经官能症状如失眠、健忘或记忆力减退、注意力不集中、耳鸣、情绪易波动或发怒及神经质等。病程后期心脑肾等靶器官受损或有并发症时，可出现相应的症状。

(三)并发症的表现

左心室肥厚的可靠体征为抬举性心尖冲动，表现为心尖冲动明显增强，搏动范围扩大，以及心尖冲动左移，提示左心室增大。主动脉瓣区第2心音可增加，带有金属音调。合并冠心病时可发生心绞痛，心肌梗死甚至猝死。晚期可发生心力衰竭。

脑血管并发症是我国高血压病最为常见的并发症，年发病率为 120/10 万～180/10 万，是急性心肌梗死的 4～6 倍。早期可有短暂性脑缺血(TIA)发作,还可发生脑血栓形成、脑栓塞(包括腔隙性脑梗死)、高血压脑病及颅内出血等。长期持久血压升高可引起良性小动脉性肾硬化症,从而导致肾实质的损害,可出现蛋白尿、肾功能损害,严重者可出现肾衰竭。

眼底血管被累及可出现视力进行性减退,严重高血压可促使形成主动脉夹层并破裂,常可致命。

四、实验室和特殊检查

(一)血压的测量

测量血压是诊断高血压和评估其严重程度的主要依据。目前评价血压水平的方法有以下3 种。

1.诊所偶测血压

诊所偶测血压(简称偶测血压)是由医护人员在标准条件下按统一的规范进行测量,是目前诊断高血压和分级的标准方法。应相隔 2 分钟重复测量,以 2 次读数平均值为准,如 2 次测量的收缩压或舒张压读数相差超过 0.7 kPa(5 mmHg),应再次测量,并取 3 次读数的平均值。

2.自测血压

采用无创半自动或全自动电子血压计在家中或其他环境中患者给自己或家属给患者测量血压,称为自测血压,它是偶测血压的重要补充,在诊断单纯性诊所高血压,评价降压治疗的效果,改善治疗的依从性等方面均极其有益。

3.动态血压监测

一般监测的时间为 24 小时,测压时间间隔白天为 30 分钟,夜间为 60 分钟。动态血压监测提供 24 小时,白天和夜间各时间段血压的平均值和离散度,可较为客观和敏感地反映患者的实际血压水平,且可了解血压的变异性和昼夜变化的节律性,估计靶器官损害与预后,比偶测血压更为准确。

动态血压监测的参考标准正常值为:24 小时低于 17.3/10.7 kPa(130/80 mmHg),白天低于 18.0/11.3 kPa(135/85 mmHg),夜间低于 16.7/10.0 kPa(125/75 mmHg)。夜间血压均值一般较白天均值低 10%。正常血压波动曲线形状如长柄勺,夜间 2～3 时处于低谷,凌晨迅速上升,上午 6～8 时和下午 4～6 时出现两个高峰,尔后缓慢下降。早期高血压患者的动态血压曲线波动幅度较大,晚期患者波动幅度较小。

(二)尿液检查

肉眼观察尿的透明度、颜色,有无血尿;测比重、pH、蛋白和糖含量,并做镜检。尿比重降低(<1.010)提示肾小管浓缩功能障碍。正常尿液 pH 在 5.0～7.0。某些肾脏疾病如慢性肾炎并发的高血压可在血糖正常的情况下出现糖尿,系由于近端肾小管重吸收障碍引起。尿微量蛋白可采用放免法或酶联免疫法测定,其升高程度,与高血压病程及合并的肾功能损害有密切关系。尿转铁蛋白排泄率更为敏感。

(三)血液生化检查

测定血钾、尿素氮、肌酐、尿酸、空腹血糖、血脂,还可检测一些选择性项目如 PRA、醛固酮。

(四)X 线胸片

早期高血压患者可无特殊异常,后期患者可见主动脉弓迂曲延长、左心室增大。X 线胸片对主动脉夹层、胸主动脉及腹主动脉缩窄有一定的帮助,但进一步确诊还需做相关检查。

(五)心电图

体表心电图对诊断高血压患者是否合并左心室肥厚、左心房负荷过重和心律失常有一定帮助。心电图诊断左心室肥厚的敏感性不如超声心动图,但对评估预后有帮助。

(六)超声心动图(UCG)

UCG能可靠地诊断左心室肥厚,其敏感性较心电图高7～10倍。左心室重量指数(LVMI)是一项反映左心肥厚及其程度的较为准确的指标,与病理解剖的符合率和相关性较高。UCG还可评价高血压患者的心脏功能,包括收缩功能、舒张功能。如疑有颈动脉、外周动脉和主动脉病变,应做血管超声检查;疑有肾脏疾病的患者,应做肾脏B超。

(七)眼底检查

可发现眼底的血管病变和视网膜病变。血管病变包括变细、扭曲、反光增强、交叉压迫及动静脉比例降低。视网膜病变包括出血、渗出、视乳突水肿等。高血压眼底改变可分为4级。

Ⅰ级:视网膜小动脉出现轻度狭窄、硬化、痉挛和变细。

Ⅱ级:小动脉呈中度硬化和狭窄,出现动脉交叉压迫征,视网膜静脉阻塞。

Ⅲ级:动脉中度以上狭窄伴局部收缩,视网膜有棉絮状渗出、出血和水肿。

Ⅳ级:视神经乳突水肿并有Ⅲ级眼底的各种表现。

高血压眼底改变与病情的严重程度和预后相关。Ⅲ和Ⅳ级眼底,是急进型和恶性高血压诊断的重要依据。

五、诊断和鉴别诊断

高血压患者应进行全面的临床评估。评估的方法是详细询问病史、做体格检查和实验室检查,必要时还要进行一些特殊的器械检查。

(一)诊断标准和分类

如表3-1所示,根据1999年世界卫生组织高血压专家委员会(WHO/ISH)确定的标准和中国高血压防治指南(1999年10月)的规定,18岁以上成年人高血压定义为:在未服抗高血压药物的情况下收缩压≥18.7 kPa(140 mmHg)和/或舒张压≥12.0 kPa(90 mmHg)。患者既往有高血压史,目前正服用抗高血压药物,血压虽已低于18.7/12.0 kPa(140/90 mmHg),也应诊断为高血压;患者收缩压与舒张压属于不同的级别时,应按两者中较高的级别分类。

表 3-1　1999 年 WHO 血压水平的定义和分类

类别	收缩压(mmHg)	舒张压(mmHg)
理想血压	<120	<80
正常血压	<120	<85
正常高值	130～139	85～89
1级高血压(轻度)	140～159	90～99
亚组:临界高血压	140～149	90～94
2级高血压(中度)	160～179	100～109
3级高血压(重度)	≥180	≥110
单纯收缩期高血压	≥140	<90
亚组:临界收缩期高血压	140～149	<90

注:1 mmHg＝0.133 kPa。

(二)高血压的危险分层

高血压是脑卒中和冠心病的独立危险因素。高血压病患者的预后和治疗决策不仅要考虑血压水平,还要考虑到心血管疾病的危险因素、靶器官损害和相关的临床状况,并可根据某几项因素合并存在时对心血管事件绝对危险的影响,做出危险分层的评估,即将心血管事件的绝对危险性分为4类:低危、中危、高危和极高危。在随后的10年中发生一种主要心血管事件的危险性低危组、中危组、高危组和极高危组分别为低于15%、15%~20%、20%~30%和高于30%(表3-2)。

表3-2 影响预后的因素

心血管疾病的危险因素	靶器官损害	合并的临床情况
用于危险性分层的危险因素:	左心室肥厚(心电图、超声心动图或	脑血管疾病:
收缩压和舒张压的水平(1~3级)	X线)	缺血性脑卒中
男性>55岁	蛋白尿和/或血浆肌酐水平升高	脑出血
女性>65岁	106~177 μmol/L(1.2~2.0 mg/dL)	短暂性脑缺血发作
吸烟	超声或X线证实有动脉粥样硬化斑	心脏疾病:
胆固醇>5.72 mmol/L	块(颈、髂、股或主动脉)	心肌梗死
(2.2 mg/dL)	视网膜普遍或灶性动脉狭窄	心绞痛
糖尿病		冠状动脉血运重建
早发心血管疾病家族史(发病年		充血性心力衰竭
龄<55岁,女<65岁)		肾脏疾病:
加重预后的其他因素:		糖尿病肾病
高密度脂蛋白胆固醇降低		肾衰竭(血肌酐水平
低密度脂蛋白胆固醇升高		>177 μmol/L
糖尿病伴微量清蛋白尿		或2.0 mg/dL)
葡萄糖耐量减低		血管疾病:
肥胖		夹层动脉瘤
以静息为主的生活方式		症状性动脉疾病
血浆纤维蛋白原增高		重度高血压性视网膜病变
		出血或渗出
		视乳突水肿

高血压危险分层的主要根据是弗明翰研究中心的平均年龄60岁(45~80岁)患者随访10年心血管疾病死亡、非致死性脑卒中和心肌梗死的资料。但西方国家高血压人群中并发的脑卒中发病率相对较低,而心力衰竭或肾脏疾病较常见,故这一危险性分层仅供参考(表3-3)。

表3-3 高血压病的危险分层

危险因素和病史		血压(kPa)		
		1级	2级	3级
I	无其他危险因素	低危	中危	高危
II	1~2危险因素	中危	中危	极高危
III	≥3个危险因素或靶器官损害或糖尿病	高危	高危	极高危
IV	并存的临床情况	极高危	极高危	极高危

(三)鉴别诊断

在确诊高血压病之前应排除各种类型的继发性高血压,因为有些继发性高血压的病因可消除,其原发疾病治愈后,血压即可恢复正常。常见的继发性高血压有下列几种类型。

1.肾实质性疾病

慢性肾小球肾炎、慢性肾盂肾炎、多囊肾和糖尿病肾病等均可引起高血压。这些疾病早期均有明显的肾脏病变的临床表现,在病程的中后期出现高血压,至终末期肾病阶段高血压几乎都和肾功能不全相伴发。因此,根据病史、尿常规和尿沉渣细胞计数不难与原发性高血压的肾脏损害相鉴别。肾穿刺病理检查有助于诊断慢性肾小球肾炎;多次尿细菌培养和静脉肾盂造影对诊断慢性肾盂肾炎有价值。糖尿病肾病者均有多年糖尿病史。

2.肾血管性高血压

单侧或双侧肾动脉主干或分支病变可导致高血压。肾动脉病变可为先天性或后天性。先天性肾动脉狭窄主要为肾动脉肌纤维发育不良所致;后天性狭窄由大动脉炎、肾动脉粥样硬化、动脉内膜纤维组织增生等病变所致。此外,肾动脉周围粘连或肾蒂扭曲也可导致肾动脉狭窄。此病在成人高血压中不足 1%,但在骤发的重度高血压和临床上有可疑诊断线索的患者中则有较高的发病率。如有骤发的高血压并迅速进展至急进性高血压、中青年尤其是 30 岁以下的高血压且无其他原因、腹部或肋脊角闻及血管杂音,提示肾血管性高血压的可能。可疑病例可做肾动脉多普勒超声、口服卡托普利激发后做同位素肾图和肾素测定、肾动脉造影,数字减影血管造影术(DSA),有助于做出诊断。

3.嗜铬细胞瘤

嗜铬细胞瘤 90%位于肾上腺髓质,右侧多于左侧。交感神经节和体内其他部位的嗜铬组织也可发生此病。肿瘤释放出大量儿茶酚胺,引起血压升高和代谢紊乱。高血压可为持续性,亦可呈阵发性。阵发性高血压发作的持续时间从十多分钟至数天,间歇期亦长短不等。发作频繁者一天可数次。发作时除血压骤然升高外,还有头痛、心悸、恶心、多汗、四肢冰冷和麻木感、视力减退、上腹或胸骨后疼痛等。典型的发作可由于情绪改变如兴奋、恐惧、发怒而诱发。年轻人难以控制的高血压,应注意与此病相鉴别。此病如表现为持续性高血压则难与原发性高血压相鉴别。血和尿儿茶酚胺及其代谢产物香草基杏仁酸(VMA)的测定、酚妥拉明试验、胰高血糖素激发试验、可乐定抑制试验、甲氧氯普胺试验有助于做出诊断。超声、放射性核素及电子计算机 X 线体层显像(CT)、磁共振显像可显示肿瘤的部位。

4.原发性醛固酮增多症

病因为肾上腺肿瘤或增生所致的醛固酮分泌过多,典型的症状和体征见以下三个方面。

(1)轻至中度高血压。

(2)多尿尤其夜尿增多、口渴、尿比重下降、碱性尿和蛋白尿。

(3)发作性肌无力或瘫痪、肌痛、抽搐或手足麻木感等。

凡高血压者合并上述 3 项临床表现,并有低钾血症、高血钠性碱中毒而无其他原因可解释的,应考虑此病之可能。实验室检查可发现血和尿醛固酮升高,血浆肾素降低、尿醛固酮排泄增多等。

5.皮质醇增多症

系肾上腺皮质肿瘤或增生分泌糖皮质激素过多所致。除高血压外,有向心性肥胖、满月脸、水牛背、皮肤紫纹、毛发增多、血糖增高等特征,诊断一般并不困难。24 小时尿中 17-羟及 17-酮类固醇增多,地塞米松抑制试验及肾上腺皮质激素兴奋试验阳性有助于诊断。颅内蝶鞍X线检查、肾上腺CT扫描及放射性碘化胆固醇肾上腺扫描可用于病变定位。

6.主动脉缩窄

多数为先天性血管畸形,少数为多发性大动脉炎所引起。特点为上肢血压增高而下肢血压不高或降低,呈上肢血压高于下肢血压的反常现象。肩胛间区、胸骨旁、腋部可有侧支循环动脉的搏动和杂音或腹部听诊有血管杂音。胸部X线摄影可显示肋骨受侧支动脉侵蚀引起的切迹。主动脉造影可确定诊断。

六、治疗

(一)高血压患者的评估和监测程序

如图 3-1 所示,确诊高血压病的患者应根据其危险因素、靶器官损害及相关的临床情况做出危险分层。高危和极高危患者应立即开始用药物治疗。中危和低危患者则先监测血压和其他危险因素,而后再根据血压状况决定是否开始药物治疗。

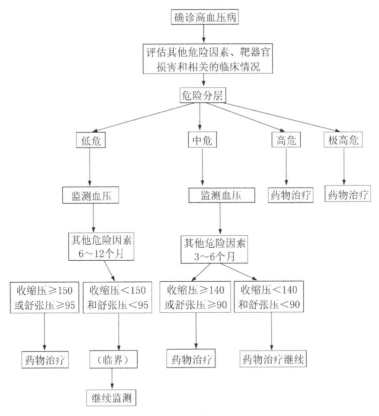

图 3-1　高血压病患者评估和处理程序(血压单位为 mmHg)

(二)降压的目标

根据新指南的精神,中青年高血压患者血压应降至 17.3/11.3 kPa(130/85 mmHg)以下。HOT 研究表明,舒张压达到较低目标血压组的糖尿病患者,其心血管病危险明显降低,故伴糖尿病者应把血压降至 17.3/10.7 kPa(130/80 mmHg)以下;高血压合并肾功能不全、尿蛋白超过 1 g/24 小时,至少应将血压降至 17.3/10.7 kPa(130/80 mmHg),甚至 16.7/10.0 kPa

(125/75 mmHg)以下;老年高血压患者的血压应控制在18.7/12.0 kPa(140/90 mmHg)以下,且尤应重视降低收缩压。

(三)非药物治疗

高血压应采取综合措施治疗,任何治疗方案都应以非药物疗法为基础。积极有效的非药物治疗可通过多种途径干扰高血压的发病机制,起到一定的降压作用,并有助于减少靶器官损害的发生。非药物治疗的具体内容包括以下几项。

1.戒烟

吸烟所致的加压效应使高血压并发症如脑卒中、心肌梗死和猝死的危险性显著增加,并降低或抵消降压治疗的疗效,加重脂质代谢紊乱,降低胰岛素敏感性,减弱内皮细胞依赖性血管扩张效应和增加左心室肥厚的倾向。戒烟对心血管的良好益处,任何年龄组在戒烟1年后即可显示出来。

2.戒酒或限制饮酒

戒酒和减少饮酒可使血压显著降低。

3.减轻和控制体重

体重减轻10%,收缩压可降低0.8 kPa(6.6 mmHg)。超重10%以上的高血压患者体重减少5 kg,血压便明显降低,且有助于改善伴发的危险因素如糖尿病、高脂血症、胰岛素抵抗和左心室肥厚。新指南中建议体重指数(kg/m^2)应控制在24以下。

4.合理膳食

按WHO的建议,钠摄入每天应少于2.4 g(相当于氯化钠6 g)。通过食用含钾丰富的水果(如香蕉、橘子)和蔬菜(如油菜、苋菜、香菇、大枣等),增加钾的摄入。要减少膳食中的脂肪,适量补充优质蛋白质。

5.增加体力活动

根据新指南提供的参考标准,常用运动强度指标可用运动时的最大心率达到180或170次/分减去平时心率,如要求精确则采用最大心率的60%~85%作为运动适宜心率。运动频度一般要求每周3~5次,每次持续20~60分钟即可。中老年高血压患者可选择步行、慢跑、上楼梯、骑自行车等。

6.减轻精神压力,保持心理平衡

长期精神压力和情绪忧郁既是导致高血压,又是降压治疗效果欠佳的重要原因。应对患者作耐心的劝导和心理疏导,鼓励其参加体育/文化和社交活动,鼓励高血压患者保持宽松、平和、乐观的健康心态。

(四)初始降压治疗药物的选择

高血压病的治疗应采取个体化的原则。应根据高血压危险因素、靶器官损害及合并疾病等情况选择初始降压药物。

(五)高血压病的药物治疗

1.药物治疗原则

(1)采用最小的有效剂量以获得可能有的疗效而使不良反应减至最小。

(2)为了有效防止靶器官损害,要求一天24小时内稳定降压,并能防止从夜间较低血压到清晨血压突然升高而导致猝死、脑卒中和心脏病发作。要达到此目的,最好使用每天1次给药而有持续降压作用的药物。

（3）单一药物疗效不佳时不宜过多增加单种药物的剂量，而应及早采用两种或两种以上药物联合治疗，这样有助于提高降压效果而不增加不良反应。

（4）判断某一种或几种降压药物是否有效，以及是否需要更改治疗方案时，应充分考虑该药物达到最大疗效所需的时间。在药物发挥最大效果前过于频繁地改变治疗方案是不合理的。

（5）高血压病是一种终生性疾病，一旦确诊后应坚持终身治疗。

2.降压药物的选择

目前临床常用的降压药物有许多种类。无论选用何种药物，其治疗目的均是将血压控制在理想范围，预防或减轻靶器官损害。新指南强调，降压药物的选用应根据治疗对象的个体情况、药物的作用、代谢、不良反应和药物的相互作用确定。

3.临床常用的降压药物

临床常用的药物主要有六大类：利尿剂、α受体阻滞剂、钙通道阻滞剂、血管紧张素转化酶抑制剂（ACEI）、β受体阻滞剂及血管紧张素Ⅱ受体阻滞剂。降压药物的疗效和不良反应情况个体间差异很大，临床应用时要充分注意。具体选用哪一种或几种药物就参照前述的用药原则全面考虑。

（1）利尿剂。

作用机制：此类药物可减少细胞外液容量、降低心排血量，并通过利钠作用降低血压。降压作用较弱，起作用较缓慢，但与其他降压药物联合应用时常有相加或协同作用，常可作为高血压的基础治疗。螺内酯不仅可以降压，而且能抑制心肌及血管的纤维化。

种类和应用方法：有噻嗪类、保钾利尿剂和襻利尿剂三类。降压治疗中比较常用的利尿剂有下列几种：氢氯噻嗪 12.5～25.0 mg，每天 1 次；阿米洛利 5～10 mg，每天 1 次；吲达帕胺 1.25～2.50 mg，每天 1 次；氯噻酮 12.5～25.0 mg，每天 1 次；螺内酯 20 mg，每天 1 次；氨苯蝶啶 25～50 mg，每天 1 次。在少数情况下用呋塞米 20～40 mg，每天 2 次。

主要适应证：利尿剂可作为无并发症高血压患者的首选药物，主要适用于轻中度高血压，尤其是老年高血压包括老年单纯性收缩期高血压、肥胖及并发心力衰竭患者。襻利尿剂作用迅速，肾功能不全时应用较多。

注意事项：利尿剂应用可降低血钾，尤以噻嗪类和呋塞米为明显，长期应用者应适量补钾（每天1～3 g），并鼓励多吃水果和富含钾的绿色蔬菜。此外，噻嗪类药物可干扰糖、脂和尿酸代谢，故应慎用于糖尿病和血脂代谢失调者，禁用于痛风患者。保钾利尿剂因可升高血钾，应尽量避免与 ACEI 合用，禁用于肾功能不全者。利尿剂的不良反应与剂量密切相关，故宜采用小剂量。

（2）β受体阻滞剂。

作用机制：通过减慢心率、减低心肌收缩力、降低心排血量、减低血浆肾素活性等多种机制发挥降压作用。其降压作用较弱，起效时间较长（1～2 周）。

主要适应证：主要适用于轻中度高血压，尤其在静息时心率较快（>80 次/分）的中青年患者，也适用于高肾素活性的高血压、伴心绞痛或心肌梗死后及伴室上性快速心律失常者。

种类和应用方法：常用于降压治疗的 β_1 受体阻滞剂有美托洛尔 25～50 mg，每天 1～2 次；阿替洛尔 25 mg，每天 1～2 次；比索洛尔 2.5～10.0 mg，每天 1 次。选择性 α_1 和非选择性 β 受体阻滞剂有：拉贝洛尔每次 0.1 g，每天 3～4 次，以后按需增至 0.6～0.8 g，重症高血压可达每天 1.2～2.4 g；卡维地洛6.25～12.50 mg，每天 2 次。拉贝洛尔和美托洛尔均有静脉制剂，可用于重症高血压或高血压危象而需要较迅速降压治疗的患者。

注意事项:常见的不良反应有疲乏和肢体冷感,可出现躁动不安、胃肠功能不良等。还可能影响糖代谢、脂代谢,因此伴有心脏传导阻滞、哮喘、慢性阻塞性肺部疾病及周围血管疾病患者应列为禁忌;因此类药可掩盖低血糖反应,因此应慎用于胰岛素依赖性糖尿病患者。长期应用者突然停药可发生反跳现象,即原有的症状加重、恶化或出现新的表现,较常见有血压反跳性升高,伴头痛、焦虑、震颤、出汗等,称之为撤药综合征。

(3)钙通道阻滞剂(CCB)。

作用机制:主要通过阻滞细胞浆膜的钙离子通道、松弛周围动脉血管的平滑肌,使外周血管阻力下降而发挥降压作用。

主要适应证:可用于各种程度的高血压,尤其是老年高血压、伴冠心病心绞痛、周围血管病、糖尿病或糖耐量异常妊娠期高血压及合并有肾脏损害的患者。

种类和应用方法:应优先考虑使用长效制剂如非洛地平缓释片2.5～5.0 mg,每天1次;硝苯地平控释片30 mg,每天1次;氨氯地平5 mg,每天1次;拉西地平4 mg,每天1～2次;维拉帕米缓释片120～240 mg,每天1次;地尔硫䓬缓释片90～180 mg,每天1次。由于有诱发猝死之嫌,速效二氢吡啶类钙通道阻滞剂的临床使用正在逐渐减少,而提倡应用长效制剂。其价格一般较低廉,在经济条件落后的农村及边远地区速效制剂仍不失为一种可供选择的抗高血压药物,可使用硝苯地平或尼群地平普通片剂10 mg,每天2～3次。

注意事项:主要不良反应为血管扩张所致的头痛、颜面潮红和踝部水肿,发生率在10%以下,需要停药的只占极少数。踝部水肿是由于毛细血管前血管扩张而非水钠潴留所致。硝苯地平的不良反应较明显且可引起反射性心率加快,但若从小剂量开始逐渐加大剂量,可明显减轻或减少这些不良反应。非二氢吡啶类对传导功能及心肌收缩力有负性影响,因此禁用于心脏传导阻滞和心力衰竭时。

(4)血管紧张素转化酶抑制剂(ACEI)。

作用机制:通过抑制血管紧张素转化酶使血管紧张素Ⅱ生成减少,并抑制缓激肽,使缓激肽降解。这类药物可抑制循环和组织的RAAS,减少神经末梢释放去甲肾上腺素和血管内皮形成内皮素;还可作用于缓激肽系统,抑制缓激肽降解,增加缓激肽和扩张血管的前列腺素的形成。这些作用不仅能有效降低血压,而且具有靶器官保护的功能。

ACEI对糖代谢和脂代谢无影响,血浆尿酸可能降低。即使合用利尿剂亦可维持血钾稳定,因ACEI可防止利尿剂所致的继发性高醛固酮血症。此外,ACEI在产生降压作用时不会引起反射性心动过速。

种类和应用方法:常用的ACEI有卡托普利25～50 mg,每天2～3次;依那普利5～10 mg,每天1～2次;贝那普利5～20 mg,雷米普利2.5～5.0 mg,培哚普利4～8 mg,西那普利2.5～10.0 mg,福辛普利10～20 mg,均每天1次。

主要适应证:ACEI可用来治疗轻中度或严重高血压,尤其适用于伴左心室肥厚、左心室功能不全或心力衰竭、糖尿病并有微量蛋白尿、肾脏损害(血肌酐<265 μmol/L)并有蛋白尿等患者。本药还可安全地使用于伴有慢性阻塞性肺部疾病或哮喘、周围血管疾病或雷诺现象、抑郁症及胰岛素依赖性糖尿病患者。

注意事项:最常见不良反应为持续性干咳,发生率为3%～22%。多见于用药早期(数天至几周),亦可出现于治疗的后期,其机制可能由于ACEI抑制了激肽酶Ⅱ,使缓激肽的作用增强和前列腺素形成。症状不重应坚持服药,半数可在2～3月内咳嗽消失。改用其他ACEI,咳嗽可能不出现。福辛普利和西拉普利引起干咳少见。其他可能发生不良反应有低血压、高钾血症、血管神经性水肿(偶尔可致喉痉挛、喉或声带水肿)、皮疹及味觉障碍。

双侧肾动脉狭窄或单侧肾动脉严重狭窄、合并高血钾血症或严重肾衰竭等患者 ACEI 应列为禁忌。因有致畸危险也不能用于合并妊娠的妇女。

(5)血管紧张素 Ⅱ 受体阻滞剂(ARB)。

作用机制:这类药物可选择性阻断 Ang Ⅱ 的 Ⅰ 型受体而起作用,具有 ACEI 相似的血流动力学效应。从理论上讲,其比 ACEI 存在如下优点:①作用不受 ACE 基因多态性的影响。②还能抑制非 ACE 催化产生的 Ang Ⅱ 的致病作用。③促进 Ang Ⅱ 与 AT_2 结合发挥"有益"效应。这三项优点结合起来将可能使 ARB 的降血压及对靶器官保护作用更有效,但需要大规模的临床试验进一步证实,目前尚无循证医学的证据表明 ARB 的疗效优于或等同于 ACEI。

种类和应用方法:目前在国内上市的 ARB 有三类。第一、二、三代分别为氯沙坦、缬沙坦、依贝沙坦。氯沙坦 50～100 mg,每天 1 次,氯沙坦和小剂量氢氯噻嗪(25 mg/d)合用,可明显增强降压效应;缬沙坦 80～160 mg,每天 1 次;依贝沙坦 150 mg,每天 1 次;替米沙坦 80 mg,每天 1 次;坎地沙坦 1 mg,每天 1 次。

主要适应证:适用对象与 ACEI 相同。目前主要用于 ACEI 治疗后发生干咳等不良反应且不能耐受的患者。氯沙坦有降低血尿酸作用,尤其适用于伴高尿酸血症或痛风的高血压患者。

注意事项:此类药物的不良反应轻微而短暂,因不良反应需中止治疗者极少。不良反应为头晕、与剂量有关的直立性低血压、皮疹、血管神经性水肿、腹泻、肝功能异常、肌痛和偏头痛等。禁用对象与 ACEI 相同。

(6)α_1 受体阻滞剂。

作用机制:这类药可选择性阻滞血管平滑肌突触后膜 α_1 受体,使小动脉和静脉扩张,外周阻力降低。长期应用对糖代谢并无不良影响,且可改善脂代谢,升高 HDL-C 水平,还能减轻前列腺增生患者的排尿困难,缓解症状。降压作用较可靠,但是否与利尿剂、受体阻滞剂一样具有降低病死率的效益,尚不清楚。

种类和应用方法:常用制剂有哌唑嗪 1 mg,每天 1 次;多沙唑嗪 1～6 mg,每天 1 次;特拉唑嗪1～8 mg,每天 1 次;苯哌地尔 25～50 mg,每天 2 次。

适应证:目前一般用于轻中度高血压,尤其适用于伴高脂血症或前列腺肥大患者。

注意事项:主要不良反应为"首剂现象",多见于首次给药后 30～90 分钟,表现为严重的直立性低血压、眩晕、晕厥、心悸等,系由于内脏交感神经的收缩血管作用被阻滞后,静脉舒张使回心血量减少。首剂现象以哌唑嗪较多见,特拉唑嗪较少见。合用 β 受体阻滞剂、低钠饮食或曾用过利尿剂者较易发生。防治方法是首剂量减半,临睡前服用,服用后平卧或半卧休息 60～90 分钟,并在给药前至少一天停用利尿剂。其他不良反应有头痛、嗜睡、口干、心悸、鼻塞、乏力、性功能障碍等,常可在连续用药过程中自行减轻或缓解。有研究表明哌唑嗪能增加高血压患者的死亡率,因此现在临床上已很少应用。

(六)降压药物的联合应用

降压药物的联合应用已公认为是较好和合理的治疗方案。

1.联合用药的意义

研究表明,单药治疗使高血压患者血压达标<18.7/120 kPa(140/90 mmHg)比率仅为40%～50%,而两种药物的合用可使 70%～80% 的患者血压达标。HOT 试验结果表明,达到预

定血压目标水平的患者中,采用单一药物、两药合用或三药合用的患者分别占 30%~40%、40%~50%和少于 10%,处于联合用药状态约占 68%。

联合用药可减少单一药物剂量,提高患者的耐受性和依从性。单药治疗如效果欠佳,只能加大剂量,这就增加不良反应发生的危险性,且有的药物随剂量增加,不良反应增大的危险性超过了降压作用增加的效益,亦即药物的危险/效益比转向不利的一面。联合用药可避免此种两难局面。

联合用药还可使不同的药物互相取长补短,有可能减轻或抵消某些不良反应。任何药物在长期治疗中均难以完全避免其不良反应,如 β 受体阻滞剂的减慢心率作用,CCB 可引起踝部水肿和心率加快。这些不良反应如能选择适当的合并用药就有可能被矫正或消除。

2.利尿剂为基础的两种药物联合应用

大型临床试验表明,噻嗪类利尿剂可与其他降压药有效地合用,故在需要合并用药时利尿剂可作为基础药物。常采用下列合用方法。

(1)利尿剂加 ACEI 或血管紧张素 II 受体阻滞剂:利尿剂的不良反应是激活 RAAS,造成一系列不利于降低血压的负面作用。然而,这反而增强了 ACEI 或血管紧张素 II 受体阻滞剂对 RAAS 的阻断作用,亦即这两种药物通过利尿剂对 RAAS 的激活,可产生更强有力的降压效果。此外,ACEI 和血管紧张素 II 受体阻滞剂由于可使血钾水平稍上升,从而能防止利尿剂长期应用所致的电解质紊乱,尤其是低血钾等不良反应。

(2)利尿剂加 β 受体阻滞剂或 α₁ 受体阻滞剂:β 受体阻滞剂可抵消利尿剂所致的交感神经兴奋和心率增快作用,而噻嗪类利尿剂又可消除 β 受体阻滞剂或 α₁ 受体阻滞剂的促肾滞钠作用。此外,在对血管的舒缩作用上噻嗪类利尿剂可加强 α₁ 受体阻滞剂的扩血管效应,而抵消 β 受体阻滞剂的缩血管作用。

3.CCB 为基础的两药合用

我国临床上初治药物中仍以 CCB 最为常用。国人对此类药一般均有良好反应,CCB 为基础的联合用药在我国有广泛的基础。

(1)CCB 加 ACEI:前者具有直接扩张动脉的作用,后者通过阻断 RAAS 和降低交感活性,既扩张动脉,又扩张静脉,故两药在扩张血管上有协同降压作用。二氢吡啶类 CCB 产生的踝部水肿可被 ACEI 消除。两药在心肾和血管保护上,在抗增殖和减少蛋白尿上亦均有协同作用。此外,ACEI 可阻断 CCB 所致反射性交感神经张力增加和心率加快的不良反应。

(2)二氢吡啶类 CCB 加 β 受体阻滞剂:前者具有的扩张血管和轻度增加心排血量的作用,正好抵消 β 受体阻滞剂的缩血管及降低心排血量作用。两药对心率的相反作用可使患者心率不受影响。

4.其他的联合应用方法

如两药合用仍不能奏效,可考虑采用 3 种药物合用,如噻嗪类利尿剂加 ACEI 加水溶性 β 受体阻滞剂(阿替洛尔),或噻嗪类利尿剂加 ACEI 加 CCB,以及利尿剂加 β 受体阻滞剂加其他血管扩张剂(肼屈嗪)。

七、高血压危象

(一)定义和分类

已经有许多不同的名词被用于血压重度急性升高的情况。但多数研究者将高血压急症定义为收缩压或舒张压急剧增高[如舒张压增高到 17.3 kPa(120~130 mmHg)以上],同时伴有中枢神经系统、心脏或肾脏等靶器官损伤。高血压急症较少见,此类患者需要在严密监测下通过静脉给药的方法使血压立即降低。与高血压急症不同,如果患者的血压重度增高,但无急性靶器官损害的证据,则定义为高血压次急症。对此类患者,需在 24~48 小时内使血压逐渐下降。两者统称为高血压危象(见表 3-4)。

表 3-4　高血压危象的分类

高血压急症	高血压次急症
高血压脑病	急进性恶性高血压
颅内出血	循环中儿茶酚胺水平过高
动脉硬化栓塞性脑梗死	降压药物的撤药综合征
急性肺水肿	服用拟交感神经药物
急性冠脉综合征	食物或药物与单胺氧化酶抑制剂相互作用
急性主动脉夹层	围术期高血压
急性肾衰竭	
肾上腺素能危象	
子痫	

(二)临床表现

高血压危象的症状和体征的轻重往往因人而异。①一般症状可有出汗、潮红、苍白、眩晕、濒死感、耳鸣、鼻出血;②心脏症状可有心悸、心律失常、胸痛、呼吸困难、肺水肿;③脑部症状可有头痛、头晕、恶心、目眩、局部症状、痛性痉挛、昏迷等;④肾脏症状有少尿、血尿、蛋白尿、电解质紊乱、氮质血症、尿毒症;⑤眼部症状有闪光、点状视觉、视力模糊、视觉缺陷、复视、失明。

(三)高血压危象的治疗

1.治疗的一般原则

对高血压急症患者,需在 ICU 中严密监测(必要时进行动脉内血压监测),通过静脉给药迅速控制血压(但并非降至正常水平)。对高血压次急症患者,应在 24~48 小时内逐渐降低血压(通常给予口服降压药)。

静脉用药控制血压的即刻目标是在 30~60 分钟内将舒张压降低 10%~15%,或降到 14.7 kPa(110 mmHg)左右。对急性主动脉夹层患者,应 15~30 分钟内达到这一目标。以后用口服降压药维持。

2.高血压急症的治疗

导致高血压急症的疾病很多。目前有多种静脉用药可作降压之用(表 3-5)。

(1)高血压脑病:高血压脑病的首选治疗包括静脉注射硝普钠、柳胺苄心定、乌拉地尔或尼卡地平。

(2)脑血管意外:对任何种类的急性脑卒中患者给予紧急降压治疗所能得到的益处目前还都是推测性的,还缺少充分的临床和实验研究证据。①颅内出血:血压 < 24.0/14.0 kPa(180/105 mmHg)无须降压。血压>30.7/16.0 kPa(230/120 mmHg)可静脉给予柳胺苄心定、拉贝洛尔、硝普钠、乌拉地尔。血压在(24.0~30.7)/(20.0~16.0)kPa[(180~230)/(150~120)mmHg]之间可静脉给药,也可口服给药。②急性缺血性中风:参照颅内出血的治疗方案。

表 3-5 高血压急症静脉用药的选择

病种	药物选择
急性肺水肿	硝普钠或乌拉地尔,与硝酸甘油和一种襻利尿剂合用
急性心肌缺血	柳胺苄心定或美托洛尔,与硝酸甘油合用。如血压控制不满意,可加用尼卡地平或 fenoldopam
脑卒中	柳胺苄心定、尼卡地平或 fenolodpam
急性主动脉夹层	柳胺苄心定或硝普钠加美托洛尔
子痫	肼苯嗪,亦可选用柳胺苄心定或尼卡地平
急性肾衰竭/微血管性贫血	fenoldopam 或尼卡地平
儿茶酚胺危象	尼卡地平、维拉帕米或 fenoldopam

(3)急性主动脉夹层:一旦确定为主动脉夹层的诊断,即应力图在 15~30 分钟内使血压降至最低可以耐受的水平(即保持足够的器官灌注)。最初的治疗应包括联合使用静脉硝普钠和一种静脉给予的 β 受体阻滞剂,其中美托洛尔最为常用。尼卡地平或 fenoldopam 也可使用。柳胺苄心定兼有 α 和 β 受体阻滞作用,可作为硝普钠和 β 受体阻滞剂联合方案的替代。另外,地尔硫䓬静脉滴注也可用于主动脉夹层。

(4)急性左心室衰竭和肺水肿:严重高血压可诱发急性左心室衰竭。在这种情况下,可给予扩血管药如硝普钠直接减轻心脏后负荷。也可选用硝酸甘油。

(5)冠心病和急性心肌梗死:静脉给予硝酸甘油是这种高血压危象时的首选药物。次选药为柳胺苄心定,静脉给予。如血压控制不满意,可加用尼卡地平或 fenoldopam。

(6)围术期高血压:降压药物的选用应根据患者的背景情况,在密切观察下可选用乌拉地尔、柳胺苄心定、硝普钠和硝酸甘油等。

(7)子痫:近年来,在舒张压超过 15.3 kPa(115 mmHg)或发生子痫时,传统上采用肼苯达嗪静脉注射,此药能有效降低血压而不减少胎盘血流。现今在有重症监护的条件下,静脉给予柳胺苄心定和尼卡地平被认为更安全有效。如惊厥出现或迫近,可注射硫酸镁。

3.高血压次急症的治疗

对高血压次急症患者,过快降压会影响心脏和脑的血流供应(尤其是老年人),引起严重的不良反应。如果血压暂时升高的原因是容易识别的,如疼痛或急性焦虑,则合适的治疗是止痛药或抗焦虑药。如果血压增高的原因不明,可给予各种口服降压药(表 3-6)。降压治疗的目的是使增高的血压在 24~48 小时内逐渐降低,这种治疗方法需要在发病后头几天对患者进行密切的随访。

表 3-6 治疗高血压次急症常用的口服药

药名	作用机制	剂量(mg)	说明
卡托普利	ACEI	25~50	口服或舌下给药。最大作用见于给药后 30~90 分钟。在体液容量不足者,易有血压过度下降。肾动脉狭窄患者禁用
硝酸甘油	血管扩张剂	1.25~2.50	舌下给药,最大作用见于 15~30 分钟内。推荐用于冠心病患者
尼卡地平	钙通道阻滞剂	30	口服或舌下给药。仅有少量心率增快。比硝苯地平起效慢而降压时间更长。可致低血压的潮红

续表

药名	作用机制	剂量(mg)	说明
柳胺苄心定	α和β受体阻滞剂	200～1 200	口服给药。禁用于慢性阻塞性肺病、充血性心力衰竭恶化、心动过缓的患者。可引起低血压、眩晕、头痛、呕吐、潮红
可乐定	α激动剂	0.1,每20分钟一次	口服后30分钟至2小时起效,最大作用见于1～4小时内,作用维持6～8小时。不良反应为嗜睡、眩晕、口干和停药后血压反跳
呋塞米	襻利尿剂	40～80	口服给药。可继其他抗高血压措施之后给药

在目前缺少任何对各种高血压药物长期疗效进行比较资料的情况下,药物品种的选择应根据其作用机制、疗效和安全性资料确定。

硝苯地平和卡托普利加快心率,可乐定和柳胺苄心定则减慢心率。这对于冠心病患者特别重要。其他应注意的问题包括柳胺苄心定慎用于支气管痉挛和心动过缓及Ⅱ度以上房室传导阻滞患者、卡托普利不可用于双侧肾动脉狭窄患者。在血容量不足的患者,抗高血压药的使用均应小心。

(张丽丽)

第二节　继发性高血压

继发性高血压也称症状性高血压,是指由一定的基础疾病引起的高血压,占所有高血压患者的1%～5%。由于继发性高血压的出现与某些确定的疾病和原因有关,一旦这些原发疾病(如原发性醛固酮增多症、嗜铬细胞瘤、肾动脉狭窄等)治愈后,高血压即可消失。所以临床上,对一个高血压患者(尤其是初发病例),应给予全面详细评估,以发现有可能的继发性高血压的病因,以利于进一步治疗。

一、继发性高血压的基础疾病

(一)肾性高血压
(1)肾实质性:急、慢性肾小球肾炎,多囊肾,糖尿病肾病,肾积水。
(2)肾血管性:肾动脉狭窄、肾内血管炎。
(3)肾素分泌性肿瘤。
(4)原发性钠潴留(Liddle's综合征)。

(二)内分泌性高血压
(1)肢端肥大症。
(2)甲状腺功能亢进。
(3)甲状腺功能减退。
(4)甲状旁腺功能亢进。
(5)肾上腺皮质:库欣综合征、原发性醛固酮增多症、嗜铬细胞瘤。

（6）女性长期口服避孕药。

（7）绝经期综合征等。

（三）血管病变

主动脉缩窄、多发性大动脉炎。

（四）颅脑病变

脑肿瘤、颅内压增高、脑外伤、脑干感染等。

（五）药物

如糖皮质激素、拟交感神经药、甘草等。

（六）其他

高原病、红细胞增多症、高血钙等。

二、常见的继发性高血压几种类型的特点

（一）肾实质性疾病所致的高血压

1.急性肾小球肾炎

（1）多见于青少年。

（2）起病急。

（3）有链球菌感染史。

（4）发热、血尿，水肿等表现。

2.慢性肾小球肾炎

应注意与高血压病引起的肾脏损害相鉴别。

（1）反复水肿史。

（2）贫血明显。

（3）血浆蛋白低。

（4）蛋白尿出现早而血压升高相对轻。

（5）眼底病变不明显。

3.糖尿病肾病

无论是胰岛素依赖型糖尿病（1型）或非胰岛素依赖型糖尿病（2型），均可发生肾损害而有高血压，肾小球硬化、肾小球毛细血管基膜增厚为主要的病理改变，早期肾功能正常，仅有微量蛋白尿，血压也可能正常；病情发展，出现明显蛋白尿及肾功能不全时血压升高。

对于肾实质病变引起的高血压，可以应用 ACEI 治疗，对肾脏有保护作用，除降低血压外，还可减少蛋白尿，延缓肾功能恶化。

（二）嗜铬细胞瘤

肾上腺髓质或交感神经节等嗜铬细胞肿瘤，间歇或持续分泌过多的肾上腺素和去甲肾上腺素，出现阵发性或持续性血压升高。其临床特点包括以下几个方面。

（1）有剧烈头痛，心动过速、出汗、面色苍白、血糖增高、代谢亢进等特征。

（2）对一般降压药物无效。

（3）血压增高期测定血或尿中儿茶酚胺及其代谢产物香草基杏仁酸（VMA），显著增高。

（4）超声、放射性核素、CT、磁共振显像可显示肿瘤的部位。

（5）大多数肿瘤为良性，可作手术切除。

(三)原发性醛固酮增多症

此病是肾上腺皮质增生或肿瘤分泌过多醛固酮所致。其特征包括以下几点。

(1)长期高血压伴顽固的低血钾。

(2)肌无力、周期性瘫痪、烦渴、多尿等。

(3)血压多为轻、中度增高。

(4)实验室检查:有低血钾、高血钠、代谢性碱中毒、血浆肾素活性降低、尿醛固酮排泄增多。

(5)螺内酯(安体舒通)试验(+)具有诊断价值。

(6)超声、放射性核素、CT可做定位诊断。

(7)大多数原发性醛固酮增多症是由单一肾上腺皮质腺瘤所致,手术切除是最好的治疗方法。

(8)螺内酯是醛固酮拮抗剂,可使血压降低,血钾升高,症状减轻。

(四)皮质醇增多症(库欣综合征)

由于肾上腺皮质肿瘤或增生,导致皮质醇分泌过多。其临床特点表现为以下几点。

(1)水钠潴留,高血压。

(2)向心性肥胖、满月脸、多毛、皮肤纹、血糖升高。

(3)24小时尿中17-羟类固醇或17-酮类固醇增多。

(4)肾上腺皮质激素兴奋者试验阳性。

(5)地塞米松抑制试验阳性。

(6)颅内蝶鞍X线检查、肾上腺CT扫描及放射性碘化胆固醇肾上腺扫描可用于病变定位。

(五)肾动脉狭窄

(1)可为单侧或双侧。

(2)青少年患者的病变性质多为先天性或炎症性,老年患者多为动脉粥样硬化性。

(3)高血压进展迅速或高血压突然加重,呈恶性高血压表现。

(4)舒张压中、重度升高。

(5)四肢血压多不对称,差别大,有时呈无脉症。

(6)体检时可在上腹部或背部肋脊角处闻及血管杂音。

(7)眼底呈缺血性进行性改变。

(8)对各类降压药物疗效较差。

(9)大剂量断层静脉肾盂造影,放射性核素肾图有助诊断。

(10)肾动脉造影可明确诊断。

(11)药物治疗可选用ACEI或钙通道阻滞剂,但双侧肾动脉狭窄者不宜应用,以避免可能使肾小球滤过率进一步降低,肾功能恶化。

(12)经皮肾动脉成形术(PTRA)手术简便,疗效好,为首选治疗。

(13)必要时,可行血流重建术、肾移植术、肾切除术。

(六)主动脉缩窄

为先天性血管畸形,少数为多发性大动脉炎引起。其临床特点表现为以下几点。

(1)上肢血压增高而下肢血压不高或降低,呈上肢血压高于下肢的反常现象。

(2)肩胛间区、胸骨旁、腋部可有侧支循环动脉的搏动和杂音或腹部听诊有血管杂音。

(3)胸部X线摄影可显示肋骨受侧支动脉侵蚀引起的切迹。

(4)主动脉造影可确定诊断。

(杨艳子)

第三节 扩张型心肌病

扩张型心肌病(DCM)是以一侧或双侧心腔扩大,收缩性心力衰竭为主要特征的一组疾病。病因不明者称为原发性扩张型心肌病,由于主要表现为充血性心力衰竭,以往又被称为充血性心肌病,该病常伴心律失常,5 年存活率低于 50%,发病率为 5/10 万～10/10 万,近年来有增高的趋势,男多于女,男女发病比例为 2.5∶1.0。

一、病因

(一)遗传因素

遗传因素包括单基因遗传和基因多态性。前者包括显性和隐性两种,根据基因所在的染色体进一步分为常染色体和性染色体遗传。致病基因已经清楚者归为家族性心肌病,未清楚而又有希望的基因是编码 *dystrophin* 和 *cardiotrophin-1* 的基因。基因多态性目前以 ACE 的 DD 型研究较多,但与原发性扩张型心肌病的关系尚有待进一步证实。

(二)病毒感染

主要是柯萨奇病毒,此外尚有巨细胞病毒、腺病毒(小儿多见)和埃柯病毒等。以柯萨奇病毒研究较多。病毒除直接引起心肌细胞损伤外,尚可通过免疫反应,包括细胞因子和抗体损伤心肌细胞。

(三)免疫障碍

免疫障碍分两大部分:一是引起机体抵抗力下降,机体易于感染,尤其是嗜心肌病毒如柯萨奇病毒感染;二是以心肌为攻击靶位的自身免疫损伤,目前已知的有抗 β-受体抗体,抗 M-受体抗体,抗线粒体抗体,抗心肌细胞膜抗体,抗 ADP/ATP 载体蛋白抗体等。有些抗体具强烈干扰心肌细胞功能作用,如抗 β-受体抗体的儿茶酚胺样作用较去甲肾上腺素强 100 倍以上,抗 ADP/ATP 抗体严重干扰心肌能量代谢等。

(四)其他

某些营养物质、毒物的作用或叠加作用应注意。

二、病理及病理生理

(一)大体解剖

心腔大、室壁相对较薄、附壁血栓,瓣膜及冠状动脉正常,随着病情发展,心腔逐渐变为球形。

(二)组织病理

心肌细胞肥大、变长、变性坏死、间质纤维化。组化染色(抗淋巴细胞抗体)淋巴细胞计数增多,约 46% 符合 Dallas 心肌炎诊断标准。

(三)细胞病理(超微结构)

(1)收缩单位变少,排列紊乱。

(2)线粒体增多变性,细胞化学染色示线粒体嵴排列紊乱、脱失及融合;线粒体分布异常,膜下及核周分布增多,而肌纤维间分布减少。

（3）脂褐素增多。

（4）严重者心肌细胞空泡变性，脂滴增加。

在上述病理改变的基础上，原发扩张型心肌病的病理生理特点可用一句话概括：收缩功能障碍为主，继发舒张功能障碍。扩张型心肌病的可能发生机制如图 3-2 所示。

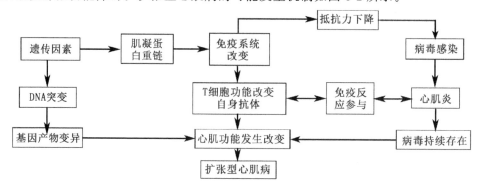

图 3-2　扩张型心肌病发病机制

三、临床表现

（1）充血性心力衰竭的临床表现。

（2）心律失常：快速、缓慢心律失常及各种传导阻滞，以室内阻滞较有特点。

（3）栓塞：以肺栓塞多见。绝大部分是细小动脉多次反复栓塞，表现为少量咯血或痰中带血、肺动脉高压等。周围动脉栓塞在国内较少见，可表现为脑、脾、肾、肠系膜动脉及肢体动脉栓塞。有栓塞者预后一般较差。

四、辅助检查

（一）超声心动图检查

房室腔内径扩大，瓣膜正常，室壁搏动减弱、呈"大腔小口"样改变是其特点。早期仅左室和左房大，晚期全心大。可伴二、三尖瓣功能性反流，很少见附壁血栓。

（二）ECG 检查

QRS 可表现为电压正常、增高（心室大）和减低。有室内阻滞者 QRS 增宽。可见病理性 Q 波，多见于侧壁和高侧壁。左室极度扩大者，胸前导联 R 波呈马鞍形改变，即 V_3、V_4 呈 rS，$V_{1R} > V_{2R}$，$V_{5R} > V_{4R} > V_{3R}$。可见继发 ST-T 改变。有各种心律失常，常见的有室性期前收缩、室性心动过速、房室传导阻滞、室内传导阻滞、心房颤动、心房扑动等。

（三）X 线检查

普大心影，早期肺淤血明显，晚期由于肺动脉高压和/或右心衰竭，肺野透亮度可增加，肺淤血不明显，左、右室同时衰竭者肺淤血也可不明显。伴有心力衰竭者常有胸腔积液，以右侧或双侧多见，单左侧胸腔积液十分少见。

（四）SPECT 检查

核素心血池显像示左室舒张末容积（EDV）扩大，严重者可达 800 mL，EF 下降＜40％，严重者仅3％～5％，心肌显像左室大或左、右室均大，左室壁显影稀疏不均，呈花斑样。

（五）心肌损伤标志

CK-MB、cTnT、cTnI 可增高。心肌损伤标志阳性者往往提示近期疾病活动、心力衰竭加重，也提示有病毒及免疫因素参加心肌损伤。

(六)其他检查

包括肝功能、肾功能、血常规、电解质、血沉异常等。

五、诊断及鉴别诊断

原发性扩张型心肌病目前尚无公认的诊断标准。可采用下列顺序：①心脏大,心率快,奔马律等心力衰竭表现;②EF<40%(UCG、SPECT、LVG);③超声心动图表现为"大腔小口"样改变,左室舒张末内径指数$\geqslant 27$ mm/m^2,瓣膜正常;④SPECT 示 EDV 增大,心肌显像呈花斑样改变;⑤以上表现用其他原因不能解释,即除外继发性心脏损伤。在临床上遇到难以解释的充血性心力衰竭首先应想到本病,通过病史询问、查体及上述检查符合①～④,且仍未找到可解释的原因即可诊断本病。

鉴别诊断:①应与所有引起心脏普大的原因鉴别;②ECG 有病理性 Q 波者应与陈旧性心梗鉴别。

六、治疗

与心力衰竭治疗基本相同,但强调的是:β-受体阻滞剂及保护心肌药物(如辅酶 Q$_{10}$、B 族维生素)的应用见心力衰竭。

(杨艳子)

第四节　感染性心内膜炎

感染性心内膜炎(IE)为心脏内膜表面微生物感染导致的炎症反应。感染性心内膜炎最常累及的部位是心脏瓣膜,包括自体瓣膜和人工瓣膜,也可累及心房或心室的内膜面。近年来随着诊断及治疗技术的进步,感染性心内膜炎的致死率和致残率显著下降,但诊断或治疗不及时的患者,病死率仍然很高。

一、流行病学

由于疾病自身的特点及诊断的特殊性,很难对感染性心内膜炎进行注册或前瞻性研究,没有准确的患病率数字。每年的发病率为 1.9/10 万～6.2/10 万。近年来,随着人口老龄化、抗生素滥用、先天性心脏病存活年龄延长及心导管和外科手术患者的增多,感染性心内膜炎的发病率呈增加的趋势。

二、病因与诱因

(一)患者因素

1.瓣膜性心脏病

瓣膜性心脏病是感染性心内膜炎最常见的基础病。近年来,随着风湿性心脏病发病率的下降,风湿性心脏瓣膜病在感染性心内膜炎基础病中所占的比例已明显下降,占 6%～23%。与此对应,随着人口老龄化,退行性心脏瓣膜病所占的比例日益升高,尤其是主动脉瓣和二尖瓣关闭不全。

2.先天性心脏病

由于介入封堵和外科手术技术的进步,成人先天性心脏病患者越来越多,在此基础上发生的感染性心内膜炎也较前增加,室间隔缺损、法洛四联症和主动脉缩窄是最常见的原因。主动脉瓣二叶钙化也是诱发感染性心内膜炎的重要危险因素。

3.人工瓣膜

人工瓣膜置换者发生感染性心内膜炎的危险是自体瓣膜的 5~10 倍,术后 6 个月内危险性最高,之后在较低的水平维持。

4.既往感染性心内膜炎病史

既往感染性心内膜炎病史是再次感染的明确危险因素。

5.近期接受可能引起菌血症的诊疗操作

各种经口腔(如拔牙)、气管、食管、胆管、尿道或阴道的诊疗操作及血液透析等,均是感染性心内膜炎的诱发因素。

6.体内存在促非细菌性血栓性赘生物形成的因素

如白血病、肝硬化、癌症、炎性肠病和系统性红斑狼疮等可导致血液高凝状态的疾病,也可增加感染性心内膜炎的危险。

7.自身免疫缺陷

自身免疫缺陷包括体液免疫缺陷和细胞免疫缺陷,如 HIV。

8.静脉药物滥用

静脉药物滥用者发生感染性心内膜炎的危险可升高 12 倍。赘生物常位于血流从高压腔经病变瓣口或先天缺损至低压腔产生高速射流和湍流的下游,如二尖瓣关闭不全的瓣叶心房面、主动脉瓣关闭不全的瓣叶心室面和室间隔缺损的间隔右心室侧,可能与这些部位的压力下降及内膜灌注减少,有利于微生物沉积和生长有关。高速射流冲击心脏或大血管内膜可致局部损伤,如二尖瓣反流面对的左心房壁、主动脉瓣反流面对的二尖瓣前叶腱索和乳头肌及动脉导管未闭射流面对的肺动脉壁,也容易发生感染性心内膜炎。在压差较小的部位,如房间隔缺损、大室间隔缺损、血流缓慢(如心房颤动或心力衰竭)及瓣膜狭窄的患者,则较少发生感染性心内膜炎。

(二)病原微生物

近年来,导致感染性心内膜炎的病原微生物谱也发生了很大变化。金黄色葡萄球菌感染明显增多,同时也是静脉药物滥用患者的主要致病菌;而草绿色链球菌感染明显减少。凝固酶阴性的葡萄球菌以往是自体瓣膜心内膜炎的次要致病菌,现在是人工瓣膜心内膜炎和院内感染性心内膜炎的重要致病菌。此外,绿脓杆菌、革兰氏阴性杆菌及真菌等以往较少见的病原微生物,也日渐增多。

三、病理

感染性心内膜炎特征性的病理表现是在病变处形成赘生物,由血小板、纤维蛋白、病原微生物、炎性细胞和少量坏死组织构成,病原微生物常包裹在赘生物内部。

(一)心脏局部表现

1.赘生物本身的影响

大的赘生物可造成瓣口机械性狭窄,赘生物还可导致瓣膜或瓣周结构破坏,如瓣叶破损、穿孔或腱索断裂,引起瓣膜关闭不全,急性者最终可发生猝死或心力衰竭。人工瓣膜患者还可导致瓣周漏和瓣膜功能不全。

2.感染灶局部扩散

产生瓣环或心肌脓肿、传导组织破坏、乳头肌断裂、室间隔穿孔和化脓性心包炎等。

(二)赘生物脱落造成栓塞

1.右心感染性心内膜炎

右心赘生物脱落可造成肺动脉栓塞、肺炎或肺脓肿。

2.左心感染性心内膜炎

左心赘生物脱落可造成体循环动脉栓塞,如脑动脉、肾动脉、脾动脉、冠状动脉及肠系膜动脉等,导致相应组织的缺血坏死和/或脓肿;还可能导致局部动脉管壁破坏,形成动脉瘤。

(三)菌血症

感染灶持续存在或赘生物内的病原微生物释放入血,形成菌血症或败血症,导致全身感染。

(四)自身免疫反应

病原菌长期释放抗原入血,可激活自身免疫反应,形成免疫复合物,沉积在不同部位导致相应组织的病变,如肾小球肾炎(免疫复合物沉积在肾小球基膜)、关节炎、皮肤或黏膜出血(小血管炎,发生漏出性出血)等。

四、分类

既往习惯按病程分类,目前更倾向于按疾病的活动状态、诊断类型、瓣膜类型、解剖部位和病原微生物进行分类。

(一)按病程分类

分为急性感染性心内膜炎(病程<6周)和亚急性感染性心内膜炎(病程>6周)。急性感染性心内膜炎多发生在正常心瓣膜,起病急骤,病情凶险,预后不佳,有发生猝死的危险;病原微生物以金黄色葡萄球菌为主,细菌毒力强,菌血症症状明显,赘生物容易碎裂或脱落。亚急性感染性心内膜炎多发生在有基础病的心瓣膜,起病隐匿,经积极治疗预后较好;病原微生物主要是条件性致病菌,如溶血性链球菌、凝固酶阴性的葡萄球菌及革兰氏阴性杆菌等,这些病原微生物毒力相对较弱,菌血症症状不明显,赘生物碎裂或脱落的比例较急性感染性心内膜炎低。

(二)按疾病的活动状态分类

分为活动期和愈合期,这种分类对外科手术治疗非常重要。活动期包括:术前血培养阳性及发热,术中取血培养阳性,术中发现病变组织形态呈炎症活动状态,或在抗生素疗程完成之前进行手术。术后1年以上再次出现感染性心内膜炎,通常认为是复发。

(三)按诊断类型分类

分为明确诊断、疑似诊断和可能诊断。

(四)按瓣膜类型分类

分为自体瓣膜感染性心内膜炎和人工瓣膜感染性心内膜炎。

(五)按解剖部位分类

分为二尖瓣感染性心内膜炎、主动脉瓣感染性心内膜炎及室壁感染性心内膜炎等。

(六)按病原微生物分类

按照病原微生物血培养结果分为金黄色葡萄球菌性感染性心内膜炎、溶血性链球菌性感染性心内膜炎、真菌性感染性心内膜炎等。

五、临床表现

(一)全身感染中毒表现

发热是 IE 最常见的症状,除某些老年或心、肾衰竭的重症患者外,几乎均有发热,与病原微生物释放入血有关。亚急性者起病隐匿,体温一般<39 ℃,午后和晚上高,可伴有全身不适、肌痛/关节痛、乏力、食欲缺乏或体重减轻等非特异性症状。急性者起病急骤,呈暴发性败血症过程,通常高热伴有寒战。其他全身感染中毒表现还包括脾大、贫血和杵状指,主要见于亚急性者。

(二)心脏表现

心脏的表现主要为新出现杂音或杂音性质、强度较前改变,瓣膜损害导致的新的或增强的杂音通常为关闭不全的杂音,尤以主动脉瓣关闭不全多见。但新出现杂音或杂音改变不是感染性心内膜炎的必备表现。

(三)血管栓塞表现

血管栓塞表现为相应组织的缺血坏死和/或脓肿。

(四)自身免疫反应的表现

自身免疫反应主要表现为肾小球肾炎、关节炎、皮肤或黏膜出血等,非特异性,不常见。皮肤或黏膜的表现具有提示性,包括:①瘀点,可见于任何部位;②指/趾甲下线状出血;③Roth 斑,为视网膜的卵圆形出血斑,中心呈白色,多见于亚急性者;④Osler 结节,为指/趾垫出现的豌豆大小红色或紫色痛性结节,多见于亚急性者;⑤Janeway 损害,为手掌或足底处直径 1~4 mm 无痛性出血性红斑,多见于急性者。

六、辅助检查

(一)血培养

血培养是明确致病菌最主要的实验室方法,并为抗生素的选择提供可靠的依据。为了提高血培养的阳性率,应注意以下几个环节。

(1)取血频次:多次血培养有助于提高阳性率,建议至少送检 3 次,每次采血时间间隔至少1 小时。

(2)取血量:每次取血 5~10 mL,已使用抗生素的患者取血量不宜过多,否则血液中的抗生素不能被培养液稀释。

(3)取血时间:有人建议取血时间以寒战或体温骤升时为佳,但感染性心内膜炎的菌血症是持续的,研究发现,体温与血培养阳性率之间没有显著相关性,因此不需要专门在发热时取血。高热时大部分细菌被吞噬细胞吞噬,反而影响了培养效果。

(4)取血部位:前瞻性研究表明,无论病原微生物是哪一种,静脉血培养阳性率均显著高于动脉血。因此,静脉血培养阴性的患者没有必要再采集动脉血培养。每次取血应更换穿刺部位,皮肤应严格消毒。

(5)培养和分离技术:所有怀疑感染性心内膜炎的患者,应同时做需氧菌培养和厌氧菌培养;人工瓣膜置换术后、长时间留置静脉导管或导尿管及静脉药物滥用患者,应加做真菌培养。结果阴性时应延长培养时间,并使用特殊分离技术。

(6)取血之前已使用抗生素患者的处理:如果临床高度怀疑感染性心内膜炎而患者已使用了

抗生素治疗,应谨慎评估,病情允许时可以暂停用药数天后再次培养。

(二)超声心动图

所有临床上怀疑感染性心内膜炎的患者均应接受超声心动图检查,首选经胸超声心动图(TTE);如果 TTE 结果阴性,而临床高度怀疑感染性心内膜炎,应加做经食管超声心动图(TEE);TEE 结果阴性,而仍高度怀疑,2～7 天后应重复 TEE 检查。如果是有经验的超声医师,且超声机器性能良好,多次 TEE 检查结果阴性基本可以排除感染性心内膜炎诊断。

超声心动图诊断感染性心内膜炎的主要证据包括赘生物,附着于瓣膜、心腔内膜面或心内植入物的致密回声团块影,可活动,用其他解剖学因素无法解释;脓肿或瘘;新出现的人工瓣膜部分裂开。

临床怀疑感染性心内膜炎的患者,其中约 50% 经 TTE 可检出赘生物。在人工瓣膜,TTE 的诊断价值通常不大。TEE 有效弥补了这一不足,其诊断赘生物的敏感度为 88%～100%,特异度达91%～100%。

(三)其他检查

感染性心内膜炎患者可出现血白细胞计数升高,核左移;血沉及 C-反应蛋白升高;高丙种球蛋白血症,循环中出现免疫复合物,类风湿因子升高,血清补体降低;贫血,血清铁及血清铁结合力下降;尿中出现蛋白和红细胞等。心电图和胸片也可能有相应的变化,但均不具有特异性。

七、诊断和鉴别诊断

(一)诊断

首先应根据患者的临床表现筛选出疑似病例。

1.高度怀疑

(1)新出现杂音或杂音性质、强度较前改变。

(2)来源不明的栓塞事件。

(3)感染源不明的败血症。

(4)血尿、肾小球肾炎或怀疑肾梗死。

(5)发热伴以下任何一项:①心内有植入物;②有感染性心内膜炎的易患因素;③新出现的室性心律失常或传导障碍;④首次出现充血性心力衰竭的临床表现;⑤血培养阳性(为感染性心内膜炎的典型病原微生物);⑥皮肤或黏膜表现;⑦多发或多变的浸润性肺感染;⑧感染源不明的外周(肾、脾和脊柱)脓肿。

2.低度怀疑

发热,不伴有以上任何一项。对于疑似病例应立即进行超声心动图和血培养检查。

1994 年 Durack 及其同事提出了 Duke 标准,给感染性心内膜炎的诊断提供了重要参考。后来经不断完善形成了目前的 Duke 标准修订版,包括 2 项主要标准和 6 项次要标准。具备 2 项主要标准,或 1 项主要标准＋3 项次要标准,或 5 项次要标准为明确诊断;具备 1 项主要标准＋1 项次要标准,或 3 项次要标准为疑似诊断。

(1)主要标准包括:①血培养阳性,2 次血培养结果一致,均为典型的感染性心内膜炎病原微生物如溶血性链球菌、牛链球菌、HACEK 菌、无原发灶的社区获得性金黄色葡萄球菌或肠球菌。连续多次血培养阳性,且为同一病原微生物,这种情况包括:至少 2 次血培养阳性,且间隔时间＞12 小时;3 次血培养均阳性或≥4 次血培养中的多数均阳性,且首次与末次血培养间隔时间至少1小时。②心内膜受累证据,超声心动图阳性发现赘生物:附着于瓣膜、心腔内膜面或心内植入物的致密回声团块影,可活动,用其他解剖学因素无法解释;脓肿或瘘;新出现的人工瓣膜部分裂开。

(2)次要标准包括:①存在易患因素,如基础心脏病或静脉药物滥用。②发热,体温>38 ℃。③血管栓塞表现,主要动脉栓塞,感染性肺梗死,真菌性动脉瘤,颅内出血,结膜出血及 Janeway 损害。④自身免疫反应的表现,肾小球肾炎、Osler 结节、Roth 斑及类风湿因子阳性。⑤病原微生物证据,血培养阳性,但不符合主要标准;或有感染性心内膜炎病原微生物的血清学证据。⑥超声心动图证据,超声心动图符合感染性心内膜炎表现,但不符合主要标准。

(二)鉴别诊断

感染性心内膜炎需要和以下疾病鉴别,包括心脏肿瘤、系统性红斑狼疮、Marantic 心内膜炎、抗磷脂综合征、类癌综合征、高心排量肾细胞癌、血栓性血小板减少性紫癜及败血症等。

八、治疗

(一)治疗原则

(1)早期应用:连续采集 3~5 次血培养后即可开始经验性治疗,不必等待血培养结果。对于病情平稳的患者可延迟治疗 24~48 小时,对预后没有影响。

(2)充分用药:使用杀菌性而非抑菌性抗生素,大剂量,长疗程,旨在完全杀灭包裹在赘生物内的病原微生物。

(3)静脉给药为主:保持较高的血药浓度。

(4)病原微生物不明确的经验性治疗:急性者首选对金黄色葡萄球菌、链球菌和革兰氏阴性杆菌均有效的广谱抗生素,亚急性者首选对大多数链球菌(包括肠球菌)有效的广谱抗生素。

(5)病原微生物明确的针对性治疗:应根据药物敏感试验的结果选择针对性的抗生素,有条件时应测定最小抑菌浓度(MIC)以判定病原微生物对抗生素的敏感程度。

(6)部分患者需要外科手术治疗。

(二)病原微生物不明确的经验性治疗

治疗应基于临床及病原学证据。病原微生物未明确的患者,如果病情平稳,可在血培养 3~5 次后立即开始经验性治疗;如果过去的 8 天内患者已使用了抗生素治疗,可在病情允许的情况下延迟 24~48 小时再进行血培养,然后采取经验性治疗。2004 年欧洲心脏协会(ESC)指南推荐的方案以万古霉素和庆大霉素为基础。我国庆大霉素的耐药率较高,而且庆大霉素的肾毒性大,多选用阿米卡星(丁胺卡那霉素)替代庆大霉素,0.4~0.6 g 分次静脉给药或肌内注射。万古霉素费用较高,也可选用青霉素类,如青霉素320 万~400 万单位静脉给药,每 4~6 小时一次;或萘夫西林 2 g 静脉给药或静脉给药,每 4 小时一次。

病原微生物未明确的治疗流程图如图 3-3 所示,经验性治疗方案见表 3-7。

(三)病原微生物明确的针对性治疗

1.链球菌感染性心内膜炎

根据药物的敏感性程度选用青霉素、头孢曲松、万古霉素或替考拉宁。

(1)自体瓣膜感染性心内膜炎且对青霉素完全敏感的链球菌感染(MIC≤0.1 mg/L):年龄≤65 岁,血清肌酐正常的患者,给予青霉素 1 200 万~2 000 万单位/24 小时,分 4~6 次静脉给药,疗程 4 周;加庆大霉素3 mg/(kg·24 h)(最大剂量 240 mg/24 h),分 2~3 次静脉给药,疗程

2周。年龄＞65岁,或血清肌酐升高的患者,根据肾功能调整青霉素的剂量,或使用头孢曲松 2 g/24 h,每天 1 次静脉给药,疗程均为 4 周。对青霉素和头孢菌素过敏的患者使用万古霉素 3 mg/(kg·24 h),每天 2 次静脉给药,疗程 4 周。

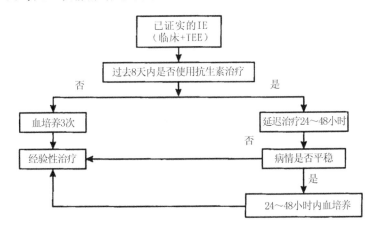

图 3-3　病原微生物未明确的治疗流程图

表 3-7　经验性治疗方案

病种	药名	剂量	疗程
自体瓣膜感染性心内膜炎	万古霉素	15 mg/kg 静脉给药,每 12 小时一次	4～6 周
	* 庆大霉素	1 mg/kg 静脉给药,每 8 小时一次	2 周
人工瓣膜感染性心内膜炎	万古霉素	15 mg/kg 静脉给药,每 12 小时一次	4～6 周
	* 利福平	300～450 mg 口服,每 8 小时一次	4～6 周
	* 庆大霉素	1 mg/kg 静脉给药,每 8 小时一次	2 周

注:* 每天最大剂量 2 g,需要监测药物浓度,必要时可加用氨苄西林。

（2）自体瓣膜感染性心内膜炎且对青霉素部分敏感的链球菌感染（MIC 0.1～0.5 mg/L）或人工瓣膜感染性心内膜炎:青霉素 2 000 万～2 400 万单位/24 小时,分 4～6 次静脉给药,或使用头孢曲松 2 g/24 h,每天 1 次静脉给药,疗程均为 4 周;加庆大霉素 3 mg/(kg·24 h),分 2～3 次静脉给药,疗程 2 周;之后继续使用头孢曲松 2 g/24 h,每天 1 次静脉给药,疗程 2 周。对这类患者也可单独选用万古霉素,3 mg/(kg·24 h),每天 2 次静脉给药,疗程 4 周。

（3）对青霉素耐药的链球菌感染（MIC＞0.5 mg/L）:治疗同肠球菌。

（4）替考拉宁可作为万古霉素的替代选择,推荐用法为 10 mg/kg 静脉给药,每天 2 次,9 次以后改为每天 1 次,疗程 4 周。

2.葡萄球菌感染性心内膜炎

葡萄球菌感染性心内膜炎约占所有感染性心内膜炎患者的 1/3,病情危重,有致死危险。90％的致病菌为金黄色葡萄球菌,其余 10％为凝固酶阴性的葡萄球菌。

（1）自体瓣膜感染性心内膜炎的治疗方案有以下几种。①对甲氧西林（新青霉素）敏感的金黄色葡萄球菌（MSSA）感染:苯唑西林 8～12 g/24 h,分 4 次静脉给药,疗程 4 周(静脉药物滥用患者用药 2 周);加庆大霉素 3 mg/(kg·24 h)(最大剂量 240 mg/24 h),分 3 次静脉给药,疗程至少 3～5 天。②对青霉素过敏患者 MSSA 感染:万古霉素 3 mg/(kg·24 h),每天 2 次静脉给药,疗程4～6周;加庆大霉素3 mg/(kg·24 h)(最大剂量240 mg/24 h),分3次静脉给药,疗程至少3～5天。③对甲氧西林耐药的金黄色葡萄球菌(MRSA)感染:万古霉素30 mg/(kg·24 h),每天2次静脉给药,疗程6周。

(2)人工瓣膜感染性心内膜炎的治疗方案有以下几点。①MSSA感染:苯唑西林8～12 g/24 h,分4次静脉给药,加利福平900 mg/24 h,分3次静脉给药,疗程均为6～8周;再加庆大霉素3 mg/(kg·24 h)(最大剂量240 mg/24 h),分3次静脉给药,疗程2周。②MRSA及凝固酶阴性的葡萄球菌感染:万古霉素30 mg/(kg·24 h),每天2次静脉给药,疗程6周;加利福平300 mg/24 h,分3次静脉给药,再加庆大霉素3 mg/(kg·24 h)(最大剂量240 mg/24 h),分3次静脉给药,疗程均为6～8周。

3.肠球菌及青霉素耐药的链球菌感染性心内膜炎

与一般的链球菌不同,多数肠球菌对包括青霉素、头孢菌素、克林霉素和大环内酯类抗生素在内的许多抗生素耐药。甲氧嘧啶-磺胺异噁及新一代喹诺酮类抗生素的疗效也不确定。

(1)青霉素MIC≤8 mg/L,庆大霉素MIC<500 mg/L:青霉素1 600万～2 000万单位/24小时,分4～6次静脉给药,疗程4周;加庆大霉素3 mg/(kg·24 h)(最大剂量240 mg/24 h),分2次静脉给药,疗程4周。

(2)青霉素过敏或青霉素/庆大霉素部分敏感的肠球菌感染:万古霉素30 mg/(kg·24 h),每天2次静脉给药,加庆大霉素3 mg/(kg·24 h),分2次静脉给药,疗程均6周。

(3)青霉素耐药菌株(MIC>8 mg/L)感染:万古霉素3 mg/(kg·24 h),每天2次静脉给药,加庆大霉素3 mg/(kg·24 h),分2次静脉给药,疗程均6周。

(4)万古霉素耐药或部分敏感菌株(MIC 4～16 mg/L)或庆大霉素高度耐药菌株感染:需要寻求微生物学家的帮助,如果抗生素治疗失败,应及早考虑瓣膜置换。

4.革兰氏阴性菌感染性心内膜炎

约10%自体瓣膜感染性心内膜炎和15%人工瓣膜感染性心内膜炎,尤其是瓣膜置换术后1年发生者多由革兰氏阴性菌感染所致。其中HACEK菌属最常见,包括嗜血杆菌、放线杆菌、心杆菌、埃肯菌和金氏杆菌。常用治疗方案为头孢曲松2 g/24 h静脉给药,每天1次,自体瓣膜感染性心内膜炎疗程4周,人工瓣膜感染性心内膜炎疗程6周。也可选用氨苄西林12 g/24 h,分3～4次静脉给药,加庆大霉素3 mg/(kg·24 h),分2～3次静脉给药。

5.立克次体感染性心内膜炎

立克次体感染性心内膜炎可导致Q热,治疗选用强力霉素100 mg静脉给药,每12小时一次,加利福平。为预防复发,多数患者需要进行瓣膜置换。由于立克次体寄生在细胞内,因此术后抗生素治疗还需要至少1年,甚至终生。

6.真菌感染性心内膜炎

近年来,真菌感染性心内膜炎有增加趋势,尤其是念珠菌属感染。由于单独使用抗真菌药物死亡率较高,而手术的死亡率下降,因此真菌感染性心内膜炎首选外科手术治疗。药物治疗可选用两性霉素B或其脂质体,1 mg/kg,每天1次,连续静脉滴注有助减少不良反应。

(四)外科手术治疗

手术指征包括以下几点。

(1)急性瓣膜功能不全造成血流动力学不稳定或充血性心力衰竭。

(2)有瓣周感染扩散的证据。

（3）正确使用抗生素治疗 7～10 天后，感染仍然持续。

（4）病原微生物对抗生素反应不佳，如真菌、立克次体、布鲁杆菌、里昂葡萄球菌、对庆大霉素高度耐药的肠球菌、革兰氏阴性菌等。

（5）使用抗生素治疗前或治疗后 1 周内，超声心动图探测到赘生物直径＞10 mm，可以活动。

（6）正确使用抗生素治疗后，仍有栓塞事件复发。

（7）赘生物造成血流机械性梗阻。

（8）早期人工瓣膜感染性心内膜炎。

九、预后

影响预后的因素不仅包括患者的自身情况及病原微生物的毒力，还与诊断和治疗是否正确、及时有关。总体而言，住院患者出院后的长期预后尚可（10 年生存率 81%），其中部分开始给予药物治疗的患者后期仍需要手术治疗。既往有感染性心内膜炎病史的患者，再次感染的风险较高。人工瓣膜感染性心内膜炎患者的长期预后较自体瓣膜感染性心内膜炎患者差。

（杨桂敏）

第四章　神经内科疾病

第一节　蛛网膜下腔出血

蛛网膜下腔出血(SAH)是指脑表面或脑底部的血管自发破裂,血液流入蛛网膜下腔,伴或不伴颅内其他部位出血的一种急性脑血管疾病。本病可分为原发性、继发性和外伤性。原发性SAH 是指脑表面或脑底部的血管破裂出血,血液直接或基本直接流入蛛网膜下腔所致,称特发性蛛网膜下腔出血或自发性蛛网膜下腔出血(ISAH),占急性脑血管疾病的 15% 左右,是神经科常见急症之一;继发性 SAH 则为脑实质内、脑室、硬脑膜外或硬脑膜下的血管破裂出血,血液穿破脑组织进入脑室或蛛网膜下腔者;外伤引起的概称外伤性 SAH,常伴发于脑挫裂伤。SAH 临床表现为急骤起病的剧烈头痛、呕吐、精神或意识障碍、脑膜刺激征和血性脑脊液。SAH 的年发病率世界各国各不相同,中国约为5/10 万,美国为6/10 万~16/10 万,德国约为 10/10 万,芬兰约为 25/10 万,日本约为25/10 万。

一、病因与发病机制

(一)病因

SAH 的病因很多,以动脉瘤为最常见,包括先天性动脉瘤、高血压动脉硬化性动脉瘤、夹层动脉瘤和感染性动脉瘤等,其他如脑血管畸形、脑底异常血管网、结缔组织病、脑血管炎等。75%~85% 的非外伤性 SAH 患者为颅内动脉瘤破裂出血,其中,先天性动脉瘤发病多见于中青年;高血压动脉硬化性动脉瘤为梭形动脉瘤,约占 13%,多见于老年人。脑血管畸形占第 2 位,以动静脉畸形最常见,约占 15%,常见于青壮年。其他如烟雾病、感染性动脉瘤、颅内肿瘤、结缔组织病、垂体卒中、脑血管炎、血液病及凝血障碍性疾病、妊娠并发症等均可引起 SAH。近年发现约 15% 的 ISAH 患者病因不清,即使 DSA 检查也未能发现 SAH 的病因。

1.动脉瘤

近年来,对先天性动脉瘤与分子遗传学的多个研究支持 I 型胶原蛋白 α_2 链基因($COLIA_2$)和弹力蛋白基因(FLN)是先天性动脉瘤最大的候补基因。颅内动脉瘤好发于 Willis 环及其主要分支的血管分叉处,其中位于前循环颈内动脉系统者约占 85%,位于后循环基底动脉系统者约占 15％。对此类动脉瘤的研究证实,血管壁的最大压力来自沿血流方向上的血管分叉处的尖部。随着年龄增长,在血压增高、动脉瘤增大,更由于血流涡流冲击和各种危险因素的综合因素作用下,出血的可能性也随之增大。颅内动脉瘤体积的大小与有无蛛网膜下腔出血相关,直径<3 mm 的动脉瘤,SAH 的风险小;直径>7 mm 的动脉瘤,SAH 的风险高。对于未破裂的动脉瘤,每年发生动脉瘤破裂出血的危险性介于 $1\%\sim2\%$。曾经破裂过的动脉瘤有更高的再出血率。

2.脑血管畸形

以动静脉畸形最常见,且 90％以上位于小脑幕上。脑血管畸形是胚胎发育异常形成的畸形血管团,血管壁薄,在有危险因素的条件下易诱发出血。

3.高血压动脉硬化性动脉瘤

长期高血压动脉粥样硬化导致脑血管弯曲多,侧支循环多,管径粗细不均,且脑内动脉缺乏外弹力层,在血压增高、血流涡流冲击等因素影响下,管壁薄弱的部分逐渐向外膨胀形成囊状动脉瘤,极易破裂出血。

4.其他病因

动脉炎或颅内炎症可引起血管破裂出血,肿瘤可直接侵袭血管导致出血。脑底异常血管网形成后可并发动脉瘤,一旦破裂出血可导致反复发生的脑实质内出血或 SAH。

(二)发病机制

蛛网膜下腔出血后,血液流入蛛网膜下腔淤积在血管破裂相应的脑沟和脑池中,并可下流至脊髓蛛网膜下腔,甚至逆流至第四脑室和侧脑室,引起一系列变化,主要包括以下几项。

1.颅内容积增加

血液流入蛛网膜下腔使颅内容积增加,引起颅内压增高,血液流入量大者可诱发脑疝。

2.化学性脑膜炎

血液流入蛛网膜下腔后直接刺激血管,使白细胞崩解释放各种炎症介质。

3.血管活性物质释放

血液流入蛛网膜下腔后,血细胞破坏产生各种血管活性物质(氧合血红蛋白、5-羟色胺、血栓烷 A_2、肾上腺素、去甲肾上腺素)刺激血管和脑膜,使脑血管发生痉挛和蛛网膜颗粒粘连。

4.脑积水

血液流入蛛网膜下腔在颅底或逆流入脑室发生凝固,造成脑脊液回流受阻引起急性阻塞性脑积水和颅内压增高;部分红细胞随脑脊液流入蛛网膜颗粒并溶解,使其阻塞,引起脑脊液吸收减慢,最后产生交通性脑积水。

5.下丘脑功能紊乱

血液及其代谢产物直接刺激下丘脑引起神经内分泌紊乱,引起发热、血糖含量增高、应激性溃疡、肺水肿等。

6.脑-心综合征

急性高颅压或血液直接刺激下丘脑、脑干,导致自主神经功能亢进,引起急性心肌缺血、心律失常等。

二、病理

肉眼可见脑表面呈紫红色,覆盖有薄层血凝块;脑底部的脑池、脑桥小脑三角及小脑延髓池等处可见更明显的血块沉积，甚至可将颅底的血管、神经埋没。血液可穿破脑底面进入第三脑室和侧脑室。脑底大量积血或脑室内积血可影响脑脊液循环出现脑积水，约5%的患者，由于部分红细胞随脑脊液流入蛛网膜颗粒并使其堵塞，引起脑脊液吸收减慢而产生交通性脑积水。蛛网膜及软膜增厚、色素沉着，脑与神经、血管间发生粘连。脑脊液呈血性。血液在蛛网膜下腔的分布，以出血量和范围分为弥散型和局限型。前者出血量较多，穹隆面与基底面蛛网膜下腔均有血液沉积；后者血液则仅存于脑底池。40%～60%的脑标本并发脑内出血。出血的次数越多，并发脑内出血的比例越大。并发脑内出血的发生率第1次约39.6%，第2次约55%，第3次达100%。出血部位随动脉瘤的部位而定。动脉瘤好发于Willis环的血管上，尤其是动脉分叉处，可单发或多发。

三、临床表现

SAH发生于任何年龄，发病高峰多在30～60岁；50岁后，ISAH的危险性有随年龄的增加而升高的趋势。男女在不同的年龄段发病不同，10岁前男性的发病率较高，男女比为4∶1；40～50岁时，男女发病相等；70～80岁时，男女发病率之比高达1∶10。临床主要表现为剧烈头痛、脑膜刺激征阳性、血性脑脊液。在严重病例中，患者可出现意识障碍，从嗜睡至昏迷不等。

(一)症状与体征

1.先兆及诱因

先兆通常是不典型头痛或颈部僵硬，部分患者有病侧眼眶痛、轻微头痛、动眼神经麻痹等表现，主要由少量出血造成；70%的患者存在上述症状数天或数周后出现严重出血，但绝大部分患者起病急骤，无明显先兆。常见诱因有过量饮酒、情绪激动、精神紧张、剧烈活动、用力状态等，这些诱因均能增加ISAH的风险性。

2.一般表现

出血量大者，当天体温即可升高，可能与下丘脑受影响有关；多数患者于2～3天后体温升高，多属于吸收热；SAH后患者血压增高，1～2周病情趋于稳定后逐渐恢复病前血压。

3.神经系统表现

绝大部分患者有突发持续性剧烈头痛。头痛位于前额、枕部或全头，可扩散至颈部、腰背部；常伴有恶心、呕吐。呕吐可反复出现，是由颅内压急骤升高和血液直接刺激呕吐中枢所致。如呕吐物为咖啡色样胃内容物则提示上消化道出血，预后不良。头痛部位各异，轻重不等，部分患者类似眼肌麻痹型偏头痛。有48%～81%的患者可出现不同程度的意识障碍，轻者嗜睡，重者昏迷，多逐渐加深。意识障碍的程度、持续时间及意识恢复的可能性均与出血量、出血部位及有无再出血有关。

部分患者以精神症状为首发或主要的临床症状，常表现为兴奋、躁动不安、定向障碍，甚至谵妄和错乱；少数可出现迟钝、淡漠、抗拒等。精神症状可由大脑前动脉或前交通动脉附近的动脉瘤破裂引起，大多在病后1～5天出现，但多数在数周内自行恢复。癫痫发作较少见，多发生在出血时或出血后的急性期，国外发生率为6.0%～26.1%，国内资料为10.0%～18.3%。在一项SAH的大宗病例报道中，大约有15%的动脉瘤性SAH表现为癫痫。癫痫可为局限性抽搐或全身强直-阵挛性发作，多见于脑血管畸形引起者，出血部位多在天幕上，多由于血液刺激大脑皮质所致，患者有反复发作倾向。部分患者由于血液流入脊髓蛛网膜下腔可出现神经根刺激症状，如腰背痛。

4.神经系统体征

(1)脑膜刺激征:为 SAH 的特征性体征,包括头痛、颈强直、Kernig 征和 Brudzinski 征阳性。常于起病后数小时至 6 天内出现,持续 3～4 周。颈强直发生率最高(6%～100%)。另外,应当注意临床上有少数患者可无脑膜刺激征,如老年患者,可能因蛛网膜下腔扩大等老年性改变和痛觉不敏感等因素,往往使脑膜刺激征不明显,但意识障碍仍可较明显,老年人的意识障碍可达 90%。

(2)脑神经损害:以第Ⅱ、Ⅲ对脑神经最常见,其次为第Ⅴ、Ⅵ、Ⅶ、Ⅷ对脑神经,主要由于未破裂的动脉瘤压迫或破裂后的渗血、颅内压增高等直接或间接损害引起。少数患者有一过性肢体单瘫、偏瘫、失语,早期出现者多因出血破入脑实质和脑水肿所致;晚期多由于迟发性脑血管痉挛引起。

(3)眼症状:SAH 的患者中,17% 有玻璃体膜下出血,7%～35% 有视盘水肿。视网膜下出血及玻璃体下出血是诊断 SAH 有特征性的体征。

(4)局灶性神经功能缺失:如有局灶性神经功能缺失有助于判断病变部位,如突发头痛伴眼睑下垂者,应考虑载瘤动脉可能是后交通动脉或小脑上动脉。

(二)SAH 并发症

1.再出血

在脑血管疾病中,最易发生再出血的疾病是 SAH,国内文献报道再出血率为 24% 左右。再出血临床表现严重,病死率远远高于第 1 次出血,一般发生在第 1 次出血后 10～14 天,2 周内再发生率占再发病例的 54%～80%。近期再出血病死率为 41%～46%,甚至更高。再发出血多因动脉瘤破裂所致,通常在病情稳定的情况下,突然头痛加剧、呕吐、癫痫发作,并迅速陷入深昏迷,瞳孔散大,对光反射消失,呼吸困难甚至停止。神经定位体征加重或脑膜刺激征明显加重。

2.脑血管痉挛

脑血管痉挛(CVS)是 SAH 发生后出现的迟发性大、小动脉的痉挛狭窄,以后者更多见。典型的血管痉挛发生在出血后 3～5 天,于 5～10 天达高峰,2～3 周逐渐缓解。在大多数研究中,血管痉挛发生率为 25%～30%。早期可逆性 CVS 多在蛛网膜下腔出血后30 分钟内发生,表现为短暂的意识障碍和神经功能缺失。70% 的 CVS 在蛛网膜下腔出血后 1～2 周内发生,尽管及时干预治疗,但仍有约 50% 有症状的 CVS 患者将会进一步发展为脑梗死。因此,CVS 的治疗关键在预防。血管痉挛发作的临床表现通常是头痛加重或意识状态下降,除发热和脑膜刺激征外,也可表现局灶性的神经功能损害体征,但不常见。尽管导致血管痉挛的许多潜在危险因素已经确定,但 CT 扫描所见的蛛网膜下腔出血的数量和部位是最主要的危险因素。基底池内有厚层血块的患者比仅有少量出血的患者更容易发展为血管痉挛。虽然国内外均有大量的临床观察和实验数据,但是 CVS 的机制仍不确定。蛛网膜下腔出血本身或其降解产物中的一种或多种成分可能是导致 CVS 的原因。

CVS 的检查常选择经颅多普勒超声(TCD)和数字减影血管造影(DSA)检查。TCD 有助于血管痉挛的诊断。TCD 血液流速峰值大于 200 cm/s 和/或平均流速大于 120 cm/s 时能很好地与血管造影显示的严重血管痉挛相符。值得提出的是,TCD 只能测定颅内血管系统中特定深度的血管段。测得数值的准确性在一定程度上依赖于超声检查者的经验。动脉插管血管造影诊断CVS 较 TCD 更为敏感。CVS 患者行血管造影的价值不仅用于诊断,更重要的目的是血管内治疗。动脉插管血管造影为有创检查,价格较昂贵。

3.脑积水

大约 25% 的动脉瘤性蛛网膜下腔出血患者由于出血量大、速度快,血液大量涌入第三脑室、第四脑室并凝固,使第四脑室的外侧孔和正中孔受阻,可引起急性梗阻性脑积水,导致颅内压急剧升高,甚至出现脑疝而死亡。急性脑积水常发生于起病数小时至 2 周内,多数患者在 1~2 天内意识障碍呈进行性加重,神经症状迅速恶化,生命体征不稳定,瞳孔散大。颅脑 CT 检查可发现阻塞上方的脑室明显扩大等脑室系统有梗阻表现,此类患者应迅速进行脑室引流术。慢性脑积水是 SAH 后 3 周至 1 年发生的脑积水,原因可能为蛛网膜下腔出血刺激脑膜,引起无菌性炎症反应形成粘连,阻塞蛛网膜下腔及蛛网膜绒毛而影响脑脊液的吸收与回流,以脑脊液吸收障碍为主,病理切片可见蛛网膜增厚纤维变性,室管膜破坏及脑室周围脱髓鞘改变。Johnston 认为脑脊液的吸收与蛛网膜下腔和上矢状窦的压力差,以及蛛网膜绒毛颗粒的阻力有关。当脑外伤后颅内压增高时,上矢状窦的压力随之升高,使蛛网膜下腔和上矢状窦的压力差变小,从而使蛛网膜绒毛微小管系统受压甚至关闭,直接影响脑脊液的吸收。由于脑脊液的积蓄造成脑室内静水压升高,致使脑室进行性扩大。因此,慢性脑积水的初期,患者的颅内压是高于正常的,及至脑室扩大到一定程度之后,由于加大了吸收面,才渐使颅内压下降至正常范围,故临床上称之为正常颅压脑积水。但由于脑脊液的静水压已超过脑室壁所能承受的压力,使脑室不断继续扩大、脑萎缩加重而致进行性痴呆。

4.自主神经及内脏功能障碍

常因下丘脑受出血、脑血管痉挛和颅内压增高的损伤所致,临床可并发心肌缺血或心肌梗死、急性肺水肿、应激性溃疡。这些并发症被认为是由于交感神经过度活跃或迷走神经张力过高所致。

5.低钠血症

尤其是重症 SAH 常影响下丘脑功能,而导致有关水盐代谢激素的分泌异常。目前,关于低钠血症发生的病因有两种机制,即血管升压素分泌异常综合征(SIADH)和脑性耗盐综合征(CSWS)。

SIADH 理论是 1957 年由 Bartter 等提出的,该理论认为,低钠血症产生的原因是由于各种创伤性刺激作用于下丘脑,引起血管升压素(ADH)分泌过多,或血管升压素渗透性调节异常,丧失了低渗对 ADH 分泌的抑制作用,而出现持续性 ADH 分泌。肾脏远曲小管和集合管重吸收水分的作用增强,引起水潴留、血钠被稀释及细胞外液增加等一系列病理生理变化。同时,促肾上腺皮质激素(ACTH)相对分泌不足,血浆 ACTH 降低,醛固酮分泌减少,肾小管排钾保钠功能下降,尿钠排出增多。细胞外液增加和尿、钠丢失的后果是血浆渗透压下降和稀释性低血钠,尿渗透压高于血渗透压,低钠而无脱水,中心静脉压增高的一种综合征。若进一步发展,将导致水分从细胞外向细胞内转移、细胞水肿及代谢功能异常。当血钠<120 mmol/L 时,可出现恶心、呕吐、头痛;当血钠<110 mmol/L 时可发生嗜睡、躁动、谵语、肌张力低下、腱反射减弱或消失甚至昏迷。

但 20 世纪 70 年代末以来,越来越多的学者发现,发生低钠血症时,患者多伴有尿量增多和尿钠排泄量增多,而血中 ADH 并无明显增加。这使得脑性耗盐综合征的概念逐渐被接受。SAH 时,CSWS 的发生可能与脑钠肽(BNP)的作用有关。下丘脑受损时可释放出 BNP,脑血管痉挛也可使 BNP 升高。BNP 的生物效应类似心房钠尿肽(ANP),有较强的利钠和利尿反应。CSWS 时可出现厌食、恶心、呕吐、无力、直立性低血压、皮肤无弹性、眼球内陷、心率增快等表现。诊断依据:细胞外液减少,负钠平衡,水摄入与排出率<1,肺动脉楔压<1.1 kPa(8 mmHg),中

央静脉压<0.8 kPa(6 mmHg),体重减轻。Ogawasara 提出每天对 CSWS 患者定时测体重和中央静脉压是诊断 CSWS 和鉴别 SIADH 最简单和实用的方法。

四、辅助检查

(一)脑脊液检查

目前,脑脊液(CSF)检查尚不能被 CT 检查所完全取代。由于腰椎穿刺(LP)有诱发再出血和脑疝的风险,在无条件行 CT 检查和病情允许的情况下,或颅脑 CT 所见可疑时才可考虑谨慎施行 LP 检查。均匀一致的血性脑脊液是诊断 SAH 的金标准,脑脊液压力增高,蛋白含量增高,糖和氯化物水平正常。起初脑脊液中红、白细胞比例与外周血基本一致(700∶1),12 小时后脑脊液开始变黄,2~3 天后因出现无菌性炎症反应,白细胞计数可增加,初为中性粒细胞,后为单核细胞和淋巴细胞。LP 阳性结果与穿刺损伤出血的鉴别很重要。通常是通过连续观察试管内红细胞计数逐渐减少的三管试验来证实,但采用脑脊液离心检查上清液黄变及匿血反应是更灵敏的诊断方法。脑脊液细胞学检查可见巨噬细胞内吞噬红细胞及碎片,有助于鉴别。

(二)颅脑 CT 检查

CT 检查是诊断蛛网膜下腔出血的首选常规检查方法。急性期颅脑 CT 检查快速、敏感,不但可早期确诊,还可判定出血部位、出血量、血液分布范围及动态观察病情进展和有无再出血迹象。急性期 CT 表现为脑池、脑沟及蛛网膜下腔呈高密度改变,尤以脑池局部积血有定位价值,但确定出血动脉及病变性质仍需借助于数字减影血管造影(DSA)检查。发病距 CT 检查的时间越短,显示蛛网膜下腔出血病灶部位的积血越清楚。Adams 观察发病当天 CT 检查显示阳性率为 95%,1 天后降至 90%,5 天后降至 80%,7 天后降至 50%。CT 显示蛛网膜下腔高密度出血征象,多见于大脑外侧裂池、前纵裂池、后纵裂池、鞍上池和环池等。CT 增强扫描可能显示大的动脉瘤和血管畸形。须注意 CT 阴性并不能绝对排除 SAH。

部分学者依据 CT 扫描并结合动脉瘤好发部位推测动脉瘤的发生部位,如蛛网膜下腔出血以鞍上池为中心呈不对称向外扩展,提示颈内动脉瘤;外侧裂池基底部积血提示大脑中动脉瘤;前纵裂池基底部积血提示前交通动脉瘤;出血以脚间池为中心向前纵裂池和后纵裂池基底部扩散,提示基底动脉瘤。CT 显示弥漫性出血或局限于前部的出血发生再出血的风险较大,应尽早行 DSA 检查确定动脉瘤部位并早期手术。MRA 作为初筛工具具有无创、无风险的特点,但敏感性不如 DSA 检查高。

(三)数字减影血管造影

确诊 SAH 后应尽早行数字减影血管造影(DSA)检查,以确定动脉瘤的部位、大小、形状、数量、侧支循环和脑血管痉挛等情况,并可协助除外其他病因如动静脉畸形、烟雾病和炎性血管瘤等。大且不规则、分成小腔(为责任动脉瘤典型的特点)的动脉瘤可能是出血的动脉瘤。如发病之初脑血管造影未发现病灶,应在发病 1 个月后复查脑血管造影,可能会有新发现。DSA 可显示 80% 的动脉瘤及几乎 100% 的血管畸形,而且对发现继发性脑血管痉挛有帮助。脑动脉瘤大多数在 2~3 周再次破裂出血,尤以病后6~8 天为高峰,因此对动脉瘤应早检查、早期手术治疗,如在发病后 2~3 天,脑水肿尚未达到高峰时进行手术则手术并发症少。

(四)MRI 检查

MRI 对蛛网膜下腔出血的敏感性不及 CT。急性期 MRI 检查还可能诱发再出血。但 MRI

可检出脑干隐匿性血管畸形;对直径3~5 mm的动脉瘤检出率可达84%~100%,而由于空间分辨率较差,不能清晰显示动脉瘤颈和载瘤动脉,仍需行DSA检查。

(五)其他检查

心电图可显示T波倒置、QT间期延长、出现高大U波等异常;血常规、凝血功能和肝功能检查可排除凝血功能异常方面的出血原因。

五、诊断与鉴别诊断

(一)诊断

根据以下临床特点,诊断SAH一般并不困难,如突然起病,主要症状为剧烈头痛,伴呕吐;可有不同程度的意识障碍和精神症状,脑膜刺激征明显,少数伴有脑神经及轻偏瘫等局灶症状;辅助检查LP为血性脑脊液,脑CT所显示的出血部位有助于判断动脉瘤。

临床分级:一般采用Hunt-Hess分级法(表4-1)或世界神经外科联盟(WFNS)分级。前者主要用于动脉瘤引起SAH的手术适应证及预后判断的参考,Ⅰ~Ⅲ级应尽早行DSA,积极术前准备,争取尽早手术;对Ⅳ~Ⅴ级先行血块清除术,待症状改善后再行动脉瘤手术。后者根据格拉斯哥昏迷评分和有无运动障碍进行分级(表4-2),即Ⅰ级的SAH患者很少发生局灶性神经功能缺损;GCS≤12分(Ⅳ~Ⅴ级)的患者,不论是否存在局灶神经功能缺损,并不影响其预后判断;对于GCS 13~14分(Ⅱ~Ⅲ级)的患者,局灶神经功能缺损是判断预后的补充条件。

表4-1 Hunt-Hess分级法(1968)

分类	标准
0级	未破裂动脉瘤
Ⅰ级	无症状或轻微头痛
Ⅱ级	中-重度头痛、脑膜刺激征、脑神经麻痹
Ⅲ级	嗜睡、意识混浊、轻度局灶性神经体征
Ⅳ级	昏迷、中或重度偏瘫,有早期去大脑强直或自主神经功能紊乱
Ⅴ级	深昏迷、去大脑强直,濒死状态

注:凡有高血压、糖尿病、高度动脉粥样硬化、慢性肺部疾病等全身性疾病,或DSA呈现高度脑血管痉挛的病例,则向恶化阶段提高1级。

表4-2 WFNS的SAH分级(1988)

分类	GCS	运动障碍
Ⅰ级	15	无
Ⅱ级	14~13	无
Ⅲ级	14~13	有局灶性体征
Ⅳ级	12~7	有或无
Ⅴ级	6~3	有或无

注:格拉斯哥昏迷(GCS)评分。

(二)鉴别诊断

1.脑出血

脑出血深昏迷时与SAH不易鉴别,但脑出血多有局灶性神经功能缺失体征,如偏瘫、失语等,患者多有高血压病史。仔细的神经系统检查及脑CT检查有助于鉴别诊断。

2.颅内感染

发病较 SAH 缓慢。各类脑膜炎起病初均先有高热,脑脊液呈炎性改变而有别于 SAH。进一步脑影像学检查,脑沟、脑池无高密度增高影改变。脑炎临床表现为发热、精神症状、抽搐和意识障碍,且脑脊液多正常或只有轻度白细胞数增高,只有脑膜出血时才表现为血性脑脊液;脑CT 检查有助于鉴别诊断。

3.瘤卒中

依靠详细病史(如有慢性头痛、恶心、呕吐等)、体征和脑 CT 检查可以鉴别。

六、治疗

主要治疗原则:①控制继续出血,预防及解除血管痉挛,去除病因,防治再出血,尽早采取措施预防、控制各种并发症。②掌握时机尽早行 DSA 检查,如发现动脉瘤及动静脉畸形,应尽早行血管介入、手术治疗。

(一)一般处理

绝对卧床护理 4～6 周,避免情绪激动和用力排便,防治剧烈咳嗽,烦躁不安时适当应用止咳剂、镇静剂;稳定血压,控制癫痫发作。对于血性脑脊液伴脑室扩大者,必要时可行脑室穿刺和体外引流,但应掌握引流速度要缓慢。发病后应密切观察 GCS 评分,注意心电图变化,动态观察局灶性神经体征变化和进行脑功能监测。

(二)防止再出血

二次出血是本病的常见现象,故积极进行药物干预对防治再出血十分必要。蛛网膜下腔出血急性期脑脊液纤维素溶解系统活性增高,第 2 周开始下降,第 3 周后恢复正常。因此,选用抗纤维蛋白溶解药物抑制纤溶酶原的形成,具有防治再出血的作用。

1.6-氨基己酸

该药为纤维蛋白溶解抑制剂,可阻止动脉瘤破裂处凝血块的溶解,又可预防再破裂和缓解脑血管痉挛。每次 8～12 g 加入 10％葡萄糖盐水 500 mL 中静脉滴注,每天 2 次。

2.氨甲苯酸

该药又称抗血纤溶芳酸,能抑制纤溶酶原的激活因子,每次200～400 mg,溶于葡萄糖注射液或0.9％氯化钠注射液 20 mL 中缓慢静脉注射,每天 2 次。

3.氨甲环酸

该药为氨甲苯酸的衍化物,抗血纤维蛋白溶酶的效价强于前两种药物,每次 250～500 mg加入 5％葡萄糖注射液 250～500 mL 中静脉滴注,每天 1～2 次。

但近年的一些研究显示抗纤溶药虽有一定的防止再出血作用,但同时增加了缺血事件的发生,因此不推荐常规使用此类药物,除非凝血障碍所致出血时可考虑应用。

(三)降颅压治疗

蛛网膜下腔出血可引起颅内压升高、脑水肿,严重者可出现脑疝,应积极进行脱水降颅压治疗,主要选用 20％甘露醇静脉滴注,每次 125～250 mL,2～4 次/天;呋塞米入小壶,每次 20～80 mg,2～4 次/天;清蛋白 10～20 g/d,静脉滴注。药物治疗效果不佳或疑有早期脑疝时,可考虑脑室引流或颞肌下减压术。

(四)防治脑血管痉挛及迟发性缺血性神经功能缺损

目前认为脑血管痉挛引起迟发性缺血性神经功能缺损(DIND)是动脉瘤性 SAH 最常见的

死亡和致残原因。钙通道阻滞剂可选择性作用于脑血管平滑肌,减轻脑血管痉挛和 DIND。常用尼莫地平,每天 10 mg(50 mL),以每小时2.5~5.0 mL速度泵入或缓慢静脉滴注,5~14 天为1 个疗程;也可选择尼莫地平,每次 40 mg,每天 3 次,口服。国外报道高血压-高血容量-血液稀释(3H)疗法可使大约70%的患者临床症状得到改善。有数个报道认为与以往相比,"3H"疗法能够明显改善患者预后。增加循环血容量,提高平均动脉压(MAP),降低血细胞比容(HCT)至30%~50%,被认为能够使脑灌注达到最优化。3H 疗法必须排除已存在脑梗死、高颅压,并已夹闭动脉瘤后才能应用。

(五)防治急性脑积水

急性脑积水常发生于病后 1 周内,发生率为 9%~27%。急性阻塞性脑积水患者脑 CT 显示脑室急速进行性扩大,意识障碍加重,有效的疗法是行脑室穿刺引流和冲洗。但应注意防止脑脊液引流过度,维持颅内压在 2.0~4.0 kPa(15~30 mmHg),因过度引流会突然发生再出血。长期脑室引流要注意继发感染(脑炎、脑膜炎),感染率为5%~10%。同时常规应用抗生素防治感染。

(六)低钠血症的治疗

SIADH 的治疗原则主要是纠正低血钠和防止体液容量过多。可限制液体摄入量,每天<1 000 mL,使体内水分处于负平衡以减少体液过多与尿钠丢失。注意应用利尿剂和高渗盐水,纠正低血钠与低渗血症。当血浆渗透压恢复,可给予 5%葡萄糖注射液维持,也可用抑制ADH 药物,地美环素 1~2 g/d,口服。

CSWS 的治疗主要是维持正常水盐平衡,给予补液治疗。可静脉或口服等渗或高渗盐液,根据低钠血症的严重程度和患者耐受程度单独或联合应用。高渗盐液补液速度以每小时0.7 mmol/L,24 小时<20 mmol/L为宜。如果纠正低钠血症速度过快可导致脑桥脱髓鞘病,应予特别注意。

(七)外科治疗

经造影证实有动脉瘤或动静脉畸形者,应争取手术或介入治疗,根除病因防止再出血。

1.显微外科

夹闭颅内破裂的动脉瘤是消除病变并防止再出血的最好方法,而且动脉瘤被夹闭,继发性血管痉挛就能得到积极有效的治疗。一般认为 Hunt-Hess 分级 Ⅰ~Ⅱ级的患者应在发病后 48~72 小时内早期手术。应用现代技术,早期手术已经不再难以克服。一些神经血管中心富有经验的医师已经建议给低评分的患者早期手术,只要患者的血流动力学稳定,颅内压得以控制即可。对于神经状况分级很差和/或伴有其他内科情况,手术应该延期。对于病情不太稳定、不能承受早期手术的患者,可选择血管内治疗。

2.血管内治疗

选择适合的患者行血管内放置 Guglielmi 可脱式弹簧圈(GDCs),已经被证实是一种安全的治疗手段。近年来,一般认为治疗指征为手术风险大或手术治疗困难的动脉瘤。

七、预后与预防

(一)预后

临床常采用 Hunt 和 Kosnik(1974)修改的 Botterell 的分级方案,对预后判断有帮助。Ⅰ~Ⅱ级患者预后佳,Ⅳ~Ⅴ级患者预后差,Ⅲ级患者介于两者之间。

首次蛛网膜下腔出血的病死率为 10%~25%。病死率随着再出血递增。再出血和脑血管痉挛是导致死亡和致残的主要原因。蛛网膜下腔出血的预后与病因、年龄、动脉瘤的部位、瘤体大小、出血量、有无并发症、手术时机选择及处置是否及时、得当有关。

(二)预防

蛛网膜下腔出血病情常较危重,病死率较高,尽管不能从根本上达到预防目的,但对已知的病因应及早积极对因治疗,如控制血压、戒烟、限酒,以及尽量避免剧烈运动、情绪激动、过劳、用力排便、剧烈咳嗽等;对于长期便秘的个体应采取辨证论治思路长期用药(如麻仁润肠丸、芪蓉润肠口服液、香砂枳术丸、越鞠保和丸等);情志因素常为本病的诱发因素,对于已经存在脑动脉瘤、动脉血管夹层或烟雾病的患者,保持情绪稳定至关重要。

不少尸检材料证实,患者生前曾患动脉瘤但未曾破裂出血,说明存在危险因素并不一定完全会出血,预防动脉瘤破裂有着非常重要的意义。应当强调的是,蛛网膜下腔出血常在首次出血后2周再次发生出血且常常危及生命,故对已出血患者积极采取有效措施进行整体调节并及时给予恰当的对症治疗,对预防再次出血至关重要。

(邵　琳)

第二节　腔隙性脑梗死

腔隙性脑梗死是指大脑半球深部白质和脑干等中线部位,由直径为 $100\sim400~\mu m$ 的穿支动脉血管闭塞导致的脑梗死。所引起的病灶为 $0.5\sim15.0~mm^3$ 的梗死灶。大多由大脑前动脉、大脑中动脉、前脉络膜动脉和基底动脉的穿支动脉闭塞所引起。脑深部穿动脉闭塞导致相应灌注区脑组织缺血、坏死、液化,由吞噬细胞将该处组织移走而形成小腔隙。好发于基底节、丘脑、内囊、脑桥的大脑皮质贯通动脉供血区。反复发生多个腔隙性脑梗死,称多发性腔隙性脑梗死。临床引起相应的综合征,常见的有纯运动性轻偏瘫、纯感觉性卒中、构音障碍-手笨拙综合征、共济失调性轻偏瘫和感觉运动性卒中。高血压和糖尿病是主要原因,特别是高血压尤为重要。腔隙性脑梗死占脑梗死的 $20\%\sim30\%$。

一、病因与发病机制

(一)病因
真正的病因和发病机制尚未完全清楚,但与下列因素有关。

1.高血压

长期高血压作用于小动脉及微小动脉壁,致脂质透明变性,管腔闭塞,产生腔隙性病变。舒张压增高是多发性腔隙性脑梗死的常见原因。

2.糖尿病

糖尿病时血浆低密度脂蛋白及极低密度脂蛋白的浓度增高,引起脂质代谢障碍,促进胆固醇合成,从而加速、加重动脉硬化的形成。

3.微栓子(无动脉病变)

各种类型小栓子阻塞小动脉导致腔隙性脑梗死,如胆固醇、红细胞增多症、纤维蛋白等。

4.血液成分异常

如红细胞增多症、血小板增多症和高凝状态,也可导致发病。

(二)发病机制

腔隙性脑梗死的发病机制还不完全清楚。微小动脉粥样硬化被认为是症状性腔隙性脑梗死常见的发病机制。在慢性高血压患者中,在粥样硬化斑为 $100\sim400~\mu m$ 的小动脉中,也能发现动脉狭窄和闭塞。颈动脉粥样斑块,尤其是多发性斑块,可能会导致腔隙性脑梗死;脑深部穿动脉闭塞,导致相应灌注区脑组织缺血、坏死,由吞噬细胞将该处脑组织移走,遗留小腔,因而导致该部位神经功能缺损。

二、病理

腔隙性脑梗死灶呈不规则圆形、卵圆形或狭长形。累及管径在 $100\sim400~\mu m$ 的穿动脉,梗死部位主要在基底节(特别是壳核和丘脑)、内囊和脑桥的白质。大多数腔隙性脑梗死位于豆纹动脉分支、大脑后动脉的丘脑深穿支、基底动脉的旁中央支供血区。阻塞常发生在深穿支的前半部分,因而梗死灶均较小,大多数直径为0.2~15.0 mm。病变血管可见透明变性、玻璃样脂肪变、玻璃样小动脉坏死、血管壁坏死和小动脉硬化等。

三、临床表现

本病常见于 40~60 岁以上的中老年人。腔隙性脑梗死患者中高血压的发病率约为 75%,糖尿病的发病率为 25%～35%,有 TIA 史者约有 20%。

(一)症状和体征

临床症状一般较轻,体征单一,一般无头痛、颅内高压症状和意识障碍。由于病灶小,又常位于脑的静区,故许多腔隙性脑梗死在临床上无症状。

(二)临床综合征

Fisher 根据病因、病理和临床表现,归纳为 21 种综合征,常见的有以下几种。

1.纯运动性轻偏瘫(PMH)

PMH 最常见,约占 60%,有病灶对侧轻偏瘫,而不伴失语、感觉障碍和视野缺损,病灶多在内囊和脑干。

2.纯感觉性卒中(PSS)

PSS 约占 10%,表现为病灶对侧偏身感觉障碍,也可伴有感觉异常,如麻木、烧灼和刺痛感。病灶在丘脑腹后外侧核或内囊后肢。

3.构音障碍-手笨拙综合征(DCHS)

DCHS 约占 20%,表现为构音障碍、吞咽困难,病灶对侧轻度中枢性面、舌瘫,手的精细运动欠灵活,指鼻试验欠稳。病灶在脑桥基底部或内囊前肢及膝部。

4.共济失调性轻偏瘫(AH)

病灶同侧共济失调和病灶对侧轻偏瘫,下肢重于上肢,伴有锥体束征。病灶多在放射冠汇集至内囊处,或脑桥基底部皮质脑桥束受损所致。

5.感觉运动性卒中(SMS)

SMS 少见,以偏身感觉障碍起病,再出现轻偏瘫,病灶位于丘脑腹后核及邻近内囊后肢。

6.腔隙状态

由 Marie 提出,由于多次腔隙性脑梗死后,有进行性加重的偏瘫、严重的精神障碍、痴呆、平衡障碍、二便失禁、假性延髓性麻痹、双侧锥体束征和类帕金森综合征等。近年由于有效控制血压及治疗的进步,现在已很少见。

四、辅助检查

(一)神经影像学检查

1.颅脑 CT

非增强 CT 扫描显示为基底节区或丘脑呈卵圆形低密度灶,边界清楚,直径为 $10\sim15$ mm。由于病灶小,占位效应轻微,一般仅为相邻脑室局部受压,多无中线移位,梗死密度随时间逐渐减低,4 周后接近脑脊液密度,并出现萎缩性改变。增强扫描于梗死后 3 天至 1 个月可能发生均一或斑块性强化,以 $2\sim3$ 周明显,待达到脑脊液密度时,则不再强化。

2.颅脑 MRI

MRI 显示比 CT 优越,尤其是对脑桥的腔隙性脑梗死和新旧腔隙性脑梗死的鉴别有意义,增强后能提高阳性率。颅脑 MRI 检查在 T_2WI 像上显示高信号,是小动脉阻塞后新的或陈旧的病灶。T_1WI 和 T_2WI 分别表现为低信号和高信号斑点状或斑片状病灶,呈圆形、椭圆形或裂隙形,最大直径常为数毫米,一般不超过 1 cm。急性期 T_1WI 的低信号和 T_2WI 的高信号,常不及慢性期明显,由于水肿的存在,使病灶看起来常大于实际梗死灶。注射造影剂后,T_1WI 急性期、亚急性期和慢性期病灶显示增强,呈椭圆形、圆形,也可呈环形。

3.CT 血管成像(CTA)、磁共振血管成像(MRA)

了解颈内动脉有无狭窄及闭塞程度。

(二)超声检查

经颅多普勒超声(TCD)了解颈内动脉狭窄及闭塞程度。三维B超检查,了解颈内动脉粥样硬化斑块的大小和厚度。

(三)血液学检查

了解有无糖尿病和高脂血症等。

五、诊断与鉴别诊断

(一)诊断

(1)中老年人发病,多数患者有高血压病史,部分患者有糖尿病史或 TIA 史。

(2)急性或亚急性起病,症状比较轻,体征比较单一。

(3)临床表现符合 Fisher 描述的常见综合征之一。

(4)颅脑 CT 或 MRI 发现与临床神经功能缺损一致的病灶。

(5)预后较好,恢复较快,大多数患者不遗留后遗症状和体征。

(二)鉴别诊断

1.小量脑出血

均为中老年发病,有高血压和急起的偏瘫和偏身感觉障碍。但小量脑出血头颅 CT 显示高密度灶即可鉴别。

2.脑囊虫病

CT 均表现为低信号病灶。但是,脑囊虫病 CT 呈多灶性、小灶性和混合灶性病灶,临床表现常有头痛和癫痫发作,血和脑脊液囊虫抗体阳性,可供鉴别。

六、治疗

(一)抗血小板聚集药物

抗血小板聚集药物是预防和治疗腔隙性脑梗死的有效药物。

1.肠溶阿司匹林(或拜阿司匹林)

每次 100 mg,每天 1 次,口服,可连用 6～12 个月。

2.氯吡格雷

每次 50～75 mg,每天 1 次,口服,可连用半年。

3.西洛他唑

每次 50～100 mg,每天 2 次,口服。

4.曲克芦丁

每次 200 mg,每天 3 次,口服;或每次 400～600 mg 加入 5％葡萄糖注射液或 0.9％氯化钠注射液500 mL 中静脉滴注,每天 1 次,可连用 20 天。

(二)钙通道阻滞剂

1.氟桂利嗪

每次 5～10 mg,睡前口服。

2.尼莫地平

每次 20～30 mg,每天 3 次,口服。

3.尼卡地平

每次 20 mg,每天 3 次,口服。

(三)血管扩张药

1.丁苯酞

每次 200 mg,每天 3 次,口服。偶见恶心、腹部不适,有严重出血倾向者忌用。

2.丁咯地尔

每次 200 mg 加入 5％葡萄糖注射液或 0.9％氯化钠注射液 250 mL 中静脉滴注,每天 1 次,连用10～14 天;或每次 200 mg,每天 3 次,口服。可有头痛、头晕、恶心等不良反应。

3.倍他司汀

每次 6～12 mg,每天 3 次,口服。可有恶心、呕吐等不良反应。

(四)内科病的处理

有效控制高血压、糖尿病、高脂血症等,坚持药物治疗,定期检查血压、血糖、血脂、心电图和有关血液流变学指标。

七、预后与预防

(一)预后

Marie 和 Fisher 认为腔隙性脑梗死一般预后良好,下述几种情况影响本病的预后。

(1)梗死灶的部位和大小,如腔隙性脑梗死发生在脑的重要部位——脑桥和丘脑,以及大的和多发性腔隙性脑梗死者预后不良。

(2)有反复 TIA 发作,有高血压、糖尿病和严重心脏病(缺血性心脏病、心房颤动、心脏瓣膜病等),症状没有得到很好控制者预后不良。据报道,1 年内腔隙性脑梗死的复发率为10%～18%;腔隙性脑梗死,特别是多发性腔隙性脑梗死半年后约有 23%的患者发展为血管性痴呆。

(二)预防

控制高血压、防治糖尿病和 TIA 是预防腔隙性脑梗死发生和复发的关键。

(1)积极处理危险因素。①血压的调控:长期高血压是腔隙性脑梗死主要的危险因素之一。在降血压药物方面无统一规定应用的药物。选用降血压药物的原则是既要有效和持久的降低血压,又不至于影响重要器官的血流量。可选用钙通道阻滞剂,如硝苯地平缓释片,每次20 mg,每天 2 次,口服;或尼莫地平,每次 30 mg,每天 1 次,口服。也可选用血管紧张素转化酶抑制剂,如卡托普利,每次12.5～25.0 mg,每天 3 次,口服;或贝拉普利,每次5～10 mg,每天1 次,口服。②调控血糖:糖尿病也是腔隙性脑梗死主要的危险因素之一。详见血栓形成性脑梗死章节。③调控高血脂:可选用辛伐他汀(Simvastatin,或舒降之),每次 10～20 mg,每天1 次,口服;或洛伐他汀(Lovastatin,又名美降之),每次20～40 mg,每天 1～2 次,口服。④积极防治心脏病:要减轻心脏负荷,避免或慎用增加心脏负荷的药物,注意补液速度及补液量;对有心肌缺血、心肌梗死者应在心血管内科医师的协助下进行药物治疗。

(2)可以较长时期应用抗血小板聚集药物,如阿司匹林、氯吡格雷和中药活血化瘀药物。

(3)生活规律,心情舒畅,饮食清淡,适宜的体育锻炼。

(邵　琳)

第三节　血栓形成性脑梗死

血栓形成性脑梗死主要是脑动脉主干或皮质支动脉粥样硬化导致血管增厚、管腔狭窄闭塞和血栓形成;还可见于动脉血管内膜炎症、先天性血管畸形、真性红细胞增多症及血液高凝状态、血流动力学异常等,均可致血栓形成,引起脑局部血流减少或供血中断,脑组织缺血、缺氧导致软化坏死,出现局灶性神经系统症状和体征,如偏瘫、偏身感觉障碍和偏盲等。大面积脑梗死还有颅内高压症状,严重者可发生昏迷和脑疝。约 90%的血栓形成性脑梗死是在动脉粥样硬化的基础上发生的,因此称动脉粥样硬化性血栓形成性脑梗死。

脑梗死的发病率约为 110/10 万,占全部脑卒中的60%～80%;其中血栓形成性脑梗死占脑梗死的 60%～80%。

一、病因与发病机制

(一)病因

1.动脉壁病变

血栓形成性脑梗死最常见的病因为动脉粥样硬化,常伴高血压,与动脉粥样硬化互为因果。其次为各种原因引起的动脉炎、血管异常(如夹层动脉瘤、先天性动脉瘤)等。

2.血液成分异常

血液黏度增高,以及真性红细胞增多症、血小板增多症、高脂血症等,都可使血液黏度增高,血液淤滞,引起血栓形成。如果没有血管壁的病变为基础,不会发生血栓。

3.血流动力学异常

在动脉粥样硬化的基础上,当血压下降、血流缓慢、脱水、严重心律失常及心功能不全时,可导致灌注压下降,有利于血栓形成。

(二)发病机制

主要是动脉内膜深层的脂肪变性和胆固醇沉积,形成粥样硬化斑块及各种继发病变,使管腔狭窄甚至阻塞。病变逐渐发展,则内膜分裂,内膜下出血和形成内膜溃疡。内膜溃疡易发生血栓形成,使管腔进一步狭窄或闭塞。由于动脉粥样硬化好发于大动脉的分叉处及拐弯处,故脑血栓的好发部位为大脑中动脉、颈内动脉的虹吸部及起始部、椎动脉及基底动脉的中下段等。由于脑动脉有丰富的侧支循环,管腔狭窄需达到80%以上才会影响脑血流量。逐渐发生的动脉硬化斑块一般不会出现症状,当内膜损伤破裂形成溃疡后,血小板及纤维素等血中有形成分黏附、聚集、沉着形成血栓。当血压下降、血流缓慢、脱水等血液黏度增加,致供血减少或促进血栓形成的情况下,即出现急性缺血症状。

病理生理学研究发现,脑的耗氧量约为总耗氧量的20%,故脑组织缺血缺氧是以血栓形成性脑梗死为代表的缺血性脑血管疾病的核心发病机制。脑组织缺血缺氧将会引起神经细胞肿胀、变性、坏死、凋亡,以及胶质细胞肿胀、增生等一系列继发反应。脑血流阻断1分钟后神经元活动停止,缺血缺氧4分钟即可造成神经元死亡。脑缺血的程度不同而神经元损伤的程度也不同。脑神经元损伤导致局部脑组织及其功能的损害。缺血性脑血管疾病的发病是多方面而且相当复杂的过程,脑缺血损害也是一个渐进的过程,神经功能障碍随缺血时间的延长而加重。目前的研究发现氧自由基的形成、钙离子超载、一氧化氮(NO)和一氧化氮合成酶的作用、兴奋性氨基酸毒性作用、炎症细胞因子损害、凋亡调控基因的激活、缺血半暗带功能障碍等方面参与了其发生机制。这些机制作用于多种生理、病理过程的不同环节,对脑功能演变和细胞凋亡给予调节,同时也受到多种基因的调节和制约,构成一种复杂的相互调节与制约的网络关系。

1.氧自由基损伤

脑缺血时氧供应下降和ATP减少,导致过氧化氢、羟自由基及起主要作用的过氧化物等氧自由基的过度产生和超氧化物歧化酶等清除自由基的动态平衡状态遭到破坏,攻击膜结构和DNA,破坏内皮细胞膜,使离子转运、生物能的产生和细胞器的功能发生一系列病理生理改变,导致神经细胞、胶质细胞和血管内皮细胞损伤,增加血-脑屏障通透性。自由基损伤可加重脑缺血后的神经细胞损伤。

2.钙离子超载

研究认为,Ca^{2+}超载及其一系列有害代谢反应是导致神经细胞死亡的最后共同通路。细胞内Ca^{2+}超载有多种原因:①在蛋白激酶C等的作用下,兴奋性氨基酸(EAA)、内皮素和NO等物质释放增加,导致受体依赖性钙通道开放使大量Ca^{2+}内流。②细胞内Ca^{2+}浓度升高可激活磷脂酶、三磷酸脂醇等物质,使细胞内储存的Ca^{2+}释放,导致Ca^{2+}超载。③ATP合成减少,Na^+-K^+-ATP酶功能降低而不能维持正常的离子梯度,大量Na^+内流和K^+外流,细胞膜电位下降产生去极化,导致电压依赖性钙通道开放,大量Ca^{2+}内流。④自由基使细胞膜发生脂质过氧化反应,细胞膜通透性发生改变和离子运转,引起Ca^{2+}内流使神经细胞内Ca^{2+}浓度异常升高。

⑤多巴胺、5-羟色胺和乙酰胆碱等水平升高,使 Ca^{2+} 内流和胞内 Ca^{2+} 释放。Ca^{2+} 内流进一步干扰了线粒体氧化磷酸化过程,且大量激活钙依赖性酶类,如磷脂酶、核酸酶及蛋白酶,以及自由基形成、能量耗竭等一系列生化反应,最终导致细胞死亡。

3.一氧化氮(NO)和一氧化氮合成酶的作用

有研究发现,NO 作为生物体内重要的信使分子和效应分子,具有神经毒性和脑保护双重作用,即低浓度 NO 通过激活鸟苷酸环化酶使环鸟苷酸(cGMP)水平升高,扩张血管,抑制血小板聚集、白细胞-内皮细胞的聚集和黏附,阻断 NMDA 受体,减弱其介导的神经毒性作用起保护作用;而高浓度 NO 与超氧自由基作用形成过氧亚硝酸盐或者氧化产生亚硝酸阴离子,加强脂质过氧化,使 ATP 酶活性降低,细胞蛋白质损伤,且能使各种含铁硫的酶失活,从而阻断 DNA 复制及靶细胞内的能量合成和能量衰竭,亦可通过抑制线粒体呼吸功能实现其毒性作用而加重缺血脑组织的损害。

4.兴奋性氨基酸毒性作用

兴奋性氨基酸(EAA)是广泛存在于哺乳动物中枢神经系统的正常兴奋性神经递质,参与传递兴奋性信息,同时又是一种神经毒素,以谷氨酸(Glu)和天冬氨酸(Asp)为代表。脑缺血使物质转化(尤其是氧和葡萄糖)发生障碍,使维持离子梯度所必需的能量衰竭和生成障碍。因为能量缺乏,膜电位消失,细胞外液中谷氨酸异常增高导致神经元、血管内皮细胞和神经胶质细胞持续去极化,并有谷氨酸从突触前神经末梢释放。胶质细胞和神经元对神经递质的再摄取一般均需耗能,神经末梢释放的谷氨酸发生转运和再摄取障碍,导致细胞间隙 EAA 异常堆积,产生神经毒性作用。EAA 毒性可以直接导致急性细胞死亡,也可通过其他途径导致细胞凋亡。

5.炎症细胞因子损害

脑缺血后炎症级联反应是一种缺血区内各种细胞相互作用的动态过程,是造成脑缺血后的第 2 次损伤。在脑缺血后,由于缺氧及自由基增加等因素均可通过诱导相关转录因子合成,淋巴细胞、内皮细胞、多形核白细胞和巨噬细胞、小胶质细胞,以及星形胶质细胞等一些具有免疫活性的细胞均能产生细胞因子,如肿瘤坏死因子(TNF-α)、血小板活化因子(PAF)、白细胞介素(IL)系列、转化生长因子(TGF)-β_1 等,细胞因子对白细胞又有趋化作用,诱导内皮细胞表达细胞间黏附分子(ICAM-1)、P-选择素等黏附分子,白细胞通过其毒性产物、巨噬细胞作用和免疫反应加重缺血性损伤。

6.凋亡调控基因的激活

细胞凋亡是由体内外某种信号触发细胞内预存的死亡程序而导致的以细胞 DNA 早期降解为特征的主动性自杀过程。细胞凋亡在形态学和生化特征上表现为细胞皱缩,细胞核染色质浓缩,DNA 片段化,而细胞的膜结构和细胞器仍完整。脑缺血后,神经元生存的内外环境均发生变化,多种因素如过量的谷氨酸受体的激活、氧自由基释放和细胞内 Ca^{2+} 超载等,通过激活与调控凋亡相关基因、启动细胞死亡信号转导通路,最终导致细胞凋亡。缺血性脑损伤所致的细胞凋亡可分 3 个阶段:信号传递阶段、中央调控阶段和结构改变阶段。

7.缺血半暗带功能障碍

缺血半暗带(IP)是无灌注的中心(坏死区)和正常组织间的移行区。IP 是不完全梗死,其组织结构存在,但有选择性神经元损伤。围绕脑梗死中心的缺血性脑组织的电活动中止,但保持正常的离子平衡和结构上的完整。假如再适当增加局部脑血流量,至少在急性阶段突触传递能完全恢复,即 IP 内缺血性脑组织的功能是可以恢复的。缺血半暗带是兴奋性细胞毒性、梗死周围去极化、炎症反应、细胞凋亡起作用的地方,使该区迅速发展成梗死灶。缺血半暗带的最初损害表现为功能障碍,有独特的代谢紊乱。主要表现在葡萄糖代谢和脑氧代谢这两方面:①当血流速度下降时,蛋白质合成抑制,启动无氧糖酵解、神经递质释放和能量代谢紊乱。②急性脑缺血缺氧时,神经元和神经胶质细胞由于能量缺乏、K^+ 释放和谷氨酸在细胞外积聚而去极化,缺血中心区的细胞只去极化而不复极;而缺血半暗带的细胞以能量消耗为代价可复极,如果细胞外的 K^+ 和谷氨酸增加,这些细胞也只去极化,随着去极化细胞数量的增大,梗死灶范围也不断扩大。

尽管对缺血性脑血管疾病一直进行着研究,但对其病理生理机制尚不够深入,希望随着中西医结合对缺血性脑损伤治疗的研究进展,其发病机制也随之更深入地阐明,从而更好地为临床和理论研究服务。

二、病理

动脉闭塞 6 小时以内脑组织改变尚不明显,属可逆性,8～48 小时缺血最重的中心部位发生软化,并出现脑组织肿胀、变软,灰白质界限不清。如病变范围扩大、脑组织高度肿胀时,可向对侧移位,其至形成脑疝。镜下见组织结构不清,神经细胞及胶质细胞坏死,毛细血管轻度扩张,周围可见液体和红细胞渗出,此期为坏死期。动脉阻塞 2～3 天后,特别是 7～14 天,脑组织开始液化,脑组织水肿明显,病变区明显变软,神经细胞消失,吞噬细胞大量出现,星形胶质细胞增生,此期为软化期。3～4 周后液化的坏死组织被吞噬和移走,胶质增生,小病灶形成胶质瘢痕,大病灶形成中风囊,此期称恢复期,可持续数月至 1～2 年。上述病理改变称白色梗死。少数梗死区,由于血管丰富,于再灌流时可继发出血,呈现出血性梗死或称红色梗死。

三、临床表现

(一)症状与体征

多在 50 岁以后发病,常伴有高血压;多在睡眠中发病,醒来才发现肢体偏瘫。部分患者先有头昏、头痛、眩晕、肢体麻木、无力等短暂性脑缺血发作的前驱症状,多数经数小时甚至 1～2 天症状达高峰,通常意识清楚,但大面积脑梗死或基底动脉闭塞可有意识障碍,其至发生脑疝等危重症状。神经系统定位体征视脑血管闭塞的部位及梗死的范围而定。

(二)临床分型

有的根据病情程度分型,如完全性缺血性中风,是指起病 6 小时内病情即达高峰,一般较重,可有意识障碍。还有的根据病程进展分型,如进展型缺血性中风,则指局限性脑缺血逐渐进展,数天内呈阶梯式加重。

1.按病程和病情分型

(1)进展型:局限性脑缺血症状逐渐加重,呈阶梯式加重,可持续 6 小时至数天。

(2)缓慢进展型:在起病后 1～2 周症状仍逐渐加重,血栓逐渐发展,脑缺血和脑水肿的范围继续扩大,症状由轻变重,直到出现对侧偏瘫、意识障碍,其至发生脑疝,类似颅内肿瘤,又称类瘤型。

(3)大块梗死型:又称暴发型,如颈内动脉或大脑中动脉主干等较大动脉的急性脑血栓形成,往往症状出现快,伴有明显脑水肿、颅内压增高,患者头痛、呕吐、病灶对侧偏瘫,常伴意识障碍,很快进入昏迷,有时发生脑疝,类似脑出血,又称类脑出血型。

(4)可逆性缺血性神经功能缺损(RIND):此型患者症状、体征持续超过 24 小时,但在 2～3 周完全恢复,不留后遗症。病灶多数发生于大脑半球半卵圆中心,可能由于该区尤其是非优势半球侧侧支循环迅速而充分地代偿,缺血尚未导致不可逆的神经细胞损害,也可能是一种较轻的梗死。

2.OCSP分型

该型即英国牛津郡社区脑卒中研究规划(OCSP)的分型。

(1)完全前循环梗死(TACI):表现为三联征,即完全大脑中动脉(MCA)综合征的表现。①大脑高级神经活动障碍(意识障碍、失语、失算、空间定向力障碍等)。②同向偏盲。③对侧三个部位(面、上肢和下肢)较严重的运动和/或感觉障碍。多为MCA近段主干,少数为颈内动脉虹吸段闭塞引起的大面积脑梗死。

(2)部分前循环梗死(PACI):有以上三联征中的两个,或只有高级神经活动障碍,或感觉运动缺损较TACI局限。提示是MCA远段主干、各级分支或ACA及分支闭塞引起的中、小梗死。

(3)后循环梗死(POCI):表现为各种不同程度的椎-基底动脉综合征——可表现为同侧脑神经瘫痪及对侧感觉运动障碍;双侧感觉运动障碍;双眼协同活动及小脑功能障碍,无长束征或视野缺损等。为椎-基底动脉及分支闭塞引起的大小不等的脑干、小脑梗死。

(4)腔隙性梗死(LACI):表现为腔隙综合征,如纯运动性偏瘫、纯感觉性脑卒中、共济失调性轻偏瘫、手笨拙-构音不良综合征等。大多是基底核或脑桥小穿支病变引起的小腔隙灶。

OCSP分型方法简便,更加符合临床实际的需要,临床医师不必依赖影像或病理结果即可对急性脑梗死迅速分出亚型,并做出有针对性的处理。

(三)临床综合征

1.颈内动脉闭塞综合征

该病指颈内动脉血栓形成,主干闭塞。病史中可有头痛、头晕、晕厥、半身感觉异常或轻偏瘫;病变对侧有偏瘫、偏身感觉障碍和偏盲;可有精神症状,严重时有意识障碍;病变侧有视力减退,有的还有视神经乳头萎缩;病灶侧有Horner综合征;病灶侧颈动脉搏动减弱或消失;优势半球受累可有失语,非优势半球受累可出现体象障碍。

2.大脑中动脉闭塞综合征

该病指大脑中动脉血栓形成,大脑中动脉主干闭塞,引起病灶对侧偏瘫、偏身感觉障碍和偏盲,优势半球受累还有失语。累及非优势半球可有失用、失认和体象障碍等顶叶症状。病灶广泛,可引起脑肿胀,甚至死亡。

(1)皮质支闭塞:引起病灶对侧偏瘫、偏身感觉障碍,面部及上肢重于下肢,优势半球病变有运动性失语,非优势半球病变有体象障碍。

(2)深穿支闭塞:出现对侧偏瘫和偏身感觉障碍,优势半球病变可出现运动性失语。

3.大脑前动脉闭塞综合征

该病指大脑前动脉血栓形成,大脑前动脉主干闭塞。在前交通动脉以前发生阻塞时,因为病损脑组织可通过对侧前交通动脉得到血供,故不出现临床症状;在前交通动脉分出之后阻塞时,可出现对侧中枢性偏瘫,以面瘫和下肢瘫为重,可伴轻微偏身感觉障碍;并可有排尿障碍(旁中央小叶受损);精神障碍(额极与胼胝体受损);强握及吸吮反射(额叶受损)等。

(1)皮质支闭塞:引起对侧下肢运动及感觉障碍;轻微共济运动障碍;排尿障碍和精神障碍。

(2)深穿支闭塞:引起对侧中枢性面、舌及上肢瘫。

4.大脑后动脉闭塞综合征

该病指大脑后动脉血栓形成。约70%的患者两条大脑后动脉来自基底动脉,并有后交通动脉与颈内动脉联系交通。有 20%～25% 的人一条大脑后动脉来自基底动脉,另一条来自颈内动脉;其余的人中,两条大脑后动脉均来自颈内动脉。

大脑后动脉供应颞叶的后部和基底面、枕叶的内侧及基底面,并发出丘脑膝状体及丘脑穿动脉供应丘脑血液。

(1)主干闭塞:引起对侧同向性偏盲,上部视野受损较重,黄斑回避(黄斑视觉皮质代表区为大脑中、后动脉双重血液供应,故黄斑视力不受累)。

(2)中脑水平大脑后动脉起始处闭塞:可见垂直性凝视麻痹、动眼神经麻痹、眼球垂直性歪扭斜视。

(3)双侧大脑后动脉闭塞:有皮质盲、记忆障碍(累及颞叶)、不能识别熟悉面孔(面容失认症)、幻视和行为综合征。

(4)深穿支闭塞:丘脑穿动脉闭塞则引起红核丘脑综合征,病侧有小脑性共济失调,意向性震颤。舞蹈样不自主运动和对侧感觉障碍。丘脑膝状体动脉闭塞则引起丘脑综合征,病变对侧偏身感觉障碍(深感觉障碍较浅感觉障碍为重),病变对侧偏身自发性疼痛。轻偏瘫,共济失调和舞蹈-手足徐动症。

5.椎-基底动脉闭塞综合征

该病指椎-基底动脉血栓形成。椎-基底动脉实为一连续的脑血管干并有着共同的神经支配,无论是结构、功能还是临床病症的表现,两侧互为影响,实难予以完全分开,故常总称为"椎-基底动脉系疾病"。

(1)基底动脉主干闭塞综合征:指基底动脉主干血栓形成。发病虽然不如脑桥出血那么急,但病情常迅速恶化,出现眩晕、呕吐、四肢瘫痪、共济失调、昏迷和高热等。大多数在短期内死亡。

(2)双侧脑桥正中动脉闭塞综合征:指双侧脑桥正中动脉血栓形成,为典型的闭锁综合征,表现为四肢瘫痪、假性延髓性麻痹、双侧周围性面瘫、双眼球外展麻痹、两侧的侧视中枢麻痹。但患者意识清楚,视力、听力和眼球垂直运动正常,所以,患者通过听觉、视觉和眼球上下运动表示意识和交流。

(3)基底动脉尖综合征:基底动脉尖分出两对动脉——小脑上动脉和大脑后动脉,分支供应中脑、丘脑、小脑上部、颞叶内侧及枕叶。血栓性闭塞多发生于基底动脉中部,栓塞性病变通常发生在基底动脉尖。栓塞性病变导致眼球运动及瞳孔异常,表现为单侧或双侧动眼神经部分或完全麻痹、眼球上视不能(上丘受累)、光反射迟钝而调节反射存在(顶盖前区病损)、一过性或持续性意识障碍(中脑或丘脑网状激活系统受累)、对侧偏盲或皮质盲(枕叶受累)、严重记忆障碍(颞叶内侧受累)。如果是中老年人突发意识障碍又较快恢复,有瞳孔改变、动眼神经麻痹、垂直注视障碍、无明显肢体瘫痪和感觉障碍应想到该综合征的可能。如果还有皮质盲或偏盲、严重记忆障碍更支持本综合征的诊断,需做头部 CT 或 MRI 检查,若发现有双侧丘脑、枕叶、颞叶和中脑病灶则可确诊。

(4)中脑穿动脉综合征:指中脑穿动脉血栓形成,亦称 Weber 综合征,病变位于大脑脚底,损害锥体束及动眼神经,引起病灶侧动眼神经麻痹和对侧中枢性偏瘫。中脑穿动脉闭塞还可引起 Benedikt 综合征,累及动眼神经髓内纤维及黑质,引起病灶侧动眼神经麻痹及对侧锥体外系症状。

(5)脑桥支闭塞综合征:指脑桥支血栓形成引起的 Millard-Gubler 综合征,病变位于脑桥的腹外侧部,累及展神经核和面神经核及锥体束,引起病灶侧眼球外直肌麻痹、周围性面神经麻痹和对侧中枢性偏瘫。

（6）内听动脉闭塞综合征：指内听动脉血栓形成（内耳卒中）。内耳的内听动脉有两个分支，较大的耳蜗动脉供应耳蜗及前庭迷路下部；较小的耳蜗动脉供应前庭迷路上部，包括水平半规管及椭圆囊斑。由于口径较小的前庭动脉缺乏侧支循环，以致前庭迷路上部对缺血选择性敏感，故迷路缺血常出现严重眩晕、恶心呕吐。若耳蜗支同时受累则有耳鸣、耳聋。耳蜗支单独梗死则会突发耳聋。

（7）小脑后下动脉闭塞综合征：指小脑后下动脉血栓形成，也称 Wallenberg 综合征。表现为急性起病的头晕、眩晕、呕吐（前庭神经核受损）、交叉性感觉障碍，即病侧面部感觉减退、对侧肢体痛觉、温度觉障碍（病侧三叉神经脊束核及对侧交叉的脊髓丘脑束受损），同侧 Horner 综合征（下行交感神经纤维受损），同侧小脑性共济失调（绳状体或小脑受损），声音嘶哑、吞咽困难（疑核受损）。小脑后下动脉常有解剖变异，常见不典型临床表现。

四、辅助检查

（一）影像学检查

1.胸部 X 线检查

了解心脏情况及肺部有无感染和癌肿等。

2.CT 检查

不仅可确定梗死的部位及范围，而且可明确是单发还是多发。在缺血性脑梗死发病 12～24 小时内，CT 常没有明显的阳性表现。梗死灶最初表现为不规则的稍低密度区，病变与血管分布区一致。常累及基底节区，如为多发灶，亦可连成一片。病灶大、水肿明显时可有占位效应。在发病后 2～5 天，病灶边界清晰，呈楔形或扇形等。1～2 周，水肿消失，边界更清，密度更低。发病第 2 周，可出现梗死灶边界不清楚，边缘出现等密度或稍低密度，即模糊效应；在增强扫描后往往呈脑回样增强，有助于诊断。4～5 周，部分小病灶可消失，而大片状梗死灶密度进一步降低和囊变，后者 CT 值接近脑脊液。

在基底节和内囊等处的小梗死灶（一般在 15 mm 以内）称之为腔隙性脑梗死，病灶亦可发生在脑室旁深部白质、丘脑及脑干。

在 CT 排除脑出血并证实为脑梗死后，CT 血管成像（CTA）对探测颈动脉及其各主干分支的狭窄准确性较高。

3.MRI 检查

对病灶较 CT 敏感性、准确性更高的一种检测方法，其无辐射、无骨伪迹、更易早期发现小脑、脑干等部位的梗死灶，并于脑梗死后 6 小时左右便可检测到由于细胞毒性水肿造成 T_1 和 T_2 加权延长引起的 MRI 信号变化。近年除常规应用 SE 法的 T_1 和 T_2 加权以影像对比度原理诊断外，更需采用功能性磁共振成像，如弥散成像（DWI）和表观弥散系数（ADC）、液体衰减反转恢复序列（FLAIR）等进行水平位和冠状位检查，往往在脑缺血发生后 1～1.5 小时便可发现脑组织水含量增加引起的 MRI 信号变化，并随即可进一步行磁共振血管成像（MRA）、CT 血管成像（CTA）或数字减影血管造影（DSA）以了解梗死血管部位，为超早期施行动脉内介入溶栓治疗创造条件，有时还可发现血管畸形等非动脉硬化性血管病变。

（1）超早期：脑梗死临床发病后 1 小时内，DWI 便可描出高信号梗死灶，ADC 序列显示暗区。实际上 DWI 显示的高信号灶仅是血流低下引起的缺血灶。随着缺血的进一步进展，DWI

从高信号渐转为等信号或低信号,病灶范围渐增大;PWI、FLAIR 及 T_2WI 均显示高信号病灶区。值得注意的是,DWI 对超早期脑干缺血性病灶,在水平位不易发现,而往往在冠状位可清楚显示。

(2)急性期:血-脑屏障尚未明显破坏,缺血区有大量水分子聚集,T_1WI 和 T_2WI 明显延长,T_1WI 呈低信号,T_2WI 呈高信号。

(3)亚急性期及慢性期:由于正血红铁蛋白游离,T_1WI 呈边界清楚的低信号,T_2WI 和 FLAIR 均呈高信号;迨至病灶区水肿消除,坏死组织逐渐产生,囊性区形成,乃至脑组织萎缩,FLAIR 呈低信号或低信号与高信号混杂区,中线结构移向病侧。

(二)脑脊液检查

脑梗死患者脑脊液检查一般正常,大块梗死型患者可有压力增高和蛋白含量增高;出血性梗死时可见红细胞。

(三)经颅多普勒超声

TCD 是诊断颅内动脉狭窄和闭塞的手段之一,对脑底动脉严重狭窄(>65%)的检测有肯定的价值。局部脑血流速度改变与频谱图形异常是脑血管狭窄最基本的 TCD 改变。三维 B 超检查可协助发现颈内动脉粥样硬化斑块的大小和厚度,有没有管腔狭窄及严重程度。

(四)心电图检查

进一步了解心脏情况。

(五)血液学检查

(1)血常规、血沉、抗“O”和凝血功能检查:了解有无感染征象、活动风湿和凝血功能情况。

(2)血糖:了解有无糖尿病。

(3)血清脂质:包括总胆固醇和甘油三酯有无增高。

(4)脂蛋白:低密度脂蛋白胆固醇(LDL-C)由极低密度脂蛋白胆固醇(VLDL-C)转化而来。通常情况下,LDL-C 从血浆中清除,其所含胆固醇酯由脂肪酸水解,当体内 LDL-C 显著升高时,LDL-C 附着到动脉的内皮细胞与 LDL 受体结合,而易被巨噬细胞摄取,沉积在动脉内膜上形成动脉硬化。有一组报道正常人组 LDL-C (2.051 ± 0.853)mmol/L,脑梗死患者组为 (3.432 ± 1.042)mol/L。

(5)载脂蛋白 B:载脂蛋白 B(ApoB)是血浆低密度脂蛋白(LDL)和极低密度脂蛋白(VLDL)的主要载脂蛋白,其含量能精确反映出 LDL 的水平,与动脉粥样硬化(AS)的发生关系密切。在 AS 的硬化斑块中,胆固醇并不是孤立地沉积于动脉壁上,而是以 LDL 整个颗粒形成沉积物;ApoB 能促进沉积物与氨基多糖结合成复合物,沉积于动脉内膜上,从而加速 AS 形成。对总胆固醇(TC)、LDL-C 均正常的脑血栓形成患者,ApoB 仍然表现出较好的差别性。ApoA-I 的主要生物学作用是激活卵磷脂胆固醇转移酶,此酶在血浆胆固醇(Ch)酯化和 HDL 成熟(即 HDL→HDL_2→HDL_3)过程中起着极为重要的作用。ApoA-I 与 HDL_2 可逆结合以完成 Ch 从外周组织转移到肝脏。因此,ApoA-I 显著下降时,可形成 AS。

(6)血小板聚集功能:近些年来的研究提示血小板聚集功能亢进参与体内多种病理反应过程,尤其是对缺血性脑血管疾病的发生、发展和转归起重要作用。血小板最大聚集率(PMA)、解聚型出现率(PDC)和双相曲线型出现率(PBC),发现缺血型脑血管疾病 PMA 显著高于对照组,PDC 明显低于对照组。

(7)血栓烷 A_2 和前列环素:许多文献强调花生四烯酸(AA)的代谢产物在影响脑血液循环

中起着重要作用,其中血栓烷A_2(TXA_2)和前列环素(PGI_2)的平衡更引人注目。脑组织细胞和血小板等质膜有丰富的不饱和脂肪酸,脑缺氧时,磷脂酶 A_2 被激活,分解膜磷脂使 AA 释放增加。后者在环氧化酶的作用下血小板和血管内皮细胞分别生成 TXA_2 和 PGI_2。TXA_2 和 PGI_2水平改变在缺血性脑血管疾病的发生上是原发还是继发的问题,目前还不清楚。TXA_2 大量产生,PGI_2的生成受到抑制,使正常情况下 TXA_2 与 PGI_2 之间的动态平衡受到破坏。TXA_2 强烈的缩血管和促进血小板聚集作用因失去对抗而占优势,对于缺血性低灌流的发生起着重要作用。

(8)血液流变学:缺血性脑血管疾病全血黏度、血浆比黏度、血细胞比容升高,血小板电泳和红细胞电泳时间延长。通过对脑血管疾病进行 133 例脑血流(CBF)测定,并将黏度相关的几个变量因素与 CBF 做了统计学处理,发现全部患者的 CBF 均低于正常,证实了血液黏度因素与CBF 的关系。有学者把血液流变学各项异常作为脑梗死的危险因素之一。红细胞表面带有负电荷,其所带电荷越少,电泳速度就越慢。有一组报道示脑梗死组红细胞电泳速度明显慢于正常对照组,说明急性脑梗死患者红细胞表面电荷减少,聚集性强,可能与动脉硬化性脑梗死的发病有关。

五、诊断与鉴别诊断

(一)诊断

(1)血栓形成性脑梗死为中年以后发病。

(2)常伴有高血压。

(3)部分患者发病前有 TIA 史。

(4)常在安静休息时发病,醒后发现症状。

(5)症状、体征可归为某一动脉供血区的脑功能受损,如病灶对侧偏瘫、偏身感觉障碍和偏盲,优势半球病变还有语言功能障碍。

(6)多无明显头痛、呕吐和意识障碍。

(7)大面积脑梗死有颅内高压症状,头痛、呕吐或昏迷,严重时发生脑疝。

(8)脑脊液检查多属正常。

(9)发病 12～48 小时后 CT 出现低密度灶。

(10)MRI 检查可更早发现梗死灶。

(二)鉴别诊断

1.脑出血

血栓形成性脑梗死和脑出血均为中老年人多见的急性起病的脑血管疾病,必须进行CT/MRI检查予以鉴别。

2.脑栓塞

血栓形成性脑梗死和脑栓塞同属脑梗死范畴,且均为急性起病,后者多有心脏病病史,或有其他肢体栓塞史,心电图检查可发现心房颤动等,以供鉴别诊断。

3.颅内占位性病变

少数颅内肿瘤、慢性硬膜下血肿和脑脓肿患者可以突然发病,表现局灶性神经功能缺失症状,而易与脑梗死相混淆。但颅内占位性病变常有颅内高压症状和逐渐加重的临床经过,颅脑CT 对鉴别诊断有确切的价值。

4.脑寄生虫病

如脑囊虫病、脑型血吸虫病,也可在癫痫发作后,急性起病偏瘫。寄生虫的有关免疫学检查和神经影像学检查可帮助鉴别。

六、治疗

欧洲脑卒中组织(ESO)缺血性脑卒中和短暂性脑缺血发作处理指南[欧洲脑卒中促进会(EUSI),2008]推荐所有急性缺血性脑卒中患者都应在卒中单元内接受以下治疗。

(一)溶栓治疗

理想的治疗方法是在缺血组织出现坏死之前,尽早清除栓子,早期使闭塞脑血管再开通和缺血区的供血重建,以减轻神经组织的损害,正因为如此,溶栓治疗脑梗死一直引起人们的广泛关注。国外早在1958年即有溶栓治疗脑梗死的报道,由于有脑出血等并发症,益处不大,溶栓疗法一度停止使用。近30多年来,由于溶栓治疗急性心肌梗死的患者取得了很大的成功,大大减少了心肌梗死的范围,病死率下降20%~50%。溶栓治疗脑梗死又受到了很大的鼓舞。再者,CT扫描能及时排除颅内出血,可在早期或超早期进行溶栓治疗,因而提高了疗效和减少脑出血等并发症。

1.病例选择

(1)临床诊断符合急性脑梗死。

(2)头颅CT扫描排除颅内出血和大面积脑梗死。

(3)治疗前收缩压不宜>24.0 kPa(180 mmHg),舒张压不宜>14.7 kPa(110 mmHg)。

(4)无出血素质或出血性疾病。

(5)年龄>18岁及<80岁。

(6)溶栓最佳时机为发病后6小时内,特别是在3小时内。

(7)获得患者家属的书面知情同意。

2.禁忌证

(1)病史和体检符合蛛网膜下腔出血。

(2)CT扫描有颅内出血、肿瘤、动静脉畸形或动脉瘤。

(3)两次降压治疗后血压仍>24.0/14.7 kPa(180/110 mmHg)。

(4)过去30天内有手术史或外伤史,3个月内有脑外伤史。

(5)病史有血液疾病、出血素质、凝血功能障碍或使用抗凝药物史,凝血酶原时间(PT)>15秒,部分凝血活酶时间(APTT)>40秒,国际标准化比值(INR)>1.4,血小板计数<100×10^9/L。

(6)脑卒中发病时有癫痫发作的患者。

3.治疗时间窗

前循环脑卒中的治疗时间窗一般认为在发病后6小时内(使用阿替普酶为3小时内),后循环闭塞时的治疗时间窗适当放宽到12小时。这一方面是因为脑干对缺血耐受性更强,另一方面是由于后循环闭塞后预后较差,更积极的治疗有可能挽救患者的生命。许多研究者尝试放宽治疗时限,有认为脑梗死12~24小时早期溶栓治疗有可能对少部分患者有效。但美国脑卒中协会(ASA)和欧洲脑卒中促进会(EUSI)都赞同认真选择在缺血性脑卒中发作后3小时内早期恢复缺血脑的血流灌注,才可获得良好的转归。两个指南也讨论了超过治疗时间窗溶栓的效果,EUSI的结论是目前仅能作为临床试验的组成部分。对于不能可靠地确定脑卒中发病时间的患者,包括睡眠觉醒时发现脑卒中发病的病例,两个指南均不推荐进行静脉溶栓治疗。

4.溶栓药物

(1)尿激酶:是从健康人新鲜尿液中提取分离,然后再进行高度精制而得到的蛋白质,没有抗原性,不引起变态反应。其溶栓特点为不仅溶解血栓表面,而且深入栓子内部,但对陈旧性血栓则难起作用。尿激酶是非特异性溶栓药,与纤维蛋白的亲和力差,常易引起出血并发症。尿激酶的剂量和疗程目前尚无统一标准,剂量波动范围也大。

静脉滴注法:尿激酶每次 100 万~150 万 U 溶于 0.9%氯化钠注射液 500~1 000 mL,静脉滴注,仅用1 次。另外,还可每次尿激酶20 万~50 万 U 溶于 0.9%氯化钠注射液 500 mL 中静脉滴注,每天 1 次,可连用 7~10 天。

动脉滴注法:选择性动脉给药有两种途径,一是超选择性脑动脉注射法,即经股动脉或肘动脉穿刺后,先进行脑血管造影,明确血栓所在的部位,再将导管插至颈动脉或椎-基底动脉的分支,直接将药物注入血栓所在的动脉或直接注入血栓处,达到较准确的选择性溶栓作用。在注入溶栓药后,还可立即再进行血管造影了解溶栓的效果。二是采用颈动脉注射法,常规颈动脉穿刺后,将溶栓药注入发生血栓的颈动脉,起到溶栓的效果。动脉溶栓尿激酶的剂量一般是 10 万~30 万 U,有学者报道药物剂量还可适当加大。但急性脑梗死取得疗效的关键是掌握最佳的治疗时间窗,才会取得更好的效果,治疗时间窗比给药途径更重要。

(2)阿替普酶(rt-PA):rt-PA 是第一种获得美国食品药品监督管理局(FDA)批准的溶栓药,特异性作用于纤溶酶原,激活血块上的纤溶酶原,而对血循环中的纤溶酶原亲和力小。因纤溶酶赖氨酸结合部位已被纤维蛋白占据,血栓表面的 α_2-抗纤溶酶作用很弱,但血中的纤溶酶赖氨酸结合部位未被占据,故可被 α_2-抗纤溶酶很快灭活。因此,rt-PA 优点为局部溶栓,很少产生全身抗凝、纤溶状态,而且无抗原性。但 rt-PA 半衰期短(3~5 分钟),而且血循环中纤维蛋白原激活抑制物的活性高于 rt-PA,会有一定的血管再闭塞,故临床溶栓必须用大剂量连续静脉滴注。rt-PA治疗剂量是0.85~0.90 mg/kg,总剂量<90 mg,10%的剂量先予静脉推注,其余 90%的剂量在 24 小时内静脉滴注。

美国(美国脑卒中学会、美国心脏病协会分会,2007)更新的《急性缺血性脑卒中早期治疗指南》指出,早期治疗的策略性选择,发病接诊的当时第一阶段医师能做的就是 3 件事:①评价患者。②诊断、判断缺血的亚型。③分诊、介入、外科或内科,0~3 小时的治疗只有一个就是静脉溶栓,而且推荐使用 rt-PA。

《中国脑血管病防治指南》(卫生健康委员会疾病控制司、中华医学会神经病学分会,2004)建议:①对经过严格选择的发病 3 小时内的急性缺血性脑卒中患者,应积极采用静脉溶栓治疗,首选阿替普酶(rt-PA),无条件采用 rt-PA 时,可用尿激酶替代。②发病 3~6 小时的急性缺血性脑卒中患者,可应用静脉尿激酶溶栓治疗,但选择患者应更严格。③对发病 6 小时的急性缺血性脑卒中患者,在有经验和有条件的单位,可以考虑进行动脉内溶栓治疗研究。④基底动脉血栓形成的溶栓治疗时间窗和适应证,可以适当放宽。⑤超过时间窗溶栓,不会提高治疗效果,且会增加再灌注损伤和出血并发症,不宜溶栓,恢复期患者应禁用溶栓治疗。

美国《急性缺血性脑卒中早期处理指南》(美国脑卒中学会、美国心脏病协会分会,2007)Ⅰ级建议:MCA 梗死小于 6 小时的严重脑卒中患者,动脉溶栓治疗是可以选择的,或可选择静脉内滴注rt-PA;治疗要求患者处于一个有经验、能够立刻进行脑血管造影,且提供合格的介入治疗的脑卒中中心。鼓励相关机构界定遴选能进行动脉溶栓的个人标准。Ⅱ级建议:对于具有使用静脉溶栓禁忌证,诸如近期手术的患者,动脉溶栓是合理的。Ⅲ级建议:动脉溶栓的可获得性不应该一般地排除静脉内给 rt-PA。

（二）降纤治疗

降纤治疗可以降解血栓蛋白质,增加纤溶系统的活性,抑制血栓形成或促进血栓溶解。此类药物亦应早期应用,最好是在发病后 6 小时内,但没有溶栓药物严格,特别适应于合并高纤维蛋白原血症者。目前,国内纤溶药物种类很多,现介绍下面几种。

1.巴曲酶

巴曲酶又名东菱克栓酶,能分解纤维蛋白原,抑制血栓形成,促进纤溶酶的生成,而纤溶酶是溶解血栓的重要物质。巴曲酶的剂量和用法:第 1 天 10 BU,第 3 天和第 5 天各为 5～10 BU 稀释于 100～250 mL 0.9％氯化钠注射液中,静脉滴注 1 小时以上。对治疗前纤维蛋白原在 4 g/L 以上和突发性耳聋(内耳卒中)的患者,首次剂量为 15～20 BU,以后隔天 5 BU,疗程 1 周,必要时可增至 3 周。

2.精纯溶栓酶

精纯溶栓酶又名注射用降纤酶,是以我国尖吻蝮蛇(又名五步蛇)的蛇毒为原料,经现代生物技术分离、纯化而精制的蛇毒制剂。本品为缬氨酸蛋白水解酶,能直接作用于血中的纤维蛋白 α-链释放出肽 A。此时生成的肽 A 血纤维蛋白体的纤维系统,诱发 t-PA 的释放,增加 t-PA 的活性,促进纤溶酶的生成,使已形成的血栓得以迅速溶解。本品不含出血毒素,因此很少引起出血并发症。剂量和用法:首次 10 U 稀释于 100 mL 0.9％氯化钠注射液中缓慢静脉滴注,第 2 天 10 U,第 3 天 5～10 U。必要时可适当延长疗程,1 次 5～10 U,隔天静脉滴注 1 次。

3.降纤酶

曾用名蝮蛇抗栓酶、精纯抗栓酶和去纤酶。取材于东北白眉蝮蛇蛇毒,是单一成分蛋白水解酶。剂量和用法:急性缺血性脑卒中,首次 10 U 加入 0.9％氯化钠注射液 100～250 mL 中静脉滴注,以后每天或隔天 1 次,连用 2 周。

4.注射用纤溶酶

从蝮蛇蛇毒中提取纤溶酶并制成制剂,其原理是利用抗体最重要的生物学特性——抗体与抗原能特异性结合,即抗体分子只与其相应的抗原发生结合。纤溶酶单克隆抗体纯化技术,就是用纤溶酶抗体与纤溶酶进行特异性结合,从而达到分离纯化纤溶酶,同时去除蛇毒中的出血毒素和神经毒。剂量和用法:对急性脑梗死(发病后 72 小时内)第 1～3 天每次 300 U 加入 5％葡萄糖注射液或 0.9％氯化钠注射液 250 mL 中静脉滴注,第 4～14 天每次 100～300 U。

5.安康乐得

安康乐得是马来西亚一种蝮蛇毒液的提纯物,是一种蛋白水解酶,能迅速有效地降低血纤维蛋白原,并可裂解纤维蛋白肽 A,导致低纤维蛋白血症。剂量和用法:2～5 AU/kg,溶于 250～500 mL 0.9％氯化钠注射液中,6～8 小时静脉滴注完,每天 1 次,连用 7 天。

《中国脑血管病防治指南》建议:①脑梗死早期(特别是 12 小时以内)可选用降纤治疗,高纤维蛋白血症更应积极降纤治疗。②应严格掌握适应证和禁忌证。

（三）抗血小板聚集药

抗血小板聚集药又称血小板功能抑制剂。随着对血栓性疾病发生机制认识的加深,发现血小板在血栓形成中起着重要的作用。近年来,抗血小板聚集药在预防和治疗脑梗死方面越来越引起人们的重视。

抗血小板聚集药主要包括血栓烷 A_2 抑制剂(阿司匹林)、ADP 受体阻滞剂(噻氯匹定、氯吡格雷）、磷酸二酯酶抑制剂（双嘧达莫）、糖蛋白（GP）Ⅱb/Ⅲa受体阻滞剂和其他抗血小板药物。

1.阿司匹林

阿司匹林是一种强效的血小板聚集抑制剂。阿司匹林抗栓作用的机制，主要是基于对环氧化酶的不可逆性抑制，使血小板内花生四烯酸转化为血栓烷A_2（TXA_2）受阻，因为TXA_2可使血小板聚集和血管平滑肌收缩。在脑梗死发生后，TXA_2可增加脑血管阻力，促进脑水肿形成。小剂量阿司匹林，可以最大限度地抑制TXA_2和最低限度地影响前列环素（PGI_2），从而达到比较理想的效果。国际脑卒中实验协作组和CAST协作组两项非盲法随机干预研究表明，脑卒中发病后48小时内应用阿司匹林是安全有效的。

阿司匹林预防和治疗缺血性脑卒中效果的不恒定，可能与用药剂量有关。有些研究者认为每天给75～325 mg最为合适。有学者分别给患者口服阿司匹林每天50 mg、100 mg、325 mg和1 000 mg，进行比较，发现50 mg/d即可完全抑制TXA_2生成，出血时间从5.03分钟延长到6.96分钟，100 mg/d出血时间7.78分钟，但1 000 mg/d反而缩减至6.88分钟。也有人观察到口服阿司匹林45 mg/d，尿内TXA_2代谢产物能被抑制95％，而尿内PGI_2代谢产物基本不受影响；每天100 mg，则尿内TXA_2代谢产物完全被抑制，而尿内PGI_2代谢产物保持基线的25％～40％；若用1 000 mg/d，则上述两项代谢产物完全被抑制。根据以上实验结果和临床体会提示，阿司匹林每天100～150 mg最为合适，既能达到预防和治疗的目的，又能避免发生不良反应。

《中国脑血管病防治指南》建议：①多数无禁忌证的未溶栓患者，应在脑卒中后尽早（最好48小时内）开始使用阿司匹林。②溶栓患者应在溶栓24小时后，使用阿司匹林，或阿司匹林与双嘧达莫缓释剂的复合制剂。③阿司匹林的推荐剂量为150～300 mg/d，分2次服用，2～4周后改为预防剂量（50～150 mg/d）。

2.氯吡格雷

由于噻氯匹定有明显的不良反应，已基本被淘汰，被第2代ADP受体阻滞剂氯吡格雷所取代。氯吡格雷和噻氯匹定一样对ADP诱导的血小板聚集有较强的抑制作用，对花生四烯酸、胶原、凝血酶、肾上腺素和血小板活化因子诱导的血小板聚集也有一定的抑制作用。与阿司匹林不同的是，它们对ADP诱导的血小板第Ⅰ相和第Ⅱ相的聚集均有抑制作用，且有一定的解聚作用。它还可以与红细胞膜结合，降低红细胞在低渗溶液中的溶解倾向，改变红细胞的变形能力。

氯吡格雷和阿司匹林均可作为治疗缺血性脑卒中的一线药物，多项研究都说明氯吡格雷的效果优于阿司匹林。氯吡格雷与阿司匹林合用防治缺血性脑卒中，比单用效果更好。氯吡格雷可用于预防颈动脉粥样硬化高危患者急性缺血事件。有文献报道23例颈动脉狭窄患者，在颈动脉支架置入术前常规服用阿司匹林100 mg/d，介入治疗前晚给予负荷剂量氯吡格雷300 mg，术后服用氯吡格雷75 mg/d，3个月后经颈动脉彩超发现，新生血管内皮已完全覆盖支架，无血管闭塞和支架内再狭窄。

氯吡格雷的使用剂量为每次50～75 mg，每天1次。它的不良反应与阿司匹林比较，发生胃肠道出血的风险明显降低，发生腹泻和皮疹的风险略有增加，但明显低于噻氯匹定。主要不良反应有头昏、头胀、恶心、腹泻，偶有出血倾向。氯吡格雷禁用于对本品过敏者及近期有活动性出血者。

3.双嘧达莫

双嘧达莫又名潘生丁，通过抑制磷酸二酯酶活性，阻止环腺苷酸（cAMP）的降解，提高血小板cAMP的水平，具有抗血小板黏附聚集的能力。双嘧达莫已作为预防和治疗冠心病、心绞痛的药物,而用于防治缺血性脑卒中的效果仍有争议。欧洲脑卒中预防研究(ESPS)大宗 RCT 研究认为双嘧达莫与阿司匹林联合防治缺血性脑卒中,疗效是单用阿司匹林或双嘧达莫的 2 倍,并不会导致更多的出血不良反应。

美国 FDA 最近批准了阿司匹林和双嘧达莫复方制剂用于预防脑卒中。这一复方制剂每片含阿司匹林 50 mg 和缓释双嘧达莫 400 mg。一项单中心大规模随机试验发现,与单用小剂量阿司匹林比较,这种复方制剂可使脑卒中发生率降低 22%,但这项资料的价值仍有争论。

双嘧达莫的不良反应轻而短暂,长期服用可有头痛、头晕、呕吐、腹泻、面红、皮疹和皮肤瘙痒等。

4.血小板糖蛋白(GP)Ⅱb/Ⅲa 受体阻滞剂

GPⅡb/Ⅲa 受体阻滞剂是一种新型抗血小板药,其通过阻断 GPⅡb/Ⅲa 受体与纤维蛋白原配体的特异性结合,有效抑制各种血小板激活剂诱导的血小板聚集,进而防止血栓形成。GPⅡb/Ⅲa 受体是一种血小板膜蛋白,是血小板活化和聚集反应的最后通路。GPⅡb/Ⅲa 受体阻滞剂能完全抑制血小板聚集反应,是作用最强的抗血小板药。

GPⅡb/Ⅲa 受体阻滞剂分 3 类,即抗体类如阿昔单抗、肽类如依替巴肽和非肽类如替罗非班。这 3 种药物均获美国 FDA 批准应用。

该药还能抑制动脉粥样硬化斑块的其他成分,对预防动脉粥样硬化和修复受损血管壁起重要作用。GPⅡb/Ⅲa 受体阻滞剂在缺血性脑卒中二级预防中的剂量、给药途径、时间、监护措施,以及安全性等目前仍在探讨之中。

有报道对于阿替普酶(rt-PA)溶栓和球囊血管成形术机械溶栓无效的大血管闭塞和急性缺血性脑卒中患者,GPⅡb/Ⅲa 受体阻滞剂能够提高治疗效果。阿昔单抗的抗原性虽已减低,但仍有部分患者可引起变态反应。

5.西洛他唑

西洛他唑又名培达,可抑制磷酸二酯酶(PDE),特别是 PDEⅢ,提高 cAMP 水平,从而起到扩张血管和抗血小板聚集的作用,常用剂量为每次 50~100 mg,每天 2 次。

为了检测西洛他唑对颅内动脉狭窄进展的影响,Kwan 进行了一项多中心双盲随机与安慰剂对照研究,将 135 例大脑中动脉 M1 段或基底动脉狭窄有急性症状者随机分为两组,一组接受西洛他唑 200 mg/d 治疗,另一组给予安慰剂治疗,所有患者均口服阿司匹林 100 mg/d,在进入试验和 6 个月后分别做 MRA 和 TCD 对颅内动脉狭窄程度进行评价。主要转归指标为 MRA上有症状颅内动脉狭窄的进展,次要转归指标为临床事件和 TCD 的狭窄进展。西洛他唑组,45 例有症状颅内动脉狭窄者中有 3 例(6.7%)进展、11 例(24.4%)缓解;而安慰剂组 15 例(28.8%)进展、8 例(15.4%)缓解,两组差异有显著性意义。

有症状颅内动脉狭窄是一个动态变化的过程,西洛他唑有可能防止颅内动脉狭窄的进展。西洛他唑的不良反应可有皮疹、头晕、头痛、心悸、恶心、呕吐,偶有消化道出血、尿路出血等。

6.三氟柳

三氟柳的抗血栓形成作用是通过干扰血小板聚集的多种途径实现的,如不可逆性抑制环氧化酶(CoX)和阻断血栓素 A_2(TXA$_2$)的形成。三氟柳抑制内皮细胞 CoX 的作用极弱,不影响前列腺素合成。另外,三氟柳及其代谢产物 2-羟基-4-三氟甲基苯甲酸可抑制磷酸二酯酶,增加血小板和内皮细胞内 cAMP 的浓度,增强血小板的抗聚集效应,该药应用于人体时不会延长出血时间。

有研究将 2 113 例 TIA 或脑卒中患者随机分组,进行三氟柳(600 mg/d)或阿司匹林(325 mg/d)治疗,平均随访 30.1 个月,主要转归指标为非致死性缺血性脑卒中、非致死性心肌梗死和血管性疾病死亡的联合终点,结果两组联合终点发生率、各个终点事件发生率和存活率均无明显差异,三氟柳组出血性事件发生率明显低于阿司匹林组。

7.沙格雷酯

沙格雷酯又名安步乐克,是 5-HT$_2$ 受体阻滞剂,具有抑制由 5-HT 增强的血小板聚集作用和由 5-HT 引起的血管收缩的作用,增加被减少的侧支循环血流量,改善周围循环障碍等。口服沙格雷酯后 1～5 小时即有抑制血小板的聚集作用,可持续 4～6 小时。口服每次 100 mg,每天 3 次。不良反应较少,可有皮疹、恶心、呕吐和胃部灼热感等。

8.曲克芦丁

曲克芦丁又名维脑路通,能抑制血小板聚集,防止血栓形成,同时能对抗 5-HT、缓激肽引起的血管损伤,增加毛细血管抵抗力,降低毛细血管通透性等。每次 200 mg,每天 3 次,口服;或每次 400～600 mg 加入 5%葡萄糖注射液或 0.9%氯化钠注射液 250～500 mL 中静脉滴注,每天 1 次,可连用 15～30 天。不良反应较少,偶有恶心和便秘。

(四)扩血管治疗

扩张血管药目前仍然是广泛应用的药物,但脑梗死急性期不宜使用,因为脑梗死病灶后的血管处于血管麻痹状态,此时应用血管扩张药,能扩张正常血管,对病灶区的血管不但不能扩张,还要从病灶区盗血,称"偷漏现象"。因此,血管扩张药应在脑梗死发病 2 周后才应用。常用的扩张血管药有以下几种。

1.丁苯酞

每次 200 mg,每天 3 次,口服。偶见恶心,腹部不适,有严重出血倾向者忌用。

2.倍他司汀

每次 20 mg 加入 5%葡萄糖注射液 500 mL 中静脉滴注,每天 1 次,连用 10～15 天;或每次 8 mg,每天 3 次,口服。有些患者会出现恶心、呕吐和皮疹等不良反应。

3.盐酸法舒地尔注射液

每次 60 mg(2 支)加入 5%葡萄糖注射液或 0.9%氯化钠注射液 250 mL 中静脉滴注,每天 1 次,连用 10～14 天。可有一过性颜面潮红、低血压和皮疹等不良反应。

4.丁咯地尔

每次 200 mg 加入 5%葡萄糖注射液或 0.9%氯化钠注射液 250～500 mL 中,缓慢静脉滴注,每天 1 次,连用 10～14 天。可有头痛、头晕、肠胃道不适等不良反应。

5.银杏达莫注射液

每次 20 mL 加入 5%葡萄糖注射液或 0.9%氯化钠注射液 500 mL 中静脉滴注,每天 1 次,可连用 14 天。偶有头痛、头晕、恶心等不良反应。

6.葛根素注射液

每次 500 mg 加入 5%葡萄糖注射液或 0.9%氯化钠注射液 500 mL 中静脉滴注,每天 1 次,连用 14 天。少数患者可出现皮肤瘙痒、头痛、头昏、皮疹等不良反应,停药后可自行消失。

7.灯盏花素注射液

每次 20 mL(含灯盏花乙素 50 g)加入 5%葡萄糖注射液或 0.9%氯化钠注射液 250 mL 中静脉滴注,每天 1 次,连用 14 天。偶有头痛、头昏等不良反应。

(五)钙通道阻滞剂

钙通道阻滞剂是继 β 受体阻滞剂之后,脑血管疾病治疗中最重要的进展之一。正常时细胞内钙离子浓度为 10^{-9} mol/L,细胞外钙离子浓度比细胞内大 10 000 倍。在病理情况下,钙离子迅速内流到细胞内,使原有的细胞内外钙离子平衡破坏,结果造成:①由于血管平滑肌细胞内钙离子增多,导致血管痉挛,加重缺血、缺氧。②由于大量钙离子激活 ATP 酶,使 ATP 酶加速消耗,结果细胞内能量不足,多种代谢无法维持。③由于大量钙离子破坏了细胞膜的稳定性,使许多有害物质释放出来。④由于神经细胞内钙离子陡增,可加速已经衰竭的细胞死亡。使用钙通道阻滞剂的目的在于阻止钙离子内流到细胞内,阻断上述病理过程。

钙通道阻滞剂改善脑缺血和解除脑血管痉挛的机制可能是:①解除缺血灶中的血管痉挛。②抑制肾上腺素能受体介导的血管收缩,增加脑组织葡萄糖利用率,继而增加脑血流量。③有梗死的半球内血液重新分布,缺血区脑血流量增加,高血流区血流量减少,对临界区脑组织有保护作用。几种常用的钙通道阻滞剂如下。

1.尼莫地平

尼莫地平为选择性扩张脑血管作用最强的钙通道阻滞剂。口服,每次 40 mg,每天 3～4 次。注射液,每次 24 mg,溶于 5% 葡萄糖注射液 1 500 mL 中静脉滴注,开始注射时,1 mg/h,若患者能耐受,1 小时后增至 2 mg/h,每天 1 次,连续用药 10 天,以后改用口服。德国 Bayer 药厂生产的尼莫同,每次口服 30～60 mg,每天 3 次,可连用 1 个月。注射液开始 2 小时可按照 0.5 mg/h 静脉滴注,如果耐受性良好,尤其血压无明显下降时,可增至 1 mg/h,连用 7～10 天后改为口服。该药规格为尼莫同注射液 50 mL 含尼莫地平 10 mg,一般每天静脉滴注 10 mg。不良反应比较轻微,口服时可有一过性消化道不适、头晕、嗜睡和皮肤瘙痒等。静脉给药可有血压下降(尤其是治疗前有高血压者)、头痛、头晕、皮肤潮红、多汗、心率减慢或心率加快等。

2.尼卡地平

对脑血管的扩张作用强于外周血管的作用。每次口服 20 mg,每天 3～4 次,连用 1～2 个月。可有胃肠道不适、皮肤潮红等不良反应。

3.氟桂利嗪

氟桂利嗪又名西比灵,每次 5～10 mg,睡前服。有嗜睡、乏力等不良反应。

4.桂利嗪

桂利嗪又名脑益嗪,每次口服 25 mg,每天 3 次。有嗜睡、乏力等不良反应。

(六)防治脑水肿

大面积脑梗死、出血性梗死的患者多有脑水肿,应给予降低颅压处理,如床头抬高 30° 角,避免有害刺激、解除疼痛、适当吸氧和恢复正常体温等基本处理;有条件行颅内压测定者,脑灌注压应保持在 9.3 kPa(70 mmHg)以上;避免使用低渗和含糖溶液,如脑水肿明显者应快速给予降颅压处理。

1.甘露醇

甘露醇对缩小脑梗死面积与减轻病残有一定的作用。甘露醇除降低颅内压外,还可降低血液黏度、增加红细胞变形性、减少红细胞聚集、减少脑血管阻力、增加灌注压、提高灌注量、改善脑的微循环。同时,还可提高心排血量。每次 125～250 mL 静脉滴注,6 小时 1 次,连用 7～10 天。甘露醇治疗脑水肿疗效快、效果好。不良反应:降颅压有反跳现象,可能引起心力衰竭、肾功能损害、电解质紊乱等。

2.复方甘油注射液

能选择性脱出脑组织中的水分,可减轻脑水肿;在体内参加三羧酸循环代谢后转换成能量,供给脑组织,增加脑血流量,改善脑循环,因而有利于脑缺血病灶的恢复。每天 500 mL 静脉滴注,每天2次,可连用 15～30 天。静脉滴注速度应控制在 2 mL/min,以免发生溶血反应。由于要控制静脉滴速,并不能用于急救。有大面积脑梗死的患者,有明显脑水肿甚至发生脑疝,一定要应用足量的甘露醇,或甘露醇与复方甘油同时或交替用药,这样可以维持恒定的降颅压作用和减少甘露醇的用量,从而减少甘露醇的不良反应。

3.七叶皂苷钠注射液

有抗渗出、消水肿、增加静脉张力、改善微循环和促进脑功能恢复的作用。每次 25 mg 加入5％葡萄糖注射液或 0.9％氯化钠注射液 250～500 mL 中静脉滴注,每天 1 次,连用 10～14 天。

4.手术减压治疗

主要适用于恶性大脑中动脉(MCA)梗死和小脑梗死。

(七)提高血氧和辅助循环

高压氧是有价值的辅助疗法,在脑梗死的急性期和恢复期都有治疗作用。最近研究提示,脑广泛缺血后,纠正脑的乳酸中毒或脑代谢产物积聚,可恢复神经功能。高压氧向脑缺血区域弥散,可使这些区域的细胞在恢复正常灌注前得以生存,从而减轻缺血缺氧后引起的病理改变,保护受损的脑组织。

(八)神经细胞活化剂

据一些药物实验研究报告,这类药物有一定的营养神经细胞和促进神经细胞活化的作用,但确切的效果,尚待进一步大宗临床验证和评价。

1.胞磷胆碱

参与体内卵磷脂的合成,有改善脑细胞代谢的作用和促进意识的恢复。每次 750 mg 加入5％葡萄糖注射液 250 mL 中静脉滴注,每天 1 次,连用 15～30 天。

2.三磷酸胞苷二钠

主要药效成分是三磷酸胞苷,该物质不仅能直接参与磷脂与核酸的合成,而且还间接参与磷脂与核酸合成过程中的能量代谢,有神经营养、调节物质代谢和抗血管硬化的作用。每次 60～120 mg 加入 5％葡萄糖注射液 250 mL 中静脉滴注,每天 1 次,可连用10～14 天。

3.小牛血去蛋白提取物

该药又名爱维治,是一种小分子肽、核苷酸和寡糖类物质,不含蛋白质和致热原。爱维治可促进细胞对氧和葡萄糖的摄取和利用,使葡萄糖的无氧代谢转向为有氧代谢,使能量物质生成增多,延长细胞生存时间,促进组织细胞代谢、功能恢复和组织修复。每次1 200～1 600 mg 加入5％葡萄糖注射液 500 mL 中静脉滴注,每天1 次,可连用 15～30 天。

4.依达拉奉

依达拉奉是一种自由基清除剂,有抑制脂自由基的生成、抑制细胞膜脂质过氧化连锁反应及抑制自由基介导的蛋白质、核酸不可逆的破坏作用,是一种脑保护药物。每次 30 mg 加入 5％葡萄糖注射液 250 mL 中静脉滴注,每天 2 次,连用 14 天。

(九)其他内科治疗

1.调节和稳定血压

急性脑梗死患者的血压检测和治疗是一个存在争议的领域。因为血压偏低会减少脑血流灌注,加重脑梗死。在急性期,患者会出现不同程度的血压升高。原因是多方面的,如脑卒中后的应激反应、膀胱充盈、疼痛及机体对脑缺氧和颅内压升高的代偿反应等,且其升高的程度与脑梗死病灶大小和部位、疾病前是否患高血压有关。脑梗死早期的高血压处理取决于血压升高的程度及患者的整体情况。美国脑卒中学会(ASA)和欧洲脑卒中促进会(EUSI)都赞同:收缩压超过29.3 kPa(220 mmHg)或舒张压超过16.0 kPa(120 mmHg)以上,则应给予谨慎缓慢降压治疗,并严密观察血压变化,防止血压降得过低。然而有一些脑血管治疗中心,主张只有在出现下列情况才考虑降压治疗,如合并夹层动脉瘤、肾衰竭、心脏衰竭及高血压脑病时。但在溶栓治疗时,需及时降压治疗,应避免收缩压>24.7 kPa(185 mmHg),以防止继发性出血。降压推荐使用微输液泵静脉注射硝普钠,可迅速、平稳地降低血压至所需水平,也可用利喜定(压宁定)、卡维地洛等。血压过低对脑梗死不利,应适当提高血压。

2.控制血糖

糖尿病是脑卒中的危险因素之一,并可加重急性脑梗死和局灶性缺血再灌注损伤。欧洲脑卒中组织(ESO)《缺血性脑卒中和短暂性脑缺血发作处理指南》[欧洲脑卒中促进会(EUSI),2008]指出,已证实急性脑卒中后高血糖与大面积脑梗死、皮质受累及其功能转归不良有关,但积极降低血糖能否改善患者的临床转归,尚缺乏足够证据。如果过去没有糖尿病史,只是急性脑卒中后血糖应激性升高,则不必应用降糖措施,只需输液中尽量不用葡萄糖注射液即可降低血糖水平;有糖尿病史的患者必须同时应用降糖药适当控制高血糖;血糖超过10 mmol/L(180 mg/dL)时需降糖处理。

3.心脏疾病的防治

对并发心脏疾病的患者要采取相应防治措施,如果要应用甘露醇脱水治疗,则必须加用呋塞米以减少心脏负荷。

4.防治感染

对有吞咽困难或意识障碍的脑梗死患者,常常容易合并肺部感染,应给予相应抗生素和止咳化痰药物,必要时行气管切开,有利吸痰。

5.保证营养和水、电解质的平衡

特别是对有吞咽困难和意识障碍的患者,应采用鼻饲,保证营养、水与电解质的补充。

6.体温管理

在实验室脑卒中模型中,发热与脑梗死体积增大和转归不良有关。体温升高可能是中枢性高热或继发感染的结果,均与临床转归不良有关。应积极迅速找出感染灶并予以适当治疗,并可使用乙酰氨基酚进行退热治疗。

(十)康复治疗

脑梗死患者只要生命体征稳定,应尽早开始康复治疗,主要目的是促进神经功能的恢复。早期进行瘫痪肢体的功能锻炼和语言训练,防止关节挛缩和足下垂,可采用针灸、按摩、理疗和被动运动等措施。

七、预后与预防

(一)预后

(1)如果得到及时的治疗,特别是能及时在卒中单元获得早期溶栓疗法等系统规范的中西医结合治疗,可提高疗效,减少致残率,30%～50%以上的患者能自理生活,甚至恢复工作能力。

（2）脑梗死国外病死率为 6.9%～20%，其中颈内动脉系梗死为 17%，椎-基底动脉系梗死为 18%。秦震等观察随访经 CT 证实的脑梗死 1～7 年的预后，发现：①累计生存率，6 个月为 96.8%，12 个月为 91%，2 年为 81.7%，3 年为 81.7%，4 年为 76.5%，5 年为 76.5%，6 年为 71%，7 年为 71%。急性期病死率为 22.3%，其中颈内动脉系 22%，椎-基底动脉系 25%。意识障碍、肢体瘫痪和继发肺部感染是影响预后的主要因素。②累计病死率在开始半年内迅速上升，一年半达高峰。说明发病后一年半不能恢复自理者，继续恢复的可能性较小。

(二)预防

1.一级预防

一级预防是指发病前的预防，即通过早期改变不健康的生活方式，积极主动地控制危险因素，从而达到使脑血管疾病不发生或发病年龄推迟的目的。从流行病学角度看，只有一级预防才能降低人群发病率，所以对于病死率及致残率很高的脑血管疾病来说，重视并加强开展一级预防的意义远远大于二级预防。

对血栓形成性脑梗死的危险因素及其干预管理有下述几方面：服用降血压药物，有效控制高血压，防治心脏病，冠心病患者应服用小剂量阿司匹林，定期监测血糖和血脂，合理饮食和应用降糖药物和降脂药物，不抽烟、不酗酒，对动脉狭窄患者及无症状颈内动脉狭窄患者一般不推荐手术治疗或血管内介入治疗，对重度颈动脉狭窄（≥70%）的患者在有条件的医院可以考虑行颈动脉内膜切除术或血管内介入治疗。

2.二级预防

脑卒中首次发病后应尽早开展二级预防工作，可预防或降低再次发生率。二级预防有下述几个方面：首先要对第 1 次发病机制正确评估，管理和控制血压、血糖、血脂和心脏病，应用抗血小板聚集药物，颈内动脉狭窄的干预同一级预防，有效降低同型半胱氨酸水平等。

（邵　琳）

第四节　脑　栓　塞

脑栓塞以前称栓塞性脑梗死，是指来自身体各部位的栓子，经颈动脉或椎动脉进入颅内，阻塞脑部血管，中断血流，导致该动脉供血区域的脑组织缺血缺氧而软化坏死及相应的脑功能障碍。临床表现出相应的神经系统功能缺损症状和体征，如急骤起病的偏瘫、偏身感觉障碍和偏盲等。大面积脑梗死还有颅内高压症状，严重时可发生昏迷和脑疝。脑栓塞约占脑梗死的 15%。

一、病因与发病机制

(一)病因

脑栓塞按其栓子来源不同，可分为心源性脑栓塞、非心源性脑栓塞及来源不明的脑栓塞。心源性栓子占脑栓塞的 60%～75%。

1.心源性

风湿性心脏病引起的脑栓塞，占整个脑栓塞的 50% 以上。二尖瓣狭窄或二尖瓣狭窄合并闭锁不全者最易发生脑栓塞，因二尖瓣狭窄时，左心房扩张，血流缓慢淤滞，又有涡流，易于形成附壁血栓,血流的不规则更易使之脱落成栓子,故心房颤动时更易发生脑栓塞。慢性心房颤动是脑栓塞形成最常见的原因。其他还有心肌梗死、心肌病的附壁血栓,以及细菌性心内膜炎时瓣膜上的炎性赘生物脱落、心脏黏液瘤和心脏手术等病因。

2.非心源性

主动脉及其发出的大血管粥样硬化斑块和附着物脱落引起的血栓栓塞也是脑栓塞的常见原因。另外,还有炎症的脓栓、骨折的脂肪栓、人工气胸和气腹的空气栓、癌栓、虫栓和异物栓等。还有来源不明的栓子等。

(二)发病机制

各个部位的栓子通过颈动脉系统或椎动脉系统时,栓子阻塞血管的某一分支,造成缺血、梗死和坏死,产生相应的临床表现;还有栓子造成远端的急性供血中断,该区脑组织发生缺血性变性、坏死及水肿。另外,由于栓子的刺激,该段动脉和周围小动脉反射性痉挛,结果不仅造成该栓塞的动脉供血区的缺血,同时因其周围的动脉痉挛,进一步加重脑缺血损害的范围。

二、病理

脑栓塞的病理改变与脑血栓形成基本相同。但是,有以下几点不同:①脑栓塞的栓子与动脉壁不粘连;而脑血栓形成是在动脉壁上形成的,所以栓子与动脉壁粘连不易分开。②脑栓塞的栓子可以向远端移行,而脑血栓形成的栓子不能。③脑栓塞所致的梗死灶,有60%以上合并出血性梗死;脑血栓形成所致的梗死灶合并出血性梗死较少。④脑栓塞往往为多发病灶,脑血栓形成常为一个病灶。另外,炎性栓子可见局灶性脑炎或脑脓肿,寄生虫栓子在栓塞处可发现虫体或虫卵。

三、临床表现

(一)发病年龄
风湿性心脏病引起者以中青年为多,冠心病及大动脉病变引起者以中老年人为多。

(二)发病情况
发病急骤,在数秒钟或数分钟之内达高峰,是所有脑卒中发病最快者,有少数患者因反复栓塞可在数天内呈阶梯式加重。一般发病无明显诱因,安静和活动时均可发病。

(三)症状与体征
约有4/5的脑栓塞发生于前循环,特别是大脑中动脉,病变对侧出现偏瘫、偏身感觉障碍和偏盲,优势半球病变还有失语。癫痫发作很常见,因大血管栓塞,常引起脑血管痉挛,有部分性发作或全面性发作。椎-基底动脉栓塞约占1/5,起病有眩晕、呕吐、复视、交叉性瘫痪、共济失调、构音障碍和吞咽困难等。栓子进入一侧或两侧大脑后动脉有同向性偏盲或皮质盲。基底动脉主干栓塞会导致昏迷、四肢瘫痪,可引起闭锁综合征及基底动脉尖综合征。

心源性栓塞患者有心悸、胸闷、心律不齐和呼吸困难等。

四、辅助检查

(一)胸部 X 线检查
可发现心脏肥大。

(二)心电图检查

可发现陈旧或新鲜心肌梗死、心律失常等。

(三)超声心动图检查

超声心动图检查是评价心源性脑栓塞的重要依据之一,能够显示心脏立体解剖结构,包括瓣膜反流和运动、心室壁的功能和心腔内的肿块。

(四)多普勒超声检查

有助于测量血流通过狭窄瓣膜的压力梯度及狭窄的严重程度。彩色多普勒超声血流图可检测瓣膜反流程度并可研究与血管造影的相关性。

(五)经颅多普勒超声(TCD)

TCD可检测颅内血流情况,评价血管狭窄的程度及闭塞血管的部位,也可检测动脉粥样硬化的斑块和微栓子的部位。

(六)神经影像学检查

头颅CT和MRI检查可显示缺血性梗死和出血性梗死改变。合并出血性梗死高度支持脑栓塞的诊断,许多患者继发出血性梗死临床症状并未加重,发病3~5天复查CT可早期发现继发性梗死后出血。早期脑梗死CT难于发现,常规MRI假阳性率较高,MRI弥散成像(DWI)和灌注成像(PWI)可以发现超急性期脑梗死。磁共振血管成像(MRA)是一种无创伤性显示脑血管狭窄或阻塞的方法,造影特异性较高。数字减影血管造影(DSA)可更好地显示脑血管狭窄的部位、范围和程度。

(七)腰椎穿刺脑脊液检查

脑栓塞引起的大面积脑梗死可有压力增高和蛋白含量增高。出血性脑梗死时可见红细胞。

五、诊断与鉴别诊断

(一)诊断

(1)多为急骤发病。

(2)多数无前驱症状。

(3)一般意识清楚或有短暂意识障碍。

(4)有颈内动脉系统或椎-基底动脉系统症状和体征。

(5)腰椎穿刺脑脊液检查一般不应含血,若有红细胞可考虑出血性脑栓塞。

(6)栓子的来源可为心源性或非心源性,也可同时伴有脏器栓塞症状。

(7)头颅CT和MRI检查有梗死灶或出血性梗死灶。

(二)鉴别诊断

1.血栓形成性脑梗死

均为急性起病的偏瘫、偏身感觉障碍,但血栓形成性脑梗死发病较慢,短期内症状可逐渐进展,一般无心房颤动等心脏病症状,头颅CT很少有出血性梗死灶,以资鉴别。

2.脑出血

均为急骤起病的偏瘫,但脑出血多数有高血压、头痛、呕吐和意识障碍,头颅CT为高密度灶可以鉴别。

六、治疗

(一)抗凝治疗

对抗凝治疗预防心源性脑栓塞复发的利弊,仍存在争议。有的学者认为脑栓塞容易发生出血性脑梗死和大面积脑梗死,可有明显的脑水肿,所以在急性期不主张应用较强的抗凝药物,以免引起出血性梗死,或并发脑出血及加重脑水肿。也有学者认为,抗凝治疗是预防随后再发栓塞性脑卒中的重要手段。心房颤动或有再栓塞风险的心源性病因、动脉夹层或动脉高度狭窄的患者,可应用抗凝药物预防再栓塞。栓塞复发的高风险可完全抵消发生出血的风险。常用的抗凝药物有以下几种。

1.肝素

有妨碍凝血活酶的形成作用;能增强抗凝血酶、中和活性凝血因子及纤溶酶;还有消除血小板的凝集作用,通过抑制透明质酸酶的活性而发挥抗凝作用。肝素钠每次 12 500～25 000 U(100～200 mg)加入 5%葡萄糖注射液或 0.9%氯化钠注射液 1 000 mL 中,缓慢静脉滴注或微泵注入,以每分钟 10～20 滴为宜,维持48 小时,同时第 1 天开始口服抗凝药。

有颅内出血、严重高血压、肝肾功能障碍、消化道溃疡、急性细菌性心内膜炎和出血倾向者禁用。根据部分凝血活酶时间(APTT)调整剂量,维持治疗前 APTT 值的 1.5～2.5 倍,及时检测凝血活酶时间及活动度。用量过大,可导致严重自发性出血。

2.那曲肝素钙

那曲肝素钙又名低分子肝素钙,是一种由普通肝素钠通过硝酸分解纯化而得到的低分子肝素钙盐,其平均分子量为 4 500。目前认为低分子肝素钙是通过抑制凝血酶的生长而发挥作用。另外,还可溶解血栓和改善血流动力学。对血小板的功能影响明显小于肝素,很少引起出血并发症。因此,那曲肝素钙是一种比较安全的抗凝药。每次4 000～5 000 U(WHO 单位),腹部脐下外侧皮下垂直注射,每天1～2 次,连用 7～10 天,注意不能用于肌内注射。可能引起注射部位出血性瘀斑、皮下淤血、血尿和过敏性皮疹。

3.华法林

华法林为香豆素衍生物钠盐,通过拮抗维生素 K 的作用,使凝血因子Ⅱ、Ⅶ、Ⅸ和 Ⅹ 的前体物质不能活化,在体内发挥竞争性的抑制作用,为一种间接性的中效抗凝剂。第 1 天给予5～10 mg口服,第2 天半量;第3 天根据复查的凝血酶原时间及活动度结果调整剂量,凝血酶原活动度维持在 25%～40%给予维持剂量,一般维持量为每天 2.5～5.0 mg,可用 3～6 个月。不良反应可有牙龈出血、血尿、发热、恶心、呕吐、腹泻等。

(二)脱水降颅压药物

脑栓塞患者常为大面积脑梗死、出血性脑梗死,常有明显脑水肿,甚至发生脑疝的危险,对此必须立即应用降颅压药物。心源性脑栓塞应用甘露醇可增加心脏负荷,有引起急性肺水肿的风险。20%甘露醇每次只能给 125 mL 静脉滴注,每天 4～6 次。为增强甘露醇的脱水力度,同时必须加用呋塞米,每次 40 mg 静脉注射,每天 2 次,可减轻心脏负荷,达到保护心脏的作用,保证甘露醇的脱水治疗;甘油果糖每次250～500 mL缓慢静脉滴注,每天 2 次。

(三)扩张血管药物

1.丁苯酞

每次 200 mg,每天 3 次,口服。

2.葛根素注射液

每次 500 mg 加入 5％葡萄糖注射液或 0.9％氯化钠注射液 250 mL 中静脉滴注,每天 1 次,可连用10～14 天。

3.复方丹参注射液

每次 2 支(4 mL)加入 5％葡萄糖注射液或 0.9％氯化钠注射液 250 mL 中静脉滴注,每天 1 次,可连用 10～14 天。

4.川芎嗪注射液

每次 100 mg 加入 5％葡萄糖注射液或 0.9％氯化钠注射液 250 mL 中静脉滴注,每天 1 次,可连用10～15 天,有脑水肿和出血倾向者忌用。

(四)抗血小板聚集药物

早期暂不应用,特别是已有出血性梗死者急性期不宜应用。当急性期过后,为预防血栓栓塞的复发,可较长期应用阿司匹林或氯吡格雷。

(五)原发病治疗

对感染性心内膜炎(亚急性细菌性心内膜炎),在病原菌未培养出来时,给予青霉素每次 320 万～400 万U 加入 5％葡萄糖注射液或 0.9％氯化钠注射液 250 mL 中静脉滴注,每天 4～6 次;已知病原微生物,对青霉素敏感的首选青霉素,对青霉素不敏感者选用头孢曲松钠,每次 2 g加入 5％葡萄糖注射液250～500 mL 中静脉滴注,12 小时滴完,每天 2 次。对青霉素过敏和过敏体质者慎用,对头孢菌素类药物过敏者禁用。对青霉素和头孢菌素类抗生素不敏感者可应用去甲万古霉素,30 mg/(kg·d),分 2 次静脉滴注,每 0.8 g 药物至少加 200 mL 液体,在 1 小时以上时间内缓慢滴入,可用4～6 周,24 小时内最大剂量不超过 2 g,此药有明显的耳毒性和肾毒性。

七、预后与预防

(一)预后

脑栓塞急性期病死率为 5％～15％,多死于严重脑水肿、脑疝。心肌梗死引起的脑栓塞预后较差,多遗留严重的后遗症。如栓子来源不消除,半数以上患者可能复发,约 2/3 在 1 年内复发,复发的病死率更高。10％～20％的脑栓塞患者可能在病后 10 天内发生第2 次栓塞,病死率极高。栓子较小、症状较轻、及时治疗的患者,神经功能障碍可以部分或完全缓解。

(二)预防

最重要的是预防脑栓塞的复发。目前认为对于心房颤动、心肌梗死、二尖瓣脱垂患者可首选华法林作为二级预防的药物,阿司匹林也有效,但效果低于华法林。华法林的剂量一般为每天2.5～3.0 mg,老年人每天 1.5～2.5 mg,并可采用国际标准化比值(INR)为标准进行治疗,既可获效,又可减少出血的危险性。1993 年,欧洲 13 个国家 108 个医疗中心联合进行了一组临床试验,共入选 1 007 例非风湿性心房颤动发生 TIA 或小卒中的患者,分为3 组,一组应用香豆素,一组用阿司匹林,另一组用安慰剂,随访2～3 年,计算脑卒中或其他部位栓塞的发生率。结果发现应用香豆素组每年可减少 9％脑卒中发生率,阿司匹林组减少 4％。前者出血发生率为 2.8％(每年),后者为 0.9％(每年)。

关于脑栓塞发生后何时开始应用抗凝剂仍有不同看法。有的学者认为过早应用可增加出血的危险性,因此建议发病后数周再开始应用抗凝剂比较安全。据临床研究结果表明,高血压是引起出血的主要危险因素,如能严格控制高血压,华法林的剂量强度控制在 INR2.0～3.0,则其出血发生率可以降低。因此,目前认为华法林可以作为某些心源性脑栓塞的预防药物。

(邵　琳)

第五节　帕 金 森 病

帕金森病(Parkinson disease,PD)也称为震颤麻痹(paralysis agitans,shaking palsy),是一种常见的神经系统变性疾病,临床上特征性表现为静止性震颤、运动迟缓、肌强直及姿势步态异常。病理特征是黑质多巴胺能神经元变性缺失和路易(Lewy)小体形成。

一、研究史

本病的研究已有 190 多年的历史。1817 年,英国医师 James Parkinson 发表了经典之作《震颤麻痹的论述》(*An Essay on the Shaking Palsy*),报告了 6 例患者,首次提出震颤麻痹一词。在此之前也有零散资料介绍过多种类型瘫痪性震颤疾病,但未确切描述过 PD 的特点。中国医学对本病早已有过具体描述,但由于传播上的障碍,未被世人所知。在 Parkinson 之后,Marshall Hall 在《神经系统讲座》一书中报道一例患病 28 年的偏侧 PD 患者尸检结果,提出病变位于四叠体区。随后 Trousseau 描述了被 Parkinson 忽视的体征肌强直,还发现随疾病进展可出现智能障碍、记忆力下降和思维迟缓等。Charcot(1877)详细描述 PD 患者的语言障碍、步态改变及智力受损等特点。Lewy(1913)发现 PD 患者黑质细胞有奇特的内含物,后称为 Lewy 体,认为是 PD 的重要病理特征。

瑞典 Arvid Carlsson(1958)确定兔脑内含有 DA,而且纹状体内 DA 占脑内 70%,提出 DA 是脑内独立存在的神经递质。他因发现 DA 信号转导在运动控制中作用,成为 2000 年诺贝尔生理学或医学奖的得主之一。奥地利 Hornykiewicz(1963)发现 6 例 PD 患者纹状体和黑质部 DA 含量显著减少,认为 PD 可能由于 DA 缺乏所致,推动了抗帕金森病药物左旋多巴(L-dopa)的研制。Cotzias 等(1967)首次用 L-dopa 口服治疗本病获得良好疗效。Birkmayer 和 Cotzia(1969)又分别将苄丝肼和卡比多巴与左旋多巴合用治疗 PD,使左旋多巴用量减少 90%,不良反应明显减轻。到 1975 年 Sinemet 和 Madopar 两种左旋多巴复方制剂上市,逐渐取代了左旋多巴,成为当今治疗 PD 最有效的药物之一。

Davis 等(1979)发现,注射非法合成的麻醉药品能产生持久性帕金森病。美国 Langston 等(1983)证明化学物质 1-甲基-4-苯基-1,2,3,6-四氢吡啶(MPTP)引起的 PD。1996 年,意大利 PD 大家系研究发现致病基因 α-突触核蛋白(α-synuclein,α-SYN)突变,20 世纪 90 年代末美国和德国两个研究组先后报道α-SYN基因 2 个点突变(A53T,A30P)与某些家族性常染色体显性遗传 PD(ADPD)连锁,推动了遗传、环境因素、氧化应激等与 PD 发病机制的相关性研究。

二、流行病学

世界各国 PD 的流行病学资料表明,从年龄分布上看,大部分国家帕金森患者群发病率及患病率随年龄增长而增加,50 岁以上约为 500/100 000,60 岁以上约为 1 000/100 000;白种人发病率高于黄种人，黄种人高于黑种人。

我国进行的 PD 流行病学研究，选择北京、西安及上海 3 个相隔甚远的地区，在 79 个乡村和 58 个城镇，通过分层、多级、群体抽样选择 29 454 个年龄≥55 岁的老年人样本，应用横断层面模式进行帕金森病患病率调查。依据标准化的诊断方案，确认 277 人罹患 PD，显示 65 岁或以上的老人 PD 患病率为 1.7%，估计中国年龄在 55 岁或以上的老年人中约有 170 万人患有帕金森病。这一研究提示，中国 PD 患病率相当于发达国家的水平，修正了中国是世界上 PD 患病率最低的国家的结论。预计随着我国人口的老龄化，未来我国正面临着大量的 PD 病例，将承受更大的 PD 负担。

三、病因及发病机制

特发性帕金森病的病因未明。研究显示，农业环境如杀虫剂和除草剂使用，以及遗传因素等是 PD 较确定的危险因素。居住农村或橡胶厂附近、饮用井水、从事田间劳动、在工业化学品厂工作等也可能是危险因素。吸烟与 PD 发病间存在负相关，被认为是保护因素，但吸烟有众多危害性，不能因 PD 的"保护因素"而提倡吸烟。饮茶和喝咖啡者患病率也较低。

本病的发病机制复杂，可能与下列因素有关。

(一)环境因素

例如，20 世纪 80 年代初美国加州一些吸毒者因误用 MPTP，出现酷似原发性 PD 的某些病理变化、生化改变、症状和药物治疗反应，给猴注射 MPTP 也出现相似效应。鱼藤酮为脂溶性，可穿过血-脑屏障，研究表明鱼藤酮可抑制线粒体复合体 Ⅰ 活性，导致大量氧自由基和凋亡诱导因子产生，使 DA 能神经元变性。与 MPP^+ 结构相似的百草枯(paraquat)及其他吡啶类化合物，也被证明与帕金森病发病相关。利用 MPTP 和鱼藤酮制作的动物模型已成为帕金森病实验研究的有效工具。锰剂和铁剂等也被报道参与了帕金森病的发病。

(二)遗传因素

流行病学资料显示，10%～15% 的 PD 患者有家族史，呈不完全外显的常染色体显性或隐性遗传，其余为散发性 PD。目前已定位 13 个 PD 的基因位点，分别被命名为 PARK1-13，其中 9 个致病基因已被克隆。

1.常染色体显性遗传性帕金森病致病基因

常染色体显性遗传性帕金森病致病基因包括 α-突触核蛋白基因(PARK1/PARK4)、UCH-L1 基因(PARK5)、LRRK2 基因(PARK8)、GIGYF2 基因(PARK11)和 HTRA2/Omi 基因(PARK13)。

(1)α-突触核蛋白(PARK1)基因定位于 4 号染色体长臂 4q21～23，α-突触核蛋白可能增高 DA 能神经细胞对神经毒素的敏感性，α-突触核蛋白基因 A la53Thr 和 A la39Pro 突变导致 α-突触核蛋白异常沉积，最终形成路易小体。

(2)富亮氨酸重复序列激酶 2(LRRK2)基因(PARK8)，是目前为止帕金森病患者中突变频率最高的常染色体显性帕金森病致病基因，与晚发性帕金森病相关。

(3)HTRA2 也与晚发性 PD 相关。

(4)泛素蛋白 C 末端羟化酶-L1(UCH-L1)为 PARK5 基因突变，定位于 4 号染色体短臂 4p14。

2.常染色体隐性遗传性帕金森病致病基因

常染色体隐性遗传性帕金森病致病基因包括 Parkin 基因(PARK2)、PINK1 基因

(PARK6)、DJ-1 基因(PARK7)和 ATP13A2 基因(PARK9)。

(1)Parkin 基因定位于 6 号染色体长臂 6q25.2~27,基因突变常导致 Parkin 蛋白功能障碍,酶活性减弱或消失,造成细胞内异常蛋白质沉积,最终导致 DA 能神经元变性。Parkin 基因突变是早发性常染色体隐性家族性帕金森病的主要病因之一。

(2)ATP13A2 基因突变在亚洲人群中较为多见,与常染色体隐性遗传性早发性帕金森病相关,该基因定位在 1 号染色体,包含 29 个编码外显子,编码 1 180 个氨基酸的蛋白质,属于三磷腺苷酶的 P 型超家族,主要利用水解三磷腺苷释能驱动物质跨膜转运,ATP13A2 蛋白的降解途径主要有 2 个:溶酶体通路和蛋白酶体通路。蛋白酶体通路的功能障碍是导致神经退行性病变的因素之一,蛋白酶体通路 E3 连接酶 Parkin 蛋白的突变可以导致 PD 的发生。

(3)PINK1 基因最早在 3 个欧洲帕金森病家系中发现,该基因突变分布广泛,在北美、亚洲及中国台湾地区均有报道,该基因与线粒体的融合、分裂密切相关,且与 Parkin、DJ-1 和 Htra2 等帕金森病致病基因间存在相互作用,提示其在帕金森病发病机制中发挥重要作用。

(4)DJ-1 蛋白是氢过氧化物反应蛋白,参与机体氧化应激。DJ-1 基因突变后 DJ-1 蛋白功能受损,增加氧化应激反应对神经元的损害。DJ-1 基因突变与散发性早发性帕金森病的发病有关。

3.细胞色素 P4502D6 基因和某些线粒体 DNA 突变

细胞色素 P4502D6 基因和某些线粒体 DNA 突变可能是 PD 发病易感因素之一,可能使 P450 酶活性下降,使肝脏解毒功能受损,易造成 MPTP 等毒素对黑质纹状体损害。

(三)氧化应激与线粒体功能缺陷

氧化应激是 PD 发病机制的研究热点。自由基可使不饱和脂肪酸发生脂质过氧化(LPO),后者可氧化损伤蛋白质和 DNA,导致细胞变性死亡。PD 患者由于 B 型单胺氧化酶(MAO-B)活性增高,可产生过量 OH·,破坏细胞膜。在氧化的同时,黑质细胞内 DA 氧化产物聚合形成神经黑色素,与铁结合产生 Fenton 反应可形成 OH·。在正常情况下细胞内有足够的抗氧化物质,如脑内的谷胱甘肽(GSH)、谷胱甘肽过氧化物酶(GSH-PX)和超氧化物歧化酶(SOD)等,因而 DA 氧化产生自由基不会产生氧化应激,保证免遭自由基损伤。PD 患者黑质部还原型 GSH 降低和 LPO 增加,铁离子(Fe^{2+})浓度增高和铁蛋白含量降低,使黑质成为易受氧化应激侵袭的部位。近年发现线粒体功能缺陷在 PD 发病中起重要作用。对 PD 患者线粒体功能缺陷认识源于对 MPTP 作用机制研究,MPTP 通过抑制黑质线粒体呼吸链复合物 I 活性导致 PD。体外实验证实 MPTP 活性成分 MPP^+ 能造成 MES 23.5 细胞线粒体膜电势($\Delta\Psi m$)下降,氧自由基生成增加。PD 患者黑质线粒体复合物 I 活性可降低 32%~38%,复合物 I 活性降低使黑质细胞对自由基损伤敏感性显著增加。在多系统萎缩及进行性核上性麻痹患者黑质中未发现复合物 I 活性改变,表明 PD 黑质复合物 I 活性降低可能是 PD 相对特异性改变。PD 患者存在线粒体功能缺陷可能与遗传和环境因素有关,研究提示 PD 患者存在线粒体 DNA 突变,复合物 I 是由细胞核和线粒体两个基因组编码翻译,两组基因任何片段缺损都可影响复合物 I 功能。近年来 PARK1 基因突变受到普遍重视,它的编码蛋白就位于线粒体内。

(四)免疫及炎性机制

Abramsky(1978)提出 PD 发病与免疫/炎性机制有关。研究发现 PD 患者细胞免疫功能降低,白细胞介素-1(IL-1)活性降低明显。PD 患者脑脊液(CSF)中存在抗 DA 能神经元抗体。细胞培养发现,PD 患者的血浆及 CSF 中的成分可抑制大鼠中脑 DA 能神经元的功能及生长。采用立体定向技术将 PD 患者血 IgG 注入大鼠一侧黑质,黑质酪氨酸羟化酶(TH)及 DA 能神经元明显减少,提示可能有免疫介导性黑质细胞损伤。许多环境因素如 MPTP、鱼藤酮、百草枯、铁剂等诱导的 DA 能神经元变性与小胶质细胞激活有关,小胶质细胞是脑组织主要的免疫细胞,在神经变性疾病发生中小胶质细胞不仅是简单的“反应性增生”,而且参与了整个病理过程。小胶质细胞活化后可通过产生氧自由基等促炎因子,对神经元产生毒性作用。DA 能神经元对氧化应激十分敏感,而活化的小胶质细胞是氧自由基产生的主要来源。此外,中脑黑质是小胶质细胞分布最为密集的区域,决定了小胶质细胞的活化在帕金森病发生发展中有重要作用。

(五)年龄因素

PD 主要发生于中老年,40 岁以前很少发病。研究发现自 30 岁后黑质 DA 能神经元、酪氨酸羟化酶(TH)和多巴脱羧酶(DDC)活力,以及纹状体 DA 递质逐年减少,DA 的 D_1 和 D_2 受体密度减低。然而,罹患 PD 的老年人毕竟是少数,说明生理性 DA 能神经元退变不足以引起 PD。只有黑质 DA 能神经元减少 50% 以上,纹状体 DA 递质减少 80% 以上,临床才会出现 PD 症状,老龄只是 PD 的促发因素。

(六)泛素-蛋白酶体系统功能异常

泛素-蛋白酶体系统(ubiquitin-proteasome system,UPS)可选择性降低细胞内的蛋白质,在细胞周期性增殖及凋亡相关蛋白的降解中发挥重要作用。Parkin 基因突变常导致 UPS 功能障碍,不能降解错误折叠的蛋白,错误折叠蛋白的过多异常聚集则对细胞有毒性作用,引起氧化应激增强和线粒体功能损伤。应用蛋白酶体抑制剂已经构建成模拟 PD 的细胞模型。

(七)兴奋性毒性作用

应用微透析及高压液相色谱(HPLC)检测发现,由 MPTP 制备的 PD 猴模型纹状体中兴奋性氨基酸(谷氨酸、天门冬氨酸)含量明显增高。若细胞外间隙谷氨酸浓度异常增高,过度刺激受体可对 CNS 产生明显毒性作用。动物实验发现,脑内注射微量谷氨酸可导致大片神经元坏死,谷氨酸兴奋性神经毒作用是通过 N-甲基-D-天冬氨酸受体(N-methyl-D-aspartic acid receptor,NMDA)介导的,与 DA 能神经元变性有关。谷氨酸可通过激活 NMDA 受体产生一氧化氮(NO)损伤神经细胞,并释放更多的兴奋性氨基酸,进一步加重神经元损伤。

(八)细胞凋亡

PD 发病过程存在细胞凋亡及神经营养因子缺乏等。细胞凋亡是帕金森病患者 DA 能神经元变性的基本形式,许多基因及其产物通过多种机制参与 DA 能神经元变性的凋亡过程。此外,多种迹象表明多巴胺转运体和囊泡转运体的异常表达与 DA 能神经元的变性直接相关。其他如神经细胞自噬、钙稳态失衡可能也参与帕金森病的发病。

目前,大多数学者认同帕金森病并非单一因素引起,是由遗传、环境因素、免疫/炎性因素、线粒体功能衰竭、兴奋性氨基酸毒性、神经细胞自噬及老化等多种因素通过多种机制共同作用所致。

四、病理及生化病理

(一)病理

PD 主要病理改变是含色素神经元变性、缺失,黑质致密部 DA 能神经元最显著。镜下可见神经细胞减少,黑质细胞黑色素消失,黑色素颗粒游离散布于组织和巨噬细胞内,伴不同程度神经胶质增生。正常人黑质细胞随年龄增长而减少,黑质细胞 80 岁时从原有 42.5 万减至 20 万个,PD 患者少于 10 万个,出现症状时 DA 能神经元丢失 50% 以上,蓝斑、中缝核、迷走神经背核、苍白球、壳核、尾状核及丘脑底核等也可见轻度改变。

残留神经元胞浆中出现嗜酸性包涵体路易小体(Lewy body)是本病重要的病理特点,Lewy 小体是细胞质蛋白质组成的玻璃样团块,中央有致密核心,周围有细丝状晕圈。一个细胞有时可见多个大小不同的 Lewy 小体,见于约 10% 的残存细胞,黑质明显,苍白球、纹状体及蓝斑等亦可见,α-突触核蛋白和泛素是 Lewy 小体的重要组分。α-突触核蛋白在许多脑区含量丰富,多集中于神经元突触前末梢。在小鼠或果蝇体内过量表达 α-突触核蛋白可产生典型的帕金森病症状。尽管 α-突触核蛋白基因突变仅出现在小部分家族性帕金森病患者中,但该基因表达的蛋白是路易小体的主要成分,提示它在帕金森病发病过程中起重要作用。

(二)生化病理

PD 最显著的生物化学特征是脑内 DA 含量减少。DA 和乙酰胆碱(ACh)作为纹状体两种重要神经递质,功能相互拮抗,两者平衡对基底核环路活动起重要的调节作用。脑内 DA 递质通路主要为黑质-纹状体系,黑质致密部 DA 能神经元自血流摄入左旋酪氨酸,在细胞内酪氨酸羟化酶(TH)作用下形成左旋多巴(L-dopa)→经多巴胺脱羧酶(DDC)→DA→通过黑质-纹状体束,DA 作用于壳核、尾状核突触后神经元,最后被分解成高香草酸(HVA)。由于特发性帕金森病 TH 和 DDC 减少,使 DA 生成减少。单胺氧化酶 B(MAO-B)抑制剂减少神经元内 DA 分解代谢,增加脑内 DA 含量。儿茶酚-氧位-甲基转移酶(COMT)抑制剂减少 L-dopa 外周代谢,维持 L-dopa 稳定血浆浓度(图 4-1),可用于 PD 治疗。

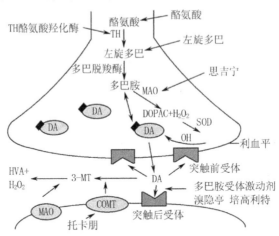

图 4-1　多巴胺的合成和代谢

PD 患者黑质 DA 能神经元变性丢失,黑质-纹状体 DA 通路变性,纹状体 DA 含量显著降低(>80%),使 ACh 系统功能相对亢进,是导致肌张力增高、动作减少等运动症状的生化基础。此外,中脑-边缘系统和中脑-皮质系统 DA 含量亦显著减少,可能导致智能减退、行为情感异常、言语错乱等高级神经活动障碍。DA 递质减少程度与患者症状严重度一致,病变早期通过 DA 更新率增加(突触前代偿)和 DA 受体失神经后超敏现象(突触后代偿),临床症状可能不明显(代偿期),随疾病的进展可出现典型 PD 症状(失代偿期)。基底核其他递质或神经肽如去甲肾上腺素(NE)、5-羟色胺(5-HT)、P 物质(SP)、脑啡肽(ENK)、生长抑素(SS)等也有变化。

五、临床表现

帕金森病通常在 40～70 岁发病,60 岁后发病率增高,在 30 多岁前发病者少见,男性略多。起病隐袭,发展缓慢,主要表现静止性震颤、肌张力增高、运动迟缓和姿势步态异常等,症状出现孰先孰后可因人而异。首发症状以震颤最多见(60%～70%),其次为步行障碍(12%)、肌强直(10%)和运动迟缓(10%)。症状常自一侧上肢开始,逐渐波及同侧下肢、对侧上肢与下肢,呈 N 字形的进展顺序(65%～70%);25%～30%的病例可自一侧的下肢开始,两侧下肢同时开始极少见,不少病例疾病晚期症状仍存在左右差异。

(一)静止性震颤

常为 PD 的首发症状,多由一侧上肢远端(手指)开始,逐渐扩展到同侧下肢及对侧肢体,上肢震颤幅度较下肢明显,下颌、口唇、舌及头部常最后受累。典型表现静止性震颤,拇指与屈曲示指呈搓丸样动作,节律 4～6 Hz,静止时出现,精神紧张时加重,随意动作时减轻,睡眠时消失;常伴交替旋前与旋后、屈曲与伸展运动。令患者活动一侧肢体如握拳或松拳,可引起另侧肢体出现震颤,该试验有助于发现早期轻微震颤。少数患者尤其 70 岁以上发病者可能不出现震颤。部分患者可合并姿势性震颤。

(二)肌强直

锥体外系病变导致屈肌与伸肌张力同时增高,关节被动运动时始终保持阻力增高,似弯曲软铅管,称为铅管样强直,如患者伴有震颤,检查者感觉在均匀阻力中出现断续停顿,如同转动齿轮,称为齿轮样强直,是肌强直与静止性震颤叠加所致。这两种强直与锥体束受损的折刀样强直不同,后者可伴腱反射亢进及病理征。

以下的临床试验有助于发现轻微的肌强直:①令患者运动对侧肢体,被检肢体肌强直可更明显;②头坠落试验:患者仰卧位,快速撤离头下枕头时头常缓慢落下,而非迅速落下;③令患者把双肘置于桌上,使前臂与桌面成垂直位,两臂及腕部肌肉尽量放松,正常人此时腕关节与前臂约成 90°角屈曲,PD 患者腕关节或多或少保持伸直,好像竖立的路标,称为"路标现象"。老年患者肌强直可能引起关节疼痛,是肌张力增高使关节血供受阻所致。

(三)运动迟缓

表现为随意动作减少,包括始动困难和运动迟缓,因肌张力增高、姿势反射障碍出现一系列特征性运动障碍症状,如起床、翻身、步行和变换方向时运动迟缓,面部表情肌活动减少,常双眼凝视,瞬目减少,呈面具脸;以及手指精细动作如扣纽扣、系鞋带等困难,书写时字愈写愈小,称为写字过小征等。口、咽、腭肌运动障碍,使讲话缓慢,语音低沉单调,流涎等,严重时吞咽困难。

(四)姿势步态异常

患者四肢、躯干和颈部肌强直呈特殊屈曲体姿,头部前倾,躯干俯屈,上肢肘关节屈曲,腕关节伸直,前臂内收,指间关节伸直,拇指对掌。下肢髋关节与膝关节均略呈弯曲,随疾病进展姿势障碍加重,晚期自坐位、卧位起立困难。早期下肢拖曳,逐渐变为小步态,起步困难,起步后前冲,愈走愈快,不能及时停步或转弯,称慌张步态,行走时上肢摆动减少或消失;因躯干僵硬,转弯时躯干与头部联带小步转弯,与姿势平衡障碍导致重心不稳有关。患者害怕跌倒,遇小障碍物也要停步不前。

(五)非运动症状

PD 的非运动症状包括疾病早期常出现的嗅觉减退、快动眼期睡眠行为障碍、便秘等症状。

(1)嗅觉缺失经常出现在运动症状前,是 PD 的早期特征,嗅觉检测作为一种可能的生物学标记物,有助于将来对 PD 高危人群的识别。

(2)抑郁症在 PD 患者中常见,约占患者的 50%,多为疾病本身的表现,患者可能同时伴有 5-羟色胺递质功能减低;通常应用 5-羟色胺再摄取抑制剂,如舍曲林 50 mg、西酞普兰 20 mg 等治疗可改善。运动症状好转常可使抑郁症状缓解。

(3)快动眼期睡眠行为障碍(RBD)可见于 30% 的 PD 患者,20%～38% 的 RBD 患者可能发展为 PD。与正常人相比,RBD 患者存在明显的嗅觉障碍、颜色辨别力及运动速度受损。功能影像学显示特发性 RBD 患者纹状体内存在多巴胺转运体减少,RBD 同样可能是 PD 的早期标志物,其确切的病理基础尚不清楚,可能与蓝斑下核及桥脚核等下位脑干病变有关。

(4)便秘是 PD 患者的常见症状,具有顽固性、反复性、波动性及难治性等特点。可能与肠系膜神经丛的神经元变性导致胆碱能功能降低,胃肠道蠕动减弱有关,此外,抗胆碱药等抗帕金森病药物可使蠕动功能下降,加重便秘。

(5)其他症状:诸如皮脂腺、汗腺分泌亢进引起脂颜、多汗,交感神经功能障碍导致直立性低血压等;部分患者晚期出现轻度认知功能减退或痴呆、视幻觉等,通常不严重。

(六)辅助检查

(1)PD 患者的 CT、MRI 检查通常无特征性异常。

(2)生化检测:高效液相色谱-电化学法(HPLC-EC)检测患者 CSF 和尿中高香草酸(HVA)含量降低,放免法检测 CSF 中生长抑素含量降低。血及脑脊液常规检查无异常。

(3)基因及生物标志物:家族性 PD 患者可采用 DNA 印迹技术、PCR、DNA 序列分析等检测基因突变。采用蛋白组学等技术检测血清、CSF、唾液中 α-突触核蛋白、DJ-1 等潜在的早期 PD 生物学标志物。

(4)超声检查可见对侧中脑黑质的高回声(图 4-2)。

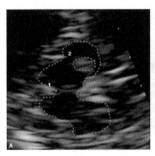 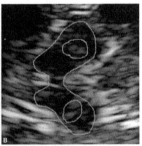

图 4-2 帕金森的超声表现

A.偏侧帕金森病对侧中脑黑质出现高回声;B.双侧帕金森病两侧中脑黑质出现高回声

(5)功能影像学检测:①DA 受体功能显像,PD 纹状体 DA 受体,主要是 D_2 受体功能发生改变,PET 和 SPECT 可动态观察 DA 受体,SPECT 较简便经济,特异性 D_2 受体标记物[123]I Iodo-benzamide(^{123}I-IBZM)合成使 SPECT 应用广泛。②DA 转运体(dopa-mine transporter,DAT)功能显像,纹状体突触前膜 DAT 可调控突触间隙中 DA 有效浓度,使 DA 对突触前和突触后受体发生时间依赖性激动,早期 PD 患者 DAT 功能较正常下降 31%～65%,应用[123]I-β-CIT PET

或^{99m}Tc-TRODAT-1 SPECT 可检测 DAT 功能,用于 PD 早期和亚临床诊断(图 4-3)。③神经递质功能显像,^{18}F-dopa 透过血-脑屏障入脑,多巴脱羧酶将^{18}F-dopa 转化为^{18}F-DA,PD 患者纹状体区^{18}F-dopa 放射性聚集较正常人明显减低,提示多巴脱羧酶活性降低。

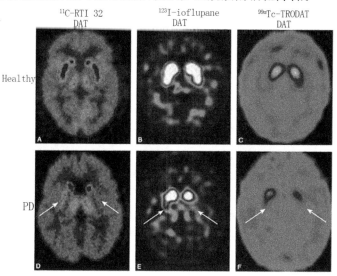

图 4-3 脑功能影像

显示帕金森病患者的纹状体区 DAT 活性降低

(6)药物试验:目前临床已很少采用。

1)左旋多巴试验:①试验前 24 小时停用左旋多巴、多巴胺受体激动剂、抗胆碱能药、抗组胺药;②试验前 30 分钟和试验开始前各进行 1 次临床评分;③早 8～9 时患者排尿便,然后口服 375～500 mg 多巴丝肼;④服药 45～150 分钟按 UPDRS-Ⅲ量表测试患者的运动功能;⑤病情减轻为阳性反应。

2)多巴丝肼弥散剂试验:药物吸收快,很快达到有效浓度,代谢快,用药量较小,可短时间(10～30 分钟)内确定患者对左旋多巴反应。对 PD 诊断、鉴别诊断及药物选择等有价值。

3)阿扑吗啡试验:①②项同左旋多巴试验;③皮下注射阿扑吗啡 2 mg;④用药后 30～120 分钟,测试患者的运动功能,病情减轻为阳性反应,如阴性可分别隔 4 小时用 3 mg、5 mg 或 10 mg 阿扑吗啡重复试验。

六、诊断及鉴别诊断

(一)诊断

英国帕金森病协会脑库(UKPDBB)诊断标准和中国帕金森病诊断标准均依据中老年发病,缓慢进展性病程,必备运动迟缓及至少具备静止性震颤、肌强直或姿势步态障碍中的一项,结合对左旋多巴治疗敏感即可作出临床诊断(表 4-3)。联合嗅觉、经颅多普勒超声及功能影像(PET/SPECT)检查有助于早期发现临床前帕金森病。帕金森病的临床与病理诊断符合率约为 80%。

(二)鉴别诊断

PD 主要须与其他原因引起的帕金森综合征鉴别(表 4-4)。在所有帕金森综合征中,约 75% 为原发性帕金森病,约 25% 为其他原因引起的帕金森综合征。

表 4-3 英国 PD 协会脑库(UKPDBB)临床诊断标准

包括标准	排除标准	支持标准
·运动迟缓(随意运动启动缓慢,伴随重复动作的速度和幅度进行性减少)	·反复卒中病史,伴随阶梯形进展的 PD 症状	确诊 PD 需具备以下 3 个或 3 个以上的条件
·并至少具备以下中的一项:肌强直;4～6 Hz 静止性震颤;不是由于视力、前庭或本体感觉障碍导致的姿势不稳	·反复脑创伤病史 ·明确的脑炎病史 ·动眼危象 ·在服用抗精神病类药物过程中出现症状 ·一个以上的亲属发病 ·病情持续好转 ·起病 3 年后仍仅表现单侧症状 ·核上性凝视麻痹 ·小脑病变体征 ·疾病早期严重的自主神经功能紊乱 ·早期严重的记忆、语言和行为习惯紊乱的痴呆 ·Batinski 征阳性 ·CT 扫描显示脑肿瘤或交通性脑积水 ·大剂量左旋多巴治疗无效(排除吸收不良导致的无效) ·MPTP 接触史	·单侧起病 ·静止性震颤 ·疾病逐渐进展 ·持久性的症状不对称,以患侧受累更重 ·左旋多巴治疗有明显疗效(70%～100%) ·严重的左旋多巴诱导的舞蹈症 ·左旋多巴疗效持续 5 年或更长时间 ·临床病程 10 年或更长时间

表 4-4 帕金森病与帕金森综合征的分类

原发性
· 原发性帕金森病
· 少年型帕金森综合征

继发性(后天性、症状性)帕金森综合征
· 感染:脑炎后、慢病毒感染
· 药物:神经安定剂(吩噻嗪类及丁酰苯类)、利血平、甲氧氯普胺、α-甲基多巴、锂剂、氟桂利嗪、桂利嗪
· 毒物:MPTP 及其结构类似的杀虫剂和除草剂、一氧化碳、锰、汞、二硫化碳、甲醇、乙醇
· 血管性:多发性脑梗死、低血压性休克
· 创伤:拳击性脑病
· 其他:甲状旁腺功能异常、甲状腺功能减退、肝脑变性、脑瘤、正压性脑积水

遗传变性性帕金森综合征
· 常染色体显性遗传路易小体病、亨廷顿病、肝豆状核变性、Hallervorden-Spatz 病、橄榄脑桥小脑萎缩、脊髓小脑变性、家族性基底核钙化、家族性帕金森综合征伴周围神经病、神经棘红细胞增多症、苍白球黑质变性

多系统变性(帕金森叠加征群)
· 进行性核上性麻痹、Shy-Drager 综合征、纹状体黑质变性、帕金森综合征-痴呆-肌萎缩性侧索硬化复合征、皮质基底核变性、阿尔茨海默病、偏侧萎缩-偏侧帕金森综合征

1.继发性帕金森综合征

有明确的病因可寻,如感染、药物、中毒、脑动脉硬化、创伤等。继发于甲型脑炎(即昏睡性脑

炎)后的帕金森综合征,目前已罕见。多种药物均可导致药物性帕金森综合征,一般是可逆的。在拳击手中偶见头部创伤引起的帕金森综合征。老年人基底核区多发性腔隙性梗死可引起血管性帕金森综合征,患者有高血压、动脉硬化及卒中史,步态障碍较明显,震颤少见,常伴锥体束征。

2.伴发于其他神经变性疾病的帕金森综合征

不少神经变性疾病具有帕金森综合征表现。这些神经变性疾病各有其特点,有些为遗传性,有些为散发的,除程度不一的帕金森症状外,还有其他症状,如不自主运动、垂直性眼球凝视障碍(见于进行性核上性麻痹)、直立性低血压(Shy-Drager 综合征)、小脑性共济失调(橄榄脑桥小脑萎缩)、出现较早且严重的痴呆(路易体痴呆)、角膜色素环(肝豆状核变性)、皮质复合感觉缺失、锥体束征和失用、失语(皮质基底核变性)等。此外,所伴发的帕金森病症状,经常以强直、少动为主,静止性震颤很少见,对左旋多巴治疗不敏感。

3.早期患者须与原发性震颤、抑郁症、脑血管病鉴别

(1)原发性震颤较常见,约 1/3 的患者有家族史,在各年龄期均可发病,姿势性或动作性震颤为唯一的表现,无肌强直和运动迟缓,饮酒或用普萘洛而后震颤可显著减轻。

(2)抑郁症可伴表情贫乏、言语单调、随意运动减少,但无肌强直和震颤,抗抑郁剂治疗有效。

(3)早期帕金森病症状限于一侧肢体,患者常主诉一侧肢体无力或不灵活,若无震颤,易误诊为脑血管病,询问原发病和仔细体检易于鉴别。

七、治疗原则

帕金森病的治疗原则是采取综合治疗,包括药物治疗、手术治疗、康复治疗、心理治疗等,目前应用的所有治疗手段,只能改善症状,不能阻止病情发展。其中药物治疗是首选的主要的治疗手段。

八、药物治疗

(一)药物治疗原则

应从小剂量开始,缓慢递增,以较小剂量达到较满意的疗效。治疗应考虑个体化特点,用药选择不仅要考虑病情特点,而且要考虑患者的年龄、就业状况、经济承受能力等因素。药物治疗目标是延缓疾病进展、控制症状,并尽可能延长症状控制的年限,同时尽量减少药物不良反应和并发症。

(二)保护性治疗

目的是延缓疾病发展,改善患者症状。原则上,帕金森病一旦被诊断就应及早进行保护性治疗。目前临床应用的保护性治疗药物主要是单胺氧化酶 B 型(MAO-B)抑制剂。曾报道司来吉兰＋维生素 E 疗法(deprenyl and tocopherol an-tioxidation therapy of parkinsonism,DATA-TOP)可推迟使用左旋多巴、延缓疾病发展约 9 个月,可用于早期轻症 PD 患者;但司来吉兰的神经保护作用仍未定论。多巴胺受体激动剂和辅酶 Q_{10} 也可能有神经保护作用。

(三)症状性治疗

选择药物的原则如下。

(1)老年前期(年龄＜65 岁)患者,且不伴智能减退,可以选择:①多巴胺受体激动剂;②MAO-B抑制剂司来吉兰,或加用维生素 E;③复方左旋多巴＋儿茶酚-氧位-甲基转移酶(COMT)抑制剂;④金刚烷胺和/或抗胆碱能药:震颤明显而其他抗帕金森病药物效果不佳时,

可试用抗胆碱能药;⑤复方左旋多巴:一般在①、②、④方案治疗效果不佳时加用。在某些患者,如果出现认知功能减退,或因特殊工作之需,需要显著改善运动症状,复方左旋多巴也可作为首选。

(2)老年期(年龄≥65岁)患者或伴智能减退:首选复方左旋多巴,必要时可加用多巴胺受体激动剂、MAO-B抑制剂或COMT抑制剂。尽可能不用苯海索,尤其老年男性患者,除非有严重震颤,并明显影响患者的日常生活或工作能力时。

(四)治疗药物

1.抗胆碱能药

抑制ACh的活力,可提高脑内DA的效应和调整纹状体内的递质平衡,临床常用盐酸苯海索(安坦,artane)。对震颤和强直有效,对运动迟缓疗效较差,适于震颤明显年龄较轻的患者。常用1~2 mg口服,每天3次。该药改善症状短期效果较明显,但常见口干、便秘和视物模糊等不良反应,偶可见神经精神症状。闭角型青光眼及前列腺肥大患者禁用。中国指南建议苯海索由于有较多的不良反应,尽可能不用,尤其老年男性患者。

2.金刚烷胺

促进神经末梢DA释放,阻止再摄取,可轻度改善少动、强直和震颤等。起始剂量50 mg,每天2~3次,1周后增至100 mg,每天2~3次,一般不超过300 mg/d,老年人不超过200 mg/d。药效可维持数月至一年。不良反应较少,如不安、意识模糊、下肢网状青斑、踝部水肿和心律失常等,肾功能不全、癫痫、严重胃溃疡和肝病患者慎用,哺乳期妇女禁用。

3.左旋多巴(L-dopa)及复方左旋多巴

PD患者迟早要用到L-dopa治疗。L-dopa可透过血-脑屏障,被脑DA能神经元摄取后脱羧变为DA,改善症状,对震颤、强直、运动迟缓等运动症状均有效。由于95%以上的L-dopa在外周脱羧成为DA,仅约1%通过血-脑屏障进入脑内,为减少外周不良反应,增强疗效,多用L-dopa与外周多巴脱羧酶抑制剂(DCI)按4:1制成的复方左旋多巴制剂,用量较L-dopa减少3/4。

(1)复方左旋多巴剂型:包括标准片、控释片、水溶片等。

1)标准片:多巴丝肼(Madopar)由L-dopa与苄丝肼按4:1组成,多巴丝肼250为L-dopa 200 mg加苄丝肼50 mg,多巴丝肼125为L-dopa 100 mg加苄丝肼25 mg;国产多巴丝肼胶囊成分与多巴丝肼相同。息宁(Sinemet)250和Sinemet 125是由L-dopa与卡比多巴按4:1组成。

2)控释片:有多巴丝肼液体动力平衡系统(madopar-HBS)和息宁控释片(sinemet CR)。①多巴丝肼-HBS:剂量为125 mg,由L-dopa100 mg加苄丝肼25 mg及适量特殊赋形剂组成。口服后药物在胃内停留时间较长,药物基质表面先形成水化层,通过弥散作用逐渐释放,在小肠pH较高的环境中逐渐被吸收。多种因素可影响药物的吸收,如药物溶解度、胃液与肠液的pH、胃排空时间等。本品不应与制酸药同时服用。②息宁控释片(sinemet CR):L-dopa 200 mg加卡比多巴50 mg,制剂中加用单层分子基质结构,药物不断溶释,达到缓释效果,口服后120~150分钟达到血浆峰值浓度;片中间有刻痕,可分为半片服用。

3)水溶片:弥散型多巴丝肼(madopar dispersible),剂量为125 mg,由L-dopa 100 mg加苄丝肼25 mg组成。其特点是易于水中溶解,吸收迅速,很快达到治疗阈值浓度。

(2)用药时机:何时开始复方左旋多巴治疗尚有争议,长期用药会产生疗效减退、症状波动及异动症等运动并发症。一般应根据患者年龄、工作性质、症状类型等决定用药。年轻患者可适当推迟使用,患者因职业要求不得不用L-dopa时应与其他药物合用,减少复方左旋多巴剂量。年老患者可早期选用 L-dopa,因发生运动并发症机会较少,对合并用药耐受性差。

(3)用药方法:从小剂量开始,根据病情逐渐增量,用最低有效量维持。

1)标准片:复方左旋多巴开始用 62.5 mg(1/4 片),每天 2～4 次,根据需要逐渐增至 125 mg,每天3～4 次;最大剂量一般不超过 250 mg,每天 3～4 次;空腹(餐前 1 小时或餐后 2 小时)用药疗效好。

2)控释片:优点是减少服药次数,有效血药浓度稳定,作用时间长,可控制症状波动;缺点是生物利用度较低,起效缓慢,标准片转换成为控释片时每天剂量应相应增加并提前服用;适于症状波动或早期轻症患者。

3)水溶片:易在水中溶解,吸收迅速,10 分钟起效,作用维持时间与标准片相同,该剂型适用于有吞咽障碍或置鼻饲管、清晨运动不能、"开-关"现象和剂末肌张力障碍患者。

(4)运动并发症及其他药物不良反应:主要有周围性和中枢性两类,前者为恶心、呕吐、低血压、心律失常(偶见);后者有症状波动、异动症和精神症状等。前者的不良反应可以通过小剂量开始渐增剂量、餐后服药、加用多潘立酮等可避免或减轻上述症状。后者的不良反应都在长期用药后发生,一般经过 5 年治疗后,约 50%患者会出现症状波动或异动症等运动并发症。具体处理详见本节运动并发症的治疗。

4.DA 受体激动剂

DA 受体包括 5 种类型,D_1 受体和 D_2 受体亚型与 PD 治疗关系密切。DA 受体激动剂可:①直接刺激纹状体突触后 DA 受体,不依赖于多巴脱羧酶将 L-dopa 转化为 DA 发挥效应;②血浆半衰期(较复方左旋多巴)长;③推测可持续而非波动性刺激 DA 受体,预防或延迟运动并发症发生;PD 早期单用 DA 受体激动剂有效,若与复方左旋多巴合用,可提高疗效,减少复方左旋多巴用量,且可减少或避免症状波动或异动症的发生。

(1)适应证:PD 后期患者用复方左旋多巴治疗产生症状波动或异动症,加用 DA 受体激动剂可减轻或消除症状,减少复方左旋多巴用量。疾病后期黑质纹状体 DA 能系统缺乏多巴脱羧酶,不能把外源性L-dopa脱羧转化为 DA,用复方左旋多巴无效,用 DA 受体激动剂可能有效。发病年纪轻的早期患者可单独应用,应从小剂量开始,渐增量至获得满意疗效。不良反应与复方左旋多巴相似,症状波动和异动症发生率低,直立性低血压和精神症状发生率较高。

(2)该类药物有两种类型:麦角类和非麦角类。目前大多推荐非麦角类 DA 受体激动剂,尤其是年轻患者病程初期。这类长半衰期制剂能避免对纹状体突触后膜 DA 受体产生"脉冲"样刺激,从而预防或减少运动并发症的发生。麦角类 DA 受体激动剂可导致心脏瓣膜病和肺胸膜纤维化,多不主张使用。

1)麦角类:①溴隐亭为 D_2 受体激动剂,开始 0.625 mg/d,每隔 3～5 天增加0.625 mg,通常治疗剂量 7.5～15.0 mg/d,分 3 次口服;不良反应与左旋多巴类似,错觉和幻觉常见,精神病病史患者禁用,相对禁忌证包括近期心肌梗死、严重周围血管病和活动性消化性溃疡等。②α-二氢麦角隐亭,2.5 mg,每天 2 次,每隔 5 天增加 2.5 mg,有效剂量 30～50 mg/d,分 3 次口服。上述四种药物之间的参考剂量转换为:吡贝地尔:普拉克索:溴隐亭:α-二氢麦角隐亭为 100:1:10:60。③卡麦角林是所有 DA 受体激动剂中半衰期最长(70 小时),作用时间最长,适于 PD 后期长期应用复方左旋多巴产生症状波动和异动症患者,有效剂量 2～10 mg/d,平均 4 mg/d,只需每天 1 次,较方便。④利舒脲具有较强的选择性 D_2 受体激动作用,对 D_1 受体作用很弱。按作用剂量比,其作用较溴隐亭强 10～20 倍,但作用时间短于溴隐亭;其 $t_{1/2}$ 短(平均 2.2 小时),该药为水溶性,可静脉或皮下输注泵应用,主要用于因复方左旋多巴治疗出现明显的"开-关"现象者;治疗须从小剂量开始,0.05～0.10 mg/d,逐渐增量,平均有效剂量为2.4～4.8 mg/d。

2)非麦角类:被美国神经病学学会、运动障碍学会,以及我国帕金森病治疗指南推荐为一线治疗药物。①普拉克索:为新一代选择性 D_2、D_3 受体激动剂,开始 0.125 mg,每天 3 次,每周增加0.125 mg,逐渐加量至 0.5～1.0 mg,每天 3 次,最大不超过 4.5 mg/d;服用左旋多巴的 PD 晚期患者加服普拉克索可改善左旋多巴不良反应,对震颤和抑郁有效。②罗匹尼罗:用于早期或进展期 PD,开始 0.25 mg,每天3次,逐渐加量至 2～4 mg,每天 3 次,症状波动和异动症发生率低,常见意识模糊、幻觉及直立性低血压。③吡贝地尔(泰舒达缓释片):为缓释型选择性 D_2、D_3 受体激动剂,对中脑-皮质和边缘叶通路 D_3 受体有激动效应,改善震颤作用明显,对强直和少动也有作用;初始剂量 50 mg,每天1次,第2周增至 50 mg,每天 2 次,有效剂量 150 mg/d,分 3 次口服,最大不超过 250 mg/d。④罗替戈汀:为一种透皮贴剂,有 4.5 mg/10 cm²,9 mg/20 cm²,13.5 mg/30 cm²,18 mg/40 cm² 等规格;早期使用4.5 mg/10 cm²,以后视病情发展及治疗反应可增大剂量,均每天 1 贴;治疗 PD 优势为可连续、持续释放药物,消除首关效应,提供稳态血药水平,避免对 DA 受体脉冲式刺激,减少口服药治疗突然"中断"状态,减少服左旋多巴等药物易引起运动波动、"开-关"现象等。⑤阿扑吗啡:为 D_1 和 D_2 受体激动剂,可显著减少"关期"状态,对症状波动,尤其"开-关"现象和肌张力障碍疗效明显,采取笔式注射法给药后 5～15 分钟起效,有效作用时间 60 分钟,每次给药 0.5～2.0 mg,每天可用多次,便携式微泵皮下持续灌注可使患者每天保持良好运动功能;也可经鼻腔给药。

5.单胺氧化酶 B(MAO-B)抑制剂

抑制神经元内 DA 分解,增加脑内 DA 含量。合用复方左旋多巴有协同作用,减少 L-dopa约 1/4 用量,延缓"开-关"现象。MAO-B 抑制剂中的司来吉兰即丙炔苯丙胺 2.5～5 mg,每天 2 次,因可引起失眠,不宜傍晚服用。不良反应有口干、胃纳少和直立性低血压等,胃溃疡患者慎用。该药可与左旋多巴合用,亦可单独应用,可缓解 PD 症状,也可能有神经保护作用。第二代 MAO-B 抑制剂雷沙吉兰已投入临床应用,其作用优于第 1 代司来吉兰 5～10 倍,对各期 PD 患者症状均有改善作用,也可能有神经保护作用;其代谢产物为一种无活性非苯丙胺物质 Aminoindan,安全性较第 1 代 MAO-B 抑制剂好。唑尼沙胺原为抗癫痫药,偶然发现应用唑尼沙胺 300 mg/d 有效控制癫痫的同时,也显著改善 PD 症状,抗 PD 机制证实为抑制 MAO-B 活性。

6.儿茶酚-氧位-甲基转移酶(COMT)抑制剂

COMT 是由脑胶质细胞分泌参与 DA 分解酶之一。COMT 抑制剂通过抑制脑内、脑外 COMT 活性,提高左旋多巴生物利用度,显著改善左旋多巴疗效。COMT 抑制剂本身不会对 CNS 产生影响,在外周主要阻止左旋多巴被 COMT 催化降解成3-氧甲基多巴。须与复方左旋多巴合用,单独使用无效,用药次数一般与复方左旋多巴次数相同。主要用于中晚期 PD 患者的剂末现象、"开-关"现象等症状波动的治疗,可使"关"期时限缩短,"开"期时限增加,也推荐用于早期 PD 患者初始治疗,希望通过持续 DA 能刺激(CDS),以推迟出现症状波动等运动并发症,但尚有待进一步研究证实。

(1)恩他卡朋:亦名丹丹,是周围 COMT 抑制剂,100～200 mg 口服;可提高 CNS 对血浆左旋多巴利用,提高血药浓度,增强左旋多巴疗效,减少临床用量;该药耐受性良好,主要不良反应是胃肠道症状,尿色变浅,但无严重肝功能损害报道。

(2)托卡朋:亦名答是美,100～200 mg 口服;该药是治疗 PD 安全有效的辅助药物,不良反应有腹泻、意识模糊、转氨酶升高,偶有急性重症肝炎报道,应注意肝脏毒副作用,用药期间须监测肝功能。

7.腺苷 A_{2A} 受体阻断剂

腺苷 A_{2A} 受体在基底核选择性表达,与运动行为有关。多项证据表明,阻断腺苷 A_{2A} 受体能够减轻 DA 能神经元的退变。

伊曲茶碱是一种新型腺苷 A_{2A} 受体阻断剂,可明显延长 PD 患者"开期"症状,缩短"关期",具有良好安全性和耐受性,临床上已用于 PD 治疗。

(五)治疗策略

1.早期帕金森病治疗(Hoehn&Yahr Ⅰ～Ⅱ 级)

疾病早期若病情未对患者造成心理或生理影响,应鼓励患者坚持工作,参与社会活动和医学体疗(关节活动、步行、平衡及语言锻炼、面部表情肌操练、太极拳等),可暂缓用药。若疾病影响患者的日常生活和工作能力,应开始症状性治疗。

2.中期帕金森病治疗(Hoehn&Yahr Ⅲ 级)

若在早期阶段首选 DA 受体激动剂、司来吉兰或金刚烷胺/抗胆碱能药治疗的患者,发展至中期阶段时症状改善往往已不明显,此时应添加复方左旋多巴治疗;若在早期阶段首选小剂量复方左旋多巴治疗患者,应适当增加剂量,或添加 DA 受体激动剂、司来吉兰或金刚烷胺,或 COMT 抑制剂。

3.晚期帕金森病治疗(Hoehn&Yahr Ⅳ～Ⅴ 级)

晚期帕金森病临床表现极复杂,包括疾病本身进展,也有药物不良反应因素。晚期患者治疗,一方面继续力求改善运动症状,另一方面需处理伴发的运动并发症和非运动症状。

(六)运动并发症治疗

运动并发症,如症状波动和异动症是晚期 PD 患者治疗中最棘手的问题,包括药物剂量、用法等治疗方案调整及手术治疗(主要是脑深部电刺激术)。

1.症状波动的治疗

症状波动有 3 种形式。

(1)疗效减退或剂末恶化:指每次用药的有效作用时间缩短,症状随血液药物浓度发生规律性波动,可增加每天服药次数或增加每次服药剂量或改用缓释剂,也可加用其他辅助药物。

(2)"开-关"现象:指症状在突然缓解("开期")与加重("关期")之间波动,开期常伴异动症;多见于病情严重者,发生机制不详,与服药时间、血浆药物浓度无关;处理困难,可试用 DA 受体激动剂。

(3)冻结现象:患者行动踌躇,可发生于任何动作,突出表现是步态冻结,推测是情绪激动使细胞过度活动,增加去甲肾上腺素能介质输出所致;如冻结现象发生在复方左旋多巴剂末期,伴PD 其他体征,增加复方左旋多巴单次剂量可使症状改善;如发生在"开期",减少复方左旋多巴剂量,加用 MAO-B 抑制剂或 DA 受体激动剂或许有效,部分患者经过特殊技巧训练也可改善。

2.异动症的治疗

异动症(abnormal involuntary movements,AIMs)又称为运动障碍,常表现舞蹈-手足徐动症样、肌张力障碍样动作,可累及头面部、四肢及躯干。

异动症常见的 3 种形式是:①剂峰异动症或改善-异动-改善(improvement-dyskinesia-improvement,I-D-I),常出现在血药浓度高峰期(用药 1～2 小时),与用药过量或 DA 受体超敏有关,减少复方左旋多巴单次剂量可减轻异动症,晚期患者治疗窗较窄,减少剂量虽有利于控制异动症,但患者往往不能进入"开期",故减少复方左旋多巴剂量时需加用DA受体激动剂。②双相异动症或异动症-改善-异动症(dyskinesia-improvement-dyskinesia,D-I-D),剂峰和剂末均可出现,机制不清,治疗困难,可尝试增加复方左旋多巴每次剂量或服药次数,或加用DA受体激动剂。③肌张力障碍,常表现足或小腿痛性痉挛,多发生于清晨服药前,可睡前服用复方左旋多巴控释剂或长效DA受体激动剂,或起床前服用弥散型多巴丝肼或标准片;发生于剂末或剂峰的肌张力障碍可相应增减复方左旋多巴用量。

不常见的异动症也有3种形式:①反常动作,可能由于情绪激动使神经细胞产生或释放DA引起少动现象短暂性消失;②少动危象,患者较长时间不能动,与情绪改变无关,是PD严重的少动类型,可能由于纹状体DA释放耗竭所致;③出没现象,表现出没无常的少动,与服药时间无关。

(七)非运动症状的治疗

帕金森病的非运动症状主要包括精神障碍、自主神经功能紊乱、感觉障碍等。

1.精神障碍的治疗

PD患者的精神症状表现形式多种多样,如生动梦境、抑郁、焦虑、错觉、幻觉、欣快、轻躁狂、精神错乱及意识模糊等。治疗原则是首先考虑依次逐减或停用抗胆碱能药、金刚烷胺、DA受体激动剂、司来吉兰等抗帕金森病药物;若采取以上措施患者仍有症状,可将复方左旋多巴逐步减量;经药物调整无效的严重幻觉、精神错乱、意识模糊可加用非经典抗精神病药如氯氮平、喹硫平;氯氮平被B级推荐,可减轻意识模糊和精神障碍,不阻断DA能药效,可改善异动症,但需定期监测粒细胞;喹硫平被C级推荐,不影响粒细胞数;奥氮平不推荐用于PD精神症状治疗(B级推荐)。抑郁、焦虑、痴呆等可为疾病本身表现,用药不当可能加重。精神症状常随运动症状波动,"关期"出现抑郁、焦虑,"开期"伴欣快、轻躁狂,改善运动症状常使这些症状缓解。较重的抑郁症、焦虑症可用5-羟色胺再摄取抑制剂。对认知障碍和痴呆可应用胆碱酯酶抑制剂,如石杉碱甲、多奈哌齐、利斯的明或加兰他敏。

2.自主神经功能障碍治疗

自主神经功能障碍常见便秘、排尿障碍及直立性低血压等。便秘增加饮水量和高纤维含量食物对大部分患者有效,停用抗胆碱能药,必要时应用通便剂;排尿障碍患者需减少晚餐后摄水量,可试用奥昔布宁、莨菪碱等外周抗胆碱能药;直立性低血压患者应增加盐和水摄入量,睡眠时抬高头位,穿弹力裤,从卧位站起宜缓慢,α肾上腺素能激动剂米多君治疗有效。

3.睡眠障碍

较常见,主要为失眠和快速眼动期睡眠行为异常(RBD),可应用镇静安眠药。失眠若与夜间帕金森病运动症状相关,睡前需加用复方左旋多巴控释片。若伴不宁腿综合征(RLS)睡前加用DA受体激动剂如普拉克索,或复方左旋多巴控释片。

九、手术及干细胞治疗

(1)中晚期PD患者常不可避免地出现药物疗效减退及严重并发症,通过系统的药物调整无法解决时可考虑选择性手术治疗。苍白球损毁术的远期疗效不尽如人意,可能有不可预测的并发症,临床已很少施行。

目前,推荐深部脑刺激疗法(deep brain stimula-tion,DBS),优点是定位准确、损伤范围小、并发症少、安全性高和疗效持久等,缺点是费用昂贵。适应证为:①原发性帕金森病,病程5年以上;②服用复方左旋多巴曾有良好疗效,目前疗效明显下降或出现严重的运动波动或异动症,影响生活质量;③除外痴呆和严重的精神疾病。

(2)细胞移植:将自体肾上腺髓质或异体胚胎中脑黑质细胞移植到患者纹状体,纠正DA递质缺乏,改善PD运动症状,目前已很少采用。酪氨酸羟化酶(TH)、神经营养因子,如胶质细胞源性神经营养因子(GNDF)和脑源性神经营养因子(BDNF)基因治疗,以及干细胞,包括骨髓基质干细胞、神经干细胞、胚胎干细胞和诱导性潜能干细胞移植治疗在动物实验中显示出良好疗效,已进行少数临床试验也显示一定的疗效。随着基因治疗的目的基因越来越多,基因治疗与干细胞移植联合应用可能是将来发展的方向。

十、中医、康复及心理治疗

中药或针灸和康复治疗作为辅助手段对改善症状也可起到一定作用。对患者进行语言、进食、走路及各种日常生活训练和指导,日常生活帮助如设在房间和卫生间的扶手、防滑橡胶桌垫、大把手餐具等,可改善生活质量。适当运动如打太极拳等对改善运动症状和非运动症状可有一定的帮助。教育与心理疏导也是PD治疗中不容忽视的辅助措施。

十一、预后

PD是慢性进展性疾病,目前尚无根治方法。多数患者发病数年仍能继续工作,也可能较快进展而致残。疾病晚期可因严重肌强直和全身僵硬,终至卧床不起。死因常为肺炎、骨折等并发症。

(邵　琳)

第六节　多发性周围神经病

一、概述

多发性周围神经病旧称末梢性神经炎,是肢体远端的多发性神经损害,主要表现为四肢末端对称性的感觉、运动和自主神经障碍。

二、病因

引起周围神经病的病因很多。

(一)感染性

病毒、细菌、螺旋体感染等。

(二)营养缺乏和代谢障碍

各种营养缺乏,如慢性酒精中毒、B族维生素缺乏、营养不良等;各种代谢障碍,如糖尿病、肝病、尿毒症、淀粉样变性、血卟啉病等。

(三)毒物

如工业毒物、重金属中毒、药物等。

(四)感染后或变态反应

血清注射或疫苗接种后。

(五)结缔组织疾病

如系统性红斑狼疮、结节性多动脉炎、巨细胞性动脉炎、硬皮病、类风湿关节炎等。

(六)癌性

如淋巴瘤、肺癌、多发性骨髓瘤等。

三、病理

周围神经炎的主要病理过程是轴突变性和节段性髓鞘脱失。轴突变性可原发于轴突或细胞体的损害,并可引起继发的髓鞘崩解;恢复缓慢,常需数月至 1 年或更久。节段性髓鞘脱失可见于急性感染性多发性神经炎、白喉、铅中毒等,其原发损害神经膜细胞使髓鞘呈节段性破坏。恢复迅速,使原先裸露的轴突恢复功能。

四、诊断步骤

(一)病史采集要点

1.起病情况

根据病因的不同,病程可有急性、亚急性、慢性、复发性等,可发生于任何年龄。多数患者呈数周至数月的进展病程,进展时由肢体远端向近端发展,缓解时由近端向远端发展。

2.主要临床表现

大致相同,出现肢体远端对称性的感觉、运动和自主神经功能障碍。

3.既往病史

注意询问是否有可能致病的病因,如感染、营养缺乏、代谢性疾病、化学物质接触史、肿瘤病史、家族史等。

(二)体格检查要点

一般情况尚可,可能有原发病的体征,如发热、多汗、消瘦等。高级神经活动无异常。

1.感觉障碍

四肢远端对称性深浅感觉障碍。肢体远端有感觉异常,如刺痛、蚁走感、灼热感、触痛等。检查可发现四肢末梢有手套-袜套型的深浅感觉障碍,病变区皮肤可有触痛。

2.运动障碍

四肢远端对称性下运动神经元性瘫痪。肢体远端对称性无力,其程度可从轻瘫至全瘫,可有垂腕、垂足的表现。受累肢体肌张力减低,病程久可出现肌萎缩。上肢以骨间肌、蚓状肌、大小鱼际肌为明显,下肢以胫前肌、腓骨肌为明显。

3.反射异常

上下肢的腱反射常见减低或消失。

4.自主神经功能障碍

自主神经功能障碍呈对称性异常,肢体末梢的皮肤菲薄、干燥、变冷、苍白或发绀,少汗或多汗,指(趾)甲粗糙、松脆等。

(三)门诊资料分析

从症状和体征即末梢型感觉障碍、下运动神经元性瘫痪和自主神经功能障碍等临床特点,可诊断为多发性周围神经病。

根据详细的病史询问,了解相关的病因、病程、特殊症状等,以利于综合判断。

1.药物性

呋喃类(如呋喃妥因)和异烟肼最常见,均为感觉-运动型。呋喃类可引起感觉、运动和自主神经联合受损,疼痛明显。大剂量或长期服用异烟肼干扰了维生素 B_6 代谢而致病,常见双下肢远端感觉异常或减退,浅感觉可达胸部,深感觉以震动觉改变最常见,合用维生素 B_6(剂量为异烟肼的 1/10)可以预防。

2.中毒性

如群体发病应考虑重金属或化学品中毒,需检测血、尿、头发、指甲等的重金属含量。

3.糖尿病性

表现为感觉、运动、自主神经或混合型,以混合型最常见,通常感觉障碍较重,早期出现主观感觉异常,损害主要累及小感觉神经纤维,以疼痛为主,夜间尤甚;累及大感觉纤维可引起感觉性共济失调,可发生无痛性溃疡和神经源性骨关节病。某些病例以自主神经损害为主,部分患者出现近端肌肉非对称性肌萎缩。

4.尿毒症性

该类型约占透析患者的半数,典型症状与远端性轴索病相同,大多数为感觉-运动型,初期多表现感觉障碍,下肢较上肢出现早且严重,夜间发生感觉异常及疼痛加重,透析后可好转。

5.营养缺乏性

如贫血、烟酸、维生素 B_1 缺乏等,见于慢性酒精中毒、慢性胃肠道疾病、妊娠和手术后等。

6.癌肿

可以是感觉型或感觉-运动型,前者以四肢末端开始、上升性、自觉强烈不适及疼痛,伴深浅感觉减退或消失,运动障碍较轻;后者呈亚急性经过,恶化和缓解反复出现,可在癌原发症状前期或后期发病,约半数脑脊液蛋白增高。

7.感染后

如 Guillain-Barre 综合征、疫苗接种后多发性神经病可能为变态反应。白喉性多发性神经病是白喉外毒素作用于血神经屏障较差的后根神经节和脊神经根,见于病后 8～12 周,为感觉-运动性,数天或数周可恢复。麻风性多发性神经病潜伏期长,起病缓慢,周围神经增粗并可触及,可发生大疱、溃烂和指骨坏死等营养障碍。

8.POEMS 综合征

POEMS 综合征是一种累及周围神经的多系统病变,多中年以后起病,男性较多见,起病隐袭、进展慢。依照症状、体征可有如下表现,也是病名组成。①多发性神经病:呈慢性进行性感觉-运动性多神经病,脑脊液蛋白质含量增高。②脏器肿大:肝大、脾大,周围淋巴结肿大。③内分泌病:男性出现阳痿、女性化乳房,女性出现闭经、痛性乳房增大和溢乳,可合并糖尿病。④M蛋白:血清蛋白电泳出现 M 蛋白,尿检可有本周蛋白。⑤皮肤损害:因色素沉着变黑,并有皮肤增厚与多毛。⑥水肿:视盘水肿、胸腔积液、腹水、下肢指凹性水肿。⑦骨骼改变:可在脊柱、骨盆、肋骨和肢体近端发现骨硬化性改变,为本病的影像学特征,也可有溶骨性病变,骨髓检查可见浆细胞增多或骨髓瘤。

9.遗传性疾病

如遗传性运动感觉性神经病(HMSN)、遗传性共济失调性多发性神经病(Refsum病)、遗传性淀粉样变性神经病等,起病隐袭,进展缓慢,周围神经对称性、进行性变性导致四肢无力,下肢重于上肢。远端重于近端,常出现运动和感觉障碍。

10.其他

某些疾病如动脉硬化、肢端动脉痉挛症、系统性红斑狼疮、结节性多动脉炎、硬皮病、风湿病等,可致神经营养血管闭塞,为感觉-运动性表现,有时早期可有主观感觉异常。代谢性疾病如血卟啉病、巨球蛋白血症也影响周围神经,多为感觉-运动性,血卟啉病以运动损害为主,双侧对称性近端为重的四肢瘫痪。1/3～1/2伴有末梢型感觉障碍。

(四)进一步检查项目

1.神经传导速度和肌电图

如果仅有轻度轴突变性,传导速度尚可正常;当有严重轴突变性及继发性髓鞘脱失时传导速度变慢,肌电图呈去神经性改变;节段性髓鞘脱失而轴突变性不显著时,传导速度变慢,肌电图可正常。

2.血生化检查

根据病情,可检测血糖水平、维生素 B_{12} 水平、尿素氮、肌酐、甲状腺功能、肝功能等。

3.免疫学检查

对疑有免疫疾病者,可做免疫球蛋白、类风湿因子、抗核抗体、抗磷脂抗体等检测。

4.可疑中毒者

对可疑中毒者,可根据病史做相关毒物或重金属、药物的血液浓度检测。

5.脑脊液检查

大多数无异常发现,少数患者可见脑脊液蛋白增高。

6.神经活检

对不能明确诊断或疑为遗传性的患者,可行腓神经活检。

五、诊断对策

(一)诊断要点

根据患者临床表现的特点,即以四肢远端为主的对称性下运动神经元性瘫痪、末梢型感觉障碍和自主神经功能障碍,可以临床诊断。注意临床工作时要认真询问病史,掌握不同病因所致的多发性周围神经病的特殊临床表现,有助于病因的诊断。肌电生理检查和神经肌肉活检对诊断很有帮助;神经传导速度测定,有助于亚临床型的早期诊断,并可区别轴索变性和节段性脱髓鞘改变。

(二)鉴别诊断要点

1.亚急性联合变性

早期表现类似于多发性周围神经病,随着病情进展逐渐出现双下肢软弱无力、步态不稳,双手动作笨拙;肌张力增高、腱反射亢进、锥体束征阳性和感觉性共济失调是其与多发性周围神经病的主要鉴别点。

2.周期性瘫痪

周期性瘫痪为周期性发作的短时期的肢体近端弛缓性瘫痪,无感觉障碍,发作时血清钾低于

3.5 mmol/L,心电图呈低钾改变,补钾后症状改善,不难鉴别。

3.脊髓灰质炎

肌力降低常为不对称性,多数仅累及一侧下肢的一至数个肌群,呈节段性分布,无感觉障碍,肌萎缩出现早;肌电图可明了损害部位。

六、治疗对策

(一)治疗原则

去除病因,积极治疗原发病,改善周围神经的营养代谢,对症处理。

(二)治疗计划

1.去除病因

根据不同的病因采取针对性强的措施,以消除或阻止其病理性损害。重金属和化学品中毒应立即脱离中毒环境,避免继续接触有关毒物;急性中毒可大量补液,促使利尿、排汗和通便等,加速排出毒物。重金属如铅、汞、锑、砷中毒,可用二巯丙醇(BAL)、依地酸钙钠等结合剂;如砷中毒可用二巯丙醇3 mg/kg肌内注射,4~6小时1次,2~3天后改为每天2次,连用10天;铅中毒用二巯丁二酸钠1 g/d,加入5%葡萄糖液500 mL静脉滴注,5~7天为1个疗程,可重复2~3个疗程;或用依地酸钙钠1 g,稀释后静脉滴注,3~4天为1个疗程,停用2~4天后重复应用,一般用3~4个疗程。

对各种疾病所致的多发性周围神经病,要积极治疗原发病。如糖尿病控制好血糖;尿毒症行血液透析或肾移植;黏液水肿用甲状腺素;结缔组织疾病、SLE、硬皮病、类风湿关节病、血清注射或疫苗接种后、感染后神经病,可应用皮质类固醇治疗;麻风病用砜类药;肿瘤行手术切除,也可使多发性神经病缓解。

2.改善神经的营养代谢

营养缺乏和代谢障碍可能是病因,或在其发病机制中起重要作用,在治疗中必须予以重视并纠正。应用大剂量B族维生素有利于神经损伤的修复和再生,地巴唑、加兰他敏也有促进神经功能恢复的作用,还可使用神经生长因子、神经节苷脂等。

3.对症处理

急性期应卧床休息,疼痛可用止痛剂、卡马西平、苯妥英钠等;恢复期可用针灸、理疗和康复治疗,以促进肢体功能恢复;重症患者护理时要定期翻身,保持肢体功能位,防止挛缩和畸形。

(邵　琳)

第五章 儿科疾病

第一节 感 冒

一、概述

(一)定义

感冒是小儿常见肺系疾病之一。临床上以感受外邪所引起的发热、鼻塞流涕、喷嚏、咳嗽等表证为主要特征。小儿感冒有四时感冒与时疫感冒之分,四时感冒由感受四时不正之气发生,而时疫感冒由感受时行疫毒所致。

任何年龄小儿皆可发病,婴幼儿更为多见。因小儿肺脏娇嫩,脾常不足,神气怯弱,感邪之后,易出现夹痰、夹滞、夹惊的兼夹证。如《婴童类粹·伤寒论》所说:"夫小儿伤寒于大人无异,所兼者惊、积而已。"

(二)命名

根据本病的发病病因与临床表现,有不同的命名。

"伤风"——见《小儿药证直诀·伤风》,在《素问·太阴阳明论》"伤于风者,上先受之"的基础上引申而称为伤风。又如《景岳全书·伤风论证》所说:"伤风之病,本由外感……邪轻而浅者,止犯皮毛,即为伤风"。

"感冒"——见杨仁斋《仁斋直指小儿附遗方论》:"感冒风邪,发热头痛,咳嗽声重,涕唾黏稠。"概括了感冒的原因和症状。《幼科释迷·感冒》解释"感冒"为:"感者触也,冒其罩乎",是指感受外邪,触罩肌表全身,概括了病名及其含义。

"小儿伤寒"——见《婴童百问·第五十二问》:"小儿伤寒,得之与大人无异,所异治者,兼惊而已,又有因夹惊食而得。"描述了小儿感冒容易夹惊、夹滞的特点。

(三)范围

本病相当于西医学所称的急性上呼吸道感染,简称上感。上感的病变部位主要在鼻、鼻咽和咽部。

西医学的急性上呼吸道感染又分为普通感冒与流行性感冒两大类。普通感冒相当于中医学的四时感冒,而流行性感冒则属于中医学的时疫感冒。

(四)发病情况

感冒是儿科时期最常见的肺系疾病之一,病位在表,病情多轻,但也常因感冒失于表散,致病程迁延,或遗患风湿痹痛、心悸、水肿等证。

1.发病季节

本病发作无明显的季节性,一年四季均可发生,以冬春二季及气候骤变时易发病。

2.好发年龄

任何年龄都可发生本病,但年龄越小发病率越高,年幼体弱的小儿更易罹患。

3.发病特点

本病发病率占儿科疾病首位。本病大多由于小儿寒暖不能自调,加之护理不当,感受外邪而发。由于小儿肺常不足、脾常不足、心神怯弱,在患感冒之后易出现夹痰、夹滞、夹惊等兼夹证。

(五)治疗转归

小儿感冒大多经合理治疗而痊愈,痊愈后经适当调理,多可较快恢复健康,故一般预后良好。但少数患儿可因正气虚弱,无力抗邪于外,风邪化热入里,进一步发展成肺炎喘嗽;部分患儿在患病期间因发汗或攻伐太过,耗损气阴,肺脾受伤,形成日后的反复呼吸道感染;还有少数患儿因感邪后正气不支,致风邪化热,侵入心经,形成心悸怔忡之证。

二、学术源流

关于伤风、感冒,在宋代以前已有认识。钱乙对伤风的论述,着重阐述了其症状、治法、方药及兼夹症状,如《小儿药证直诀·伤风》说:"伤风昏睡,口中气热,呵欠闷顿,当发散,大青膏解。"大青膏以青黛为君,由天麻、白附子、青黛、蝎尾、乌梢蛇肉、朱砂、天竺黄组成。此方主要作用为解热定惊、熄风化痰,可见钱乙当时就认识到青黛是治疗小儿感冒的要药,本病还有易于夹惊的特点。钱乙还分述了"伤风发惊""伤风吐泻""伤风嗽"等证治,提示本病还有易于夹滞、夹痰等特点。

元代朱震亨《幼科全书·发热》说:"凡伤风发热,其证汗出身热,呵欠面赤,目涩多肿,恶风喘气。此因解脱受风所致,宜疏风解肌退热,先服柴葛解肌汤,发去风邪,俟热之时,再服凉惊丸以防内热。"详述了感冒的症状,并指出了疏风解肌退热的基本治法。明代鲁伯嗣著《婴童百问·第五十二问》,也支持小儿患热性病容易夹食、夹惊的观点。

清代《医宗金鉴·幼科杂病心法要诀》说:"小儿伤暑,谓受暑复感风寒也。其证发热无汗,口渴饮水,面色红赤,干呕恶心,或腹中绞痛,嗜卧懒食。以二香饮治之……若伤暑夹食、大吐泻者,以加味香薷饮治之。"明确了本病的伤暑证候及治法。沈金鳌《幼科释迷·感冒》云:"感者触也,冒其罩乎,触则必犯,犯则内趋,罩则必蒙,蒙则裹瘀。当其感冒,浅在肌肤,表之则散,发之则祛。"指出感冒是由于感受外邪引起,病情较轻浅,通过发散祛邪,可以痊愈。

三、病因病机

(一)病因

小儿感冒的发病内因责之于正气不足,外因责之于感受风邪。

1.内因

小儿肺常不足,卫外不固,腠理疏薄,抗病力弱,遇到四时气候的变化,寒暖失调,容易感受外邪而发病。

2.外因

感冒的主要致病原因是感受风邪。风为百病之长,风邪又常兼夹寒、热、暑、湿等外邪同时侵袭机体而发病。故临床上常有风寒、风热、暑湿等不同的病因。

(1)感受风寒:风寒之邪,由口鼻或皮毛而入,束于肌表,郁于腠理,寒主收引,致使肌肤闭郁,卫阳不得宣发,导致发热、恶寒、无汗;寒邪束肺,肺气失宣,气道不利,则致鼻塞、流涕、咳嗽;寒邪郁于太阳经脉,经脉拘急收引,气血凝滞不通,则致头痛、身痛、肢节酸痛等症。

(2)感受风热:风热之邪,侵犯肺咽。邪在卫表,卫气不畅,则致发热较重、恶风、微有汗出;风热之邪上扰,则头痛;热邪客于肺卫,肺气失宣,则致鼻塞、流涕、喷嚏、咳嗽;咽喉为肺胃之门户,风热上乘咽喉,则致咽喉肿痛等证候。

小儿发病之后易于传变,即使是外感风寒,正邪相争,寒易化热,或表寒未解,已入内化热,也可形成寒热夹杂之证。

(3)感受暑湿:夏令冒暑,长夏多湿,暑为阳邪,暑多夹湿,暑湿之邪束表困脾,而致暑邪感冒。暑邪外袭,卫表失宣,则致发热、无汗;暑邪郁遏,清阳不升,则致头晕或头痛;湿邪遏于肌表,则身重困倦;湿邪困于中焦,阻碍气机,脾胃升降失司,则致胸闷、泛恶、食欲缺乏,甚至呕吐、泄泻。

(4)感受时邪:外感时疫之邪,犯于肺胃二经。疫邪性烈,易于传变,故起病急骤;邪犯肺卫,郁于肌表,则初起发热、恶寒、肌肉酸痛;疫火上熏,则目赤咽红;邪毒犯胃,胃气上逆,则见恶心、呕吐等症。

(二)病机

本病的发病是外因作用于内因的结果,病变部位主要在肺。外邪经口鼻或皮毛侵犯肺卫。肺司呼吸,外合皮毛,主腠理开合,开窍于鼻,邪自口鼻吸入,皮毛开合失常,卫阳被遏,故恶寒发热、头痛、身痛;咽喉为肺之门户,外邪循经相犯,可见鼻塞流涕或咽喉红肿;肺失宣肃,产生咳嗽。这就是外邪侵袭产生诸症的机制。由于风邪夹邪的性质不同,病机变化亦有区别:夹热,因热为阳邪,表现为风热证;夹寒,因寒为阴邪,主收引,腠理闭塞,表现为风寒证;夹暑,因暑多兼湿,困阻中焦,常表现为脾胃升降失司而呕吐、泄泻。

小儿肺常不足,肺失清肃,气机不利,津液凝聚为痰,以致痰阻气道,则为感冒夹痰。

小儿脾常不足,饮食不节,感冒之后,往往影响运化功能,再加之乳食未节,以致乳食停滞不化,阻滞中焦,则为感冒夹滞。

小儿神气怯弱,筋脉未盛,若见高热熏灼,容易扰动心肝,产生心神不宁、惊惕抽风,则为感冒夹惊。

四、临床诊断

(一)诊断要点

(1)气候骤变,冷暖失调,或与感冒患者接触,有感受外邪病史。

(2)有发热、恶风寒、鼻塞流涕、喷嚏、微咳等症状。

(3)感冒伴兼夹证者,可见咳嗽加剧,喉间痰鸣;或脘腹胀满,不思饮食,呕吐酸腐,大便失调;或睡卧不宁,惊惕抽风。

(4)特殊类型感冒:可见咽部充血,咽腭弓、悬雍垂、软腭等处有 2~4 mm 大小的疱疹,或滤泡性眼结膜炎及颈部、耳后淋巴结肿大等体征。

(5)血常规检查:病毒感染者白细胞总数正常或偏低;继发细菌感染者白细胞总数及中性粒细胞均增高。

(6)病原学检查:鼻咽或气管分泌物病毒分离或桥联酶标法检测,可作病毒学诊断。咽拭子培养可有病原菌生长;链球菌感染者,血中抗链球菌溶血素"O"(ASO)滴度增高。

(二)病证鉴别

1.急性传染病早期

多种急性传染病的早期都有类似感冒的症状,如麻疹、百日咳、水痘、幼儿急疹、传染性非典型肺炎、流行性脑脊髓膜炎等,应根据流行病学史、临床表现、实验室资料及其演变特点等加以鉴别。

2.急性感染性喉炎(急喉喑)

本病初起仅表现发热、微咳,当患儿哭叫时可闻及声音嘶哑,病情较重时可闻犬吠样咳嗽及吸气性喉鸣。

3.麻疹早期

麻疹早期可因外邪侵犯肺卫,表现为发热、微恶风寒、鼻塞流涕、咳嗽等症状。但其有明显的麻疹特殊表现如目胞赤肿、泪水汪汪、畏光羞明、倦怠思睡、麻疹黏膜斑等。

4.肺炎喘嗽

本病是以肺热炽盛为主要病机的肺系疾病,初期邪犯肺卫可有肺卫表证,但常同时具有发热、咳嗽、气喘、鼻扇等证候特点。

五、辨证思路

(一)辨别四时感冒与时疫感冒

四时感冒一般肺系症状明显,全身症状较轻,无流行趋势;时疫感冒一般肺系局部症状不明显,而全身症状较重,有在同一地区流行传播的特点。

(二)辨别风寒风热

如具有肺卫表证伴唇舌咽红者为风热;具有肺卫表证而唇舌咽不红者为风寒。

(三)辨别兼夹证候

除有表证外,兼见咳嗽较剧,咳声重浊,喉中痰鸣,舌苔白腻,脉浮滑等表现者为夹痰;兼见脘腹胀满,不思乳食,呕吐酸腐,口气秽浊,大便酸臭等为夹滞;兼见惊惕啼叫,睡卧不宁,甚或惊风抽搐,舌尖红,脉弦数等为夹惊。

六、治疗原则

小儿感冒的治疗与成人相同,应以解表为主,根据寒热辨证,治法有辛温、辛凉之别。但小儿感冒治疗还应注意以下几点:①小儿感冒容易出现夹痰、夹滞、夹惊等兼夹证,因此应同时注意兼夹证的治疗。②小儿表虚卫外不固,治疗宜以轻清疏解为主,不宜过汗,以防耗伤气阴。③小儿感冒容易化热,若表证未解,兼里热内郁,或已有燥屎内结,需用清热解毒或下法时应慎重,须防苦寒伤伐脾胃。

治疗感冒,以疏风解表为基本原则。根据不同的证型分别治以辛温解表、辛凉解表、清暑解表、清热解毒。治疗兼证,在解表基础上,分别佐以化痰、消导、镇惊之法。小儿为稚阴稚阳之体,发汗不宜太过,防止津液耗损。小儿感冒易于寒从热化,或热为寒闭,形成寒热夹杂证,单用辛凉药汗出不透,单用辛温药助热化火,故常以辛凉、辛温药并用。体质虚弱者可采用扶正解表法。本病除内服汤药外,还常使用中成药等法治疗。

七、证治分类

(一)主证

1.风寒感冒

证候:发热,恶寒,无汗,头痛,鼻塞流清涕,喷嚏,咳嗽,咽喉痒、无红肿,舌淡红,苔薄白,脉浮紧或指纹浮红。

辨证:本证主要由于风寒束表,卫阳受遏,经气不得宣畅,邪正交争而出现一系列风寒表证。辨证要领为有外感表证与唇舌咽部不红。小儿感冒风寒,邪盛正实者,易于从阳化热,演变转化为热证。若患儿素蕴积热,复感风寒,也可见恶寒、头痛、身痛、流清涕、面赤唇红、口干渴、咽红、舌质红、苔薄黄等外寒里热之证。

发热,恶寒,头痛,无汗——风寒束表,卫阳受遏,经气不得宣畅,邪正交争。

鼻塞流清涕,喷嚏,咳嗽,咽喉痒——风寒犯肺,肺气失宣,外窍失利。

咽不红,舌淡红,苔薄白,脉浮紧或指纹浮红——均为风寒之象。

治法:辛温解表。

本证风寒束表,卫阳受遏,故治当辛温解表,重在祛邪。通过辛温发汗,使风寒之邪由表而散。

方药:荆防败毒散加减。

方解:方中荆芥、防风、羌活、苏叶解表散寒;前胡宣肺化痰;桔梗宣肺利咽;甘草调和诸药。全方共奏辛温散寒,发汗解表之功。

加减:头痛明显加葛根、白芷散寒止痛;恶寒重、无汗加桂枝、麻黄解表散寒;咳声重浊加白前、紫菀宣肺止咳;痰多加半夏、陈皮燥湿化痰;呕吐加半夏、生姜、竹茹降逆止呕;纳呆、舌苔白腻去甘草,加厚朴和胃消胀;外寒里热证加黄芩、石膏等清热泻火之药物。

2.风热感冒

证候:发热重,恶风,有汗或少汗,头痛,鼻塞,鼻流浊涕,喷嚏,咳嗽,痰稠色白或黄,咽红肿痛,口干渴,舌质红,苔薄黄,脉浮数或指纹浮紫。

辨证:本证为外感风热,或寒从热化。咽部是否红肿,为本证与风寒感冒的鉴别要点。小儿感冒风热,正邪交争激烈,易于从热化火,犯扰心肝而出现夹惊之证。

发热重,有汗或少汗——邪在卫表,寒从热化,腠理开泄,故发热重而有汗出。

鼻流浊涕,痰稠或黄——肺气不利,肺有郁热之象。

咽喉红肿疼痛——风热上乘,搏结咽喉。

口干渴,舌质红,苔薄黄,脉浮数或指纹浮紫——风热犯表之象。

治法:辛凉解表。

本证由于风热袭表,肺卫郁热,正邪交争,故治当以辛凉以解表热。通过辛凉发汗,使风热之邪由表而散。

方药:银翘散加减。

方解:方中金银花、连翘解表清热;薄荷、桔梗、牛蒡子疏风散热,宣肺利咽;荆芥、豆豉辛温透表,助辛凉药散表达邪外出;芦根、竹叶清热生津除烦。全方共奏辛凉发汗,解热散邪之功。

加减:高热加栀子、黄芩清热;咳嗽重,痰稠色黄加桑叶、瓜蒌皮、鱼腥草宣肺止咳祛痰;咽红肿痛加蝉蜕、蒲公英、玄参清热利咽;大便秘结加枳实、生大黄通腑泄热。

3.暑邪感冒

证候:高热持续,无汗或汗出热不解,头晕、头痛,鼻塞,身重困倦,胸闷,泛恶,口渴心烦,食欲缺乏,或有呕吐、泄泻,小便短黄,舌质红,苔黄腻,脉数或指纹紫滞。

辨证:《素问·热论》说:"后夏至日者为病暑",本证以发于夏季,高热,汗出热不解,身重困倦,食欲缺乏,舌红,苔黄腻为特征。偏热重者高热,头晕、头痛,口渴心烦,小便短黄;偏湿重者发热,有汗或汗出热不解,身重困倦,胸闷泛恶,食欲缺乏,或见泄泻。

高热持续,心烦——暑为阳邪,内归于心,心火内炽。

无汗或汗出热不解——暑夹湿邪,其性黏腻,缠绵难去,故常微汗出而热不解。

身重困倦,胸闷,泛恶,食欲缺乏——暑邪夹湿,湿困中焦,脾胃升降失司。

头晕、头痛,鼻塞——暑湿犯表,清阳不升。

舌质红,苔黄腻,脉数或指纹紫滞——为暑热夹湿之征。

治法:清暑解表。

暑为阳邪,多夹湿邪,侵袭机体,清暑当从表散,清暑应兼除湿,使湿去热孤,方能解热。

方药:新加香薷饮加减。

方解:香薷发汗解表化湿;金银花、连翘清热解暑;厚朴行气和中,理气除痞;扁豆健脾和中,利湿消暑。

加减:偏热重者加黄连、栀子清热;偏湿重加佩兰、藿香、豆豉祛暑利湿;呕吐加竹茹降逆止呕;大便溏薄加葛根、黄芩、苍术清肠化湿。

4.时疫感冒

证候:起病急骤,全身症状重。高热,恶寒,无汗或汗出热不解,头痛,心烦,目赤咽红,肌肉酸痛,腹痛,或有恶心、呕吐,舌质红,舌苔黄,脉数。

辨证:本证以起病急骤,肺系症状轻、全身症状重,有传染性为特征。表证重者高热,无汗或汗出热不解,头痛,肌肉酸痛;里证重者目赤,腹痛,或恶心、呕吐。

起病急骤,全身症状重——时疫毒邪,犯及人体,正邪交争,故起病急而全身酸痛。

高热,恶寒,头痛——时疫邪毒犯表,正邪相恃,清阳受扰。

无汗或汗出热不解,肌肉酸痛,腹痛,或有恶心、呕吐——时疫邪毒夹湿,肌表不疏,脾胃困遏,升降失司。

心烦,目赤咽红——时疫化火,内扰心肝。

舌质红,舌苔黄,脉数——邪热内盛之象。

治法:清热解毒。

方药:银翘散合普济消毒饮加减。

方解:常用金银花、连翘清热解毒;荆芥、羌活解表祛邪;栀子、黄芩清肺泄热;大青叶、桔梗、牛蒡子宣肺利咽;薄荷辛凉发散。

加减:高热加柴胡、葛根解表清热;恶心、呕吐加竹茹、黄连降逆止呕。

(二)兼证

1.夹痰

证候:感冒兼见咳嗽较剧,痰多,喉间痰鸣。

辨证:风邪犯肺,肺失清宣,津液敷布失常,水液停聚为痰。此外,小儿脾常不足,肺病及脾,运化失职,水湿不化亦聚而为痰。本证以兼见咳嗽剧烈,痰多喉鸣为特征。

咳嗽较剧——痰贮于肺,气道不利。

痰多——肺失治节,水津失布,津液内停,聚而为痰。

喉间痰鸣——痰浊内盛,壅阻气道。

治法:风寒夹痰者,辛温解表,宣肺化痰;风热夹痰者,辛凉解表,清肺化痰。

方药:在疏风解表的基础上,风寒夹痰证加用三拗汤、二陈汤,常用麻黄、杏仁、半夏、陈皮等宣肺化痰。风热夹痰证加用桑菊饮加减,常用桑叶、菊花、瓜蒌皮、浙贝母等清肺化痰。

2.夹滞

证候:感冒兼见脘腹胀满,不思饮食,呕吐酸腐,口气秽浊,大便酸臭,或腹痛泄泻,或大便秘结,小便短黄,舌苔厚腻,脉滑。

辨证:本证可为先有食滞中焦,后感受风邪而发生感冒夹滞,也可在感受风邪之后,肺脏受邪,影响脾胃的升降,乳食内停,积而化热所致。

脘腹胀满,不思饮食,呕吐酸腐——食停中脘,脾气不升,胃失和降。

口气秽浊,大便酸臭——食积化腐,食滞中焦则浊气上逆。

大便不调,小便短黄——积滞内停,运化失职,蕴蒸生热。

舌苔厚腻,脉滑——为食积内滞之征。

治法:解表兼以消食导滞。

方药:在疏风解表的基础上,加用保和丸加减。常加用焦山楂、焦神曲、鸡内金消食化积;莱菔子、枳壳导滞消积。若大便秘结,小便短黄,壮热口渴,加大黄、枳实通腑泄热。

3.夹惊

证候:感冒兼见惊惕哭闹,睡卧不宁,甚至骤然抽风,舌质红,脉浮弦。

辨证:小儿心神怯弱,筋脉未盛,外感邪热化火内扰心肝,易于生惊动风,故在病理上表现肝常有余、心常有余的特点。

惊惕哭闹,睡卧不宁——热扰于心,神明失主。

骤然抽风——热扰于肝,风阳鼓动。

舌质红,脉浮弦——风热动风之征。

治法:解表兼以清热镇惊。

方药:在疏风解表的基础上,加用镇惊丸加减。常加用钩藤、僵蚕、蝉蜕。另服小儿回春丹或小儿金丹片。

八、其他疗法

(一)中药成药

1.午时茶

每服 1/2～1 包,1 天 2～3 次。用于风寒感冒夹滞。

2.健儿清解液

每服 5～10 mL,1 天 3 次。用于风热感冒夹滞。

3.小儿消炎栓

每次直肠给药 1 粒(1.5 g),1 天 2 次。用于风热感冒。

4.清开灵颗粒

每服 3～6 g,1 天 2～3 次。用于风热感冒、感冒夹惊。

5.抗病毒口服液

每服 10 mL,1 天 2～3 次。用于时疫感冒。

(二)药物外治

香薷 30 g,柴胡 30 g,扁豆花 30 g,防风 30 g,金银花 50 g,连翘 50 g,淡豆豉 50 g,鸡苏散 50 g,石膏 50 g,板蓝根 50 g。煎水 3 000 mL,候温沐浴。1 天 1～2 次。用于暑邪感冒。

(三)针灸疗法

1.针法

取大椎、曲池、外关、合谷。头痛加太阳,咽喉痛加少商。用泻法,每天 1～2 次。用于风热感冒。

2.灸法

取大椎、风门、肺俞。用艾炷 1～2 壮,依次灸治,每穴 5～10 分钟,以表面皮肤温热为宜,每天 1～2 次。用于风寒感冒。

九、预防与调护

(一)预防

(1)经常户外活动,呼吸新鲜空气,多晒太阳,加强体格锻炼。

(2)根据气候变化,及时增减衣服。

(3)避免与感冒患者接触,感冒流行期间尽量不去公共场所,不要用手揉搓鼻眼,到过公共场所后要勤洗手。

(4)必要时可接种流感疫苗。

(5)反复呼吸道感染儿童,可按"反复呼吸道感染"节在非急性感染期根据辨证予以辨证固本治疗,以减少复感。

(二)调护

(1)居住房屋应经常开窗,并保持室内空气流通、新鲜。每天可用食醋 50 mL,加水熏蒸20～30 分钟,进行空气消毒。

(2)发热期间多饮热水,汤药应热服。饮食易消化、清淡,如米粥、新鲜蔬菜、水果等,忌食辛辣、冷饮、油腻食物。

(3)注意观察病情变化,及早发现感冒兼证。

十、现代研究

在辨证论治的原则指导下,对不同证型感冒的临床治疗有很大的进展。周爱生认为暑湿感冒主要由病毒感染引起,导致消化道微生态失衡(紊乱)。其存在的湿邪证候,如脘腹胀满、恶心、呕吐、大便溏或秘结等,为湿邪犯于脾胃而致。辨证重在辨舌苔。小儿脏腑娇嫩,功能不完善,若气候潮湿,处居湿地,或外感湿邪,涉水淋雨,易致运化水湿功能障碍,水湿停滞。用藿香正气水治疗 46 例(甲组)湿邪感冒,总有效率 89%;用穿琥宁加思密达、金双歧治疗 46 例(乙组)湿邪感冒,总有效率 85%。藿香正气水集芳香、散湿、淡渗三法于一体,一散、一化、一利使风寒湿得解,气机通畅,则胃肠调和,汗湿邪出,得以痊愈,且价格低廉。从丹采用随机对照的方法,分别用银翘散(对照组)和银翘散加生大黄(治疗组)治疗风热感冒共80例,治疗组疗效优于对照组。治疗组在72小时内全部退热,在5天内症状全部改善;而对照组在96小时内全部退热,6天内症状全部改善。说明治疗风热感冒时,因肺与大肠相表里,加用生大黄一味,取其通腑泄热、清泄肺热之法,使肺郁热得以下行,而获得较好疗效。治疗组基本方:连翘、金银花、桔梗、薄荷、豆豉、荆芥、淡竹叶、牛蒡子、板蓝根、玄参、甘草、生大黄。徐达宇在感冒缓解期用玉屏风散加味治疗,可防止感冒复发。马千里等用宣通饮(辛夷、白芷、荆芥、川芎、细辛)治疗新生儿感冒鼻塞26例,全部治愈。

对本病多种疗法的研究:陈红等用退热滴肠液(荆芥、防风、石膏、黄柏等药物,制成中药水溶液)直肠给药治疗外感发热72例,设穿琥宁注射液静脉滴注加对乙酰氨基酚口服对照组30例,并进行了实验研究。用药后两组体温恢复正常时间比较,治疗组优于对照组,总有效率无显著差异。实验研究结果显示退热滴肠液具有抑菌、退热、抗病毒、抗炎作用。其给药途径更适合于小儿,有药物和物理降温双重作用。赵慧单用推拿法治疗小儿风热、风寒感冒轻证疗效显著。王会明等用塞包外敷小儿前囟治疗感冒,按中医辨证分型选用1号、2号方,用时,取药包1个外敷于小儿前囟,外盖麝香壮骨膏固定,每天1换。若高热可给予对症治疗。增加了婴幼儿的给药途径。

(徐丽娜)

第二节　咳　　嗽

一、概述

(一)定义

咳嗽是指以咳嗽或伴咳痰为临床主证的疾病。

咳嗽为儿科临床最常见的症状之一,外感或内伤所致的多种急慢性疾病都可引起咳嗽。本节所论仅仅指咳嗽为主证的疾病,其他各种疾病引起的咳嗽症状只能参考本节进行辨证论治。

(二)命名

《素问》中即有"咳论"专篇论述其病机和症状。有关小儿咳嗽的记载,首见于《诸病源候论·小儿杂病诸候·嗽候》:"嗽者,由风寒伤于肺也。肺主气,候皮毛,而俞在于背。小儿解脱,风寒伤皮毛,故因从肺俞入伤肺,肺感微寒,即嗽也。"《幼幼集成·咳嗽证治》指出:"凡有声无痰谓之咳,肺气伤也;有痰无声谓之嗽,脾湿动也;有声有痰谓之咳嗽,初伤于肺,继动脾湿也。"说明咳和嗽含义有所不同,而二者又多并见,故通称咳嗽。

(三)范围

在小儿时期,许多外感、内伤疾病及传染病都可兼见咳嗽症状。若不是以咳嗽为突出主证的病证,则不属于本病。中医学小儿咳嗽相当于西医学的急慢性支气管炎。

(四)发病情况

1.发病季节

小儿咳嗽一年四季均可发生,而以冬春二季多见。

2.好发年龄

任何年龄小儿皆可发病,以婴幼儿为多见。

3.临床特点

小儿咳嗽有外感和内伤之分,临床上以外感咳嗽为多见,表现为起病急、病程较短、多伴表证、多为实证的特点。小儿咳嗽常有痰而不会自咯,故只能以咳嗽声的清浊判断有痰无痰及痰液的多少。

(五)治疗转归

本病一般预后良好,若能及时辨治,大多病情可愈。若治疗不及时或调护失宜,邪未去而病情加重,可发展为其他重病。小儿外感咳嗽如治不及时,可致邪毒深入,化热化火,以致痰火闭肺,形成肺炎喘嗽之证;若咳嗽表邪未尽,过早使用或误用酸涩收敛之药,也可致肺气郁闭,痰留胸膈,形成哮喘之宿根。

二、学术源流

关于咳嗽病名,始于《内经》。《素问·咳论》论咳精深,开宗明义阐发"五脏六腑皆令人咳,非独肺也"的理论。刘河间《素问病机气宜保命论·咳嗽论》将咳、嗽二字分别剖析,称:"咳谓无痰而有声,肺气伤而不清也;嗽是无声而有痰,脾湿动而为痰也。咳嗽谓有痰而有声,盖因伤于肺气,动于脾湿,咳而为嗽也。"

有关小儿咳嗽的记载,首见于《诸病源候论·小儿杂病诸候·嗽候》,该篇论述了咳嗽的病因、病机、传变等,认为小儿咳嗽病因多由外感六淫之邪而来,而病位主要在于肺。《诸病源候论·小儿杂病诸候·病气候》曰:"肺主气,肺气有余,即喘咳上气。若又为风冷所加,即气聚于肺,令肺胀,即胸满气急也"。《活幼心书·咳嗽》指出:"咳嗽者,固有数类,但分寒热虚实,随证疏解,初中时未有不因感冒而伤于肺。"说明了咳嗽的病因多由外感引起。此外,肺脾虚弱则是本病的主要内因。

有关小儿咳嗽的治疗,古代儿科文献有较丰富的记载。如《小儿药证直诀·咳嗽》曰:"夫嗽者,肺感微寒。八九月间,肺气大旺,病嗽者,其病必实,非久病也。其证面赤、痰盛、身热,法当以葶苈丸下之。若久者,不可下也。十一月、十二月嗽者,乃伤风嗽也,风从背脊第三椎肺俞穴入也,当以麻黄汤汗之。有热证,面赤、饮水、涎热、咽喉不利者,宜兼甘桔汤治之。若五七日间,其证身热、痰盛、唾黏者,以褊银丸下之。有肺盛者,咳而后喘,面肿,欲饮水,有不饮水,其身即热,以泻白散泻之。若伤风咳嗽五七日,无热证而但嗽者,亦葶苈丸下之,后用化痰药。有肺虚者,咳而哽气,时时长出气,喉中有声,此久病也,以阿胶散补之。痰盛者,先实脾,后以褊银丸微下之,涎退即补肺。补肺如上法。有嗽而吐水,或青绿水者,以百祥丸下之。有嗽而吐痰涎、乳食者,以白饼子下之。有嗽而咳脓血者,乃肺热,食后服甘桔汤。久嗽者,肺亡津液,阿胶散补之。咳而痰实,不甚,喘而面赤,时饮水者,可褊银丸下之。治嗽大法:盛即下之,久即补之,更量虚实,以意增损。"详细阐述了各种咳嗽证候的治法及选方。

《丹溪心法·咳嗽》曰:"上半日多嗽者,此属胃中有火,用贝母、石膏降胃火。午后嗽多者,属阴虚,必用四物汤加炒柏、知母降火。黄昏嗽者,是火气浮于肺,不宜用凉药,宜五味子、五倍子,敛而降之。五更嗽多者,此胃中有食积,至此时火气流入肺,以知母、地骨皮降肺火。"提出了清实火、降虚火的不同治法。《普济方·婴孩咳嗽喘门·总论》曰:"治嗽之法,肺脉实为气壅内热,宜清利行之。肺脉濡散为肺虚,宜补肺以安之。其间久嗽曾经解利,以致脾胃虚寒,饮食不进,则用温中助胃,加以和平治嗽之剂调理。然诸气诸痰嗽喘之类,惟用枳壳为佳。此药不独宽中,且最能行气,气下则痰下,他证自平矣"。《婴童类萃·咳嗽论》曰:"大凡热则泄之,寒则散之,有余者泻之,不足者补之。发散必以辛甘,涌泄系乎酸苦"。《医镜·小儿咳嗽》曰:"小儿咳嗽,风热居多,而寒者间或有之。以其为纯阳之体,其气常热,而不甚惧寒也。凡肌肉肥白者,易于惹风。色赤而结实者,易于感热。惟虚弱瘦损,面青不实,乃易感寒焉……药剂以清为佳,而服药亦不宜太骤,逐匙进之,不尽剂"。《活幼精要·咳嗽》说:"凡见咳嗽,须究表里。有热解表,温平顺气。和顺三焦,滋润肺经,化痰退热,避风慎冷。不可妄汗,不可妄下。鼻流清涕,面白痰薄,日轻夜重,微有邪热,冷嗽之因。鼻热面赤,痰稠脉数,日重夜轻,热嗽之源。治嗽之法,先实脾土,脾土得实,肺自和平。"提出了各种不同证型咳嗽的治法要领。

三、病因病机

(一)病因

"五脏所伤肺为咳","咳证虽多,无非肺病"。小儿肺常不足,肌肤柔嫩,藩篱疏薄,肺脏尤娇,卫外不固,易为外邪所侵;小儿脾常不足,易为饮食所伤,脾虚易生痰湿,上贮于肺,皆易发生咳嗽。故小儿咳嗽的病因,主要外因为感受风邪,主要内因为肺脾虚弱。

1.外因

主要为感受风邪。风邪致病,首犯肺卫,肺为邪侵,壅阻肺络,气机不宣,清肃失司,肺气上逆,则致咳嗽。风为百病之长,其他外邪多随风侵袭,犯肺作咳。

(1)感受风寒:若风夹寒邪,风寒束肺,肺气失宣,则见咳嗽频作,咽痒声重,痰白清稀。

(2)感受风热:若风夹热邪,风热犯肺,肺失清肃,则致咳嗽不爽,痰黄黏稠。

2.内因

小儿咳嗽的内因主要为肺脾虚弱,并由此而致生痰蕴热、或痰湿蕴肺,又可因肺脾虚弱而久嗽难止。

(1)痰热蕴肺:小儿肺脾虚弱,气不化津,痰易滋生。若外感邪热稽留,炼液生痰,或素有食积内热,或心肝火盛,痰热相结,阻于气道,肺失清肃,则致咳嗽痰多,痰稠色黄,不易咯出。

(2)痰湿蕴肺:小儿脾常不足,易为乳食、生冷所伤,则使脾失健运,水谷不能生成精微,酿为痰浊,上贮于肺。肺脏娇嫩,不能敷布津液,化液生痰,痰阻气道,肺失宣降,气机不畅,则致咳嗽痰多,痰色白而稀。

(3)肺气亏虚:小儿禀赋不足素体虚弱者,或外感咳嗽经久不愈耗伤正气后,致使肺气亏虚,脾气虚弱,运化失司,气不布津,痰液内生,蕴于肺络,则致久咳不止,咳嗽无力,痰白清稀。

(4)肺阴亏虚:小儿肺脏嫩弱,若遇外感咳嗽日久不愈,正虚邪恋,热伤肺津,阴津受损,阴虚生内热,损伤肺络,或阴虚生燥,而致久咳不止,干咳无痰,声音嘶哑。

(二)病机

小儿咳嗽病因虽多,但其发病机制则一,皆为肺脏受累,宣肃失司而成。外感咳嗽病起于肺,内伤咳嗽可因肺病迁延,或他脏先病,累及于肺所致。

咳嗽病位主要在肺,由肺失宣肃所致,分外感、内伤两大类。《素问·咳论》指出:"五脏六腑皆令人咳,非独肺也"。《景岳全书·咳嗽》指出:"外感咳嗽,其来在肺,故必由肺以及他脏……内伤之咳,先伤他脏,故必由他脏以及肺"。叶天士《临证指南医案·咳嗽》明确提出:"咳为气逆,嗽为有痰,内伤外感之因甚多,确不离乎肺脏为患也。"故小儿咳嗽的病变部位主要在肺,病理机制以肺失宣肃为主。肺为娇脏,其性清宣肃降,上连咽喉,开窍于鼻,外合皮毛,主一身之气,司呼吸。外邪从口鼻或皮毛而入,邪侵入肺,肺气失宣,清肃失职,发生咳嗽。小儿咳嗽亦常与脾相关。小儿脾常不足,脾虚生痰,上贮于肺,或咳嗽日久不愈,耗伤正气,可转为内伤咳嗽。而内伤咳嗽正气不足,复感外邪,也可出现表里俱病,虚实夹杂之证。

外感咳嗽起病比较急,病程相对较短,以表证为主要表现,多属实证,内伤咳嗽起病相对缓慢,病程迁延,以里证为主要表现,先为实证,久则转为虚证或虚实夹杂证。

四、临床诊断

(一)诊断要点

(1)好发于冬春二季,常于气候变化时发病。

(2)病前多有感冒史。

(3)咳嗽为主要临床症状。

(4)肺部听诊:两肺呼吸音粗糙,可闻及干啰音、不固定的粗湿啰音。

(5)血象检查:病毒感染者血白细胞总数正常或偏低;细菌感染者血白细胞总数及中性粒细胞增高。

(6)病原学检查:鼻咽或气管分泌物标本作病毒分离或桥联酶标法检测,可用作病毒学诊断。肺炎支原体抗体(IgG、IgM)检测,可用作肺炎支原体感染诊断。痰细菌培养,可用作细菌学诊断。

(7)X线检查:胸片显示肺纹理增粗模糊,肺门阴影增深。

(二)病证鉴别

咳嗽应与肺炎喘嗽、百日咳、原发型肺结核(肺痨)等鉴别。

1.肺炎喘嗽

(1)临床表现:起病较急,除咳嗽表现外,常伴有发热与呼吸急促,鼻翼翕动,严重者出现烦躁不安,面色苍白、青灰或唇甲青紫等症。

(2)肺部听诊:可闻及中细湿啰音。

(3)胸部X线检查:肺纹理增多、紊乱,可见小片状、斑片状阴影,或见不均匀的大片状阴影。

2.百日咳(顿嗽)

以阵发性痉挛性咳嗽为主证,咳后有鸡鸣样回声,并咯出痰涎,病程迁延日久,有传染性。

3.原发型肺结核(肺痨)

(1)临床表现:多有结核接触史,以低热、咳嗽、盗汗为主证。结核菌素试验的红斑硬结直径≥20 mm;气道排出物中可找到结核分枝杆菌。

(2)胸部X线检查:显示活动性原发型肺结核改变;纤维支气管镜检查可见明显的支气管结核病变。

五、辨证思路

(一)辨外感内伤

小儿咳嗽起病急、病程短、兼有表证者多属外感咳嗽;如病势缓慢,病程较长,并伴不同程度脏腑虚证者多属内伤咳嗽。

(二)辨寒热虚实

通过小儿咳嗽的痰涎色量及伴随症状辨别。咳声频频,喉痒声重,伴鼻流清涕等肺卫表证、唇舌淡红、苔薄白、咽不红者,多属风寒咳嗽;咳声高亢气粗,或咳声嘶哑,伴鼻流浊涕等表证、唇舌咽红者,多属风热咳嗽;干咳阵阵,气涌作呛,舌红苔黄燥者,多为燥火伤肺;干咳或咳声短促而哑,舌红少苔或花剥者多属肺阴耗伤。咳声高亢,有力,为实;咳声低微,气短无力,为虚。痰稀色白易咯者多属寒;痰黄质黏咯之不爽者多属于热。

六、治疗原则

咳嗽治疗,应分清外感、内伤。外感咳嗽以疏散外邪,宣通肺气为基本法则,根据寒、热证候不同治以散寒宣肺、解热宣肺。外感咳嗽一般邪气盛而正气未虚,治疗时不宜过早使用滋腻、收涩、镇咳之药,以免留邪。误用滋腻之品则易生痰湿、过用镇咳之品不利观察病情;表邪未尽而过早使用收涩之品易致关门留寇之误。内伤咳嗽应辨别病位、病性,随证施治。痰盛者,按痰热、痰湿不同,分别治以清肺化痰、燥湿化痰。气阴虚者,按气虚、阴虚之不同,分别治以健脾补肺、益气化痰;养阴润肺、兼清余热之法。本病除内服药物外,还常使用中成药等方法治疗。

七、证治分类

(一)外感咳嗽

1.风寒咳嗽

证候:咳嗽频作、声重,咽痒,痰白清稀,恶寒无汗,发热头痛,全身酸痛,舌苔薄白,脉浮紧或指纹浮红。

辨证:本证多发生于冬春寒冷季节,起病急,咳嗽频作、声重,咽痒,痰白清稀为其特征。若风寒夹热,则见声音嘶哑、恶寒、鼻塞、咽红、口渴等症。

咳嗽频作——风寒犯肺,肺气失宣,肺窍失利。

声重咽痒——肺主声,诸痒皆属于风,风邪内郁于肺。

痰白清稀——风寒闭肺,水液输化无权,留滞肺络,凝而为痰。

恶寒无汗,发热头痛——风寒外束,腠理闭塞。

全身酸痛——风寒外袭,郁于肌腠,经络不舒。

舌苔薄白,脉象浮紧,指纹浮红——均主风寒束表。

治法:疏风散寒,宣肺止咳。

本证风寒犯肺,肺卫失宣,故治以疏散风寒为主,肺气宣发则咳嗽可平。外感咳嗽均以辛味宣发为主,所谓"治上焦如羽,非轻不举"。

方药:金沸草散加减。

方解:金沸草祛风化痰止咳;前胡、荆芥解散风寒;细辛温经发散;半夏、茯苓燥湿化逆;生姜散寒化痰;甘草、大枣调和诸药。邪散气顺则咳嗽自止。

加减:寒邪较重,咳痰不爽,气逆喘促者,加水炙麻黄辛温宣肺;咳甚者加杏仁、桔梗、枇杷叶宣肺止咳;痰多者加陈皮、浙贝母化痰理气;恶寒头痛甚者加防风、白芷、川芎温散寒邪。

若为风寒夹热证,方用杏苏散加大青叶、黄芩清肺热。

2.风热咳嗽

证候:咳嗽不爽,鼻流浊涕,痰黄黏稠,不易咯出,口渴咽痛,伴有发热恶风,头痛,微汗出,舌质红,苔薄黄,脉浮数或指纹浮紫。

辨证:本证可为感受风热而发,也可为风寒化热产生,以咳嗽不爽,痰黄黏稠为特征。风热咳嗽与燥热咳嗽在脉证上有很多相似之处,如咳嗽不爽,身热,舌红脉数等。但燥热咳嗽属于风燥伤肺,津液被烁,故多干咳无痰,鼻燥咽干,咳甚则胸痛等。

咳嗽不爽,鼻流浊涕——风热犯肺,肺失清肃,气道不宣,故咳嗽不爽。鼻通于肺,肺热熏灼,故鼻流浊涕。

痰黄黏稠,不易咯出——风热之邪灼津炼液成痰。

发热恶风,头痛,微汗出——肺主皮毛,风热束表,客于皮毛,疏泄失司。

咽痛——咽喉为肺气出入通道,肺热上熏于咽则痛。

口渴——热邪熏灼,津液耗伤。

舌苔薄黄,脉象浮数,指纹红紫——风热邪在肺卫。

治法:疏风解热,宣肺止咳。

方药:桑菊饮加减。

方解:桑叶、菊花疏散风热;薄荷、连翘、大青叶辛凉透邪,清热解表;杏仁、桔梗宣肺止咳;芦根清热生津;甘草调和诸药。

加减:肺热重加金银花、黄芩清宣肺热;咽红肿痛加土牛膝根、板蓝根、玄参利咽消肿;咳重加枇杷叶、前胡清肺止咳;痰多加浙贝母、瓜蒌皮止咳化痰。

若为风热夹湿证,方中加薏苡仁、半夏、橘皮宣肺燥湿。风燥犯肺证,用桑杏汤加减。

(二)内伤咳嗽

1.痰热咳嗽

证候:咳嗽痰多,色黄黏稠,难以咯出,甚则喉间痰鸣,发热口渴,烦躁不宁,尿少色黄,大便干结,舌质红,苔黄腻,脉滑数或指纹紫。

辨证:本证以咯痰多,色黄黏稠,难以咯出为特征。热重者发热口渴,烦躁不宁,尿少色黄,大便干结;痰重者喉间痰鸣,舌苔腻,脉滑数。

咳嗽痰多,色黄黏稠,难以咯出——肺热蒸灼,脾火素蕴,炼液成痰,阻于气道。

发热面红目赤——气火上升,里热熏蒸,肺气不宣。

发热口渴,烦躁不宁——肺热灼津,心火内盛。

尿少色黄,大便干结——火热内盛,肺气不降。

舌质红,苔黄腻,脉滑数或指纹紫——痰热内盛。

治法:清肺化痰止咳。

本证由于痰热壅阻肺络所致,故治当清肺化痰,痰盛者侧重化痰止咳,热重者侧重清肺降火。

方药:清金化痰汤加减。

方解:桑白皮、前胡、款冬花肃肺止咳;黄芩、栀子、鱼腥草清泄肺热;桔梗、浙贝母、橘红止咳化痰;麦冬、甘草润肺止咳。

加减:痰多色黄,黏稠难咯加瓜蒌皮、胆南星、葶苈子清肺化痰;咳重,胸胁疼痛加郁金、青皮理气通络;心烦口渴加生石膏、竹叶清心除烦;大便秘结加瓜蒌仁、制大黄涤痰通便。

2.痰湿咳嗽

证候:咳嗽重浊,痰多壅盛,色白而稀,喉间痰声辘辘,胸闷纳呆,神乏困倦,舌淡红,苔白腻,脉滑。

辨证:本证多见于素体脾虚患儿,以痰多壅盛,色白而稀为特征。

咳嗽重浊,痰多壅盛——痰湿从脾胃滋生,上渍于肺。

色白而稀,喉间痰声辘辘——痰湿内停,壅于气道。

胸闷纳呆,神乏困倦——痰湿内停,气失宣展,脾失运化,不思进食。

舌淡红,苔白腻,脉滑——痰湿内停。

治法:燥湿化痰止咳。

方药:三拗汤合二陈汤加减。

方解:炙麻黄、杏仁、白前宣肺止咳;陈皮、半夏、茯苓燥湿化痰;甘草和中。

加减:痰涎壅盛加苏子、莱菔子利气化痰;湿盛加苍术、厚朴燥湿健脾,宽胸行气;咳嗽重加款冬花、百部、枇杷叶宣肺化痰;纳呆者加焦神曲、炒麦芽、焦山楂醒脾消食。

3.气虚咳嗽

证候:咳而无力,痰白清稀,面色苍白,气短懒言,语声低微,自汗畏寒,舌淡嫩,边有齿痕,脉细无力。

辨证:本证常为久咳,尤多见于痰湿咳嗽转化而成,以咳嗽无力,痰白清稀为特征。偏肺气虚者气短懒言,语声低微,自汗畏寒;偏脾气虚者面色苍白,痰多清稀,食少纳呆,舌边齿痕。

咳而无力,气短懒言,语声低微——肺为气之主,肺虚则气无所主。

自汗畏寒,面色苍白——肺气虚弱,卫外不固。

痰白清稀——肺虚及脾,水湿不化,凝为痰饮。

舌淡嫩,边有齿痕,脉细无力——属肺脾气虚之象。

治法:健脾补肺,益气化痰。

本证因肺虚久咳,子病及母,培土可以生金,健脾即可补气、化痰、止咳。

方药:六君子汤加味。

方解:党参健脾益气;白术、茯苓健脾化湿;陈皮、半夏燥湿化痰;百部、炙紫菀宣肺止咳;甘草调和诸药。

加减:气虚重加黄芪、黄精补肺益气;咳重痰多加杏仁、川贝母、远志、炙枇杷叶化痰止咳;食少纳呆加焦山楂、焦神曲和胃消食。

4.阴虚咳嗽

证候:干咳无痰,喉痒,声音嘶哑,或痰少而黏,或痰中带血,不易咯出,口渴咽干,午后潮热或手足心热,舌红,少苔,脉细数。

辨证:本证多见于肺热久咳伤阴者,以干咳无痰,喉痒声嘶为特征。

干咳无痰,喉痒声嘶——温热久羁,津液被烁,阴虚生燥。

午后潮热,手足心热——阴虚内生虚热。

痰少而黏,咳痰带血——热炼肺津,损伤肺络。

口渴咽干——阴液受伤,无以上承。

舌红,少苔,脉细数——阴津亏虚之象。

治法:养阴润肺,兼清余热。

本证因阴虚生燥所致,故治当以养阴生津润燥为主,清热止咳为辅。

方药:沙参麦冬汤加减。

方解:南沙参清肺火,养肺阴;麦门冬、生地黄、玉竹清热润燥;天花粉、甘草生津保肺;桑白皮、炙冬花、炙枇杷叶宣肃肺气。

加减:阴虚重加地骨皮、石斛、阿胶养阴清热;咳嗽重加炙紫菀、川贝母、天门冬润肺止咳;咳重痰中带血加仙鹤草、黄芩、茅根清肺止血。

八、其他疗法

(一)中药成药

1.小儿宣肺止咳颗粒

1 岁以下每服 2.5 g、1～3 岁 5 g、4～7 岁 8 g、8～14 岁 12 g,1 天 3 次。用于风寒外束、痰热郁肺证。

2.急支糖浆

每服 5～10 mL,1 天 3 次。用于风热咳嗽。

3.蛇胆川贝液

每服 10 mL,1 天 2～3 次。用于风热咳嗽,痰热咳嗽。

4.羚羊清肺散

每服 1～2 g,1 天 3 次。用于痰热咳嗽。

5.半夏露

每服 5～10 mL,1 天 2～3 次。用于痰湿咳嗽。

6.罗汉果止咳糖浆

每服 5～10 mL,1 天 2～3 次。用于阴虚咳嗽。

(二)推拿疗法

运内八卦、清肺平肝各 300 次,清天河水 200 次,开天门、推坎宫、推揉太阳各 50 次。加减法:风寒咳嗽,鼻塞流清涕加揉一窝风 300 次,发热加推三关 200 次;风热咳嗽,发热流浊涕、苔薄黄或厚腻加推六腑 200 次。每天 1 次,5 次为 1 个疗程。

(三)拔罐疗法

先用三棱针扎大椎穴,并在其周围 6 cm 处上下左右各刺 2 针,共计 8 针,以微出血为佳,然后用中型火罐,拔于穴位上,以侧面横拔为宜,10～15 分钟起罐。适用于外感咳嗽。

九、预防与调护

(一)预防

(1)经常到户外活动,加强锻炼,增强小儿抗病能力。

(2)避免感受风邪,积极预防感冒。

(3)避免与煤气、烟尘等接触,减少不良刺激。

(4)对经常咳嗽的患儿,按反复呼吸道感染作恢复期固本治疗。

(二)调护

(1)保持室内空气新鲜、流通,室温以 18～20 ℃为宜,相对湿度 60%。

(2)注意休息,保持室内安静,咳嗽重的患儿可影响睡眠,应保证充足的睡眠。

(3)多喝水,经常变换体位及叩拍背部,使呼吸道分泌物易于咯出。

(4)饮食应给予易消化、富含营养之食品。婴幼儿尽量不改变原有的喂养方法,咳嗽时应停止喂哺或进食,以防食物呛入气管。年长儿饮食宜清淡,不给辛辣、炒香、油腻食物,少给生冷、过甜、过咸之品。

（5）注意观察病情变化。如注意观察患儿咳嗽发生的规律，咳痰的情况。特别要注意咳嗽与周围环境及饮食品种的相关影响因素；注意观察病程中有无体温的变化；注意用药后的病机转归变化，如痰量减少，干咳为主，及时随证更方。

（徐丽娜）

第三节　厌　　食

一、概述

（一）定义

厌食是指小儿较长时期见食不贪，食欲缺乏，甚则拒食的一种病证。

本病临床特征是以厌食为主证，对所有食物均不感兴趣、甚至厌恶，食量较正常同年龄儿童显著减少，及必须有较长的病程（一般认为应当在两个月以上）。

（二）命名

古代医籍中无厌食病名，可能与以前本病发病极少有关。厌食为现代病名，中医药著作于《中医儿科学》五版教材（1985年）开始应用。古代与此类似的病名记载如下。

"不思食"，见《小儿药证直诀·胃气不和》。思即想念之意，不思食即不想进食。

"不嗜食"见《幼幼新书·乳食不下》。嗜即喜欢、爱好之意，不嗜食即不喜进食，食欲极差。

除了上述这些病证名称之外，古代儿科医籍中还有一些从病因、病机及治疗的角度描述与厌食相关的证候命名。如"恶食"（《证治汇补·附恶食》《张氏医通·恶食》）、"不能食"（《赤水玄珠全集·伤饮伤食门》）等。

（三）范围

本病为一独立病证，非指其他急、慢性疾病出现的食欲缺乏症状。

西医学曾经使用"神经性厌食"病名。但是，近年西医著作中也多数认同小儿厌食与饮食喂养关系密切，与以往国外报道的"神经性厌食"病因、发病年龄等均有所不同。

（四）发病情况

1.发病时间

本病起病多较缓慢，病程较长，其发生多无明显的季节差异，但夏季暑湿当令，易于困遏脾气使症状加重。

2.好发人群

各年龄皆可发病，尤多见于1～6岁儿童，学龄儿童患病者明显减少。城乡儿童均可发生，而城市发病率高于农村，与饮食喂养方法有关。

3.发病特点

本病起病缓慢，多因较长时间的饮食不节，以致脾胃受损而成。若长期不愈可使患儿体重减轻，精神疲惫，抗病力弱，为其他疾病的发生和发展提供了有利条件，可引致疳证，影响正常的生长发育及神经精神异常等。

(五)治疗转归

本病一般预后良好。长期不愈者亦可转为疳证。

二、病因病机

本病多由喂养不当、他病伤脾、先天不足、情志失调引起,其病变脏腑主要在脾胃。盖胃司受纳,脾主运化,脾胃调和,则口能知五谷饮食之味,正如《灵枢·脉度》所说:"脾气通于口,脾和,则口能知五谷矣。"若脾胃失健,纳化不和,则造成厌食。

(一)病因

1.饮食不节,喂养不当

小儿脏腑娇嫩,脾常不足,乳食不知自节。家长往往过分溺爱子女,恣意纵儿所好,片面追求高营养的食品、补品,过食甘、肥、粘、腻、香味食品,造成饮食质、量的过度,或贪吃零食,饮食偏嗜,进食不定时,生活无规律,饥饱无度,或是饮食不洁、感染诸虫,皆可致损脾伤胃。亦有因缺乏喂养知识,在婴儿期未及时添加辅食,至断乳之时,食品品种骤然增加,脾胃不能适应,皆可形成厌食。

2.先天不足,他病伤脾

小儿素禀不足、脾胃虚弱,或疾病迁延、损伤脾胃,使受纳运化机能低下,以致饮食减少,厌于乳食,精神不振,疲倦少力。《赤水玄珠全集·伤饮伤食门》说:"不能食者,由脾胃馁弱,或病后而脾胃之气未复……以故不思食"。

3.情志失调,思虑伤脾

小儿神气怯弱,易为情志所伤。若失于调护,或思念压抑,或环境变更,或所欲不遂,或受到逼迫,或常被打骂等,均可致情志抑郁,肝失调达,气机不畅,乘脾犯胃,形成厌食。

西医认为厌食症的病因主要有:不良习惯(如强迫进食、饮食习惯不良、环境影响等)、药物影响、疾病影响,及其他原因,如劳累、恐惧、心情不愉快、紧张等精神因素和气候过热等也可使食欲减退。现代研究还表明,小儿厌食部分与微量元素缺乏有关,尤其是与锌元素缺乏有密切关系。

(二)病机

由于病因不一,素质有异,各个患者可以出现不同的病理演变,常见的有以下几种情况。

1.脾运失健

小儿脾常不足,运化力弱。嗜食甘肥厚味,或湿困脾土,或病后脾气未复,皆致运化失健,不能为其受纳、转输之功。这类患儿一般病程未久或病情未重,生化虽然不足,却未至全身虚羸,以脾阳失于舒展,运化功能失常为主。临床表现虚象不著,若迫食、多食之后,则易于出现脾胃升降乖常、泛恶、呕吐、脘胀等证。

2.脾胃气虚

厌食日久,或久病耗伤,或先天不足,脾胃之气受损,运纳失职,亦成厌食。脾胃气虚者虚象已显,腐熟转输无力,故见饮食不化,生化之源不足,又见全身体虚气弱证象。

3.胃阴不足

胃阴指胃之清津。脾喜刚燥,胃喜柔润。如素体阴分不足,或热病伤耗阴津,或过食香燥食物,胃津受灼,皆致胃阴不足,失于濡润,不能行其受纳腐熟之职,导致厌食。

小儿厌食,以运化功能失健者居多,只要注意饮食调养,配合药物治疗,多可逐渐好转。临床上一般不会发生变证。少数患儿迁延日久不愈,气血生化之源不敷,也可发展为疳证,但仍以轻症之疳气证为多。

三、临床诊断

(一)诊断要点

(1)有喂养不当、病后失调、先天不足或情志失调史。

(2)长期食欲缺乏,厌恶进食,食量明显少于同龄正常儿童。

(3)面色少华,形体偏瘦,但精神尚好,活动如常。

(4)除外其他外感、内伤慢性疾病。

(二)病证鉴别

厌食应与积滞、疳证、疰夏相鉴别。

1.积滞

积滞指乳食停聚中脘,积而不消,气滞不行,而有脘腹胀满疼痛,嗳气酸馊,大便腐臭,烦躁多啼等证。积滞所见之不思乳食系由乳食停积不行产生;厌食患儿不思进食,所进甚少,其腹坦然无苦,一般无食积证象。

2.疳证

疳证患儿在饮食方面的表现有食欲缺乏,亦有食欲亢进或嗜食异物者;形体明显消瘦;可病涉五脏,出现烦躁不宁或萎靡不振,及舌疳、眼疳、疳肿胀等兼证。厌食者虽食欲颇差,进食甚少,但形体正常或略瘦,未至羸瘦程度,为脾之本脏轻症,一般不涉及他脏。

3.疰夏

疰夏亦有食欲缺乏,同时可见全身倦怠,大便不调,或有身热,其特点为发病有严格的季节性,"春夏剧,秋冬瘥",秋凉后会自行好转。厌食虽可起病于夏,但秋后不会恢复正常,而持久胃纳不开,且一般无便溏,身热等见证。

四、辨证论治

(一)辨证思路

厌食一般症状不多,辨证时首先要与其他疾病所出现的食欲缺乏症状相区别。在辨证分型时,本病应以脏腑辨证为纲,主要从脾胃辨证而区别是以运化功能失健为主,还是以脾胃气阴亏虚为主。凡病程短,仅表现纳呆食少,食而乏味,饮食稍多即感腹胀,形体尚可,舌质正常,舌苔薄腻者为脾失健运;病程长,食而不化,大便溏薄,并伴面色少华,乏力多汗,形体偏瘦,舌质淡,苔薄白者为脾胃气虚;若食少饮多,口舌干燥,大便秘结,舌红少津,苔少或花剥者为脾胃阴虚。

(二)治疗原则

厌食的治疗宗"脾健不在补贵在运"的原则,以运脾开胃为基本法则。宜以轻清之剂解脾胃之困,拨清灵脏气以恢复转运之机,俟脾胃调和,脾运复健,则胃纳自开。脾运失健者,当以运脾和胃为主;脾胃气虚者,治以健脾益气为先;若属脾胃阴虚,则施以养胃育阴之法。此外,理气宽中、消食开胃、化湿醒脾之品也可随证选用。需要注意的是:消导不宜过峻、燥湿不宜过寒、补益不宜呆滞、养阴不宜滋腻,以防损脾碍胃,影响纳化。在药物治疗的同时,应注意饮食调养,纠正不良的饮食习惯,方能取效。

(三)证治分类

1.脾运失健

证候:面色少华,不思纳食,或食而无味,拒进饮食,或伴嗳气泛恶,大便不调,偶尔多食后则脘腹饱胀,形体尚可,精神正常,舌苔白或薄腻,脉尚有力。

辨证:不思纳食,或食而无味,拒进饮食——脾气通于口,脾不和则口不知味。运化失职,胃不能纳,以至拒食。

嗳气泛恶,大便不调,偶尔多食后则脘腹饱胀——脾失健运则运化乏力、多食则脘腹作胀。胃失和降则嗳气泛恶;脾胃不和则大便不调。

形体尚可,精神正常——疾病初期,虚象不著,全身症状表现轻微。

舌苔白或薄腻——为脾运失健,水湿、水谷难化之征。

治法:调和脾胃,运脾开胃。

此证脾气不和,运化失健,胃纳不开,故治以调和脾胃,扶助运化。脾运复健,则胃纳自开,食欲、食量可增。

方药:不换金正气散加减。

方解:"凡欲补脾,则用白术;凡欲运脾,则用苍术;欲补运相兼,则相兼而用。"(张隐庵《本草崇原·本经上品》)白术、苍术两者均有健脾之功,白术偏于补气渗湿,苍术偏于助运燥湿,可根据证情选用或合用。本证为厌食初期,不换金正气散选苍术燥湿运脾;陈皮、枳壳、藿香理气醒脾和中;焦神曲、炒麦芽、焦山楂消食开胃。

加减:脘腹胀满加木香、厚朴、莱菔子理气宽中;舌苔白腻加半夏、佩兰燥湿醒脾;暑湿困阻加荷叶、扁豆花消暑化湿;嗳气泛恶加半夏、竹茹和胃降逆;大便偏干加枳实、莱菔子导滞通便;大便偏稀加山药、薏苡仁健脾祛湿。

2.脾胃气虚

证候:不思进食,食而不化,大便偏稀、夹不消化食物,面色少华,形体偏瘦,肢倦乏力,舌质淡,苔薄白,脉缓无力。

辨证:不思进食,食而不化——脾胃虚弱,运化失司。

大便偏稀、夹不消化食物——脾虚失运,饮食不化。

面色少华,形体偏瘦,肢倦乏力,舌质淡,苔薄白,脉缓无力——脾胃气虚,气血生化乏源。

治法:健脾益气,佐以助运。

脾虚当补,脾健则运。然本已运化维艰,益气之中须佐以理气助运,勿施壅补,以免碍滞,补而不受。

方药:异功散加味。

方解:方中党参、茯苓、白术、甘草益气健脾;陈皮、砂仁理气助运;怀山药、薏苡仁、扁豆健脾利湿;炒谷芽、炒麦芽健脾开胃。

加减:舌苔腻者,白术易为苍术,运脾燥湿;饮食不化,加焦山楂、焦神曲和胃消食;大便稀溏,口泛清涎,加煨姜、益智仁、肉豆蔻以温运脾阳;汗多易感加黄芪、防风益气固表;情志抑郁加柴胡、佛手解郁疏肝。

3.脾胃阴虚

证候:不思进食,食少饮多,皮肤失润,大便偏干,小便短黄,甚或烦躁少寐,手足心热,舌红少津,苔少或花剥,脉细数。

辨证:不喜进食——胃失柔润,受纳失职。

口干多饮,舌红少津,苔少或光剥——胃阴不足,津不上承。

大便偏干,小便短黄——阴液不足,津伤燥结。

皮肤失润——胃不游溢精气,脾气无由散精。

手足心热,烦躁少寐,脉细数——阴虚内热。

"太阴湿土,得阳始运;阳明燥土,得阴自安。"(叶天士《临证指南医案》)胃阴不足、失于柔润,故见胃纳失职、体失濡润之象。

治法:滋脾养胃,佐以助运。

此证因脾胃阴虚,治宜润养,但不应过于滋腻,即养胃而不碍脾之意。宜取酸甘化阴法,清而不滋,养胃生津。

方药:养胃增液汤加减。

方解:养胃增液汤中乌梅、白芍、生甘草酸甘化阴;石斛、北沙参、玉竹养胃生津;香橼皮、麦芽开胃助运。

加减:饮食不化,加谷芽、神曲生发胃气;口渴引饮,加芦根、天花粉、梨汁生津止渴;大便秘结,加郁李仁、火麻仁润肠通便;夜寐不宁,口干舌红,加胡黄连、牡丹皮、酸枣仁清热养阴,宁心安神。

(四)其他疗法

1.中药成药

(1)小儿香橘丸:每服 1 丸,1 天 2～3 次。用于脾失健运证。

(2)小儿健脾丸:每服 1 丸,1 天 2 次。用于脾胃气虚证。

2.推拿疗法

(1)补脾土,运内八卦,清胃经,掐揉掌横纹,摩腹,揉足三里。用于脾失健运证。

(2)补脾土,运内八卦,揉足三里,摩腹,捏脊。用于脾胃气虚证。

(3)揉板门,补胃经,运八卦,分手阴阳,揉二马,揉中脘。用于脾胃阴虚证。

3.单方验方

脾运失健轻症患儿,可用山楂膏(片)每服 1～3 块;或鸡内金粉每服 1～2 g,1 天 3 次,有启脾开胃作用。

五、西医疗法

现代研究表明,部分厌食患儿与体内微量元素锌缺乏有关。常用的补锌制剂有葡萄糖酸锌口服液,一般每次服 5～10 mL,1 日服 1～2 次,周岁以内小儿酌减。

六、预防与调护

(一)预防

(1)要教育家长"爱子之意不可无,纵儿之心不可有",令其掌握正确的喂养方法。要让孩子饮食起居按时、有度,勿多食甘肥黏腻食品,夏季勿贪凉饮冷。根据不同年龄给予富含营养、易于消化、品种多样的食品。母乳喂养的婴儿 4 个月后应逐步添加辅食。注意饮食卫生。

(2)出现食欲缺乏症状时,要及时查明原因,采取针对性治疗措施。对病后胃气刚刚恢复者,要逐渐增加饮食,切勿暴饮暴食而致脾胃复伤。

(3)注意精神调护,培养良好的性格,教育孩子要循循善诱,切勿训斥打骂,变换生活环境要逐步适应,防止惊恐恼怒损伤。

（二）调护

（1）纠正不良饮食习惯，做到"乳贵有时，食贵有节"，不偏食、挑食，不强迫进食，饮食定时适量，荤素搭配，少食肥甘厚味、生冷坚硬等不易消化食物，鼓励多食蔬菜及粗粮。

（2）遵照"胃以喜为补"的原则，先从小儿喜欢的食物着手，来诱导开胃，暂时不要考虑营养价值，待其食欲增进后，再按营养的需要供给食物。

（3）注意生活起居，加强精神调护，保持良好情绪，饭菜多样化，讲究色香味，以促进食欲。

七、结语

小儿厌食是小儿较长时期见食不贪，食欲缺乏，厌恶进食的病证。古代医学文献中无小儿厌食病名，其记载的"恶食""不能食""不嗜食"等病的主要临床表现与本病相同，1980 年以后，国内陆续有辨证治疗的报道，高等医学院校教材《中医儿科学》（1985 年版）正式确立其病名。

厌食是目前儿科临床常见病之一，一般预后良好，但长期不愈者会气血不充，易于感受外邪，合并贫血，或缓慢消瘦，逐渐转为疳证。

小儿厌食病因复杂多样，但饮食不节、喂养不当是最常见原因，脾运胃纳功能失健是其基本病机。对于小儿厌食的发病机制和病理变化，目前尚缺乏深入、细致的研究。一般认为，该病的发生主要是局部或全身疾病影响消化系统的功能，使胃肠平滑肌张力低下，消化液的分泌减少，酶的活性减低和中枢神经系统受人体内外环境的影响，其免疫功能低于正常儿，同时有甲皱微循环不良、胰腺外分泌功能降低、非消化期胃电节律紊乱、餐后排空缓慢等表现。锌缺乏时，体内多种酶、蛋白质、核酸、激素等的合成代谢，唾液的分泌均受影响，且胸腺萎缩、免疫力下降、舌乳头萎缩、味觉减退，从而使胃肠消化力降低，食欲下降。关于小儿厌食的病理变化尚待进一步观察研究。

对于小儿厌食的治疗，现代医学目前除了补锌以外，尚缺乏有效的治疗药物。中医药辨证治疗厌食，较西医药有明显的优势。治疗原则以和为贵，以运为健，关键在运脾而不在补脾。宜以轻清之剂解脾气之困，拨清灵脏气以恢复转运之机，俾使脾胃调和，脾运复健，则胃纳自开。对于厌食症，除了用中医药治疗外，还强调调节饮食，方能收到良效。必须纠正不良的饮食习惯，采取正确的喂养方法，否则，单纯依赖药物，则不能收到好的效果。

（徐丽娜）

第四节　积　　滞

积滞之名首见于《婴童百问》。是因乳食内伤、脾胃受损而致食停中焦、积而不化、气滞不行所形成的一种脾胃疾病。临床以不思乳食，腹部胀满，食而不化，嗳腐呕吐，大便酸臭或便秘为特征。本病一年四季皆可发生，夏秋季节发病率略高。各年龄组小儿皆可发病，以婴幼儿较多见。一般预后良好，但少数患儿积久不化，迁延失治，脾胃功能严重受损，影响小儿营养及生长发育，形体日渐羸瘦，可转化为疳证。

本病相当于西医学之消化不良症。

一、诊断

(1)婴幼儿多见,有乳食不节或恣食肥甘生冷等病史。

(2)临床表现为不思乳食,腹部胀满拒按,食而不化,嗳腐呕吐,腹泻或便秘,甚则困倦无力,面色无华,烦躁不安,夜间哭闹等。

(3)大便化验检查可有不消化食物残渣或脂肪球。

二、鉴别诊断

(一)厌食

以长期不思乳食为主,一般情况尚好,无腹部胀满、呕吐、腹泻等症状。

(二)疳证

可由厌食或积滞发展而成,以面黄肌瘦,毛发稀疏,肚腹膨胀,青筋暴露或腹凹如舟等为特征,病程较长,影响生长发育,且易并发其他疾病。

三、辨证要点

(一)辨乳滞、食滞

小儿乳滞,见于乳哺婴儿,呕吐乳片,腹部胀满,不思乳食,大便酸臭,并有乳食不节病史;小儿食滞,呕吐酸腐及不消化物,脘腹胀满,纳呆厌食,大便臭秽,并有伤食病史。

(二)辨虚实

如患儿肚腹胀满,拒按,按之疼痛,夜烦口渴,食入即吐,吐物酸腐,大便臭秽或秘结,便后胀减,舌质红苔黄厚腻,脉数有力,指纹紫滞者为积滞实证;腹胀而不痛,喜按,面色苍白或萎黄,神疲乏力,不思乳食,朝食暮吐,或暮食朝吐,呕吐物酸腥,大便溏薄或完谷不化,气味腥酸,小便清长,舌淡胖苔白腻,脉细弱或指纹淡,为积滞脾虚重而积轻证。

(三)辨轻重

轻证仅表现不思乳食,呕吐乳片或酸馊食物,大便中夹不消化乳块及食物残渣等。重证则多见有脘腹胀满,胸胁苦闷,面黄恶食,手足心及腹部有灼热感,或午后发热,或心烦易怒,夜寐不安,口干口苦,大便臭秽,时干时稀,或下利赤白等证。

四、治疗

(一)辨证治疗

1.乳食内积证

证候:伤乳者则呕吐乳片,口中有乳酸味,不欲吮乳,腹满胀痛,大便酸臭,或便秘;伤食者则呕吐酸馊食物残渣,腹部胀痛拒按,面黄肌瘦,烦躁多啼,夜卧不安,食欲缺乏,小便短黄或如米泔,或伴低热,舌质红苔腻,脉弦滑,指纹紫滞。

治法:消乳化食,导滞和中。

方药:乳积者宜用消乳丸。麦芽、神曲、香附各10 g,陈皮、炙甘草各6 g,砂仁(后下)2 g。

食积者宜用保和丸。山楂、神曲、莱菔子、茯苓、连翘各10 g,陈皮、半夏各6 g。

加减:乳积见腹痛夜啼者,加广木香6 g;热盛泄泻,肛周红肿者,加黄连2 g,蚕砂3 g,薏苡仁10 g;湿盛腹胀,苔腻者,加苍术、厚朴、藿香各10 g;大便秘结者,加枳实、莱菔子、冬瓜子各10 g;

食积见腹痛甚者,加槟榔 10 g;广木香 6 g;腹胀满甚者,加厚朴、枳实各 6 g;大便溏薄加炒白术 10 g;积久化热加黄连 3 g;便秘者加玄明粉(兑入)、大黄(后下)各 10 g。

2.食积化热证

证候:脘腹胀痛,胸胁苦闷,面黄恶食,扪手足心及腹部有灼热感,或午后发热,或时寒时热,面部时而潮红,或心烦易怒,夜不安寐,自汗盗汗,口苦口干,大便臭秽,或时溏时结,或皮肤出现疮疹瘙痒,舌红苔黄腻,脉滑数,指纹紫滞。

治法:消积导滞,清热化湿。

方药:枳实导滞丸。枳实、大黄(后下)、神曲、茯苓、白术、泽泻各 10 g。

加减:热偏盛者,加黄芩 6 g,黄连 3 g;脾胃湿盛者,加苍术、槟榔各 10 g,厚朴、陈皮、炙甘草各 6 g;肝胆湿热者,龙胆泻肝汤加茵陈 15 g,麦芽 10 g;皮肤疮痒者,加苍术、黄柏、土茯苓、白鲜皮、地肤子各 10 g,第 1~2 煎内服,第 3 煎加冰片、雄黄各 1 g,搽患处;夜寐不安,头汗蒸蒸,加栀子 6 g,连翘、莲子心、夜交藤各 10 g,生石膏 20 g。

3.脾虚夹积证

证候:面色萎黄无华,形体瘦弱,困倦乏力,夜寐不安,不思乳食,食则饱胀,腹满喜按,呕吐酸馊乳食,大便溏薄酸臭,唇舌色淡,舌苔白腻,脉沉细而滑,指纹淡红。

治法:健脾助运,消补兼施。

方药:偏虚者用健脾丸。党参、炒白术、麦芽、山楂、神曲、茯苓、怀山药各 10 g,陈皮、枳实各 6 g。偏虚者用大安丸。神曲、茯苓、连翘、莱菔子、白术、麦芽各 10 g,半夏、陈皮各 6 g。

加减:兼见呕吐者,加半夏、丁香各 6 g,生姜 3 片;寒凝气滞腹痛者,加干姜 3 g,桂枝、木香各 6 g,白芍 10 g。

(二)其他疗法

1.中成药

(1)保和丸:每次 2~3 g,1 天 2~3 次。用于伤食所致积滞。

(2)枳实导滞丸:每次 3 g,1 天 2~3 次。用于积滞较重化热者。

(3)香砂六君子丸:每次 3 g,1 天 2~3 次。用于脾虚积滞。

(4)化积口服液:每次 5~10 mL,1 天 3 次。用于脾虚积滞。

(5)理中丸:每次 3 g,1 天 2~3 次。用于积滞兼虚寒证者。

2.简易方药

(1)鸡内金 30 g,放瓦片上焙黄研为细末,每天 1~2 g,开水冲服。用于乳食内积。

(2)炒麦芽 10 g,炒神曲、焦山楂各 6 g 或炒槟榔 9 g,水煎服。用于乳食内积。

(3)牵牛子、鸡内金(炒)各等份,共研细末,每次服 0.5~1 g,1 天 2 次。用于乳食内积之较重者。

(4)牵牛子、大黄各等份,共研细末。6 个月以内每次 0.3~0.4 g,1 岁以内每次 0.5~0.7 g,1~3 岁每次 1 g,4~7 岁每次 2 g,7~12 岁每次 3 g,1 天 3 次,糖开水送服。用于积滞化热者。中病即止。

(5)消食散:川朴、陈皮、广木香各 6 g,茯苓、槟榔、神曲、麦芽、谷芽、石斛各 10 g,灯心草 3 g。水煎服,1 天 1 剂。用于小儿乳食内积者。

(6)萝卜子、苏梗、葛根各 2 g,陈皮 1.5 g,白术、枳壳、甘草各 1.5 g,水煎服。用于小儿积滞腹胀。

(7)胡椒 30 g,蝎尾(去毒)15 g,上为细末,糊丸粟米大,每服 5~20 丸,陈米饮下。适用于伤冷寒积者。

(8)五珍丸:青皮、炮干姜、五灵脂、莪术各 30 g,巴豆霜 3 g,共为细末,捣米饭为丸如麻子大,每次服 3~5 丸,米汤送下。适用于小儿食积各证。

3.外治疗法

(1)桃仁、杏仁、栀子各等份,研末,加冰片、樟脑少许混匀。每次 15~20 g,以鸡蛋清调拌成糊状,干湿适宜,敷双侧内关穴,用纱布包扎,不宜太紧,24 小时解去。每 3 天可用 1 次。用于积滞较轻者。

(2)玄明粉 3 g,胡椒粉 0.5 g,研细末,放于脐中,外盖油布,胶布固定,每天换药 1 次,病愈大半则停用。用于积滞较重者。

(3)神曲、麦芽、山楂各 30 g,槟榔、生大黄各 10 g,芒硝 20 g。以麻油调上药敷于中脘、神阙,先热敷 5 分钟,后继续保持 24 小时,隔天 1 次,3 次为 1 个疗程。用于食积腹胀痛者。

(4)生姜、紫苏各适量,捣烂,炒热,布包熨胸腹部,如冷再炒再熨。适用于伤冷寒积者。

(5)生栀子 9 g,飞面、鸡蛋清各适量。将栀子研成粉,入飞面拌匀,加适量鸡蛋清和匀做成饼状 3 个,分别敷于患儿脐部及两足心,每天换药 1 次,连续敷 3~5 天。适用于小儿积滞化热证。

(6)良姜 3 g,槟榔 9 g,共捣烂,填于患儿脐上,每天换药 2 次,连续 3~5 天。适用于小儿食积不消。

(7)黄花蒿(鲜全草)适量,洗净捣烂,入食盐少许拌匀,炒热,取出乘热敷患儿脐部,每天换药 2~3 次。用于小儿积滞腹胀。

4.食疗方药

(1)鸡内金 30 g,白糖适量。研细粉,每服 1~2 g,1 天 2 次。

(2)粟米 60 g,红糖适量。将粟米饭焦巴焙干,研极细粉,用红糖水冲服,每次 2 g,1 天 2 次。

(3)莲子肉、怀山药、芡实、神曲、炒麦芽、扁豆、焦山楂各 15 g,粳米 200 g,白糖适量。前 7 味药煮 30 分钟,去渣,再放粳米熬煮成粥,服食时加白糖适量即可。

5.针灸治疗

(1)体针:中脘、足三里、脾俞、大肠俞、气海。每天针刺 1 次。积滞化热配内庭;呕吐者配内关、建里;大便秘结者配天枢、下巨虚;腹胀者配腹结。

(2)针刺四缝穴:在常规消毒下,用小三棱针或毫针在四缝穴处快速刺入 2~3 cm,出针后轻轻挤出黄色黏液或血液数滴。每天 1 次,5 次为 1 个疗程。适用于各证积滞。

(3)耳针:取脾、胃、小肠、下脚端。每次选 2~3 穴,局部消毒,用毫针刺入,中等强度,不留针。也可用王不留行籽贴压穴位,每穴每次按压 2 分钟左右,1 天 3~4 次,隔天治疗 1 次,双耳轮换,10 次为 1 个疗程,适用于各型积滞。

(4)皮肤针:取脾俞、胃俞、华佗夹脊穴(7~17 椎),足三里,轻刺激,隔天 1 次。适用于各证积滞。

(5)穴位注射:取胃俞、足三里,用维生素 B_{12} 0.1 mg 加注射用水 2 mL,将药液分别注入同侧胃俞、足三里穴,两侧交替使用,隔天 1 次,5 次为 1 个疗程。

(6)拔罐:取中脘、天枢、足三里,用闪火法在上述穴位拔 5 分钟。或用走罐法,让患儿俯卧,在其背部皮肤涂以润滑液,用中号或小号玻璃罐,罐口涂润滑液,用闪火法将罐扣在大椎穴处,握紧罐体向下轻拉,使其移动,行至尾骨处,再向上走行至大椎,往返 5~10 次。尔后用罐吸拔在风门穴处,向下行走至肾俞穴附近,走罐时争取将一个侧膀胱经的两条经脉均能吸拔住。治毕一侧再治另一侧,每侧上下行走5～10次。操作完毕皮肤呈潮红。初治时应注意罐体吸拔力量要轻,以防力量过强,次日肌肉疼痛而拒绝治疗。每天或隔天1次。

6.推拿疗法

(1)乳食内积者,推板门、清大肠、揉板门、按揉中脘、揉脐、按揉足三里各50次,下推七节50次,配合捏脊。

(2)脾虚夹积者,补脾土、运水入土、下推七节、揉板门、揉中脘、揉外劳宫、揉足三里各50次,配合捏脊。

(徐丽娜)

第五节　腹　　痛

腹痛是指胃脘以下、脐周及耻骨以上部位发生的疼痛,包括大腹痛、脐腹痛、少腹痛和小腹痛。大腹痛,指胃脘以下,脐部以上腹部疼痛;脐腹痛,指脐周部位疼痛;少腹痛,指小腹两侧或一侧疼痛;小腹痛指下腹部的正中部位疼痛。

腹痛是小儿常见的证候,可见于任何年龄与季节,其中一部分腹痛属于急腹症范围,常需外科紧急处理,误诊漏诊易造成严重损害,甚至危及生命。腹痛的命名,最早见于《素问·举痛论》:"厥气客于阴股,寒气上及少腹,血涩在下相引,故腹痛引阴股",作为病证论述则首见于《诸病源候论》中有"腹痛候"和"心腹痛候"等。后世一般将腹痛分为寒、热、虚,实四大类,以便于临床掌握。

导致腹痛的疾病很多,主要有全身性疾病及腹部以外器官疾病;腹部器官的器质性疾病;由于消化功能紊乱引起的功能性腹痛,占腹痛患儿总数的50%～70%,故本节所讨论以功能性腹痛为主,其他类型的腹痛应在明确病因诊断,并给以相应治疗的基础上,参考本节内容辨证论治。

一、病因病机

小儿脾胃薄弱,经脉未盛,易为各种病邪所干扰。六腑以通降为顺,经脉以流通为畅,感受寒邪、乳食积滞、脾胃虚寒、情志刺激、外伤,皆可使气滞于脾胃肠腑,经脉失调,凝滞不通则腹痛。

(一)感受寒邪

由于护理不当,衣被单薄,腹部为风冷之气所侵,或因过食生冷瓜果,中阳受戕。寒主收引,寒凝气滞,则经络不畅,气血不行而腹痛。

(二)乳食积滞

小儿脾常不足,运化力弱,乳食又不知自节,故易伤食。如过食油腻厚味,或强进饮食,或临卧多食,致乳食停滞,郁积胃肠,气机壅塞,痞满腹胀腹痛。或平时过食辛辣香燥、膏粱厚味,胃肠积滞,或积滞日久化热,肠中津液不足致燥热闭结,使气机不利,传导之令不行而致腹痛。

(三)脏腑虚冷

素体脾阳虚弱,脏腑虚冷,或寒湿内停,损伤阳气。阳气不振,温煦失职,阴寒内盛,气机不畅,腹部绵绵作痛。

(四)气滞血瘀

小儿情志不畅,肝失条达,肝气横逆,犯于脾胃,中焦气机壅塞,血脉凝滞,导致气血运行不畅,产生腹痛。

由于病因不同,小儿素体差异,形成病机属性有寒热之分。一般感受寒邪,或过食生冷,或素体阳虚而腹痛者,属于寒性腹痛;过食辛辣香燥或膏粱厚味而成积滞,热结阳明而腹痛者,属于热性腹痛;若因气滞血瘀者,常表现为寒热错杂之证。其发病急、变化快,因寒、热、食、积等损伤所致者,多为实证;其起病缓,变化慢,常因脏腑虚弱所致者,多为虚证。两者亦可相互转化,实证未得到及时治疗,可以转为虚证;虚证复感寒邪或伤于乳食,又可成虚实夹杂之证。

二、辨病思路

腹痛的原因很多,其中有些是内科疾病,也有不少是外科疾病,应详细询问患儿的年龄,腹痛起病的缓急、病程长短及腹痛的性质、部位、发作的诱因等,此外腹痛的伴随症状在鉴别诊断中也具有相当重要的意义。

(一)功能性再发性腹痛

(1)腹痛突然发作,持续时间不长,能自行缓解。

(2)腹痛以脐周为主,疼痛可轻可重,但腹部无明显体征。

(3)无伴随的病灶器官症状,如发热、呕吐、腹泻、咳嗽、气喘、尿频、尿急、尿痛等。

(4)有反复发作的特点,每次发作时症状相似。

(二)全身性疾病及腹部以外器官疾病产生的腹痛

常见的有败血症、过敏性紫癜、荨麻疹及腹型癫痫等。

(1)呼吸系统疾病引起的腹痛常伴有咳嗽、扁桃体红肿、肺部有啰音等。

(2)心血管系统疾病引起的腹痛常伴有心悸、心脏杂音、心电图异常等。

(3)神经系统疾病引起的腹痛常反复发作,脑电图异常。

(4)血液系统疾病引起的腹痛常伴有贫血、血象及骨髓象异常。

(5)代谢性疾病引起的腹痛,如糖尿病有血糖、尿糖增高;卟啉病有尿呈红色,曝光后色更深等可助诊断。

(三)腹部器官的器质性疾病

若疼痛持续不止,或逐渐加重,要考虑排除器质性疾病的腹痛。

(1)胃肠道感染如急性阑尾炎、肠炎、肠寄生虫病,除有腹痛外,还有饮食不调史及感染病史,大便及血液检验有助于诊断。

(2)胃肠道梗阻、肠套叠、嵌顿性腹股沟斜疝,有腹痛、腹胀及梗阻现象,全腹压痛,腹肌紧张,肠鸣音消失,X线检查可助诊断。

(3)肝胆疾病如胆道蛔虫、肝炎、胆囊炎、胆结石症,常有右上腹阵痛和压痛,肝功能异常及B超检查等可助诊断。

(4)泌尿系统疾病如泌尿系统感染、泌尿系结石、尿路畸形、急性肾炎等,常有腰痛、下腹痛、尿道刺激症状,尿检异常、X线检查可助诊断。

(5)下腹痛对少女要注意是否卵巢囊肿蒂扭转、痛经。

(6)内脏肝脾破裂,有外伤史,常伴有休克等。应配合实验室及医学影像诊断技术检查,可以做出诊断。

三、治疗

(一)辨证论治

本病以腹痛为主要症状,辨证时首先辨气、血、虫、食。腹痛由气滞者,有情志失调病史,胀痛时聚时散、痛无定处;属血瘀者,有跌仆损伤或手术史,腹部刺痛,痛有定处,按之痛剧,局部满硬,属虫积者,有大便排虫史,或镜检有虫卵,脐周疼痛,时作时止;属食积者,有乳食不节史,见嗳腐吞酸,呕吐不食,脘腹胀满。再辨寒、热、虚、实:如疼痛阵作,得寒痛减,兼有口渴引饮,大便秘结,小便黄赤,舌红苔黄少津,脉洪大而数,指纹紫者属热;暴痛而无间歇,得热痛减,兼有口不渴,下利清谷,小便清利,舌淡苔白滑润,脉迟或紧,指纹红者属寒。

腹痛证候,往往相互转化,互相兼夹。如疼痛缠绵发作,可以郁而化热;热痛日久不愈,可以转为虚寒,成为寒热错杂证;气滞可以导致血瘀,血瘀可使气机不畅;虫积可兼食滞,食滞有利于肠虫的寄生等。

治疗腹痛,以调理气机,疏通经脉为主要原则,根据不同的证型分别治以温散寒邪、消食导滞、通腑泄热、温中补虚、活血化瘀。除内服药外,还常使用推拿、外治、针灸等法配合治疗,可提高疗效。

1.腹部中寒

证候:腹部疼痛,阵阵发作,得温则舒,遇寒痛甚,肠鸣辘辘,面色苍白,痛甚者,额冷汗出,唇色紫暗,肢冷,或兼吐泻,小便清长,舌淡红,苔白滑,脉沉弦紧,或指纹红。

证候分析:有外感寒邪或饮食生冷病史,寒主收引,故其腹痛特点为拘急疼痛,肠鸣彻痛,得温则缓,遇冷痛甚。患儿以往常有类似发作病史。

治法:温中散寒,理气止痛。

方药:养脏散加减。腹胀加砂仁、枳壳,理气消胀;恶心呕吐加法半夏、藿香,和胃止呕;兼泄泻加炮姜、煨肉豆蔻,温中止泻;抽掣阵痛加小茴香、延胡索,温中活血止痛。

2.乳食积滞

证候:脘腹胀满,疼痛拒按,不思乳食,嗳腐吞酸,或时有呕吐,吐物酸馊,或腹痛欲泻,泻后痛减,矢气频作,粪便秽臭,夜卧不安,时时啼哭,舌淡红,苔厚腻,脉象沉滑,或指纹紫滞。

证候分析:有伤乳伤食病史,脘腹胀满,疼痛拒按,不思乳食是本证的特征。吐物酸馊,矢气频作,粪便秽臭,腹痛欲泻,泻后痛减,皆是伤乳伤食之表现。本证可与腹部中寒、脾胃虚寒、胃热气逆证候并见。

治法:消食导滞,行气止痛。

方药:香砂平胃散加减。腹胀明显,大便不通者,加槟榔、莱菔子,通导积滞;兼感寒邪者,加藿香、干姜,温中散寒;食积蕴郁化热者,加生大黄、黄连,清热通腑,荡涤肠胃之积热。

3.胃肠结热

证候:腹部胀满,疼痛拒按,大便秘结,烦躁不安,烦热口渴,手足心热,唇舌鲜红,舌苔黄燥,脉滑数或沉实,或指纹紫滞。

证候分析:腹痛胀满,拒按便秘为本证特点,但有邪正俱盛和邪实正虚的区别。若正气未衰,里实已成者,痞满燥实四证俱现,腹痛急剧,脉沉实有力,为邪正俱盛证。若里热津伤,正气衰急,而燥热未结,里实未去,即燥实为主,痞满不甚,腹痛未能缓解,但精神疲惫,舌干少津者,为邪实正虚。

治法:通腑泄热,行气止痛。

方药:大承气汤加减。若口干,舌质红少津者,加玄参、麦冬、生地黄,养阴生津。因肝胆失于疏泄,肝热犯胃而实热腹痛,用大柴胡汤加减。

4.脾胃虚寒

证候:腹痛绵绵,时作时止,痛处喜温喜按,面白少华,精神倦怠,手足不温,乳食减少,或食后腹胀,大便稀溏,唇舌淡白,脉沉缓,或指纹淡红。

证候分析:本证因素体阳虚,中阳不足,或病程中过用消导、攻伐药物,损伤阳气,脏腑失于温养,拘急而痛。本证特点为起病缓慢,腹痛绵绵,喜按喜温,病程较长,反复发作,为虚寒之证。

治法:温中理脾,缓急止痛。

方药:小建中汤合理中丸加减。小建中汤偏于温经和营、缓急止痛,理中丸偏于温中祛寒。气血不足明显者,加黄芪、当归,补益气血;肾阳不足,加附子、肉桂,温补元阳;伴呕吐清涎者,加丁香、吴茱萸,温中降逆。脾虚兼气滞者,用厚朴温中汤。

5.气滞血瘀

证候:腹痛经久不愈,痛有定处,痛如锥刺,或腹部症块拒按,肚腹硬胀,青筋显露,舌紫暗或有瘀点,脉涩,或指纹紫滞。

证候分析:本证以痛有定处,痛如锥刺,拒按或腹部症块为特征,常有外伤、手术或症瘕等病史。同时,瘀血亦可导致气滞,故常表现为痛而兼胀,其症块随病位而定。

治法:活血化瘀,行气止痛。

方药:少腹逐瘀汤加减。兼胀痛者,加川楝子、乌药以理气止痛;有症块或有手术、外伤史者,加三棱、莪术,散瘀消症。这类药物易于伤津耗血,去病大半则止服,康复期应加用补气之品,如黄芪、人参等,培补元气。

(二)中药成药

1.大山楂丸

用于乳食积滞证。每服 3 g,每天 3 次。

2.木香槟榔丸

用于乳食积滞证。每服 1.5～3 g,每天 2～3 次。

3.附子理中丸

用于脾胃虚寒证。每服 2～3 g,每天 2～3 次。

4.元胡止痛片

用于气滞血瘀证。每服 2～3 片,每天 2～3 次。

5.越鞠丸

用于气滞腹痛。每服 3～7 岁 2 g,＞7 岁 3 g,每天 2 次。

(三)针灸疗法

针刺法:取足三里、天枢、中脘。寒证腹痛加灸神阙,食积加针刺内庭。呕吐加针刺内关。快速进针,平补平泻,捻转或提插。年龄较大儿童可留针 15 分钟,留至腹痛消失。

(四)推拿疗法

(1)揉一窝风,揉外劳宫,摩腹、拿肚角。用于腹部中寒证。

(2)清脾胃,运八卦,推四横纹,清板门,清大肠,分腹阴阳。用于乳食积滞证。

(五)中药外治法

(1)公丁香 3 g,白豆蔻 3 g,肉桂 2 g,白胡椒 4 g,共研细末,过 100 目筛,贮瓶备用。用时取药末1～1.5 g,填敷脐中,再外贴万应膏。用于腹部中寒证、脾胃虚寒证。

(2)香附 60 g,食盐 6 g,生姜 9 g,混合捣烂炒热,用布包成 2 份,轮流熨腹部。用于腹部中寒证。

(徐丽娜)

第六节 泄 泻

泄泻是以大便次数增多,粪质稀薄或如水样为特征的一种小儿常见病。泄泻又称腹泻,其主要致病因素是湿邪,脾病湿盛是导致泄泻发病的关键。本病一年四季均可发生,以夏秋季节发病率最高。发病年龄多在 3 岁以下,1 岁以内发病者占半数,因婴幼儿脾常不足,易于感受外邪、伤于乳食,或脾肾阳气亏虚,均可导致脾病湿盛而发生泄泻。轻者治疗得当,预后良好;重者下泄过度,易见气阴两伤,甚至阴竭阳脱;久泻迁延不愈者,则易转为疳证。

早在《内经》已有飧泄、濡泄等记载,宋以后著作多称为泄泻,《幼科金针·泄泻》说:"泄者,如水之泄也,势犹纷绪;泻者,如水之泻也,势惟直下。为病不一,总名泄泻。"因此,大便稀薄,时作时止叫"泄";大便直下,如水倾注,叫"泻"。

泄泻相当于西医学中所述婴幼儿腹泻,可分为感染性腹泻和非感染性腹泻两类。临床急性结肠炎、慢性结肠炎、肠结核、肠功能紊乱、过敏性结肠炎等疾病有腹泻症状时亦属于泄泻范畴。

一、病因病机

泄泻发生的原因,以感受外邪、伤于饮食、脾胃虚弱为多见。其主要病位在脾胃。因胃主受纳腐熟水谷,脾主运化水湿和水谷精微,若脾失运化、胃失腐熟,则饮食入胃后,水谷不化,精微不布,清浊不分,合污而下,致成泄泻。正如《幼幼集成·泄泻证治》云:"夫泄泻之本,无不由于脾胃。盖胃为水谷之海,而脾主运化,使脾健胃和,则水谷腐化而为气血以行荣卫。若饮食失节,寒温不调,以致脾胃受伤,则水反为湿,谷反为滞,精华之气不能输化,乃致合污下降,而泄泻作矣。"

(一)感受外邪

小儿脏腑柔嫩,藩篱不密,冷暖不知自调,易为外邪所侵。且因脾胃薄弱,不耐受邪,若外感风、寒、暑、湿,脾受邪困,运化失职,升降失调,水谷不分,合污而下,则为泄泻。

(二)内伤饮食

小儿脾常不足,运化力弱,饮食不知自节及自洁,若调护失宜,乳哺不当,饮食失节或不洁,过食肥甘黏腻、寒凉之品或饮食自倍必损伤脾胃。脾伤运化失职,胃伤水谷难以腐熟,造成宿食内停,清浊不分,并走大肠,发生泄泻。如《素问·痹论》所说:"饮食自倍,肠胃乃伤。"

(三)脾胃虚弱

先天禀赋不足,后天调护失宜,或久病迁延不愈,皆可导致脾胃虚弱。而小儿生长发育迅速,相对水谷精微需求迫切,若饮食稍有不调,就会出现胃弱难以腐熟水谷,脾虚运化失司,则水反为湿,谷反为滞,不能分清别浊,水湿水谷合污而下,而成脾虚泄泻。亦有暴泻实证,失治误治,迁延不愈,转成脾虚泄泻者。

(四)脾肾阳虚

脾胃赖肾中之阳、命门之火腐熟水谷。久病、大病之后脾虚必及肾,肾阳伤则命门火衰,火不暖土,不能温煦中州,腐熟水谷,水谷不化,并走肠间,而致澄澈清冷,洞泄而下的脾肾阳虚泻。如张景岳说:"肾为胃之关,开窍于二阴,所以二便之开闭,皆肾脏之所主。"

由于小儿具有"稚阴稚阳"的生理特点和"易虚易实、易寒易热"的病理特点,泄泻后较成人更易于损阴伤阳发生变证。其中暴泻者常伤阴,久泻者常伤阳,病情严重者亦可同时阴阳两伤。若久泻不止,脾气虚弱,肝旺而生内风,可成慢惊风;脾虚失运,生化乏源,气血不足以荣养脏腑肌肤,久则可致疳证。

二、诊断要点

(一)病史

患儿有乳食不节、饮食不洁或感受时邪的病史。

(二)症状

(1)大便次数较平时明显增多,每天3～5次或多达10次以上。粪呈淡黄色或清水样;或夹奶块、不消化物,如同蛋花汤;或黄绿稀溏,或色褐而臭,夹少量黏液。可伴有恶心、呕吐、腹痛、发热、纳减、口渴等症。

(2)腹泻及呕吐较严重者,可见小便短少,体温升高,烦渴神萎,皮肤干瘪,囟门凹陷,目珠下陷,啼哭无泪,口唇樱红,呼吸深长,腹胀等症。

(三)检查

(1)大便镜检可有脂肪球或少量白细胞、红细胞。

(2)大便病原体检查,可有轮状病毒等病毒检测阳性,或致病性大肠埃希菌等细菌培养阳性。

三、鉴别诊断

(一)细菌性痢疾

便次频多,大便亦稀,与泄泻相似,但多急性起病,大便有黏冻脓血,且腹痛、里急后重明显。大便常规检查脓细胞、红细胞多,可找到吞噬细胞;大便培养有痢疾杆菌生长,与泄泻不尽相同。

(二)霍乱

急性起病,多无发热,亦有腹泻,但呈米泔水样便,无粪臭,每天大便次数自数次至数十次;常伴呕吐、少尿或无尿,腓肠肌、腹直肌等肌肉痛性痉挛;粪便和呕吐物培养可检出霍乱弧菌。为甲类肠道传染病,死亡率较高,显然与泄泻不同。

四、辨证

泄泻的辨证,首先要分常证与变证。常证重在辨寒、热、虚、实;变证重在辨阴、阳虚损孰重。常证按起病缓急、病程长短分为暴泻、久泻,暴泻多属实,久泻多属虚或虚中夹实。湿热泻便下急迫,色黄褐,气秽臭,或见少许黏液,舌苔黄腻;风寒泻大便清稀多泡沫,臭气轻,腹痛重,伴外感风寒证状;伤食泻纳呆腹胀,便稀夹不消化物,泻下后腹痛减;脾虚泻病程迁延,伴脾气虚弱证候;脾肾阳虚泻病程更长,大便澄澈清冷,完谷不化,阳虚内寒征象显著。若泻下不止,精神委顿,皮肤干燥,为气阴两伤证,属重证;精神萎靡,尿少或无尿,四肢厥冷,脉细欲绝,为阴竭阳脱证,属危症。

（一）常证

1.湿热泻

证候:泻下如注,一日数次或数十次,粪色深黄而臭,或便排不畅似痢非痢,或夹少许黏液,甚则肛门灼热而痛,食少纳呆,口渴喜饮,腹痛阵哭,或伴呕恶,小便短黄,舌质红,苔黄厚腻,脉滑数,指纹紫滞。

分析:本证多发生于夏秋或盛夏之际,在暴泻中占多数。暑多夹湿,湿热内扰,迫于肠胃,纳运无权,水谷不化,清浊交混下注大肠,传导失职而泻下如注;湿热内扰壅遏,水谷停聚,湿热交蒸,气机不调,故大便不爽,似痢非痢,便色深黄而臭,微见黏液伴腹痛阵哭;湿热之邪内蕴,邪热偏盛,口渴喜饮,小便短黄,肛门灼热而痛。舌质红,苔黄厚腻均为湿热之征象。

2.风寒泻

证候:大便清稀,夹有泡沫,臭气不甚,肠鸣腹痛,痛则喜按,或伴有鼻塞流清涕,喷嚏,或兼恶寒发热,舌质淡,苔薄白,脉浮紧,指纹淡红。

分析:风寒之邪外袭,客于肠胃,寒凝气滞,中阳被困,运化失职,故见大便清稀,臭气不甚;便中夹有泡沫乃为风邪之象;寒邪阻于中焦,脾阳受困,而现肠鸣腹痛,痛时喜按;鼻塞流清涕,喷嚏,舌质淡,苔薄白,脉浮紧等,均为外感风寒的表现。

3.伤食泻

证候:脘腹胀满,腹痛即泻,泻后痛减,泻物酸臭,或如败卵,嗳气酸馊,或呕吐酸腐,不思乳食,夜卧不安,舌苔厚腻或微黄,脉滑实,指纹沉滞。

分析:喂养不当,食滞不化,壅积肠中,气机不畅,脘腹胀满;腑气不通,不通则痛,而见腹痛欲泻;泻后腐浊暂下,腑气暂行,气机得畅,腹痛亦暂缓;乳食内积腐败,秽气上冲,故嗳气酸馊,呕吐酸腐;乳食内腐,则泻物酸臭,或如败卵;脾为食困,故胃满拒纳,不思乳食;胃不和则夜卧不安;食滞中焦,湿滞之气上熏舌本而呈现舌苔厚腻,或微黄。

4.脾虚泻

证候:大便溏薄、完谷不化,色淡不臭,食后即泻,时轻时重,面色萎黄,形体消瘦,神疲倦怠,睡时露睛,舌淡苔白,脉弱无力,指纹淡红。

分析:脾胃气虚,运化失职,故食后即泻,完谷不化;脾虚气阳不振,不能分化水谷,则大便溏薄,色淡不臭;面色萎黄,形体消瘦,神疲倦怠,睡时露睛等,皆为脾虚不运,精微不能化生所致。

5.脾肾阳虚泻

证候:久泻不止,下利清谷,澄澈清冷,完谷不化,食入即泻,或见脱肛,精神萎靡,四肢不温,面色苍白,小便色清,舌淡苔白,脉细弱,指纹色淡。

分析:久泻不止,脾肾阳虚,命门火衰,土失火暖,水谷不得腐熟,故食入即泻,下利清谷;命门火衰,阳气不能温布,故四肢不温,形寒肢冷,面色苍白;脾虚气陷则见脱肛;精神萎靡,舌淡苔白,脉细弱,指纹色淡,均为脾肾阳虚之象。

（二）变证

1.气阴两伤

证候:泻下无度,质稀如水,精神萎靡或心烦不安,目眶及囟门凹陷,皮肤干燥或枯瘪,啼哭无泪,口渴引饮,小便短少,甚至无尿,唇红而干,舌红少津,苔少或无苔,脉细数。

分析:本证多起于湿热泄泻之后,由于泻下无度,津伤液脱,肌肤不得滋养,故皮肤干燥或枯瘪,啼哭无泪,精神萎靡,目眶及囟门凹陷,唇红而干;水液不足,故小便短少;胃阴伤,故口渴引饮;阴虚则火旺,故心烦不安,舌红少苔,脉细数。

2.阴竭阳脱

证候:泻下不止,次频量多,精神萎靡,表情淡漠,面色青灰或苍白,哭声微弱,啼哭无泪,尿少或无,四肢厥冷,舌淡无津,脉沉细欲绝。

分析:本证常因气阴两伤,或久泻不止阴阳俱耗而成,中阳虚极,命火衰微,故泻下不止;阳气将亡,故面色青灰或苍白,精神萎靡,哭声微弱,表情淡漠,四肢厥冷,脉沉微;阴液欲竭,故啼哭无泪,尿少或无,舌淡无津。本证为变证危症,不及时救治则迅即夭亡。

五、治疗

(一)中药治疗

1.湿热泻

治法:清肠解热,化湿止泻。

方药:葛根黄芩黄连汤。

方中葛根解表退热,生津升阳;黄芩、黄连清解胃肠湿热。若腹痛甚可加白芍、木香以理气止痛;若发热口渴加滑石、芦根清热生津;湿重于热者多用藿香、苍术、厚朴以化湿浊;呕吐加竹茹、半夏降逆止呕;不思乳食者可加陈皮、厚朴、神曲行气消积。

另外,可选中成药葛根芩连微丸,每服 1~2 g,1 天 3~4 次;或用肠胃康,每服 3~8 g,1 天 2~3次。

2.风寒泻

治法:疏风散寒,化湿和中。

方药:藿香正气散。

方中藿香、苏叶、白芷、生姜疏风散寒,理气化湿;茯苓、白术健脾化湿,和中止泻;半夏、陈皮温燥寒湿,和胃理气;大腹皮、厚朴顺气消胀,行气化湿;桔梗宣肺利膈,以利解表化湿;生姜、甘草、大枣调脾胃,和药性。诸药相合,散风寒,化湿浊,畅气机,诸症自愈。若大便质稀色淡,泡沫多,加防风炭祛风止泻;寒阻中焦,腹痛较剧者,加干姜、砂仁、木香温中散寒理气;夹有食滞者,去甘草、大枣,加焦山楂、鸡内金消食导滞;小便短少加车前子、泽泻渗湿利尿;恶寒鼻塞声重加荆芥、防风以加强解表散寒之力。

中成药可选服藿香正气水,每服 5~10 mL,1 天 3 次。

3.伤食泻

治法:消食导滞,运脾止泻。

方药:保和丸。

方中山楂、神曲、莱菔子消食化积导滞;连翘可清解郁热、散积滞;茯苓健脾渗湿;陈皮、半夏降逆止呕、理气消胀。若脘腹胀满痛甚者,加厚朴、木香、槟榔理气止痛;呕吐较甚者,加藿香、生姜以和中止呕。

中成药可选服枳实导滞丸,每服 2~3 g,1 天 2~3 次。

4.脾虚泻

治法:健脾益气,助运止泻。

方药:参苓白术散。

方中以人参、茯苓、白术为主药,益气健脾;辅以山药、莲肉、扁豆、薏苡仁健脾化湿;佐砂仁芳香化湿和胃理气,炙甘草益气和中;桔梗为使药,载药上行,理气和胃。若胃纳呆滞,舌苔腻者,加藿香、苍术、陈皮、焦山楂以芳香化湿,消食助运;脘腹胀痛者,加厚朴、香附理气止痛;腹冷舌淡,大便夹不消化物者,加炮姜以温中散寒,暖脾助运;久泻不止无滞者,加诃子、赤石脂涩肠止泻;久泻中气下陷脱肛者,加升麻、炙黄芪以益气升提;泻久,脾虚及肾者,加补骨脂、益智仁温扶肾阳。

另外,可选中成药健脾丸、启脾丸、健脾八珍糕等。

5.脾肾阳虚泻

治法:温补脾肾,固涩止泻。

方药:附子理中丸合四神丸。

方中附子、补骨脂温补肾阳;人参、白术、甘草、大枣健脾益气;吴茱萸、炮姜、肉豆蔻温散脾寒;五味子止泻。若久泻不止可加诃子、石榴皮、赤石脂、金樱子加强收敛固涩之力;甚者还可加罂粟壳、乌梅涩肠固便。

另外,可选服中成药附子理中丸,每服 2～3 g,1 天 3～4 次。

6.气阴两伤

治法:健脾益气,酸甘敛阴。

方药:人参乌梅汤。

方中人参、炙甘草补气健脾,乌梅涩肠止泻,木瓜祛湿和胃,四药合用且能酸甘化阴;莲子、山药健脾止泻。若泻下不止加山楂炭、诃子、赤石脂涩肠止泻;口渴引饮加石斛、玉竹、天花粉、芦根养阴生津止渴。

7.阴竭阳脱

治法:挽阴回阳,救逆固脱。

方药:生脉散合参附龙牡救逆汤加减。

方中人参大补元气;麦冬、五味子、白芍、炙甘草益气养阴,酸甘化阴;附子回阳固脱;龙骨、牡蛎潜阳救逆。

(二)针灸治疗

1.体针

基本处方:神阙、天枢、大肠俞、上巨虚、三阴交。

本病病位在肠,故取大肠募穴天枢、大肠背俞穴大肠俞而成俞募配穴,与大肠之下合穴上巨虚合用,调理肠腑而止泻;神阙穴居中腹,内连肠腑,无论急、慢性泄泻,灸之皆宜;三阴交健脾利湿,各种泄泻皆可用之。五穴合用,标本兼治,泄泻自止。

加减运用:湿热泻,加合谷、下巨虚清利湿热;风寒泻,加合谷疏风散寒,脾俞健脾化湿;伤食泻,加中脘、建里消食导滞;脾虚泻,加脾俞、足三里健脾益气;脾肾阳虚泻,加百会升阳举陷,肾俞、命门、关元温肾固本。诸穴均常规针刺;神阙穴用隔盐灸或隔姜灸。

2.其他

(1)耳针治疗:取大肠、小肠、腹、胃、脾、神门,每次选 3～5 穴,毫针浅刺,也可用王不留行籽贴压。

(2)脐疗:取五倍子适量研末,食醋调成膏状敷脐,用橡皮膏固定,2～3 天一换,适用于久泻。

(3)穴位注射:取天枢、上巨虚,用小檗碱注射液或维生素 B_6、维生素 B_{12} 注射液,每穴 0.1～0.3 mL。

(徐丽娜)

第七节 惊 风

惊风是小儿时期常见的一种以抽搐、神昏为特征的证候。本病任何季节都可发生,以 1～5 岁小儿为多见,年龄越小,发病率越高。如发病次数少,持续时间短,一般预后较好,但反复发作,抽搐持续时间长者预后不佳。根据抽搐时的主要表现可归纳为八种,即搐、搦、颤、掣、反、引、窜、视,古人称之为"惊风八候"。钱乙《小儿药证直诀》指出急惊风的病位在心肝,慢惊风的病位在脾胃,提出"急惊合凉泻,慢惊合温补"的治疗原则,对临床诊疗有一定的指导作用。

本证的发病有急有缓。凡起病急暴,属阳属实者,统称急惊风;病久中虚,属阴属虚者,统称慢惊风。惊风之证相当于西医的小儿惊厥。

一、急惊风

急惊风来势急骤,临床以高热伴抽搐、昏迷为特征。多由外感时邪疫疠,以及暴受惊恐引起。

该证常见于由感染所致,如高热惊厥、颅内感染性疾病及全身其他脏器严重感染引起的中毒性脑病等。凡上述疾病出现以惊厥为主症时,可参考本节内容进行辨证论治。

(一)病因病机

1.感受时邪

外感六淫,皆能致惊。若外感风寒或风热之邪,束于肌表,郁而化热,小儿神怯筋弱,热灼筋脉,扰动心、肝二经,可见神昏、抽痉发作;若温邪致病,如风温、春温、暑温及四时温邪,侵犯人体,易化热化火,入营入血,内陷心包,引动肝风,出现高热、神昏、痉厥、吐衄及发斑;若感受湿热疫毒之邪,多挟积滞,蕴阻肠胃,郁而化火,内陷心包,引动肝风,临床出现高热、呕吐、腹痛腹泻和神昏抽搐等证。

2.暴受惊恐

小儿神气怯弱,元气未充,若目触异物,耳闻巨声或不慎跌仆,暴受惊恐,惊则伤神,恐则伤志,神明受扰则神志不宁,惊惕不安,甚则神昏抽搐。

总之,急惊风的产生主要是由于小儿感受时邪,化热化火,内陷心包,引动肝风,则惊风发作。其病变部位,主要在心、肝二经,疾病性质以实为主。

(二)辨病思路

详细询问疫疠疾病的接触史、暴受惊恐病史;注意临床症状特点以明确原发疾病;血培养、脑脊液和神经系统检查有助于明确中枢神经系统感染性疾病;血尿便常规、便培养等检查有利于诊断相关感染性疾病。

1.高热惊厥

多见于 6 个月至 3 岁的患儿,先有发热,随着体温的骤然升高出现短暂的全身性惊厥发作,伴有意识丧失。惊厥持续时间短暂,一般一次发热中惊厥只发作一次。神经系统检查和脑电图均正常。

2.中枢神经系统(CNS)感染及其毒素引起的惊厥

此类惊厥发病年龄、季节与原发病密切相关。4 岁以下的患儿中枢神经系统感染发生惊厥的比例大,约占45%;乙型脑炎多发生在夏季,流行性脑脊髓膜炎多在冬春季发生,且皮肤伴发出血性皮疹,化脓性脑炎、脑膜炎,无明显季节性;惊厥反复发作,持续时间长,发作时多伴有意识障碍、嗜睡、烦躁、呕吐及昏迷等,甚至呈惊厥持续状态。神经系统检查阳性体征,血常规及脑脊液检查可协助诊断。常见疾病有细菌性脑膜炎和脑脓肿、结核性脑膜炎、病毒性脑炎、脑膜炎和脑寄生虫病等。

3.非CNS急性严重感染引起的惊厥

此类惊厥由全身严重感染引起的急性中毒性脑病诱发脑细胞缺血、脑组织水肿所致。常见疾病有中毒性肺炎、消化道感染(细菌性、病毒性胃肠炎)、尿路感染(急性肾盂肾炎)、败血症和传染病(麻疹、猩红热、伤寒)等。

(三)治疗

1.辨证论治

本病以痰、热、惊、风四证为主要临床特点。痰有痰热、痰火和痰浊之分。若高热神昏,喉中痰鸣,则为痰热上蒙清窍;躁狂谵语,语言错乱,则为痰火上扰清窍;深度昏迷,嗜睡不动,或神志痴呆,则为痰浊蒙蔽清窍。风亦有外风和内风的不同。外风为邪在肌表,证见抽搐发作次数较少,只有1次,持续时间短,为风热扰动肝经所致;而内风邪热在里,证见神志不清,反复抽搐,病情较重,为热入心营,内陷厥阴所致。临床上常是痰、热、惊、风并俱。故以清热、豁痰、镇惊和熄风为急惊风总的治疗原则。

(1)感受风邪。

证候:发热,头痛,咳嗽,咽红,鼻塞流涕,烦躁不安,突然痉厥昏迷,热退后抽痉自止。舌红,苔薄黄,脉浮数。

证候分析:风热之邪侵于肺卫,邪正交争于肌表,故见发热。肺开窍于鼻,通于咽,肺气不利,则见鼻塞流涕、咳嗽和咽红等症状。风邪郁而化热,热扰心肝二经,则见神昏、抽搐。本证以风热表证伴一过性神昏抽搐为辨证要点。

治法:疏风清热,熄风定惊。

方药:银翘散加减。抽搐发作可加石决明、钩藤、白僵蚕,或加服小儿回春丹,平肝熄风定惊;痰蒙清窍者,加天竺黄、石菖蒲,清心化痰开窍。

(2)温热疫毒。

邪陷心肝。①证候:在原发温热疾病基础上,出现高热不退,头痛项强,恶心呕吐,突然肢体抽搐,神志昏迷,面色发青,甚则肢冷脉伏,烦躁口渴,舌红,苔黄腻,脉数。②证候分析:本证多见于原发温热疾病(中毒性肺炎、流行性腮腺炎等),温热之邪炽盛,内陷心肝,心神被扰,肝风内动,则见神昏、抽搐。本证以原发急性温热疾病过程中出现神昏抽搐为辨证要点。③治法:平肝熄风,清心开窍。④方药:羚角钩藤汤合紫雪丹加减。高热者,加山栀、黄芩、黄连、生石膏等,清热解毒;昏迷狂躁者,加安宫牛黄丸,清心开窍;痰盛者,加石菖蒲、天竺黄、胆南星,化痰开窍;大便秘结者,加大黄、芦荟,通腑泄热,釜底抽薪;抽痉频繁者,加石决明、全蝎,熄风解痉;头痛剧烈者,加夏枯草、龙胆草,清肝泻火;呕吐不止者,加半夏、玉枢丹,降逆止呕。

气营两燔。①证候:病来急骤,高热,狂躁不安,剧烈头痛,神昏谵妄,抽痉,颈项强直,口渴,舌质深红或红绛,苔黄燥,脉数。②证候分析:本证多见于夏至之后,春温伏毒或暑热疫毒之邪所致。邪热炽盛,内陷厥阴,故见高热,剧烈头痛,恶心呕吐,神昏,反复抽搐。本证以春温、暑温疾病过程中出现神昏抽搐、高热和皮肤发疹发斑为辨证要点。③治法:清气凉营,熄风开窍。④方药:清瘟败毒饮加减。频繁抽搐者,加羚羊角、全蝎、僵蚕、钩藤,平肝熄风;神志昏迷者,加服至宝丹、紫雪丹、安宫牛黄丸,清心开窍;若高热,喉间痰鸣者,加石菖蒲、郁金、竹沥,清热涤痰。

（3）湿热疫毒。

证候:持续高热,神志昏迷,谵妄烦躁,反复抽搐,腹痛拒按,呕吐,大便黏腻或夹脓血,舌红,苔黄腻,脉滑数。

证候分析:本证多见于夏秋之季,感受湿热疫毒之邪所致。湿热疫毒,犯于肠腑,导致肠道传导失司,故见呕吐,腹痛腹泻。邪热内迫血络,陷于心肝,见大便脓血,神昏抽搐。本证以高热、神昏抽搐、下痢赤白脓血为辨证要点。

治法:清热化湿,解毒熄风。

方药:黄连解毒汤加减。苔厚腻,大便黏腻者,加生大黄、厚朴,清肠导滞,化湿解毒;呕吐频繁者,加半夏、玉枢丹,辟秽解毒止吐;若出现面色苍白,四肢厥冷,呼吸浅促,脉微欲绝的阳气欲脱之证,可急服参附龙牡救逆汤,回阳救逆。

（4）暴受惊恐。

证候:暴受惊恐后突然抽痉,惊惕不安,惊叫急啼,甚则神志不清,四肢厥冷,大便色青,苔薄白,脉乱不齐。

证候分析:本证由于小儿元气不足,神气怯弱,暴受惊恐,惊则气乱,恐则气下,则见神昏抽搐或惊惕不安,大便色青。本证以有暴受惊恐病史,突然抽搐,面色时青时白,如人将捕之状为辨证要点。

治法:镇惊安神,平肝熄风。

方药:琥珀抱龙丸加减。本方用量不宜过大,也不宜长期服用,以免耗伤正气。若风痰入络者,选用茯苓、朱砂、石菖蒲、远志、龙齿,化痰安神,镇惊熄风;若面白少华,神疲乏力为气虚血少者,宜加黄芪、茯苓、当归、白芍,益气养血安神。

2.西医对症处理

惊厥急症处理的目的是防止脑损伤、减少后遗症,但对症治疗的同时,尽可能查明原因,针对病因治疗是解除惊厥发作的根本。治疗的基本原则:维持生命功能;药物控制惊厥发作;寻找并治疗引起惊厥的病因;预防惊厥复发。

（1）一般处理。①体位:抽搐发作时,切勿强力牵拉,扭伤筋骨,导致瘫痪或强直等后遗症。将患儿平放于床,头侧位,并用纱布包裹压舌板,置于上、下牙齿之间,以防咬伤舌体。②保持呼吸道通畅:痰涎壅盛者,随时吸痰,并给予吸氧。③密切观察患儿生命体征:注意观察患儿的面色、呼吸、血压、脉搏的变化。④维持营养及体液的平衡。

（2）抗惊厥药物的应用:当一种抗惊厥药物疗效不满意时,可以重复应用一次或与其他药物更替使用,但不可连续使用同一药物,以免引起蓄积中毒。①地西泮:首选药,本药的优点是对惊厥持续状态有效,而且比较安全,作用快,静脉给药数秒钟可进入脑组织,数分钟内于血和脑组织达到峰值,但缺点是作用短暂,30 分钟后很快下降,剂量过大可引起呼吸抑制,特别是与苯巴比妥合用时可能发生呼吸暂停和血压下降,故应进行呼吸、血压监测。惊厥较轻者,可用地西泮灌肠,剂量 0.5 mg/kg,一般不超过 5 mg;惊厥较重者,可用地西泮静脉注射,剂量为每次 0.3～0.5 mg/kg,速度每分钟 1～2 mg,必要时可在 15～20 分钟重复静脉注射,最大剂量不超过 10 mg。②苯巴比妥:止惊效果好,维持时间长,不良反应少,负荷剂量15～20 mg/kg,分次静脉注射(速度每分钟＜50 mg),24 小时后给维持剂量每天 4～5 mg/kg。本药与地西泮重叠应用时应监测呼吸、血压、血气和脑电图,并准备气管插管。③苯妥英钠:一般在地西泮、苯巴比妥处理无效后使用,对惊厥持续状态时可用 15～20 mg/kg,速度不超过每分钟 0.5～1.0 mg/kg,12 小时后给予 5 mg/kg 维持量。需要监测血压和心电图。

(3)病因治疗。①控制高热:物理降温可用冷湿毛巾较大面积敷于额头部,必要时用冰袋放于额部、枕部或颈侧。②降低颅压:严重而反复惊厥者常有脑水肿存在,可静脉注射 20% 甘露醇、地塞米松和呋塞米,进行脱水治疗。③对于原因不明的新生儿惊厥,病因治疗比抗惊厥药物的使用更重要。低血糖引起的新生儿惊厥,应立即给 10% 葡萄糖 2～4 mL/kg 静脉滴注;低血钙引起的新生儿惊厥可给予 10% 葡萄糖酸钙 1～2 mL/kg 加入 5% 葡萄糖 1～2 倍稀释,缓慢静脉滴注,以纠正可能存在的低血糖、低血钙。新生儿惊厥频繁时也可能是由于维生素 B_6 缺乏或依赖症造成的,病因治疗采用静脉注射维生素 B_6 50～100 mg,惊厥发作可立即停止。

3.中成药

(1)牛黄千金散:用于小儿惊风高热,手足抽搐。口服。每次 0.6～0.9 g,每天 2 次。

(2)七珍丸:用于急惊风,身热,昏睡,气粗,烦躁。口服。小儿 3～4 个月,每次 3 丸;5～6 个月,每次 4～5 丸;1 岁,每次 6～7 丸,每天 1～2 次。1 岁以上及体实者酌加用量。

(3)牛黄抱龙丸:用于急惊风的高热神昏抽搐。口服。每次 1 丸,每天 1 次。

4.针灸疗法

(1)体针:惊厥发作取人中、合谷、内关、太冲、涌泉、百会等穴止痉。高热取大椎、手十二井穴或十宣穴(点刺放血)。痰鸣取丰隆穴,牙关紧闭取下关、颊车穴。均采取提插捻转泻法,不留针。

(2)耳针:取穴神门、脑(皮质下)、心、脑点,交感。强刺激手法。

二、慢惊风

慢惊风来势缓慢,抽搐无力,时作时止,反复难愈,常伴昏迷、瘫痪等症。

该证常见于水电解质紊乱、代谢性疾病、中毒及各种原因引起的脑缺氧等疾病。凡上述疾病出现以惊厥为主症时,可参考本节内容进行辨证论治。

(一)病因病机

1.脾虚肝旺

由于暴吐暴泻,或他病过用峻利之品,导致脾胃虚弱,气血生化不足,肝失所养,脾虚肝旺,肝亢而化风,形成慢惊风。

2.脾肾阳虚

久吐久泻,或喂养不当,日久伤脾,脾阳虚日久,累及肾阳,导致脾肾阳虚,筋脉失于温煦,而致时时抽动之慢脾风。

3.阴虚风动

急惊风迁延失治,或温热病后期,热邪久羁,阴液亏耗,肝肾阴虚,筋脉失于濡养,以致虚风内动。

总之,小儿的慢惊风主要由素体虚弱或久病伤及脾胃,导致脾胃虚弱或脾肾阳虚,脾土既虚则土虚木亢,肝旺生风,脾肾阳虚则形成慢脾风;肝肾阴虚则阴虚风动。其病位在肝、脾、肾,疾病性质以虚为主。

(二)辨病思路

慢惊风应注意与癫痫相鉴别。癫痫由风、痰、惊恐和瘀血等原因所致的发作性神志异常疾病,具有醒后复如常人的特点。而慢惊风则由机体脏腑虚惫而致虚风内动,具有抽搐无力,反复难愈,常伴昏迷、瘫痪等特点。

慢惊风的病因分析十分重要,可见于西医多种疾病。首先仔细询问病史,即有无外伤史,既往有无类似发作,有无家族惊厥史;根据小儿年龄特点,新生儿期慢惊风首先考虑急性缺氧缺血性脑病、代谢紊乱(低血糖、低血钙、低血镁、维生素 B_6 缺乏症或依赖症等)。2 岁以上的小儿慢惊风多为代谢性疾病,还需进行血液生化检测、头颅 CT 及核磁共振(MRI)等相关检测,以协助诊断。

1.水、电解质紊乱

水中毒、低钠血症。

2.代谢性疾病

低血糖症、半乳糖血症等。高钠血症、低镁血症及低钙血症等。苯丙酮尿症、维生素 B_6 依赖症和高氨基酸血症等。

3.中毒

儿童由于误服药物、毒物或药物过量,毒物直接作用中枢神经系统或毒物导致机体代谢紊乱引起惊厥。常见的中毒药物有阿托品、氨茶碱和马钱子等;植物性毒物有发芽马铃薯、霉变甘蔗和毒蕈等;其他毒物有有机磷、金属(铅、汞、铜)等。

4.其他

各种原因引起的脑缺氧、窒息、心源性急性脑缺氧等。

(三)治疗

1.辨证论治

慢惊风一般属于虚证,多起病缓慢,时抽时止,有时仅表现摇头或面部肌肉抽动,或某一肢体反复抽动,患儿面色苍白或萎黄,精神疲倦,嗜睡或昏迷。辨证时以脏腑辨证和八纲辨证相结合,既要辨清肝、脾、肾所在脏腑,又要辨明阴、阳的虚衰。慢惊风的治疗,重在治本,其治疗原则以温中健脾、温阳逐寒、育阴潜阳和柔肝熄风为主。

(1)脾虚肝旺。

证候:形神疲惫,神志不清,反复抽搐,时作时止,抽搐无力,面色萎黄,不欲饮食,大便稀溏,色带青绿,时有肠鸣,四肢欠温,舌质淡,苔白,脉沉弱。

证候分析:脾阳虚,中焦运化失司,气血生化之源,不能温养肢体,故见面色萎黄,四肢不温;脾阳虚,不能温运水湿,水湿停滞于大肠,故见大便稀溏。脾虚肝旺,肝阳亢而生风,故见反复抽搐。临床以抽搐无力、神疲面萎、嗜睡露睛和纳呆便溏为辨证要点。

治法:温中健脾,柔肝熄风。

方药:缓肝理脾汤加减。若四肢厥冷、大便澄澈清冷者,可加附子、肉桂、炮姜,温阳补虚;若抽搐频发者,可加钩藤,天麻,白芍,菊花等,柔肝熄风。

(2)脾肾阳衰。

证候:精神委顿,昏迷或嗜睡,面白或灰滞,口鼻气冷,额汗不温,四肢厥冷和大便澄澈清冷,手足蠕蠕震颤,舌质淡,苔薄白,脉沉细无力。

证候分析:本证为脾肾阳衰的危重阶段,即所谓"纯阴无阳"的慢脾风证。脾肾阳气衰微,阴寒内盛,故见精神委顿,口鼻气冷,额汗不温,四肢厥冷。脾肾阳衰,肝经失于温煦,故见手足蠕蠕震颤。临床以神昏、面白、四肢厥冷和手足蠕蠕震颤为辨证要点。

治法:温补脾肾,回阳救逆。

方药:固真汤合逐寒荡惊汤加减。附子温中回阳,为治慢惊要药。气脱甚者,宜用炮附子,助温阳之力;慢惊但见阳虚阴盛、纯阴无阳时,即可投用附子,不必有所顾忌。

(3)阴虚风动。

证候:精神倦怠,面色潮红,身热消瘦,五心烦热,肢体拘挛或强直,抽搐时作,大便干结,舌质绛少津,少苔或无苔,脉细数。

证候分析:此由急惊或他病经久不愈而来,热久伤阴,肝肾阴虚,阴不潜阳所致。肝肾阴虚,无以濡养肝脉,则见肢体拘挛或强直,抽搐时作。阴虚内热,故见身热消瘦,五心烦热。临床以身热消瘦、手足心热、肢体拘挛或强直及时或抽搐为本证的辨证要点。

治法:滋补肝肾,育阴潜阳。

方药:选用大定风珠加减。若见阴虚潮热者,可加银柴胡、地骨皮、青蒿,清虚热;若见强直性瘫痪者,可选用虫类搜风药物,如全蝎、乌梢蛇、地龙、僵蚕等,搜风剔邪,但风药多燥,故宜佐当归、白芍等养血润燥之品。

2.针灸疗法

(1)体针:①脾虚肝旺证取脾俞、胃俞、中脘、天枢、气海、足三里、太冲穴,其中太冲采用泻法,其余穴位采用补法。②脾肾阳虚证取脾俞、肾俞、关元、气海、百会穴,诸穴采用补法。③阴虚风动证取关元、百会、肝俞、肾俞、三阴交、太溪穴,诸穴采用补法。

(2)灸法:取大椎、脾俞、命门、关元、气海、百会、足三里穴。用于脾虚肝亢证或脾肾阳虚证。

3.推拿疗法

补脾经,清肝经,补肾经,按揉百会,推三关,拿曲池,揉中脘,按揉足三里,捏脊。每天1次。

(徐丽娜)

第八节 癫 痫

一、概述

癫痫是由于脑功能异常所致的慢性疾病。癫痫发作是由于脑神经元异常过度同步放电所产生的突发性、一过性的行为改变,包括意识、运动、感觉、情感和认知等方面的短暂异常,类型很多;癫痫综合征是以一组症状和体征经常集合在一起表现为特点的癫痫。中医属"痫证""癫证"范畴。

二、中医病因病机

(1)原发性癫痫:中医认为与先天的"胎惊"与后天的惊、风、痰、热、食等因素有关;特发性癫痫认为与惊风、虫症、瘀血有关,同时认为与小儿禀赋、神志等有密切关系。

(2)小儿"肝常有余""易于化热"而致肝风内动或外风引动内风,风火相煽,导致阴阳气不相顺接,发为癫痫。

(3)小儿易食积停滞化痰,痰热互结蒙蔽心窍,加之先天禀赋等诸因素,致神明无主,气机逆乱,发为癫痫。

（4）难产外伤瘀血等使脑络受阻,气血凝滞或虫症阻遏,滞于心窍导致元神失守,发为癫痫。

（5）真阴不足,脾气不充,精血不足或精血耗伤,精不足不充脑,血不足不能濡养肝肾,筋脉失于濡润则屡发不止,抽搐频繁。

三、西医病因病机

根据病因,可粗略地将癫痫分为三大类。

（一）特发性癫痫

特发性癫痫又称原发性癫痫,除与遗传因素有关外,没有其他可寻的病因,常有明显的遗传异质性和基因异质性,而且有明显的年龄依赖性和不同的外显率。

（二）症状性癫痫

症状性癫痫又称继发性癫痫。常与脑发育畸形、染色体和先天性代谢病引起的脑发育障碍,脑变性病和脱髓鞘病、神经皮肤综合征、脑血管病、颅内感染性疾病、脑肿瘤、脑外伤、脑水肿等有关。还与窒息、休克、惊厥等各种原因导致的脑缺氧性脑损伤;各种原因导致的代谢紊乱;药物、金属、各种化学物质中毒等有关。

（三）隐源性癫痫

当前的知识和技术水平还不能找到结构和生化方面的原因,但很可能为症状性癫痫。

癫痫发生的主要机制是脑神经元异常过度同步放电。

四、诊断要点

（一）临床表现

1.部分性发作

（1）部分运动性发作。①杰克森发作:发作由大脑皮质运动区异常放电引起。半身抽搐,常自一侧口角、拇指或脚趾开始,依次按皮质运动区对神经肌肉支配的顺序有规律的扩展,由远端向近端蔓延至同侧上下肢,多无意识障碍。常提示大脑半球中央前同有局限性病灶。发作过后抽搐肢体可有一过性瘫痪,称为托德（Todd）麻痹。若放电规则地向皮层扩散,可引起全身性运动性发作,伴意识丧失。②婴幼儿偏身发作:一侧半身（肢体及面肌）抽搐,也可两侧交替发作。伴意识丧失,无定位意义。③转侧性发作:发作时双眼球向一侧偏斜,头及躯干也转向该侧。病灶可能位于对侧额叶中部,意识多不丧失,有时也可丧失,提示异常放电扩散至脑干上部。

（2）部分感觉性发作:为发作性局部身体感觉或特异性感觉异常,意识存在,也可转变为部分性或全身性运动性发作。

（3）自主神经性发作,为发作性自主神经功能障碍,常有发作性腹痛、呕吐、头痛。

（4）精神运动性发作又称颞叶癫痫:为复杂性部分性发作,以发作性运动障碍及精神异常为特点。多数为继发性,发作时有意识障碍,精神症状表现为情绪、行为、记忆等方面的改变（如不信父母、暴怒、打人、骂人、撕衣、毁物、恐惧、躁动等）。运动性发作主要表现为自动症,即一系列重复、刻板地运动（如咀嚼、吸吮、摸索、搓手、解扣、脱衣、转圈、奔跑无意识行走等）,年长儿发作前常有幻觉、恐惧等先兆。

2.全身性发作

（1）强直-阵挛性发作:又称大发作,临床上最常见的发作类型之一。以意识丧失及全身抽搐为特征。发作时突然意识丧失、发出吼声、颜面发绀,四肢强直后迅速转为阵挛性抽动,可有咬舌、尿失禁及瞳孔散大,历时 5～10 分钟抽搐停止,抽后入睡,醒后对发作无记忆。少数患儿在意识清醒前出现精神错乱和自动行为称为癫痫后状态。

(2)强直发作:类似强直-阵挛发作的强直期。

(3)阵挛发作:类似强直-阵挛发作的阵挛期。

(4)失神发作:以意识障碍为主要表现,又称小发作。不抽搐,发作时意识突然丧失,中断正在进行的活动,茫然凝视,持续数秒,一般不超过 30 秒,意识很快恢复,继续进行发作前的活动,对发作不能记忆。发作可伴肌阵挛及自动症。

(5)非典型失神发作:与典型失神发作表现类似,但开始及恢复速度均较典型失神发作慢,EEG 为1.5～2.5 Hz的全脑慢-棘慢复合波。多见于伴有广泛性脑损害的患儿。

(6)肌阵挛发作:是全身肌肉或某部肌肉突然的短暂的收缩,一次或多次,多双侧对称发作,多见于幼儿期,常伴智能发育迟缓。

(7)失张力发作又称站立不能发作,发作时肌张力突然减低,不能维持姿势,如果为全身肌张力丧失则可猛然倒下,意识丧失极为短暂。

3.小儿时期特有的癫痫综合征

(1)婴儿痉挛症属于肌阵挛发作,是婴儿时期所特有的一种严重的癫痫发作形式,多在 3～8 个月时发病。大多有脑器质性损害,并伴有严重的智能障碍,治疗困难,预后差。本症有痉挛发作、智能障碍、脑电图高峰节律紊乱 3 大特点。典型发作多表现为全身大肌肉突然强烈痉挛。头及躯干前屈,上肢先前伸而后屈曲内收如鞠躬样,下肢屈曲,眼上翻或发直,瞳孔散大,每次痉挛1～2 秒。迅速缓解后,经数秒的间歇又发生类似痉挛,成串发作,可重复几次、十几次、几十次,每次痉挛伴有叫声或哭声。部分患儿可有不完全的或不典型的发作如点头痉挛、不对称性痉挛、伸性痉挛等。

(2)小儿良性癫痫:伴中央颞区棘波,是儿童最常见的一种癫痫综合征,起病年龄以 5～10 岁最多,男多于女。发作类型为简单部分性发作,表现为一侧面、唇、舌的抽动,可伴该部位的感觉异常,不能言语及流涎。一般无意识丧失,夜间发作频繁,并可发展为大发作。智力发育正常。神经系统无异常表现,常有家庭癫痫史,20 岁以前发作停止者,预后良好。EEG 在中央区、中颞区一侧或两侧有频率不等的高幅棘波发放,睡眠时棘波明显增多,并扩散到其他部位。

(3)大田原综合征:在新生儿期或婴儿早期起病,表现为短时间的强直发作,也可有成串的肌阵挛发作。常伴有严重智力障碍。脑电图表现为周期性、弥漫性暴发抑制。

(4)LPrlnOX 综合征:幼儿期起病,发作形式多样、频繁,常见有强直性、失张力性、肌阵挛和不典型失神,常伴智力低下,可有癫痫持续状态,部分病例由婴儿痉挛症演变而来。脑电图呈暴发的 2.0～2.5 次/秒棘慢波或多棘慢波。

4.癫痫持续状态

分惊厥性与非惊厥性两种。

(1)惊厥性癫痫是以肌肉痉挛为主,常见有大发作、半身发作、局限性运动性发作的持续状态。癫痫持续状态指一次发作持续 30 分钟以上或为间断发作,在间歇期意识不恢复,反复发作达 30 分钟以上,症状重,昏迷深者属危重症。

(2)非惊厥性癫痫持续状态常见有失神及精神运动性发作,对此种类型的持续状态的诊断脑电图起重要作用。

(二)辅助检查

1.脑电图

脑电图是一项极为重要的检查手段,不仅可以明确诊断,还可以帮助鉴别癫痫类型。癫痫发作时可描记出癫痫发作波(如棘波、棘慢波、多棘慢波、尖波、尖慢波、高度失律等),是癫痫确诊的重要依据。癫痫发作间期癫痫波形阳性率为 $50\%\sim60\%$,脑电图正常不能排除癫痫。有条件时应做 24 小时动态脑电图,可明显提高癫痫波形的阳性率及与睡眠肌阵挛、夜惊等鉴别。

2.病因诊断

多数癫痫是症状性的,根据病史、体征并结合 EEG、多种影像学及生化学检查可发现病因和病灶。神经影像学检查包括头部 CT、MRI、磁共振脑血管造影(MRA)、正电子发射断层摄影(PET)、单光子发射计算机断层扫描(SPECT)、数字减影脑血管造影(DSA);生化主要是查血糖、氨基酸及酶学检查等。CT、MRI 可反应脑结构有无异常,SPECT 检查可反应脑局部血流量情况。磁共振波谱(MRS)可以测活体脑组织代谢情况。

具备临床表现应高度怀疑本病,加辅助检查并排除其他疾病,即可确诊。

五、鉴别诊断

排除其他发作疾病,如维生素 D 缺乏性手足搐搦症、低镁血症、屏气发作、高热惊厥、癔证性抽搐及情感性交叉擦腿发作等。

(一)屏气发作

该病多见于婴幼儿,常在恐惧、发怒或未满足要求时发生剧烈的情感暴发,哭喊,随即呼吸暂停、青紫,重者可有意识站障碍、全身强直或抽搐,持续 $1\sim3$ 分钟缓解,脑电图正常。

(二)癔证性发作

该病发作常与精神刺激有关,发作性昏厥和四肢抽动,但意识存在,抽搐无规律,有情绪倾向,暗示疗法有效,脑电图正常。

六、中医诊治要点

(一)辨证论治

1.发作期

(1)痰痫。

主证:发作时痰涎壅盛,喉中痰鸣,口吐涎沫,瞪目直视,神志不清,眩晕跌仆,局部或全身抽动,发作后困倦嗜睡。也有表现为呆木无知,不动不语,频频发作者,平素面色少华,口黏多痰,胸脘满闷,苔白腻,脉滑。

治法:豁痰降气,开窍定痫为主。

方药:①痰火盛者,竹沥达痰丸合龙胆泻肝汤加减。半夏、胆南星、枳实、竹沥、石菖蒲、黄芩、龙胆草、钩藤。痰壅气逆,大便秘结者加礞石滚痰丸;抽搐频频者加石决明、地龙、白僵蚕;神昧者加珍珠母、生铁落、飞朱砂。②痰浊闭阻者选涤痰汤合白金丸加减。姜半夏、陈皮、茯苓、石菖蒲、远志、白矾、郁金(也可另服白金丸)、沉香等。抽搐者加天麻、全蝎、白僵蚕;失神者加琥珀、朱砂、茯神;肢冷便溏者加白附子、煨姜等,也可用集成定痫丸健脾化痰,宁心定痫。

(2)风痫。

主证:发作时双目凝视、上翻或斜视,昏迷倒地,不省人事,面色先红继之青紫或苍白,牙关紧闭,口唇青紫,颈项强直,手足搐搦抽掣。平素头晕目眩,或伴肢体麻木,心烦易怒,多动不安,苔白腻,脉弦滑。

治法:平肝息风,祛痰定痫。

方药:定痫丸为主。天麻、川贝母、白僵蚕、丹参、钩藤、牡蛎、天竺黄、胆南星、蝉蜕等。局部抽搐在颜面上身者加菊花、川芎、白芷;在下肢者加白芍、木瓜、牛膝,兼心火烦闹尖啼者加黄连、灯芯草;全身频抽者加朱砂、牛黄、全蝎、蜈蚣、白芍、甘草等,或加羚羊角粉服之。

(3)惊痫。

主证:起病前有惊恐史,发作时神志恍惚、吐舌惊叫、急啼、呼之不应、面色乍红乍白如见怪物之状,动作失主,或盲目行走或转圈,或猝然跌倒,两目上视,肢体抽动,苔燥白,脉弦滑,时大时小。

治法:镇惊安神为主。实证应重镇安神,顺气豁痰,息风止惊;虚证应养心温肾,豁痰宁神。

方药:镇惊丸为主方。①偏实证者,朱砂、茯神、白僵蚕、生铁落、石决明、胆南星、全蝎、木香、枳壳、乌梢蛇等。②偏虚证者,朱茯神、石菖蒲、当归、川芎、半夏、酸枣仁、远志、五味子、莲子心、磁石等。亦可先服大青膏,次服镇惊丸,或两方同用。

(4)瘀血痫。

主证:发作时头晕眩仆,神昏窍闭,单侧或四肢抽动,口眼㖞斜,部位及抽动状态固定。或肢体麻木、疼痛,剧烈头痛,恶心呕吐,形体消瘦,大便干结,舌黯或瘀点,苔薄,脉涩。多见于颅脑外伤、脑肿瘤、脑寄生虫等疾病。

治法:活血化瘀,通窍。

方药:通窍活血汤为主方。丹参、川芎、赤芍、桃仁、红花、当归、乳香、全蝎、地龙、白僵蚕、葱白等。原方有麝香,有活血开窍功效,但一般不入汤剂,若以上方制为丸散可加入配方中。夹痰者加瓜蒌皮、胆南星、姜半夏、泽泻、生山楂等;夹热者加马鞭草、黄芩、郁金、益母草等;夹气滞者加香附、紫苏、牛膝、郁金等。

2.休止期

(1)脾虚痰盛。

主证:身体瘦弱,面色萎黄,时感头晕,神疲乏力,胸闷痰多,泛恶易呕,食呆便溏,舌淡,苔白腻,脉濡滑。

治法:健脾助运。

方药:六君子汤加减。太子参、白术、茯苓、半夏、陈皮、扁豆、山药、远志、石菖蒲等。

(2)心虚胆怯。

主证:面白唇淡,多静少动,心悸怔忡,胆小易惊,夜寐不实,色淡无华,舌淡苔薄,脉细弱。

治法:养血安神。

方药:养血汤加减。当归、黄芪、茯苓,川芎、柏子仁、酸枣仁、党参、茯神、龙齿、白芍、炙甘草等。时有惊惕者加朱砂安神丸。

(3)肝火痰热。

主证:性情急躁,哭叫不安,头晕头痛,少寐失眠,多语声洪,口苦口干,便秘溲黄,舌红,苔黄腻,脉弦数。

治法:清肝泻火,化痰除热。

方药:龙胆泻肝汤合涤痰汤加减。龙胆草、黄芩、栀子、木通、半夏、橘红、胆南星、石决明、天竺黄。哭闹少寐者加磁石、朱茯神,灯芯草。

(4)肝肾阴虚。

主证:面色晦暗,神思恍惚,头晕目眩,两目干涩,耳轮焦枯不泽,健忘失眠,智能减退,腰酸腿软,大便干燥,舌红,苔少,脉细数。

治法,滋养肝肾,填精补髓。

方药:大补元煎加减。熟地、山药、山茱萸、杜仲、枸杞子、当归、人参、龟板胶、鹿角胶、炙甘草等。时作抽掣者加牡蛎、鳖甲;虚烦哭闹者加龙骨、朱砂、茯神;大便干燥者加何首乌、火麻仁;兼心脾积热者合用紫河车丸。

另外,实验研究下列中药有抗癫痫作用:天麻、钩藤、地龙、全蝎、蜈蚣、蝉蜕、龙骨、龙齿、牡蛎、石决明、铅丹、朱砂、石菖蒲、酸枣仁、胆南星、半夏、明矾、甘松、川芎、败酱草、胡椒、荜茇、洋金花、天仙子、牵牛子、紫河车、脐带、海参肠、青阳参等,可供临床选用。

(二)针灸疗法

1.针刺疗法

(1)发作期:以豁痰开窍,解痉止搐,平肝息风为治疗原则。

取穴:百会、风府、大椎、后溪。

随证配穴:发作昏迷时加人中、十宣、涌泉;牙关紧闭加下关、颊车;夜间发作加照海;白昼发作加申脉;小发作配内关、神门、神庭;局限性发作配合谷、太冲、阳陵泉、三阴交;精神运动性发作加间使、神门、丰隆、巨阙或中脘。

方法:据病情选4~5穴,发作时强刺激,发作后每天或隔天1次,亦可配合电针刺激。

(2)静止期:实证以息风化痰为主,虚证以健脾养心为主。

虚证:取穴神门、内关、足三里、阴陵泉、三阴交、太溪、中脘、巨阙。

实证:取穴风府、大椎、鸠尾、太冲、丰隆。

随证配穴:频发后倦怠加气海(灸);智力减退加肾俞、关元(灸)。

方法:每次酌情选4~5穴,巨阙、鸠尾平刺进针。

2.灸法

取穴:大椎、肾俞、足三里、丰隆、间使。

方法:每次选1~2穴,采用化脓灸法,隔30天灸治1次,4次终止疗程,以上各穴可轮换使用。

3.电针疗法

取穴:同针刺疗法。

方法:选择1~2组穴,接通电针仪,电刺激20~30分钟,隔天1次,10次为1个疗程。间隔2周可继续治疗。

4.水针疗法

取穴:内关、足三里、丰隆、三阴交、大椎、肾俞。

方法:采用维生素 B_1、维生素 B_{12}、辅酶 A、三磷腺苷、生地、补骨脂等注射液,每次0.5~1 mL,每次选用2~3穴,隔天1次,10次为1个疗程。

5.耳针疗法

取穴:心、肝、肾、脾、胃、神门、枕、脑干、皮质下。

方法:选2~3穴,留针20~30分钟,间歇运针或埋针2~5天。

6.埋线疗法

取穴:大椎、鸠尾、神门、足三里、长强。

方法:每次选用 1～2 穴,在无菌操作下局麻后埋入医用羊肠线。隔 20 天 1 次,以上各穴可轮换使用。

7.头针疗法

取穴:癫痫区、运动区、足运感区等。

方法:采用 28 号 2 寸毫针,留针 30 分钟,可间歇运针。

(三)刮痧疗法

头部:全息穴区——额中带,额旁 1 带(右侧),额顶带后 1/3。发作期加顶颞前斜带(双侧);督脉——人中、百会、风府。

背部:督脉——大椎至身柱,膀胱经——双侧心俞至肝俞,奇穴——腰奇。

胸部:任脉——膻中至鸠尾。

上肢:心经——双侧灵通至神门。

下肢:胃经——双侧丰隆,肝经——双侧太冲,肾经——双侧涌泉。

七、西医治疗要点

(一)一般治疗

(1)积极治疗原发病、去除病因。

(2)进行整体和综合治疗与患儿及家属密切配合,合理安排患儿的生活、学习,开导患儿正确对待疾病消除不良心理影响,防止因发作造成的意外伤害。

(二)药物治疗

1.早期治疗

确诊后即开始治疗,避免惊厥性脑损伤。

2.根据发作类型

选药见表 5-1,常用抗癫痫药物与剂量见表 5-2。

(1)单药治疗:原则上选用一种药物治疗,如能完全控制发作就不合用其他药物;如单一药物不能完全控制需合用其他抗癫痫药时,要注意药物间的相互作用。

表 5-1　不同癫痫发作类型药物选择发作类型

药物简单部分性	苯巴比妥、卡马西平、丙戊酸钠
复杂部分性	卡马西平、丙戊酸钠
部分性发作泛化成全身性发作	卡马西平、丙戊酸钠、氯硝西泮、苯巴比妥
失神发作	丙戊酸钠、氯硝西泮
强直-痉挛发作	苯巴比妥、卡马西平、丙戊酸钠
肌阵挛发作	丙戊酸钠、氯硝西泮、促肾上腺皮质激素
失张力发作	丙戊酸钠、氯硝西泮、促肾上腺皮质激素
婴儿痉挛症	促肾上腺皮质激素、泼尼松、氯硝西泮、丙戊酸钠

表 5-2 常用抗癫痫药物与剂量

药物	剂量[mg/(kg·d)]	有效血浓度(μg/mL)
丙戊酸钠	20~40	50~100
卡马西平	10~30	4~12
氯硝西泮	0.1~0.3	10~50

（2）调整用药量：应从小剂量开始，以后根据病情来调整，注意个体差异性。

（3）疗程要长，停药要慢，发作停止后维持用药2~4年，然后逐渐减量，在0.5~1.0年中减量完毕，停药。

（4）规律服药，定期复查：每天服用，根据不同药物每天分2~3次，应监测药物血浓度。注意药物的毒副不良反应。小儿对抗癫痫药物的反应有明显的个体差异，药物代谢率不尽相同，应按体重计算药量，并测定血中药物的实际浓度。故当用一般剂量或超过一般剂量不能控制发作时或开始疗效满意而后出现原因不明的发作频繁及怀疑有药物中毒时应检查血中药浓度。

（5）癫痫持续状态的治疗。

1）及时迅速控制惊厥发作。①地西泮：为首选药，剂量每次0.3~0.5 mg/kg，婴儿用量不超过3 mg，幼儿不超过5 mg，年长儿不超过10 mg，速度1 mg/min，不宜过快，静脉推注后1~3分钟就可生效，抽搐停止后立即停注，不一定用完全量。本药缺点为作用持续时间短，半衰期只有15分钟，必要时20分钟后再重复1次。地西泮注射液可直接静脉推注，但注后必须用生理盐水或葡萄糖液冲净血管内药液，以免发生静脉炎，或注地西泮前将其稀释1~2倍再给药。②苯巴比妥：每次5~10 mg/kg肌内注射或静脉滴注，本药起效慢，注入后20~60分钟才能在脑内达高峰浓度，不能作为迅速止惊的首选药。通常在用地西泮控制惊厥后用作稳定上药的疗效，以免惊厥复发。本药作用持续时间长，是常用的抗惊厥药。③水合氯醛：每次50 mg/kg，配成5%的溶液保留灌肠或鼻饲。④氯硝西泮：静脉推注或肌内注射。静脉推注0.02~0.04 mg/kg，第1次用药后20分钟还不能控制发作者，可重复原剂量一次。⑤苯妥英钠注射液：每次15~20 mg/kg，溶于0.9%生理盐水静脉滴注，速度1 mg/(kg·min)。静脉给药后15分钟可在脑内达到药物浓度的高峰。给药时必须有心电监护，以便及时发现心律失常，12小时后给维持量，按5 mg/(kg·d)给药。24小时内给维持量1次。⑥硫喷妥钠：如惊厥仍不能控制则给此药，将0.25 g用10 mL注射用水稀释，按0.5 mg/(kg·min)，缓慢静脉滴注，直到惊厥停止，而后立即停止推注，总量每次10~20 mg/kg。本药止惊效果虽好，但可引起呼吸抑制，所以每次总量不必用尽。

2）维持生命功能，预防和控制并发症。①密切监护呼吸、血压、脉搏、体温、意识状态；使患儿平卧，头转向一侧，吸净口腔分泌物，保持呼吸道通畅，避免误吸窒息，可放牙垫，以免舌咬伤及舌后坠窒息。②吸氧，必须吸湿化的氧。③充分供给能量，避免低血糖，可静脉滴注葡萄糖液100~150 mg/(kg·h)。使血糖维持在8.4 mmol/L。④癫痫持续状态常发生脑水肿导致颅内压增高，可用甘露醇、呋塞米及地塞米松降低颅内压。⑤病因治疗，癫痫持续状态可因癫痫患儿突然停用抗癫痫药引起，也可因感染、中毒、应激反应、睡眠不足、过度疲劳诱发，也可以是癫痫首次发作。癫痫持续状态控制后要长期服药维持治疗。

（三）手术治疗

有20%~25%的患儿对各种抗癫痫药物治疗无效而被称为难治性癫痫，对其中有明确局灶性癫痫发作起源的难治性癫痫，可考虑手术治疗。

（钟绍霞）

第九节　尿　路　感　染

一、概述

尿路感染(urinary tract infection,UTI)是指病原体直接侵入尿路,在尿液中生长繁殖,并侵犯尿路黏膜或组织而引起损伤。按病原体侵袭的部位不同,分为肾盂肾炎(Pyelonephritis)、膀胱炎(Cystitis)、尿道炎(Urethritis)。肾盂肾炎又称上尿路感染,膀胱炎和尿道炎合称下尿路感染。由于小儿时期感染局限在尿路某一部位者较少,且临床上又难以准确定位,故常不加区别统称为 UrrI。可根据有无临床症状,分为症状性尿路感染(symptomatic,UTI)和无症状性菌尿(Asymptomatic bacteriuria)。

据我国 1982 年全国调查显示,尿路感染占本系统疾病的 8.5%;1987 年全国 21 省市儿童尿过筛检查统计,UTI 占儿童泌尿系疾病的 12.5%。无论成人或儿童,女性 UTI 的发病率普遍高于男性,但新生儿或婴幼儿早期,男性发病率却高于女性。

无症状性菌尿是儿童 UTI 的一个重要组成部分,见于各年龄、性别儿童,甚至 3 个月以下的小婴儿,但以学龄女孩更常见。中医属"癃闭""尿频"或"淋症"等范畴。

二、中医病因病机

中医认为,本病为热邪蕴结下焦,使膀胱气化功能失常所致。外邪容易化火化热,邪热可伤正气。若先天禀赋不足,则导致湿热羁留,疾病迁延不愈,形成慢性尿路感染;脾肾本虚,湿热之邪下注,则表现为虚中夹实。脾肾亏损,气不化水,而致尿次增多,淋漓不畅。

三、西医病因及发病机制

(1)任何致病菌均可引起该病,但大多数为革兰氏阴性菌,如大肠埃希菌、变形杆菌、绿脓杆菌等,少数为肠球菌及葡萄球菌。

(2)感染途径有经血源途径侵袭尿路;致病菌从尿道口上行进入膀胱,再逆行进入输尿管,进而肾盂;经淋巴感染和直接蔓延到肾脏。

(3)宿主内在因素。尿道周围菌种改变及尿液形状的改变、细菌的黏附性、患儿 IgA 的产生存在缺陷、先天性或获得性尿路畸形、糖尿病等导致免疫功能低下的疾病及长期使用糖皮质激素等免疫抑制剂的患儿。

四、诊断要点

(一)临床表现

(1)急性尿路感染主要在发病 6 个月内,常有发热及全身症状,根据感染部位不同症状各异,小儿时期常见部位为肾盂或膀胱。

肾盂肾炎症状:婴儿多表现为起病急、高热、呕吐、尿液明显混浊;儿童表现为寒战、高热,可伴有尿路刺激症状,腰酸痛,肾区叩痛,尿液混浊或血尿。

膀胱炎症状:表现为尿路刺激症状,如尿频、尿急、尿痛及排尿困难。

(2)复发性或慢性尿路感染病程 6 个月以上,疾病反复发作,症状时显时隐,常无明显泌尿系刺激征,体温多数正常,或有间歇发热。病程持久,可出现肾衰竭。病情迁延或反复发作者,应做 X 线、B 超、静脉肾盂造影、同位素、CT 等检查,以除外尿路结石、先天畸形及膀胱输尿管反流等。

(二)辅助检查

1.尿常规检查及尿细胞计数

(1)尿常规检查:如清洁中段尿离心沉渣中白细胞>10 个/HPF,即可怀疑为尿路感染。血尿也很常见。肾盂肾炎患者有中等蛋白尿、白细胞管型尿及晨尿的比重和渗透压减低。

(2)1 小时尿白细胞排泄率测定,白细胞数 $> 30 \times 10^4/h$ 为阳性,可怀疑尿路感染;$< 20 \times 10^4/h$ 为阴性,可排除尿路感染。

2.尿培养细菌学检查

尿细菌培养及菌落计数是诊断尿路感染的主要依据。通常认为中段尿培养菌落数 $\geq 10^5/mL$ 可确诊。$10^4 \sim 10^5/mL$ 为可疑,$< 10^4/mL$ 系污染。但结果分析应结合患儿性别、有无症状、细菌种类及繁殖力综合评价临床意义。由于粪链球菌一个链含有 32 个细菌,一般认为菌落数在 $10^3 \sim 10^4/mL$ 间即可诊断。通过耻骨上膀胱穿刺获取的尿培养,只要发现有细菌生长,即有诊断意义。至于伴有严重尿路刺激症状的女孩,如果尿中有较多白细胞,中段尿细菌定量培养 $\geq 10^2/mL$,且致病菌为大肠埃希菌类或腐物寄生球菌等,也可诊断为 UTI,临床高度怀疑 UTI 而尿普通细菌培养阴性的,应作 L-型细菌和厌氧菌培养。

3.尿液直接涂片法找细菌

油镜下如每个视野都能找到一个细菌,表明尿内细菌数 $> 10^5/mL$。

4.亚硝酸盐试纸条试验(Griess 试验)

大肠埃希菌、副大肠埃希菌和克雷伯菌呈阳性,产气、变形、绿脓和葡萄球菌为弱阳性,粪链球菌、结核分枝杆菌阴性。如采用晨尿,可提高其阳性率。

5.其他

如尿沉渣找闪光细胞(龙胆紫沙黄染色)2 万~4 万个/h 可确诊。新生儿上尿路感染血培养可阳性。

五、鉴别诊断

(一)急性肾小球肾炎

该病部分病例有尿道刺激症状,但典型的病例有血尿、高血压、水肿,尿液检查以红细胞为主、有管型尿、蛋白尿等。

(二)肾结核

该病也有尿道刺激症状,但患者常有其他部位的结核灶,OT、PPD 实验阳性,足以鉴别。

六、中医诊治要点

(一)辨证论治

1.急性期分型

(1)膀胱湿热。

主证:发热,畏寒,疲乏,无力,尿频,尿疼,尿急,小便淋漓,舌尖红,苔薄黄或黄腻,脉滑数。

治法:清热泻火,利水通淋。

方药:八正散加减。木通、车前子、蔚蓄、瞿麦、滑石、栀子、大黄、灯芯草、甘草。

(2)热毒蕴郁。

主证:高热,寒热往来,食欲缺乏,口苦咽干,两胁胀疼,恶心、呕吐,烦躁不安,舌苔黄腻,脉弦数。

治法:清利肝胆,泻火解毒。

方药:龙胆泻肝汤加减。龙胆草、栀子、黄芩、车前子、柴胡、当归、生地、泽泻、木通、甘草。

(3)胃肠蕴热。

主证:壮热持续,汗出不解,口臭口干,腹痛便秘,小便短赤,苔黄腻,脉数。

治法:清热通腹,利尿通淋。

方药:调胃承气汤加减。大黄、枳实、生地、黄连、黄檗、车前子、泽泻。口渴汗出者加石膏、知母;便秘严重者,重加大黄。

2.慢性尿路感染

(1)脾肾阳虚。

主证:湿热留恋,病情迁延不愈,反复发作,患儿面黄消瘦,形寒肢冷,疲乏无力,尿常规反复异常,舌质淡,舌苔薄白,脉沉细无力。

治法:健脾温肾,佐以清利湿热。

方药:参苓白术散合金匮肾气丸加减。若以脾虚为主者,则以参苓白术散为主方;若肾阳虚为主者,则可加用金匮肾气丸。常用药党参、茯苓、莲子肉、薏苡仁、山药、白术、扁豆、附子、肉桂、甘草。

(2)肝肾阴虚,湿热留恋。

主证:潮热盗汗,手足心热,腰酸背疼,口苦咽干,舌质红,苔薄黄或少苔,脉细弦数。

治法:滋阴清热。

方药:知柏地黄丸加减。山药、生地、山萸肉、丹皮、泽泻、黄芩、黄檗、知母、金银花等。

(二)针灸疗法

1.针刺疗法

取穴:肾俞、膀胱俞、中极、三阴交。

随证取穴:热甚者加合谷、曲池;血尿者加血海、地机;排尿无力、淋漓不尽者加关元、气海;小便浑浊者加太溪、足三里。

方法:日针1次,中强刺激,间歇运针,5~10次为1个疗程,也可配电针。

2.艾灸疗法

取穴:肾俞、膀胱俞、次髎、中极、关元。

方法:每穴隔姜灸3~5壮,每天1~2次。

3.耳针疗法

取穴:肾、膀胱、尿道、皮质下、交感、神门。

方法:毫针刺入,中强刺激,间歇运针,留针30分钟,每天或隔天1次,也可行埋穴疗法。

4.水针疗法

取穴:中极、次髎、膀胱俞。

方法:每穴注入链霉素0.01 g[总注射量不超过20 mg/(kg·d)],每次1~2穴,每天1次,

10 次为 1 疗程。

5.推拿疗法

取穴：关元、中极、曲骨、肾俞、血海、三阴交、膀胱俞、八髎、足三里、昆仑、阴陵泉。

方法：患者取俯卧位，先施推法自八髎穴、肾俞穴区域，后重点揉肾俞、膀胱俞、八髎穴；患者仰卧，按摩关元、中极穴，再接关元、中极、曲骨穴，再平推小腹部，最后拿昆仑穴，按揉三阴交、足三里、阴陵泉、血海诸穴。按摩之后要大量喝水。

6.刮痧疗法

头部：全息穴区——额旁 3 带（双侧）额顶带后 1/3。

背部：膀胱经——双侧三焦至膀胱俞。

腹部：任脉——气海至中极，肾经——双侧水道至归来。

上肢：三焦经——双侧会宗。

下肢：肾经——双侧筑宾、太溪、水泉。

七、西医治疗要点

治疗目的是控制症状，根除病原体，去除诱发因素，预防再发。

（一）一般处理

（1）急性期需卧床休息，鼓励患儿多饮水以增加尿量，女孩还应注意外阴部的清洁卫生。

（2）鼓励患儿进食，供给足够的热量、丰富的蛋白质和维生素，以增强机体的抵抗力。

（3）对症治疗。对高热、头痛、腰痛的患儿应给予解热镇痛剂缓解症状。对尿路刺激症状明显者，可用阿托品、山莨菪碱等抗胆碱药物治疗或口服碳酸氢钠碱化尿液。以减轻尿路刺激症状。

（二）抗菌药物治疗

1.症状性 UTI 的治疗

对单纯性 UTI，在进行尿细菌培养后，初治首选复方磺胺异噁唑，按 SMZ 50 mg/（kg·d）、TMP 10 mg/（kg·d）计算，分 2 次口服，连用 7～10 天

2.无症状菌尿的治疗

单纯无症状菌尿一般无须治疗。但若合并尿路梗阻、VUR 或存在其他尿路畸形，或既往感染使肾脏留有陈旧性疤痕者，则应积极选用抗菌药物治疗。疗程 7～14 天，继之给予小剂量抗菌药物预防，直至尿路畸形被矫治为止。

3.再发 UTI 的治疗

再发 UTI 有两种类型，即复发和再感染。复发是使原来感染的细菌未完全杀灭，在适宜的环境下细菌再度滋生繁殖。绝大多数患儿复发多在治疗后 1 个月内发生。再感染是指上次感染已治愈，本次是由不同细菌或菌株再次引发 UTI。再感染多见于女孩。多在停药后 6 月内发生。

再发 UTI 的治疗在进行尿细菌培养后选用 2 种抗菌药物治疗，疗程 10～14 天为宜，然后予以小剂量药物维持，以防再发。

（三）其他

积极矫治尿路畸形。

八、预后及预防

急性尿路感染经合理抗菌治疗，多数于数天内症状消失、治愈，但有近50％患者可复发或再感染。再发病例多伴有尿路畸形，其中以膀胱输尿管反流（VUR）最常见。VUR与肾疤痕关系密切，肾疤痕的形成是影响儿童尿路感染预后的最重要因素。肾疤痕在学龄期儿童最易形成，10岁后进展不明显。一旦肾疤痕引起高血压，如不能被有效控制，最终发展至慢性肾衰竭。

预防主要包括：①注意个人卫生，不穿紧身内裤，勤洗外阴以防止细菌入侵。②及时发现和处理男孩包茎、女孩处女膜伞、蛲虫感染等。③及时矫治尿路畸形，防止尿路梗阻和肾瘢痕形成。

（钟绍霞）

第十节 麻 疹

麻疹是由麻疹病毒引起的急性呼吸道传染病，主要在婴儿中流行（6个月～5岁）。临床特点为发热、流涕、眼结膜炎、咳嗽等上呼吸道炎症，麻疹黏膜斑及典型皮疹，容易并发肺炎、脑炎、喉炎等疾病。

本病一年四季均可发生，但冬春两季为多，且常引起流行。

麻疹中医文献称"痧"，是古代儿科四大证之一。在宋代就有麻疹的记述，如宋代儿科医家钱乙在《小儿药证直诀·疮疹候》中称麻疹为疮疹，并指出："面燥腮赤，眼胞亦赤，呵欠烦闷，咳嗽喷嚏，乍凉乍热，手足稍冷"等作为麻疹的典型症状。到了元代已在医书中把麻疹的病名确定下来，自此延续至今。本病中西医病名相同，在中医则属于"温病"范畴。

一、病因病理

本病病因为麻毒时邪从口鼻吸入，犯于肺脾，肺卫失宣，症见咳嗽，流涕等肺卫表证，此为疹前期（初热期、前驱期）。麻毒由表入里，蕴于脾胃，正气驱邪从肌表外泄，疹点由内达外，由里达表，疹透出齐（表示正气驱邪外出），此见形期（出疹期）。疹透之后，毒随疹泄，如无其他变证，则疹渐消退，热去津亏，肺胃阴伤，病情发展顺利，即为顺证。

若患儿素体虚弱，正气不足，或感受麻毒时邪太盛，热毒炽盛，或复感外邪（如风寒热湿）郁遏，或治疗护理不当，麻毒不得外泄而郁闭，甚则内陷，均可导致肺气郁闭，肺气宣降失司，气逆痰壅而成肺炎咳嗽之证；若麻毒壅盛，化热化火，火热上攻，毒壅咽喉则发喉痹（喉炎）；若邪热亢盛，正不胜邪，麻毒内陷，损及心阳，则出现体温突降，面色苍白，四肢厥冷，脉微欲绝的心阳虚衰证；或因热毒炽盛，内陷厥阴，逆传心包，引动肝风，出现神昏抽搐的脑炎并发症，这些均为逆证。

总之，中医对麻疹病因病理的观察，是以阴阳、气血、脏腑的病变为依据，故其病性是阳毒热证，病位主要在心肺脾胃。因而历代医家对麻疹病机概括为："先起于阳，后归于阴，毒兴于肺，热流于心，脏腑之伤，肺则尤甚。"可谓简明扼要，深得要领。

二、临床表现

麻疹是一种急性全身感染性传染病。麻疹病毒侵入人体后，首先在上呼吸道黏膜进行繁殖。

经过一定时期,呼吸道黏膜出现严重的渗出性炎症,有充血、水肿及细胞浸润。随后病毒进入血液循环而形成病毒血症,引起全身各器官的病理变化。在出疹后4～5天,随着机体免疫力的增长,病毒从体内逐渐消失而使疾病得以康复。在这一过程中,患者在临床上可出现不同的表现,按其病程一般可分为潜伏期、前驱期、出疹期和恢复期。

(一)典型麻疹

1.潜伏期

典型麻疹多发生于未接种麻疹疫苗的易感者。潜伏期为病毒在上呼吸道定位繁殖的时期,一般无明显症状,少数可有精神不振或烦躁等轻微症状。潜伏期一般为6～18天,平均为10天左右,但成人有些可长达三周。接受过麻疹主动免疫或被动免疫者也可延长至3～4周。

2.前驱期

从发热开始到出疹前的3～4天(也有1～7天不等)为前驱期。此期为病毒进入血液循环引起病毒血症开始,该期除发热外其他主要表现有咳嗽、上呼吸道炎及结膜炎症,即"3C症",上述症状与重感冒相似。在此期间一般在自发热始的第2～3天,约有90%的患者在口腔两侧正对第一白齿的颊黏膜可见灰白色针尖大小的小点,周边有毛细血管扩张的柯氏斑,起初时仅数个,很快增多,且融合扩大成片,似鹅口疮,此斑持续2～3天即消失,如果能被及时发现,则可由此做出早期诊断,减少传播。

发热是麻疹最常见的症状,病初体温可以渐升,亦可骤升,但大多在第一天即升至39℃以上,3～4天后稍微下降,直至皮疹出现时再度上升,热型可呈双峰型。整个发热期间,咳嗽、咯痰和支气管炎听诊改变等表现甚为明显,在退热后这些症候仍可存在,咳嗽是最后消失的症状。在发热期间,患者还可出现精神萎靡、表情淡漠、食欲缺乏,有的可有呕吐、腹泻和头痛、肌肉酸痛等不适。发热通常可以持续一周,但有少数营养不良的患儿或有严重慢性病者,由于机体反应性弱,体温可不升或仅呈低热,或者也可出现早晨较低、傍晚较高的弛张热型,临床上对这些病例尤应重视。

3.出疹期

麻疹病例的传染期通常为疹前2～4天至疹后4天。一般于发病后3～4天从耳后发际开始出现直径为1～3mm大小的淡红色斑丘疹,逐渐蔓延至头部前额、脸部、颈部、躯干,直至四肢,2～5天达高峰。疹间皮肤正常,皮疹为充血性,压之褪色,少数病例皮疹呈出血性,病重者皮疹密集成暗红色,此期全身中毒症状加重,可出现惊厥、抽搐、谵妄、舌尖缘乳头红肿似猩红热样舌,查体浅表淋巴结可肿大及肝、脾大,出疹期为3～5天。X线片可见肺纹理增多或弥漫性肺浸润小点,重者肺部可闻湿啰音。

4.恢复期

出疹3～4天后,体温开始下降,1～2天降至正常,病情逐渐缓解,皮疹按照出疹的先后顺序消退,麻疹在消失前由红变深棕色,以躯干为多,1～2周消失。这种色素沉着斑在麻疹后期有诊断价值,无并发症者整个病程约10天。

(二)非典型麻疹

由于机体的免疫状态,病毒毒力、数量及感染者的年龄、接种疫苗种类等因素的差异,临床上可出现以下非典型麻疹。

1.轻型麻疹

大多因体内对麻疹病毒有一定的免疫力所致,如6个月前婴儿尚留有来自母体的被动免疫抗体,或近期注射被动免疫制剂,或以往曾接种过麻疹疫苗,以及第二次感染发病者,都可表现为轻症。轻型麻疹潜伏期可延长至3~4周,发病轻,前驱期短而不明显,呼吸道卡他症状较轻,柯氏斑不典型或不出现,全身症状轻微,不发热或仅有低中度热。皮疹稀疏色淡,病程较短,很少出现并发症,其病后所获免疫力,虽然特异抗体上升滴度与患典型麻疹者基本相近,但其免疫持久性尚待进一步观察。

2.重型麻疹

重型麻疹及其并发症的危险因素包括营养不良、潜在的免疫缺陷、妊娠和维生素A缺乏症。重型麻疹病死率高,多见于全身状况差,继发严重感染或免疫功能异常的感染者。因感染严重,起病不久即出现高热40℃以上,伴有严重中毒症状,往往神志不清,反复惊厥,呼吸急促,唇指发绀,脉搏细速,皮疹密集,呈暗红色,融合成片。常可分为以下几种类型。

(1)中毒性麻疹:起病急,迅速出现40℃以上高热,全身感染中毒症状重,皮疹迅速增多、融合,呼吸急促、口唇发绀、心率加快,并可出现谵妄、抽搐、昏迷等中枢神经系统损伤表现。

(2)休克性麻疹:除严重感染中毒症状外,皮疹暗淡稀少或出现后又突然隐退。迅速出现面色苍白、发绀、四肢厥冷、心音弱、心率快、血压下降等循环衰竭表现。

(3)出血性麻疹:皮疹为出血性,压之不褪色,同时可有内脏及肠道出血。

(4)疱疹性麻疹:患者除高热、中毒症状外,出现疱疹样皮疹,可融合成大疱。

(5)其他:并发重症细菌性或病毒性肺炎者也可列入重症麻疹。

(三)异型麻疹(非典型麻疹综合征)

主要发生在以往接种过麻疹灭活疫苗者,当接种4~6年后再接触麻疹急性期患者,就可能因感染引起异型麻疹。主要临床特征。

(1)周身症状重,前驱期可突发高热,达39℃以上,且持续时间较长,伴头痛、肌痛、腹痛、乏力等,而上呼吸道卡他症状不明显,可有干咳,多半无流鼻涕、眼泪、眼结膜炎等。多数患者无典型柯氏斑。预后一般较好,很少有死亡病例报告。

(2)皮疹的初发部位、形态、发展顺序均不同于典型麻疹,从四肢远端腕部、踝部开始,向心性扩散到达四肢近端及躯干,以下身为多,很少扩散到乳头线以上部位,偶见于头面部。皮疹一般呈黄红色斑丘疹,有时呈2~3 mm大小的小疱疹,有痒感,消退时不结痂,皮疹偶呈瘀点、瘀斑,或荨麻疹样,常伴四肢水肿。

(3)有些患者除了上述表现之外还可并发肺炎和胸腔积液,或者出现肝脏受累、肝酶增高及播散性血管内凝血等严重症候。此类患者血清的麻疹特异性抗体,常可见非同寻常的增高,目前认为其机制是麻疹病毒感染后发生的一种免疫回忆反应,即是在宿主部分免疫的基础上对麻疹病毒感染产生的一种超敏反应。中国大陆不用麻疹灭活疫苗对人群做免疫接种,故此类病例极为少见。

三、并发症

(一)肺炎

麻疹患病期间,肺支气管炎症是原发性病毒感染的常有表现。在无细菌合并感染的病例中,也几乎都有肺炎病理改变,胸片亦常可见肺部受累的征象。由麻疹病毒引起的多为间质性肺炎,若X线片显示为支气管肺炎,则更多为细菌继发感染所致。在临床上若遇麻疹患者发热持续不退或又再次发热且有白细胞数增多,可能为合并细菌性肺炎或中耳炎。细菌性肺炎常见的致病菌有肺炎链球菌、链球菌、金黄色葡萄球菌和嗜血性流感杆菌等,故易并发脓胸或脓气胸。肺炎是 5 岁以下麻疹患儿最常见的并发症和死亡原因,占麻疹患儿死亡原因的 90％以上。

(二)喉、气管、支气管炎

麻疹病毒本身可导致整个呼吸道炎症。由于 3 岁以下的小儿喉腔狭小、黏膜层血管丰富、结缔组织松弛,如继发细菌或病毒感染,可造成呼吸道阻塞。临床表现为声音嘶哑、犬吠样咳嗽、吸气性呼吸困难及三凹征,严重者需考虑气管切开。

(三)心肌炎

表现为精神萎靡,面色苍白,口唇发绀,呼吸急促、烦躁不安、皮疹不能出全或突然隐退,心率加快,听诊心音低钝,心电图出现 T 波和 ST 段改变,易导致心功能衰竭。

(四)神经系统并发症

1.麻疹脑炎

麻疹脑炎是麻疹的严重并发症之一,其发生率为 0.1％～0.2％,多发生于出疹后 2～6 天,也可以发生在出疹后的 3 周内。主要由麻疹病毒直接侵犯脑组织所致,但免疫反应机制也不能完全排除。

(1)临床表现与其他病毒性脑炎相似,可有发热,头疼、嗜睡、惊厥、突然昏迷等症状,外周血检测有白细胞计数增多,脑脊液和血中可检出 IgM 抗体,脑脊液改变有白细胞数轻、中度升高,以淋巴细胞为主,蛋白增多,糖正常。

(2)麻疹脑炎的诊断标准:①高热、意识改变或惊厥、肌强直表现;②脑脊液改变与乙脑相仿,白细胞计数升高(50～500)×10^6/L,以淋巴为主;③脑电图异常(没有合并脑炎的一般麻疹患者,也有相当比例的病例可有脑电图改变,在此应注意鉴别)。脑炎是麻疹最常见的神经系统并发症,病死率约占 15％,但存活者中 20％～50％留有运动、智力或精神上的后遗症。

2.亚急性硬化性全脑炎(SSPE)

亚急性硬化性全脑炎是一种急性感染后少见的迟发性并发症(1/10 万),表现为大脑机能的渐进性衰退,病情严重,预后差。SSPE 平均发病年龄为 9 岁,男性多于女性,两者比例为 2：1～4：1。在神经系统症状出现前的 4～8 年曾有典型麻疹史,并完全恢复。85％的病例起病在 5～15 岁,开始症状很隐匿,有轻微的行为改变和学习障碍,随即智力低下,并出现对称性、重复的肌阵挛,间隔 5～10 秒;随疾病进展,出现各种异常运动和神经功能障碍,有共济失调、视网膜病、视神经萎缩等;最后发展至木僵、昏迷、自主功能障碍、去大脑强直等。病程快慢不一,大部分患者在诊断后 1～3 年死亡,个别能存活 10 年以上。

3.其他并发症

还有吉兰-巴雷综合征、偏瘫、大脑血栓性静脉炎和球后视神经炎等,但均少见。

(五)其他

(1)孕妇患麻疹可导致流产、死产或胎儿先天性感染,患麻疹的孕妇分娩前也可经胎盘将病毒传给胎儿,使刚出生的新生儿也可发生麻疹,但此类新生儿麻疹往往无明显前驱症状,且皮疹较多。妊娠期妇女发生的重型麻疹容易并发肝炎或肺炎,其中肺炎是致死的主要原因。

(2)麻疹合并巨细胞肺炎,多见于免疫机制障碍患者(如 AIDS 患者),且容易发生死亡。HIV 阳性患者接种麻疹疫苗后,亦有引起类似该病的报道。另外,麻疹患者在病程后期的并发症还有血小板减少性紫癜,但也很少见。

四、诊断与鉴别诊断

(一)诊断

典型麻疹不难诊断,根据当地有麻疹流行状况,对于没有麻疹病史、未接种过麻疹疫苗且有麻疹患者的接触史,有持续性发热,咽痛,畏光,流泪,眼结膜红肿等临床表现的病例即使尚未出现皮疹,亦可作出早期临床诊断。但有过麻疹疫苗接种史或临床表现不典型的患者,则需要依赖于实验室检查进行确诊。在发病早期,鼻咽分泌物中多核巨细胞及尿中检测包涵体细胞可作出疑似诊断。在出疹期检出血清麻疹 IgM 抗体阳性即可确诊。麻疹 IgM 抗体出现的高峰一般在出疹后的 7~10 天。用麻疹患者出疹后的当日或次日的血清作麻疹 IgM 抗体检测,阳性检出率仅为 30% 左右,若延至出疹后第 7 天检测 IgM 抗体,则基本可作为确诊或排除的依据。有条件的地方,也可在出疹 5 天内,采集患者咽拭子用荧光定量 RT-PCR 方法检测麻疹病毒核酸,如检测阳性,可确诊为麻疹患者。该方法具有较好的特异性与敏感性。

(二)鉴别诊断

本病主要与风疹、幼儿急疹、猩红热及药物疹进行鉴别。

1.风疹

前驱期短,发热 1~2 天出疹,皮疹向心性分布,以面、颈、躯干为主,1~2 天皮疹消退,无疹后脱屑和色素沉着,全身症状和呼吸道症状较轻,无麻疹黏膜斑,常伴耳后、颈部淋巴结肿大。

2.幼儿急疹

突起高热,上呼吸道症状轻,持续 3~5 天,热退后出疹为其特点,皮疹散于躯干,为玫瑰色斑丘疹,1~3 天皮疹退尽。

3.猩红热

突起发热常伴咽峡炎可有咽痛,1~2 天后全身皮肤弥漫潮红伴鸡皮疹,疹间无正常皮肤,压之褪色,伴口周呈苍白圈、草莓舌及杨梅舌,皮疹持续 4~5 天随热降而退,出现大片脱皮。外周血白细胞总数及中性粒细胞明显增高。

4.药物疹

近期服药史,不同药物疹形态各异,呈多形性。多有瘙痒,低热或无热,无麻疹黏膜斑及卡他症状,停药后皮疹渐消退。血嗜酸性粒细胞可增多。

五、西医治疗

目前尚无特效治疗。抗病毒药物,如利巴韦林对麻疹的临床疗效有待证实。主要以对症支持治疗,预防和治疗并发症为主。

(一)一般治疗

患者应卧床休息,鼓励多饮水,清淡饮食,保持营养平衡。做好眼、鼻、口腔黏膜护理,保持清洁。典型麻疹患者按照呼吸道传染病隔离至体温正常或出疹后 5 天,有并发症的患者延长至出疹后 10 天。应保持室内空气新鲜,温度湿度适宜。光线照射对眼睛并无危害,但因患者畏光,可将病室亮度适当调暗。

(二)对症治疗

高热以物理降温为主,可酌情使用小剂量解热药物,避免急剧退热大量出汗引起虚脱或皮疹隐退;咳嗽、咳痰可用祛痰镇咳或超声雾化吸入帮助痰液咯出,剧咳或烦躁不安者可给予少量镇静药;体弱病重者早期使用丙种球蛋白以增强免疫功能;角膜干燥或混浊者可应用维生素 A;通过口服或静脉补液维持机体水电解质及酸碱平衡等;有缺氧表现者给予吸氧治疗。

(三)并发症治疗

1.喉炎

应给予超声雾化吸入治疗,喉部水肿者给予肾上腺皮质激素治疗,并同时应用抗菌药物治疗,出现喉梗阻时及早行气管切开。

2.肺炎

麻疹病毒肺炎以对症治疗为主,使用抗菌药既不能改善无并发症的麻疹病情,也不能减少继发性细菌并发症(中耳炎、肺炎)的发生,因此,只有在发现合并细菌感染时,加用对感染细菌敏感的抗菌药行治疗才有必要。对于高热中毒症状重的病例可短期用肾上腺皮质激素,并发心功能衰竭者给予强心、利尿等治疗。

3.心肌炎

出现心功能衰竭者应及早静脉注射毛花苷 C 或毒毛花苷 K 等强心药物,同时应用呋塞米等利尿药减轻心脏负荷,重症者可用肾上腺皮质激素治疗。

4.脑炎

以对症治疗为主,处理同乙型脑炎和其他病毒性脑炎。SSPE 目前尚无确切的有效治疗方法。

六、辨证施治

(一)顺证

1.麻毒犯表(疹前期)

证候:发热、微恶风寒、咳嗽流涕、喷嚏,面红目赤,泪水汪汪,起病后 2~3 天口腔两颊黏膜可见麻疹黏膜斑,小便短黄,舌质红,苔薄白或微黄,脉浮数。

辨证:麻毒犯表,肺气失宣所致。麻毒之邪从口鼻吸入,肺卫失宣,卫外阳气驱邪外出,正邪相争于肌表,故见发热,微恶风寒,肺主皮毛,开窍于鼻,肺卫失宣,则见咳嗽、流涕、打喷嚏;热毒内侵,则见面红目赤,眼泪汪汪;麻毒犯肺,初期肺卫外之阳旺盛,阴津充沛,抗邪外达,故在起病 2~3 天口腔两颊黏膜可见麻疹黏膜斑;小便短黄,舌质红,苔薄微黄,脉浮数为麻毒犯表内热之象。

治法:辛凉透表,清宣肺卫。

方药:宣毒发表汤(症疹仁端录)加减。

处方:升麻、葛根、连翘、前胡、牛蒡子、桔梗、杏仁、防风、荆芥、薄荷(后下)、蝉蜕、芦根。

加减:咳嗽痰多加浙贝母;高热加青蒿、青天葵;恶寒无汗,咳嗽者加麻黄、苏叶;疹欲出未出加西河柳、芫荽;口干大便结,舌红而干,苔光剥加生地、玄参、天花粉;恶心欲吐,苔黄或白腻酌加藿香、佩兰、石菖蒲;咽喉红肿疼痛加射干、马勃。

2.毒炽气分(出疹期)

证候:发热持续,起伏如潮,每潮一次疹随外透,疹点先起于耳后发际,继而头面、颈部、胸腹四肢,最后手足心,疹点初起细小、稀少,渐加密;疹色由鲜红至暗红,融合成片。口渴引饮,目赤多眵,咳嗽加剧,烦躁或嗜睡,舌红苔黄,脉数。

辨证:邪入气分,热毒炽盛所致。麻毒由表入里,蕴于脾胃,流入心经,阳明气分热盛,心火偏亢,故出现高热持续、烦躁或嗜睡、目赤多眵;麻毒与气血相搏,正气驱邪外出,麻毒由里达表,外透肌肤而出疹,故皮疹循序遍布全身,最后达至手足心并融合成片;疹透之后,毒随疹泄,故疹透渐由鲜红至暗红,疹渐消退。舌红苔黄,脉数均属毒炽气分之象。

治法:清热解毒,宣表透疹。

方药:清热透表汤(验方)加减。

处方:蝉蜕、葛根、升麻、紫草、桑叶、菊花、牛蒡子、银花、连翘。

加减:热毒较重,疹点红赤紫暗加生地、丹皮、水牛角、生石膏;咳嗽剧烈加桑白皮、杏仁、桔梗;齿衄、鼻衄加藕节炭、白茅根、黄芩;疹已出齐,证见苔干唇干少津,去升麻、葛根、蝉蜕,加鲜石斛、沙参、玉竹;高热面赤,烦躁口渴者,加生地、花粉、芦根。

3.热退津伤(疹回期,恢复期)

证候:疹点出齐后发热渐退,按发次序疹点渐收,皮肤出现糠状脱屑,留有棕色瘢痕,咳嗽渐轻,精神有好转,胃纳增加,口干,小便黄短,舌红少津,苔薄或苔少,脉细数。

辨证:邪随疹泄,热去津伤。此期麻毒已随疹外泄,故疹点出齐后发热渐退,诸症减轻,咳嗽渐轻,精神好转,胃纳增加;因肺胃之阴被消耗,故见口干,小便短黄,舌红少津,苔少,脉细数。

治法:养阴益气,清解余热。

方药:沙参麦冬汤(温病条辨)加减。

处方:沙参、麦冬、玉竹、天花粉、生扁豆、枇杷叶。

加减:低热不退加地骨皮、银柴胡;大便干结加火麻仁、瓜蒌仁;咳嗽频作,烦躁不安加款冬花、桑白皮、川贝母;咽喉疼痛加玄参、马勃;阴虚火旺致齿衄,鼻衄,咳血者加知母、丹皮、白茅根或藕节炭、白及。

若疹后津液耗伤,余毒不尽,邪热壅肺,证见身热不退,烦躁不安,咳嗽频作,舌红干,苔微黄,脉细数,治宜清解余热,润肺止咳。方选麦冬清肺饮加减。常用药:麦冬、马兜铃、川贝、桔梗、黄芩、桑白皮、连翘、葶苈子、天花粉。

(二)逆证

1.麻毒闭肺(麻疹并发肺炎)

证候:疹点不多,或疹见早回,或疹点密集色紫,高热不退,咳嗽气急鼻煽,烦闹口渴,舌红苔黄,脉数。

辨证:麻毒闭肺,肺气失宣,内蕴脾胃,使正气不能驱邪从肌表外泄,故疹出不透,疹点不多;若热毒内闭,肺气宣降不升,见疹点未出透即早回,甚或疹点密集色紫,高热不退,咳嗽气急鼻煽,烦闹;毒热之邪,久灼津液,阴液耗伤,故口渴,舌红,苔黄,脉数。

治法:宣肺开闭,清热解毒。

方药:麻杏石甘汤(伤寒论)加味。

处方:麻黄、杏仁、浙贝母、连翘、银花、桑白皮、生石膏、板蓝根、生甘草。

加减:热甚加黄芩、鱼腥草;喘甚加葶苈子、射干、前胡;便秘,腹胀加枳壳、玄明粉、生大黄;喉间痰声漉漉加葶苈子、苏子或鲜竹沥、猴枣散;疹出不透加葛根、升麻、白僵蚕、浮萍;疹色紫暗,唇绀面紫,加川芎、红花。

2.热毒攻喉(麻疹并发喉炎)

证候:咽喉肿痛,声音嘶哑,或咳嗽声重,有如犬吠,喉间痰鸣,烦躁不安,舌红,苔黄而干,脉数。

辨证:麻毒内陷,肺胃热盛,痰火夹毒循经上攻咽喉,故咽喉肿痛,喉间痰鸣;喉为肺之门户,麻毒内陷,肺失宣降,气道阻痹,呼吸不利,故声音嘶哑,咳嗽声重,有如犬吠。烦躁不安,舌红苔黄均为麻毒内陷肺胃热盛之象。

治法:清热解毒,利咽消肿。

方药:清咽下痰汤加减。

处方:玄参、射干、牛蒡子、银花、全瓜蒌、浙贝母、桔梗、生甘草、板蓝根。

加减:大便秘结加大黄(后下)、玄胡粉(冲);咽喉痛甚加土牛膝根,口服六神丸,外以锡类散吹喉(或金喉健喷剂,西瓜霜喷剂喷喉);若喉头壅塞,呼吸困难,病情危重,应采取中西医综合抢救措施,必要时气管切开。

3.热迫肠腑(麻疹并发肠炎)

证候:疹点突然隐没,泄泻稀水,日数次至十余次不等,皮肤干燥,舌红苔黄,脉数。

辨证:麻毒内陷,闭阻肺气,肺气被郁不能外达于外,使正气不能驱邪从肌表外泄,故疹点突然隐没;麻毒下迫于肠腑,使之传导失司,故大便泄泻稀水,日数次至十数次;津液从肠道大量外泄,而未得到补充,故皮肤干燥;舌红苔黄,脉数为麻毒热盛之象。

治法:解毒除热,清肠止泻。

方药:葛根芩连汤(伤寒论)加味。

处方:葛根、黄芩、黄连、生甘草、升麻、车前草、马鞭草、藿香、焦山楂。

加减:疹隐不透者,加防风、银花、柴胡;素体阳虚,泻下稀水清冷者酌加干姜。

4.邪陷心肝(麻疹并发脑炎)

证候:嗜睡或烦躁不安,项强,抽痉,昏迷,尖叫,疹点紫暗,舌红绛,苔黄,脉急数。

辨证:毒热炽盛,内陷心包,蒙闭清窍,故嗜睡或昏迷;毒热炽盛,引动肝风而发项强,抽痉尖叫;热毒炽盛,营热血瘀,故疹点密集成片,疹色紫暗。舌红绛苔黄,脉急数,为毒热炽盛,内陷心肝之象。

治法:平肝熄风,清心开窍。

方药:羚角钩藤汤(通俗伤寒论)加减。

处方:鲜生地、黄芩、钩藤(后下)、僵蚕、竹茹、胆南星、石决明(先煎)、蝉蜕、羚羊角粉每次0.3 g,冲服,每天二次。

加减:热甚,烦躁不安可加紫雪丹或安宫牛黄丸;若见高热,神昏,惊厥,肢冷脉微欲绝等症者,为内闭外脱证候,急宜开闭固脱,可用参附汤吞服至宝丹,或用参附救逆汤回阳救逆。

七、其他疗法

(一)单、验方

1.内服法

(1)浮萍9 g,芫荽9 g,煎水内服,日3~4次。

(2)鲜西河柳10 g,浮萍9 g,煎水内服,日3~4次。

(3)鲜芦根30 g,鲜茅根30 g,鲜香菜根9 g,煎水内服,日3~4次。

(4)荸荠、红萝卜、竹蔗、茅根煎水代茶饮。

(5)牛膝20 g,甘草10 g,加水150 mL,煎至60 mL,口服,每次4~6 mL,20~40分钟1次,

用以治疗麻疹合并喉炎。

（6）栀子 9 g，野菊花 12 g，绿豆 15 g，水煎服，用于出疹期。

（7）大青叶、板蓝根、紫花地丁、蒲公英均 30～60 g，黄连 3～6 g，煎服，用于麻疹并肺炎。

2.外治法

（1）浮萍、西河柳、苏叶、芫荽各 15 g，煎水，以毛巾蘸药液擦全身，每天 1 次，用于透疹。

（2）芫荽子（或新鲜茎叶）适量，加鲜葱、米酒同煎取汁，乘温擦洗未出疹部位，后覆被温暖，或置罩内熏蒸更佳。用于冬春严寒，寒气郁闭，疹子一时不能透彻者。

（3）麻黄、浮萍、芫荽各 15 g，黄酒 60 g，加水适量煮沸，使水蒸气满布室内，再用热毛巾蘸药液，热敷头面或胸前。用于寒冷季节麻疹不透或透发不畅者，每天 1 次，用至疹透为止。

（4）柽柳 30 g，荆芥穗、樱桃叶（或樱树根皮、剂量同）各 15 g，煎汤熏蒸。用于麻疹透发不利者。

（二）针灸疗法

1.针刺法

（1）取关冲、少商、商阳、外关、合谷、天突、尺泽等穴，中等刺激，每天 1 次，3～5 天为 1 个疗程，用于治疗麻疹攻喉。

（2）取十宣、人中、印堂、百合等穴，其中十宣穴针刺出血，用于治疗麻疹内陷心包之证。

2.灸治法

用艾条灸治皮肤之疹出不透部位或疹点不显部位，使肌表之阳宣泄，以加速疹点外透。

八、研究进展

中医对麻疹的辨证施治大多根据机体疹发的趋势，运用透发皮疹的治疗原则，将毒邪驱除于体外，而达到驱邪以扶正。常用发表药物如桑叶、菊花、芫荽等均具有促进外周血液微循环的作用，使体表充血，汗腺排泄，增强皮肤黏膜抵抗力，减轻病毒对内脏的侵害，因而有助于皮疹的透发。近年研究表明，紫草及紫草素可抗病原微生物，对麻疹病毒有抑制作用。升麻提取物和所含升麻甙均有解热抗炎作用。另外，金银花、大青叶、黄芩、野菊花、连翘等治疗麻疹的清热解毒药物，除有抗病毒作用外，还能增强机体抗感染免疫功能。这类药物还具有抗毒、解热、抗惊厥、抗休克、改善微循环及促进肾上腺皮质功能等作用。

（钟绍霞）

第六章　老年科疾病

第一节　老年心律失常

老年心律失常（ECA）是一种常见的疾病，主要有各种期前收缩、心动过速、心房颤动与扑动、各种房室传导阻滞及病态窦房结构综合征等。1990 年 Manyari 等报道，无心脏疾病的 60 岁以上老年人中，74％有房性心律失常，64％有室性心律失常。同时，老年人各种心血管疾病的发生率增高，更易发生致命性心律失常，其中室性心律失常最常见。

一、期前收缩

期前收缩是在心脏基本节律中出现一个或几个期外收缩，按其起源可以分为室上性（房性与交界性）与室性期前收缩。

(一)病因

(1)期前收缩可发生于无器质性心脏病的正常老年人，称之功能性期前收缩。

(2)期前收缩常见于冠心病、高血压性心脏病、风湿性心脏病、肺源性心脏病、心肌病与心肌炎等器质性心脏病，以及嗜铬细胞瘤、甲状腺功能亢进等疾病。老年人以冠心病、高血压最常见。

(3)可见于电解质紊乱，如低血钾。

(4)药物作用或中毒，如洋地黄、奎尼丁、肾上腺素等。

(5)心导管检查与心脏手术等机械性刺激。

(二)分型

1.室上性期前收缩

(1)概述：房性期前收缩 P 波提前出现，形态异于窦性 P 波，QRS 形态多正常，有时伴室内差异性传导，房室交界性期前收缩 QRS 提前出现，形态多为正常，P 波多掩盖于 QRS 中，或出现在 QRS前。PR 间期小于0.12 秒，在Ⅱ、Ⅲ、AVF 导联 P 波倒置，此即逆行性 P 波，或出现在 QRS 之后，PR＜0.12秒。老年人室上性期前收缩较常见。部分患者发展成房性心动过速和心房颤动。

(2)治疗：①室上性期前收缩无明显症状且对患者血流动力学影响甚微者，可以不治疗。②由于情绪激动及烟酒过度引起的期前收缩，应去除诱因，口服地西泮等镇静剂。③患者症状明显,心功能尚可,可以口服维拉帕米(异搏定)40～80 mg,每天 3 次,或口服 β₁ 受体阻滞剂如美托洛尔(倍他乐克)12.5～50 mg,每天1次。严密观察心律,酌情减量。④如果患者心功能不良,口服地高辛 0.25 mg,每天 1 次,或酌情调整剂量。

2.室性期前收缩

(1)概述:室性期前收缩 QRS 波群宽大畸形并提前出现。其前无相关 P 波。其后常有完全性代偿间歇期。室性期前收缩可以单个出现。也可以成对出现。或呈二联律、三联律及并行心律形式出现。

(2)治疗:①无明显症状的功能性期前收缩不必治疗。②室性期前收缩引起心悸、胸闷等临床症状者。可以口服美西律(慢心律)0.1～0.2 g,每天 3 次,或普罗帕酮(心律平)0.15 g,每天 3 次,或胺碘酮 0.2 g,每天3次,达到总量 5 g 后减量维持。③洋地黄过量引起的室性期前收缩,应立即停用洋地黄,可用氯化钾2～3 g加入 5% 葡萄糖中滴注,同时口服氯化钾溶液,必要时缓慢推注苯妥英钠125 mg。④下述室性期前收缩对血流动力学影响较大,因为可能发展成室性心动过速或心室颤动,故应予以高度重视,严重器质性心脏病,尤其是患急性心肌梗死,严重心脏病瓣膜病患者;心功能不良,射血分数低于 40% 者;临床症状明显,有眩晕、黑蒙或晕厥者;心电图:室性期前收缩呈 Lown 3 级以上表现者(多源、成对、连续 3 个以上或有 R-on-T 现象);心肺复苏后出现室性期前收缩者;心电图伴有 QT 间期延长者。

紧急控制室性期前收缩可以推注利多卡因 50～100 mg。有效后以 1～4 mg/min 速度维持滴注。或将普罗帕酮 70 mg 加入 50% 葡萄糖 20 mL 中滴注。或缓慢静脉注射 10% 硫酸镁 10～20 mL。

二、心动过速

(一)窦性心动过速

1.概述

窦性心律超过 100 次/分者称之为窦性心动过速,最高可 180 次/分。窦性心动过速时症状轻重不一,一般只有心率超过 140 次/分才需治疗,但二尖瓣狭窄及冠心病患者轻度窦性心动过速就可以引起明显症状,应及早治疗。再则健康老年人,最好心率随着年龄的增大而降低,平均心率在老年人也有下降的趋势,因此老年人出现窦性心动过速时,常比年轻人的症状更明显,常需要处理。

2.治疗

(1)若无明显的心肺功能不全,首选 β 受体阻滞剂,如阿替洛尔每次使用 6.25～12.5 mg。每天 1～2 次。

(2)心力衰竭引起的窦性心动过速,口服地高辛 0.25 mg,每天 1 次,或者静脉注射毛花苷 C 0.2～0.4 mg。

(二)阵发性室上性心动过速

1.概述

阵发性室上性心动过速(PSVT)心率 150～250 次/分。节律齐整。QRS 一般不增宽。偶尔合并束支阻滞。PSVT 包括以下 7 种类型。

(1)窦房结折返性心动过速(SNRT)。

(2)心房内折返性心动过速(LART)。

(3)心房自律性心动过速(AAT)。

（4）房室结折返性心动过速（AVNRT）慢快型。

（5）房室结折返性心动过速（AVNRT）快慢型。

（6）预激综合征房室折返性心动过速（AVRT）顺向型。

（7）预激综合征房室折返性心动过速（AVRT）逆向型。

2.病因

PSVT常见于无器质性心脏病患者，近年认为预激综合征及房室结双通道是PSVT常见原因，少数情况下PSVT可合并先天性心脏病，风湿性心脏病或冠心病。心房自律性心动过速可见于冠心病及洋地黄中毒等情况，在老年人较多见。

3.治疗

（1）终止PSVT发作：①刺激迷走神经的方法仍为首选措施，但老年人应以刺激咽部为宜，不宜按压颈动脉窦及眼球，否则可能导致心跳、呼吸停止。②如上述方法无效。患者无心力衰竭及低血压。可首选维拉帕米5～10 mg加入50％葡萄糖20 mL中，缓慢静脉注射，或用普罗帕酮70～150 mg加入50％葡萄糖20 mL中，静脉注射。③如患者有心力衰竭。可用毛花苷C 0.4～0.8 mg加入50％葡萄糖20 mL静脉推注，但是预激综合征合并心房颤动者。禁用毛花苷C和维拉帕米。④如果血压低，可用去氧肾上腺素（新福林）5 mg或甲氧明10 mg加入5％葡萄糖100 mL中静脉滴注，使血压升至17.3～20.0 kPa，反射性刺激迷走神经而使PSVT终止。但应慎用。⑤对于血压低心功能不良的PSVT患者。或预激综合征合并逆向AVRT心房颤动患者。可用直流电转复。

（2）防止PSVT复发：①患者本人应掌握1～2种兴奋迷走神经而终止发作的方法，如刺激咽喉催吐、憋气等。②频繁发作期间可以口服维拉帕米（异搏定）40～80 mg，每天3次，或普罗帕酮0.15 g。每天3次，以防止发作。③近年来，电消融治疗各型PSVT效果良好，成功率可达90％，并发症少，已迅速推广普及。

三、室性心动过速

（一）概述

老年人室性心动过速有随年龄增高的趋势。据报告，健康老年人的室性期前收缩的发生率在64％～90％。其中62％～80％为多源性。

室性心动过速是危险性心律失常，可致血流动力学严重障碍，心排血量减少，从而出现心力衰竭或休克，或者转变成心室颤动而致命。

室性心动过速可分为单形性与多形性两种。单形性室速是3～6个室性期前收缩连续出现。QRS宽大畸形，但形态基本一致，在其中可见融合波与窦性夺获，使QRS波不整。房室传导大多数呈分离状态，多形性室速QRS形态多，围绕等电位线扭转，多伴有QT间期延长。称之尖端扭转型室速。

（二）病因

（1）老年人恶性心律失常，多见于器质性心脏病。75％死于冠心病，10％死于心肌病，10％死于心脏瓣膜病及高血压性心脏病、心肌炎等。

（2）药物中毒或药物作用：洋地黄、奎尼丁与锑剂中毒等。

（3）心脏内操作机械刺激，见于心导管检查、心脏造影与心脏手术等。

（4）有些室速患者无器质性心脏病，称之为特发性室速，如起源于右心室流出道与左心室心尖部的室速等,对血流动力学影响较小。

(三)治疗

(1)终止单形性室速发作:①静脉推注利多卡因 50～100 mg。必要时 5～10 分钟后重复。但 20 分钟内总量不超过 250 mg 为宜。有效后以 1～4 mg/min 滴速维持。②普罗帕酮 70～150 mg 加入 50% 葡萄糖 20 mL 中静脉注。③如果药物治疗无效。可用 100～200 J 直流电转复。

(2)预防复发:①可以口服美西律 0.1～0.2 g。每天 3 次。②如美西律无效,可选用普罗帕酮片 0.15 g。每天 3 次或口服胺碘酮 0.2 g,每天 3 次,7 天后减量。长期口服注意其不良反应,胺碘酮的主要不良反应有皮疹、甲状腺功能紊乱、角膜后沉着物、肺硬化及视力障碍等,普罗帕酮的主要不良反应有眩晕、恶心、呕吐,并可能引起其他心律失常。③某些类型特发性室速与单源性室速可试用电消融或外科治疗。④消除不利因素。注意可能存在的低钾血症和/或低镁血症、洋地黄中毒等。应予以纠正或消除;有无抗心律失常药物本身所诱发或加重的心律失常。如普托帕酮长期使用的老年人。促心律失常的发生率超过 10%;有无心肌梗死或失代偿的心功能不全;对有明显的左冠状动脉主干或三支冠状动脉病变者。应考虑作冠状动脉搭桥术。

(3)尖端扭转型室速的治疗:①去除诱因,由药物引起者,停用奎尼丁、胺碘酮等致心律失常药物,低血钾者补充氯化钾,家族性 Q-T 延长综合征用 β 受体阻滞剂治疗。②给予 10% 硫酸镁 20 mL 加入 50% 葡萄糖 20 mL 缓慢静脉注射,有效后用 8 mg/min 速度滴注维持。③点滴异丙肾上腺素。1 mg 加 5% 葡萄糖 500 mL 中。滴速从 1 mL/min 开始渐增,使心律维持在 100～120 次/分钟。改善心肌传导。缩短 QT 间期。可以终止室速,或者心脏起搏治疗。④禁用 I A、 I C 及 III 类抗心律失常药物。因为这些药物会延长 QT 间期,使尖端扭转型室速恶化。

四、颤动与扑动

(一)心房颤动

1.概述

心房失去协调收缩,呈快速乱颤,称之为心房颤动。心房频率为 350 次/分左右,心室率快且极不整齐,为 100～160 次/分。临床检查可见心音强弱不等、有脉搏短绌等。心房颤动可呈阵发性,也可呈持续性,轻者无症状,重者可致心悸、气短及胸闷等。二尖瓣狭窄合并快速房颤可致肺水肿。心房颤动是老年人常见的心律失常,约占老年人心律失常的 20%。

2.病因

(1)常见于心脏及传导系统退行性病变(约占 60%)。

(2)肺源性心脏病引起的心房颤动约占 20%,若肺功能较差,则呼吸功能改善后可使心房颤动自然消失,否则即使复律,则心房颤动也极易复发。

(3)高血压心脏病(约占 10%)。

(4)冠心病、甲状腺功能亢进症、预激综合征等。

(5)由风湿性心脏病引起的心房颤动,若心脏明显扩大,并有心功能不全者,心房颤动不宜复律。

(6)无明显原因的特发性心房颤动。

3.治疗

(1)减慢心室律:①口服地高辛,使心室率降至 100 次/分以下,其中 8% 患者可以转成窦性心律。由于房颤时心排血量减少,具有正性肌力作用的洋地黄制剂常为首选。②心功能较好者可以口服维拉帕米 40～80 mg,或阿替洛尔 25 mg,或美托洛尔 50 mg,每天 3 次。

(2)转复成窦性心律:①药物心律转复法对发病时间 72 小时以内,超声心动图证实无二尖瓣疾病和左心衰竭者,可用氟卡尼 2.0 mg/kg,静脉注射 1 次。不低于 15 分钟完成。成功后口服索他洛尔 80 mg,每天 2 次,维持窦性心律,或交替口服氟卡尼 50～100 mg,和胺碘酮200 mg,每天 1 次。如用胺碘酮,按每公斤体重 5 mg 给药,一般先用 150 mg 加入 5％葡萄糖50～100 mL中静脉点滴,若未复律,再加150 mg。据报道,每公斤体重 5 mg 给药不致心肌收缩力的抑制,而每公斤体重 10 mg 可致心功能减退。若有奎尼丁,则剂量宜小,以每天 0.4～0.6 g 为宜,无效时不必再加大剂量。老年人对奎尼丁的毒性作用较为敏感,使用时应慎重。②直流电心律转复对发病时间小于 12 个月。经超声心动图,甲状腺功能试验和胸部X线检查,证实无明显瓣膜疾病、左心室功能无严重障碍、左心房直径小于 50 mm 者,可选取进行一个月的抗凝治疗,然后用100～150 J电量进行直流电击,成功后,再按前述方法口服抗心律失常药物,随访 2 年。

(3)抗凝治疗:心房颤动不论是否伴有二尖瓣狭窄均易致动脉栓塞,尤其是脑动脉栓塞。动脉栓塞常见于房颤发生的数天至数周及转复后,据报道,有卒中危险因素而未经抗凝治疗者,每年至少有4％～5％的人发生卒中。因老年房颤患者发生卒中的脑损害较重,约有半数以上患者致死或遗留严重残疾,故抗凝治疗用以预防房颤患者的卒中已成定论,抗凝剂可选用阿司匹林50～300 mg,每天 1 次口服。如果发生了动脉栓塞,急性期可以滴注肝素,恢复期常用醋硝香豆素或华法林等药物口服,使凝血酶原时间长至对照值的 2 倍。

(二)心房扑动

1.概述

心房扑动时 P 波消失,代之以规整的扑动波(F 波)频率250～350 次/分,房室传导比例不等,从2∶1至 4∶1,心室率125～175 次/分,QRS 不增宽,药物治疗后室率可减慢,心房扑动常不稳定,有时可以转变成心房颤动。

2.病因

同心房颤动。

3.治疗

(1)减慢心室律,改善血液循环:主要使用延缓房室传导的药物。通常首选洋地黄制剂。如地高辛0.25 mg每天 1～2 次。或者静脉注射毛花苷 C 0.4～0.8 mg。如果患者心功能尚好。也可使用维拉帕米口服或静脉注射。

(2)将心房扑动转变为窦性心律:给予较大剂量的洋地黄,地高辛首剂 0.5 mg,以后每4 小时0.25 mg,直至总量达 3 mg,或者毛花苷 C 静脉注射,1 天总量可达 1.2 mg,可使部分心房扑动转变成窦性心律,但要谨防洋地黄中毒,心功能较好者,可以口服或静脉注射维拉帕米,或给予奎尼丁 0.2 g,3 次/天,最有效的转复方法是电转复律,可用 20～40 J 小量直流电同步转复,成功率达90％以上。

(3)防止复发:转复成功后,要长期口服地高辛维持,0.125～0.25 mg。1 次/天,或口服奎尼丁0.2 g,3 次/天,防止复发的根本方法是去除病因,如手术治疗风湿性心脏瓣膜病,顽固性心房扑动引起血流动力学障碍者可试用电消融治疗。

(三)心室扑动与颤动

1.概述

心室扑动与颤动均为致命性心律失常,多见于严重心脏病、中毒与临终状态,发作时血压迅速降至 0。继而意识丧失,应分秒必争进行抢救,心室扑动时,心电图 QRS-T 波消失,变成正弦样波形,每分钟150～250 次,心室颤动是心电图变成振幅不等、大小不一的颤动波,每分钟150～300次。

2.治疗

(1)现场急救:立即去除病因。及早进行心肺功能复苏及直流电非同步除颤,使用能量300～400 J。

(2)预防复发:可长期口服有效抗心律失常药物,如胺碘酮,或者安装心脏自动转复除颤器(AICD 与 PCD)。

五、窦性过缓性心律失常

窦性过缓性心律失常包括窦性心动过缓、窦性停搏、窦房传导阻滞与病态窦房结合征,在老年人中多见。

(一)窦性心动过缓

窦性心律每分钟低于 60 次。称之为窦性心动过缓(窦缓)。心电图 P 波形态正常。

1.病因

(1)生理性:心脏窦房结构中的起搏细胞随着年龄的增大而减少,故正常老年人的心率随着年龄增大而呈降低的趋势,老年人的心脏传导系统也发生退行性改变,60 岁时,左束支纤维束紧保留不到一半,代之以纤维组织增长,并且可见微小钙化。

(2)药物性:受体阻滞剂、维拉帕米、胺碘酮、利血平、吗啡、洋地黄、可乐定等药物可致窦缓。

(3)病理性:某些心肌梗死及缺血性心脏病、心肌病(如心肌淀粉样变)、病态窦房结综合征、颅内压升高、流感或伤寒等传染病,以及阻塞性黄疸等。

2.治疗

(1)无症状者不必治疗老年人心率在 55 次/分以上时常无症状,但心率降到 40 次/分时即引起眩晕,进一步降低时可致晕厥。

(2)阿托品口服 0.3 mg,或氨茶碱 0.1 g,每天 3 次,必要时静脉注射阿托品 0.5 mg,无心肌缺血时,滴注异丙基肾上腺素,滴速 1～2 μg/min,效果更好。

(3)烟酰胺:烟酰胺可增加呼吸链的逆氢作用,从而促进线粒体中能量的产生,有助于恢复窦房结和传导系统的功能,一般开始每天用 400 mg 静脉点滴,无不良反应后 600～1 000 mg/d 滴注。

(二)窦性停搏

窦性心律中有一段停顿,停搏时间不是 P-P 间期的倍数。见于某些心肌梗死、心肌纤维化及退行性变、洋地黄中毒,或者迷走神经张力亢进等情况,治疗上与窦性心动过缓相同。

(三)窦房传导阻滞

窦性心律中有一段停顿,其间期恰好是基础 P-P 间期的整数倍,即为窦房传导阻滞。窦房传导阻滞分为一度、二度与三度,在体表心电图上,只能诊断出二度窦房传导阻滞,对一度与三度窦房传导阻滞不能诊断。二度 I 型窦房传导阻滞表现 P-P 间期逐渐缩短,之后出现间歇,间歇期小于两个 P-P 间期之和,窦房传导阻滞的原因与治疗与窦性心动过缓相同。

(四)病态窦房结综合征

1.概述

病态窦房结综合征是因窦房结与其周围心房肌器质性病变使窦房结功能障碍所致,迷走神经功能亢进加重窦房结功能失常。主要表现：①为持续性心动过缓,每分钟心率低于 50 次。②窦房传导阻滞与窦性停搏。③严重窦性心动过缓。窦性停搏或窦房传导阻滞与房性心动过速、心房颤动或扑动交替出现,即快慢综合征。上述异常可通过心电图、动态心电图进行诊断,有些病例在运动试验或静脉注射阿托品 1～2 mg 后,心率不能达到 90 次,必要时,进行食管心房调搏,测定窦房结恢复时间＞2 秒,均可以诊断为病态窦房结综合征。

2.治疗

(1)药物治疗:阿托品 0.3 mg,溴丙胺太林 15 mg,麻黄碱 30 mg,氨茶碱 0.1 g,均每天 3 次,可以暂时加快心率,缓解症状。必要时滴注异丙基肾上腺素,每分钟 1～2 μg,效果更好,但上述药物长期应用不良反应大,患者难以耐受。

(2)起搏治疗:出现下述情况者应考虑安装人工心脏起搏器:①严重心动过缓窦性停搏,以致出现阿斯综合征,威胁患者生命者。②严重心动过缓(心率小于 40 次/分)而致心力衰竭、晕厥等症状,药物治疗无效者。③慢性病窦综合征患者药物治疗困难者,因为加速心率的药物常易诱发房性心动过速,安装人工心脏起搏器后可使生活质量改善。

六、房室传导阻滞

(一)概述

当房室交界未处于不应期时心房激动向心室传导延缓或完全不能下传称房室传导阻滞。房室传导阻滞分为一度、二度与三度。一度房室传导阻滞心房激动向心室传导延缓。P-R 间期超过 0.20 秒,二度房室传导阻滞有两种类型,Ⅰ型又称文氏阻滞,特点是 P-R 间期逐渐延长至脱落,R-P 间期逐渐缩短。Ⅱ型又称莫氏Ⅱ型阻滞,P 波突然脱落,其前 P-R 间期固定,二度Ⅰ型阻滞通常是良性的,很少进展到高度房室传导阻滞、二度Ⅱ型则容易发展成严重房室传导阻滞。三度房室传导阻滞又称完全房室传导阻滞,心房激动完全不能导入心室,因此房室分离,心室由交界区或室内异位自律节奏点控制,心室率 30～60 次/分不等。异位起搏点位置越低,心率越慢,常发生心绞痛、晕厥等严重症状,甚至猝死。

(二)病因

(1)迷走神经张力升高。

(2)器质性心脏病,如冠心病(尤为心肌梗死)、心肌炎、心肌病等。

(3)心脏传导系统非特异纤维化。

(4)药物中毒或不良反应,如洋地黄、β受体阻滞剂等。

(5)心脏手术或心内操作(电消融、导管检查等)。

(三)治疗

1.药物治疗

(1)异丙肾上腺素 5～10 mg,每天 4～6 次口服,或 1～2 mg 加入 5% 葡萄糖 500 mL 中静脉点滴,滴速 1～2 μg/min。

(2)阿托品 0.3～0.6 mg。每天 4～6 次,口服,或 0.5～1 mg 肌内注射或静脉注射,每天 4～6 次。

(3)麻黄碱 25 mg,每天 3 次。

(4)肾上腺皮质激素适于急性心肌炎、急性心肌梗死或心脏手术后的高度房室传导阻滞,可选用泼尼松 10～20 mg,每天 3 次。或地塞米松 10～20 mg,静脉滴注。

(5)乳酸钠 10～20 mg 100 mL 静脉注射,适于高血钾及酸中毒所致三度房室传导阻。

但是,药物治疗完全性房室传导阻滞的价值有限,由于药物作用时间短暂,不良反应大,往往不能长期使用,在特殊情况下,如下壁心肌梗死伴有完全房室传导阻滞者,可以用药物治疗。或在安装人工心脏起搏器前。用药物治疗作为应急处理。

2.安装人工起搏器

对十二度Ⅱ型房室传导阻滞与阻滞点位于希氏束以下的二度房室传导阻滞,以及三束支阻滞造成的完全性房室传导阻滞,安装人工心脏起搏器是确实可靠的治疗方法。

(贾丛康)

第二节　老年血脂紊乱

血脂紊乱是脂质代谢障碍的表现,属于代谢性疾病,是指血浆中一种或多种脂质成分的增高或降低、脂蛋白量和/或质的改变。血脂紊乱被公认为心血管系统最重要的危险因素之一,大规模临床试验及荟萃分析结果表明,积极治疗血脂紊乱是老年人心血管疾病防治的重要组成部分。

一、老年人血脂代谢特点

血脂是血浆中胆固醇(TC)、甘油三酯(TG)和类脂(如磷脂等)的总称。血脂水平发生变化是老年人的生理特点,基因和环境因素与衰老过程中的脂代谢变化密切相关。根据美国胆固醇教育计划第3版成人治疗指南(NCEP ATPⅢ),随着年龄增加,高胆固醇血症患者显著增多[>65岁的人群中 TC>5.2 mmol/L(200 mg/dL),男性占60%、女性占77%]。我国的流行病学调查显示,男性在65岁以前,TC、LDL-C 和 TG 水平随年龄增加逐渐升高,以后随年龄增加逐渐降低;中青年女性 TC 水平低于男性,女性绝经后 TC 水平较同年龄男性高。在增龄过程中,HDL-C 水平相对稳定;与欧美国家相比,我国老年人的 TC、LDL-C 和 TG 水平低于西方人群,以轻中度增高为主。

人们提出了许多机制用来说明与年龄相关的血脂蛋白浓度的变化,尤其是 LDL-C 的浓度变化。这些机制包括与年龄相关的进食油脂增加、肥胖、体育锻炼减少,健康状况下降,以及肝细胞上 LDL 受体数量随年龄增长而逐渐减少、功能减退。血脂紊乱是心脑血管疾病的独立危险因素,随着年龄增长,动脉粥样硬化发生率增加,老年人是发生心脑血管事件的高危人群。

二、病因

血脂紊乱的发生是由于脂蛋白生成加速或者降解减少,抑或两者同时存在。原发的血脂紊乱可能是由于单基因突变所致的生物化学缺陷,也可能是多基因或者多因子所致。继发的血脂紊乱在老年人中更常见,是由于肥胖、糖尿病、甲状腺功能减退,以及肝、肾疾病等系统性疾病所致。此外,某些药物,如利尿剂、β受体阻滞剂、糖皮质激素等也可能引起继发性血脂升高。

三、临床表现

多数血脂紊乱的老年患者无任何症状和体征,常于血液常规生化检查时被发现。脂质在血管内皮沉积可引起动脉粥样硬化,由此引起心脑血管和周围血管病变,因此血脂紊乱的首发症状往往与心血管疾病症状相关。

TG 水平中度升高会导致脂肪肝和胰腺炎,如果 TG 水平继续升高则会在背部、肘部、臀部、膝部、手足等部位出现黄色瘤。严重的高甘油三酯血症[TC>5.2 mmol/L(200 mg/dL)]会导致视网膜的动静脉呈白乳状,形成脂血症视网膜炎。某些形式的高脂血症可以导致肝脾增大,从而出现上腹不适感或者压痛,而患有罕见的 β 脂蛋白不良血症的患者则可能出现手掌黄斑和结节状的黄色瘤。

四、诊断

鉴于目前老年人群的研究数据缺乏,建议老年人血脂紊乱的分类和合适的血脂水平参考2007 年《中国成人血脂异常防治指南》制定的标准,诊断老年人血脂异常时应重视全身系统性疾病,如肥胖、糖尿病、甲状腺功能减退、梗阻性肝病、肾病综合征、慢性肾衰竭等和部分药物,如利尿剂、β 受体阻滞剂、糖皮质激素等,以及酒精摄入、吸烟引起的继发性血脂异常。对老年患者而言,检测甲状腺功能十分重要,因为无临床症状的甲状腺功能减退与继发性血脂异常相关。

然而,国内外大规模前瞻性流行病学调查结果一致显示,患有心血管疾病的危险性不仅取决于个体具有某一危险因素的严重程度,更取决于个体同时具有危险因素的数目,而仅依靠血脂检查结果并不能真实反映出被检查者的血脂健康水平。当前,根据心血管疾病发病的综合危险大小来决定血脂干预的强度,已成为国内外相关指南所共同采纳的原则。

因此,2011 年 ESC/EAS 血脂指南取消了"血脂合适范围"的描述,更加强调根据危险分层指导治疗策略,建议采用 SCORE 系统将患者的心血管风险分为很高危、高危、中危或低危,以此指导治疗策略的制订。我国仍然采用 2007 年《中国成人血脂异常防治指南》血脂异常危险分层方案,按照有无冠心病及其等危症、有无高血压、其他心血管危险因素的多少,结合血脂水平来综合评估心血管病发病危险,将人群进行危险性分类,此种分类也可用于指导临床开展血脂异常的干预。

五、治疗

(一)老年人降脂治疗的现状

对老年人群的流行病学研究显示,老年人总死亡率及心血管疾病病死率与 LDL-C 水平呈U 形关系,LDL-C<2 mmol/L(77 mg/dL)或>5 mmol/L(193 mg/dL)时,总死亡率及心血管病病死率升高;LDL-C 在 3～4 mmol/L(115～154 mg/dL)时总死亡率及心血管疾病病死率最低。老年人 TC 与心脑血管疾病关系的研究为矛盾结果,多年来人们担心降低 TC 水平对老年人可能存在不利影响,严重影响了调脂药物的临床应用。大量循证医学证据显示,他汀类药物显著减少老年人心血管事件和心血管死亡,强化降脂治疗对老年患者非常有益。另外近年研究显示,血脂异常患者即使经过大剂量他汀类药物强化降胆固醇治疗后仍面临很高的心血管剩留风险,而在 2 型糖尿病、肥胖、代谢综合征和/或心血管病患者中,TG 升高和 HDL-C 降低是构成心血管剩留风险的主要血脂异常表型。因此,在关注高胆固醇血症的危害性及强调他汀类药物在心血管疾病防治中基石地位的同时,亦应充分重视对 TG 增高等其他类型血脂异常的筛查和干预。

(二)血脂紊乱的治疗

1.老年人血脂紊乱治疗的目标水平

基于循证医学证据,结合我国近 10～20 年随访结果,2007 年《中国成人血脂异常防治指南》

指出,调脂治疗防治冠心病的临床益处不受年龄影响,对于老年心血管危险人群同样应进行积极调脂治疗。推荐参考 2007 年《中国成人血脂异常防治指南》,根据老年患者的血脂水平和合并的危险因素确定治疗策略及血脂的目标水平。

2.治疗性生活方式的干预

2011 年 ESC/EAS 指南与我国血脂管理指南一致强调治疗性生活方式改变(TLC)是控制血脂异常的基本和首要措施。国际动脉粥样硬化学会于 2013 年 7 月发布的《全球血脂异常诊治建议》也指出生活方式干预的主要目的是降低 LDL-C 和非 HDL-C,其次是减少其他危险因素。提倡用富含纤维的碳水化合物或不饱和脂肪酸代替过多的饱和脂肪酸。提倡减轻体重、规律进行有氧运动,并采取针对其他心血管病危险因素的措施,如戒烟、限盐以降低血压等。

3.药物治疗

对许多患有血脂紊乱存在冠心病风险的老年人而言,治疗性生活方式干预不能有效降低LDL-C 水平以达到控制目标,需要在健康生活方式改变的基础上开始个体化的调脂药物治疗。临床上供选用的调脂药物主要有他汀类、贝特类、烟酸类、树脂类药物和胆固醇吸收抑制剂,以及其他具有调脂作用的药物,以下做简单介绍。

(1)他汀类:在肝脏合成胆固醇的过程中,羟甲基戊二酰辅酶 A(HMG-CoA)还原酶催化其中的限速反应,他汀类药物可以抑制 HMG-CoA 还原酶,从而减少胆固醇的生成。这类药物有如下作用:上调肝细胞的 LDL 受体,从而使含有 ApoE 和 ApoB 的脂蛋白从循环中清除增多,还使肝脏合成、分泌的脂蛋白减少。他汀类药物降低 LDL-C 水平、增加其清除,并减少极低密度脂蛋白和中等密度脂蛋白(非 HDL-C)等残存颗粒的分泌。所以他汀类药物对 LDL-C 和 TG 水平升高的患者是有效的。临床常用制剂有阿托伐他汀、辛伐他汀、洛伐他汀、氟伐他汀、瑞舒伐他汀、匹伐他汀等。他汀类药物是目前临床上最重要、应用最广的降脂药。现有的临床证据表明,他汀类药物治疗可显著减少老年人心脑血管事件。

(2)贝特类:贝特类药物降低 VLDL 的产生、增加富含 TG 的脂蛋白的清除。后者是通过过氧化物酶体增殖物激活受体(PPAR)α,以及增强脂蛋白脂肪酶的脂解活性来实现的。贝特类药物还能升高 HDL-C 和 ApoA I 的水平,适用于 TG 高、HDL-C 低的患者。临床常用制剂有非诺贝特、苯扎贝特、吉非贝齐等。

(3)烟酸类:烟酸抑制脂蛋白的合成,减少肝脏产生 VLDL,且抑制游离脂肪酸的外周代谢,从而减少肝脏产生 TG、分泌 VLDL,并减少 LDL 颗粒。烟酸促进 ApoA I 产生增多,因此可以升高 HDL-C 的水平。临床常用制剂有烟酸、阿昔莫司等。AIM-HIGH 研究结果显示,烟酸缓释制剂虽然提高了 HDL-C 水平、降低 TG 水平,但并未减少心脏病发作、卒中或其他的心血管事件。临床试验结果的公布对烟酸类药物在心血管病防治中的地位产生较大影响。

(4)树脂类:树脂类药物一般作为治疗高胆固醇血症的二线用药。胆汁酸多价螯合剂在肠道中结合胆汁酸,从而减少了胆汁酸的肝肠循环。这类药上调 7-α 羟化酶促使肝细胞中更多的胆固醇转变成胆汁酸,从而肝细胞中 TC 的含量下降、LDL 受体表达增多,LDL 和 VLDL 残粒从循环中的清除增加。同时,胆汁酸多价螯合剂使肝脏胆固醇合成增加,从一定程度上否定了螯合剂的降 LDL-C 的作用。TG 水平高的患者应用树脂类药物需要注意该类药物会使肝脏产生更多的 VLDL 而致 TG 升高。临床常用制剂有考来烯胺、考来替哌等。

(5)胆固醇吸收抑制剂:胆固醇吸收抑制剂依折麦布抑制肠道吸收胆固醇,使胆汁及食物中运送至肝脏的胆固醇减少,且减少致动脉粥样硬化的残余颗粒中 VLDL、LDL 胆固醇的含量。

肠道向肝脏运输的胆固醇减少使得肝细胞 LDL 受体活性增强,从而导致循环中 LDL 的清除增多。

(6)其他调脂药物:普罗布考可以通过渗入到脂蛋白颗粒中影响脂蛋白代谢,降低 TC、LDL-C,也可降低 HDL-C,可用于高胆固醇血症的治疗。n-3 脂肪酸制剂是深海鱼油的主要成分,可降低 TG 和轻度升高 HDL-C。一类全新的降低 LDL-C 药物——人类前蛋白转化酶枯草溶菌素 9(PCSK9)抑制剂,临床研究提示该药能显著降低 LDL-C 水平,有望用于不能耐受他汀类药物或者他汀类药物治疗不能达标的患者。

综上,老年人群同样应该遵循 2007 年《中国成人血脂异常防治指南》,根据患者心脑血管病的危险分层及个体特点选择调脂药物,如无特殊原因或禁忌证,应鼓励具有多种心脑血管疾病危险因素的老年人使用他汀类药物。当最大剂量他汀类药物治疗未能达到 LDL-C 目标或不耐受大剂量他汀类药物,可联合使用依折麦布。如果 LDL-C 达标,而非 HDL-C 和 TG 水平明显升高,可加用贝特类药物、烟酸或高剂量的 n-3 脂肪酸,TG 明显升高的患者,需要及时干预,预防急性胰腺炎的发生。

4.老年人药物治疗的安全性

降脂药物较为常见的不良反应是胃肠道不适,少数的不良反应为肝功能异常和肌病,肾损伤、周围神经病变等也曾有报道。总体而言,随着老年人降脂治疗研究的深入,已经证明老年人使用降脂药物是安全有效的;但是无论是血脂紊乱还是药动学、药效学,老年人均有其独特特点,老年人的降脂治疗应在遵循一般原则的前提下,进行个体化治疗,建议应从小剂量开始,并充分考虑到药物相关不良反应,尽可能单药调脂,以避免药物相关肌病的发生,同时密切监测相关症状和生化指标,从而使调脂治疗的获益最大化。

六、关于老年人血脂紊乱有待解决的问题

目前,血脂异常防治指南已经深入临床实际,但关于他汀类药物治疗的观察与思考仍未停止。60 岁以上老年人的他汀类药物治疗,无论是一级预防还是二级预防,总体是获益的。但对于 80 岁以上老年人存在是否还要进一步分层、制订新的他汀类药物治疗目标及剂量选择的问题。目前已经公布的关于降脂治疗的临床试验缺乏 80 岁以上人群研究的结果,缺乏专为高龄老年人设计的前瞻、随机、对照、大规模临床试验。

在血脂研究领域,针对 LDL-C 降脂达标是老年人血脂紊乱治疗的主要目标,升高 HDL-C 和综合降脂治疗对老年人预后的影响是未来应关注的热点,期待更多专为老年人群设计的大规模随机临床试验,以解决老年人降脂治疗中存在的问题。

(贾丛康)

第三节　老年瘙痒症

老年瘙痒症是一种发生于老年人,由多种原因引起的以皮肤瘙痒为主要表现的疾病,年纪越大,发病率越高。目前有关瘙痒的病理生理学和分子学基础及瘙痒的治疗已有研究报道,但老年瘙痒症因为没有明确的临床分型和诊断标准,病因难以确定,没有规范的治疗方案。近十多年

来,人们对瘙痒的认识更加深入,对老年瘙痒症的诊断与治疗有了较明确的思路。

一、老年人皮肤的生理学和形态学改变

进入老年后,皮肤逐渐老化,主要是自然老化,在临床上表现为皮肤萎缩、干燥、脱屑。组织学的变化为皮肤厚度减少、萎缩、表皮-真皮连接变平、真皮乳头和表皮脚消失,单位面积皮肤内表皮-真皮间的接触面积从 30 多岁开始至 90 多岁时减小 50% 以上,这使得相互间的物质交换减少,并且出现老年人皮肤受轻微挫伤后容易出现表皮-真皮分离,导致皮肤水疱。电镜下角质形成细胞之间的间隙增宽,基底膜带的致密板和锚状纤维复合物增厚,伸入真皮的基底细胞微绒毛大多消失。真皮层萎缩(体积缩小),大约减少 20%,血管减少、血管壁变厚、毛细血管襻缩短,汗腺、毛囊萎缩,汗腺约减少 15%,皮下脂肪减少。另外,老年人角质层含水量较低,即皮肤的水合作用低于其他各年龄。

老年瘙痒好发于小腿等皮肤角质薄、含水量少的部位。

二、瘙痒概述

(一)瘙痒的定义及老年瘙痒的历史

德国内科医师 Samuel Hafenreffer 早在 1660 年就对瘙痒下了这样一个定义:瘙痒是引起搔抓欲望的一种皮肤黏膜感觉。其实此前 Hippocrates of Cos(BC460-BC377)就描述过外阴瘙痒和痒疹,以及老年瘙痒症。老年瘙痒症的历史至今已有两千多年了。19 世纪中叶,当医学从哲学和宗教模式转向科学模式后,瘙痒和瘙痒性疾病的描述急剧增加。然而,在 1938 年 Muller 出版的《人体生理学手册》中,人类 5 种基本躯体感觉(触觉、压觉、冷觉、热觉和痛觉)中没有痒觉。许多神经科医师至今还认为瘙痒是人体对痛觉的一种误觉。以往,人们对于瘙痒的了解大多来自对疼痛的研究,并认为强刺激引起痛,弱刺激引起痒。然而痒是皮肤黏膜特有的感觉,切除皮肤表皮后痒感消失,而疼痛仍然存在;瘙痒引起搔抓反应,而疼痛则引起肢体退缩反应;椎管内注射止痛的阿片类药物可以诱发瘙痒。这充分表明瘙痒与疼痛是两种截然不同的感觉。因此,在1990 年斯德哥尔摩召开的世界皮肤科大会上,与会专家一致同意将瘙痒从疼痛中独立出来。这使得近十几年来对瘙痒的研究取得了飞速发展,并发现了传导痒觉的 C 神经纤维。

(二)瘙痒发生的神经机制

外周感觉神经的无髓细纤维(C 纤维)的终末在表皮与真皮交界处形成游离神经末梢。这些游离神经末梢可能就是痒(痛)感受器。痒感受器呈点状分布,它接收各种刺激痒感觉信号沿C 纤维通路至背根神经节进入脊髓,在胶质细胞轴突组成的 Lissauers 束上升 1 至 6 个节段,并在脊髓灰质后角的第二级神经元终止,再由后角细胞发出的轴突经灰质前联合交叉至对侧的腹外侧索,通过脊髓丘脑束上升至丘脑,再由丘脑传递到大脑皮层从而产生痒觉。

近十来年,分别在人和猫的研究中发现痒觉是由特异性的神经元和神经纤维专门负责传导。这些纤维属 C 类神经纤维,不同于疼痛传导中的多样性刺激性感受器,其特点是传导速度慢、有着广泛的末梢分支、对机械和热刺激不敏感。研究者们应用功能性正电子发射断层显像(PET)、组胺皮内注射和组胺皮肤刺入诱发瘙痒,发现大脑多部位兴奋,并且痛与痒有多处重合,还发现左侧大脑半球占优势者的皮质前带、补充运动区和顶叶下部之间发生协同运动,这可解释瘙痒与搔抓欲望的必然联系。

(三)瘙痒的介质

瘙痒是一个复杂的感觉过程,其产生、传导及参与的相关介质不完全明了。瘙痒的主要介质有胺类(如组胺、5-羟色胺等)、脂类(如前列腺素、血小板激活因子)、蛋白质/多肽[如血管舒缓素、细胞因子(IL-2、IL-6、IL-31)]、蛋白水解酶(胰蛋白酶、番木瓜酶、黏液酶)、血管舒缓素-激肽(P物质、降钙素相关基因肽、血管活性肠肽)、类鸦片肽(β-内啡肽、亮氨酸脑磷脂、蛋氨酸脑磷脂)等。

将炎性介质注入皮内,根据炎症介质的作用机制可分为直接刺激痒觉C纤维(组胺、木瓜酶、IL-2、乙酰胆碱、激肽释放酶)、通过组胺释放起作用(糜蛋白酶、胰蛋白酶、血管活性肠性肽、P物质、5-羟色胺)、致痒作用弱或没有致痒作用3类。

参与瘙痒的介质众多,它们在不同类型的瘙痒中各自发挥作用,且常常相互关联。

1.组胺(Histamine,HA)

化学名为咪唑乙胺,1910年被Dale和LaidLaw发现,并在不久后被认为是过敏性疾病,如荨麻疹、哮喘、过敏性鼻炎的主要介质。瘙痒的实验研究实际上是以组胺作为一个研究工具开始的。组胺由组氨酸经组氨酸脱羧酶作用脱羧而成,主要存在于肥大细胞和嗜碱性粒细胞的颗粒中,在血小板、内皮细胞、脑组织及交感神经节后纤维中少量存在。组胺是一种很强的生物活性物质,主要通过组胺受体起作用。组胺受体至少有4个亚型(H1、H2、H3和H4),组胺与相应的组胺受体结合后可分别引起皮肤和黏膜毛细血管扩张(H1)、血管通透性增加(H1)、平滑肌收缩(H1)、腺体分泌增加(H2)等,导致皮肤红斑、风团及瘙痒。除H1受体外,在小鼠实验中证实H4受体也参与瘙痒介导,但究竟H4受体在人体是否介导瘙痒还不清楚。许多因素可引起组胺释放而导致瘙痒,常见的有IgE抗体介导的抗原抗体反应、蜂毒、蛇毒、糜蛋白酶、胆盐、C3a、C5a、吗啡、可待因、内毒素,以及某些物理因素如创伤、紫外线等。

2.前列腺素

以前人们认为前列腺素是通过降低组胺的阈浓度导致瘙痒,但目前研究表明其也可在结膜中作为瘙痒因子直接起作用。搔抓在引起表皮屏障功能障碍的同时,使受搔抓部位的皮肤中前列腺素(PGD2和PGE2)增加,并通过特异的前列腺素类DP1、EP3和EP4受体加速被搔抓导致障碍的屏障功能恢复,这可能是瘙痒-搔抓-瘙痒加重-搔抓加剧恶性循环的原因之一。

3.5-羟色胺(5-hydroxytryptamine,5-HT)

大约150多年前科学家发现在血清中有一种可引起平滑肌强烈收缩的物质,后来Page及其同事从血小板中分离出这种物质,取名为血清素,这与当时意大利研究人员发现在肠黏膜中存在的可引起胃肠道平滑肌收缩的物质——"肠胺"为同一物质。5-HT由色氨酸羟化和脱羧而成。是尿毒症瘙痒的主要炎症介质。其作用于5-羟色胺3型受体,经膜去极化而兴奋皮肤感觉神经纤维引发瘙痒。由于人的肥大细胞中不含5-羟色胺,不会同组胺一起释放,因而尿毒症患者使用抗组胺药无效。

4.白介素2(interleukin-2)

IL-2是致炎因子,可引起轻微痒感。瘙痒可以发生在特应性皮炎的患者,也可发生在皮内注射IL-2的正常人,以及静脉滴注IL-2治疗的癌症患者。全身性使用环孢素可迅速有效地减轻特应性皮炎的瘙痒。还有IL-6、IL-31等也参与瘙痒过程。

5.肥大细胞介质(除组胺外)

如肥大细胞胃促胰酶或类胰蛋白酶可以引起瘙痒。肥大细胞被激活后释放类胰蛋白酶,后者可以激活 C 类神经纤维末梢的蛋白酶激活受体 2(PAR-2),将信号传导到中枢而引发痒感。另外,C 类神经纤维被激活会导致局部神经肽(如 P 物质)的释放。高浓度 P 物质可引起肥大细胞脱颗粒;低浓度 P 物质则激活肥大细胞上特异性受体 NK1,使肥大细胞致敏释放肿瘤坏死因子作用于神经末梢伤害性感受器引发瘙痒。

6.阿片样肽

小剂量吗啡硬膜外注射可引起瘙痒,其致痒作用不依赖前列腺素和肥大细胞脱颗粒。胆汁淤积症患者的瘙痒是由于内源性阿片样肽的累积而导致。

7.乙酰胆碱

乙酰胆碱可以刺激 C 纤维引起瘙痒,特应性皮炎患者皮内注射乙酰胆碱可导致瘙痒,但正常人则引起疼痛。

除上述外,还有许多关于瘙痒的介质,P 物质、白三烯 B4、血小板活化因子等。究竟哪些介质参与了老年瘙痒症的发病过程,与引起老年瘙痒症的原因密切相关。只有针对包括炎性介质在内的瘙痒特性进行治疗,才有可能达到最佳的止痒效果。

(四)C 神经纤维的神经受体及其在瘙痒中的作用

C 神经纤维的神经受体与其相应的配体结合,在瘙痒的发生机制中起着重要作用。

(五)慢性瘙痒分型

瘙痒是由很多原因所引起的一种症状,而不是一种疾病。以往将瘙痒患者分为两组,一组为体表原因和皮肤病引起,另一组为内部疾病引起。

根据发生瘙痒的原因不同及瘙痒的外周和中枢可能机制,Twycross 等提出将瘙痒分为 4 个临床类型。

1.皮肤源性瘙痒

皮肤源性瘙痒是指由于炎症、感染、干燥或其他皮肤损伤导致的皮肤瘙痒,如荨麻疹及蚊虫叮咬引起的反应。

2.神经病理性瘙痒

在痒觉传入途径中任何疾病所引起的瘙痒称为神经性瘙痒,如带状疱疹后遗神经痛。

3.神经源性瘙痒

神经源性瘙痒是指神经通路未受累的中枢性瘙痒,如胆汁淤积引起的瘙痒就是由于阿片样神经肽作用于 μ-阿片样受体所致。

4.精神性瘙痒

由抑郁症、精神分裂症、寄生虫恐怖妄想症等引起的瘙痒。

这种分型一般是回顾性的,对临床医师在接诊瘙痒患者时帮助不大。为了指导临床医师对慢性瘙痒的诊治,Sonja Ständer 等学者在 2007 年将慢性瘙痒分为如下类型,首先分为三大类,再根据临床体检和实验室及影像学检查分为不同类型。

(1)瘙痒伴发皮疹:皮肤病引起的瘙痒。

(2)瘙痒不伴发皮疹:①系统性疾病引起的瘙痒;②神经损害性瘙痒;③药物性瘙痒;④精神性瘙痒。

(3)瘙痒伴搔抓性皮疹:上述不伴皮疹的瘙痒经搔抓后都可出现抓痕血痂、苔藓化等。

除上述类型外,还有上述 2 种以上同时存在时的混合型瘙痒,以及暂时查不出原因的不明原因的瘙痒。

三、临床表现

(一)老年瘙痒症定义

目前国内外还没有权威的老年瘙痒症定义。既往一般是指发生于 60 岁或 60 岁以上,无原发皮疹,仅有瘙痒,或伴有皮肤干燥、粗糙和鳞屑。但这种笼统的定义不利于对老年瘙痒症的临床诊治及研究。

在 *Dermatology In General Medicine* 中有一段详细的描述,认为老年瘙痒症与皮肤干燥、粗糙有关,热水浴、冬季湿度低室内温度高可加重瘙痒。即使没有任何体征,有时瘙痒可能难以忍受。

在 *Textbook of Dermatology* 中认为老年瘙痒症是衰老的一个症状,70 岁以上的老年人患病率在 50％以上,主要与皮肤干燥有关,也可能是某些潜在的皮肤病和系统性疾病的一种表现,在女性可能是更年期综合征的一种表现。

王光超对老年瘙痒症下的定义是:老年瘙痒症是特指高龄老年人无系统性疾病、皮肤干燥、萎缩所引起的皮肤瘙痒。

张开明将老年皮肤瘙痒症定义为:是因为皮肤老化萎缩、皮脂分泌减少,加上干燥、寒冷等刺激所引起的皮肤瘙痒。

几年前国际皮肤病学研究者一致认为,老年瘙痒症是指发生于老年人的任何原因引起的超过 6 周的慢性瘙痒。

(二)老年瘙痒症患病率

可能是由于没有明确的定义,也没有科学分型,难以进行老年瘙痒症的流行病学研究,目前缺乏大规模随机分层抽样的流行病学调查资料。许多教科书和文献报道关于老年瘙痒症患病率来源于特殊人群或门诊患者的统计分类。老年瘙痒症在老年人中很常见,许多老年人到皮肤科就诊时的主诉就是瘙痒,有时占就诊患者的 29％。在 *Dermatology In General Medicine* 中,老年瘙痒症患病率 70 岁以上为 50％。这表明老年瘙痒症确实是一个严重的老龄健康问题。

(三)老年瘙痒症临床表现及诊断

60 岁或 60 岁以上的老年人出现全身或局部的瘙痒,伴原发皮疹,如皮肤干燥、脱屑、红斑、丘疹、水疱、糜烂、渗液等,或没有明显皮疹,或仅有抓痕、皮肤粗厚及色素沉着,病程持续 6 周以上,即可诊断为老年瘙痒症。瘙痒可为阵发性或持续性,可发生在白天,也可发生在夜间,但多数为夜间瘙痒明显。由于瘙痒原因不同,瘙痒可发生于不同部位。这对老年瘙痒症的诊治提供一定的帮助。

老年瘙痒症的诊断要详细询问病史,包括瘙痒发生的病程、部位、诱因或加重因素、瘙痒程度(VAS 评分)、瘙痒的季节、全天还是晚上痒、是否搔抓、是否影响睡眠、是否有皮疹、患者以前的瘙痒诊断、患者自己认为的瘙痒原因、相关的症状和体征、用药史和既往史。

还应进行相应的体格检查和实验室检查,一般包括血沉、血尿常规、肝肾功能(肝酶、胆红素、肌酐、尿素氮)、血清铁、转铁蛋白、T4、TSH、大便潜血、大便寄生虫及虫卵检查、皮肤活检(普通、组化)、胸片、B 超等。

如有必要,可进一步进行检查,包括 IgE、IgM、ANA、AMA、BP180 抗体、甲状旁腺激素、卟啉、胰蛋白酶、肥大细胞代谢产物、肌酐清除率、细菌和真菌检查、疥螨虫检查、变应原检查、HIV 排查、CT、MRI、内镜等。

(四)老年瘙痒症分类

临床上一般将老年瘙痒症分为全身性瘙痒症和局限性瘙痒症。全身性瘙痒症常由皮肤干燥、寒冷干燥的气候、过度洗浴、药物、尿毒症等原因引起,神经精神因素引起的老年瘙痒症并不少见,称精神性瘙痒症。局限性瘙痒症根据瘙痒部位不同分为肛门瘙痒症、阴囊瘙痒症、女阴瘙痒症、头部瘙痒症、小腿瘙痒症等,多由局部皮肤病引起。吴志华等将全身性瘙痒症分为老年瘙痒症、冬季瘙痒症、夏季瘙痒症和水源性瘙痒症。按照慢性瘙痒的最新分类,可将老年瘙痒症分为上述各类型。

最常见的老年瘙痒症为皮肤干燥引起的,发生部位多为下肢,尤其是小腿伸侧,还有大腿内侧、背部、腹部甚至全身。在我国北方,在湿度低的冬季,浴后尤其是热水浴、就寝时容易发病或加重。许多皮肤病可以引起老年人顽固持续的瘙痒,皮肤病性瘙痒可因不同的皮肤病具有其瘙痒特点。尿毒症性瘙痒患者多有皮肤干燥和色素沉着,瘙痒可发生在透析前或透析后。药物引起的瘙痒在临床上并不少见,约12%的药物性瘙痒不伴有皮疹,瘙痒可以发生在用药的第1天,也可发生在用药数周后。停用致痒药物后瘙痒可以迅速消退,也可持续数周才消退。因此在临床上,对那些无明显原因、瘙痒顽固的患者,必须详细询问病史,进行全面的体格检查和实验室检查,找出致痒原因。

(五)老年瘙痒症病因及发病机制

老年瘙痒症的发病机制不明。可能是老年皮肤退行性改变、皮脂腺及汗腺分泌减少、皮肤干燥等引起皮肤感觉神经末梢功能异常所致,也可能与食物药物或某些系统性疾病有关。

最常见的是皮肤干燥,许多人在洗澡后发生或加重瘙痒,这可能是因为不当或过度洗浴习惯、反复的水合作用和脱水作用使皮肤屏障功能受损。冬季环境湿度低也可能加重皮肤干燥。模拟特应性皮炎的小鼠动物模型研究显示,当小鼠处于干燥环境里,就会出现全身瘙痒,这是由于干燥的皮肤导致表皮神经纤维数目及神经纤维传导活性显著增加。

其次是药物,尤其是利尿药。手术患者硬膜外应用吗啡止痛常常引起瘙痒。Bork列出了已报道的100多种引起瘙痒而不出现皮疹的药物。

另外,精神紧张、抑郁、焦虑和器质性脑疾病也是老年瘙痒症的常见原因。这表明中枢神经系统或多或少参与老年瘙痒症的发病过程。

(六)引起老年瘙痒症的系统性疾病和相关疾病

大约30%的老年瘙痒症患者仅有瘙痒而无明显的皮肤病或系统性疾病。由系统性疾病引起的全身性瘙痒占10%~50%,瘙痒可能是老年人潜在重大系统性疾病的一个重要线索,当老年人出现顽固性瘙痒,经润肤止痒等治疗无效时,应考虑系统性原因。研究较多的有以下几种。

1.胆汁淤积性瘙痒

虽然肝脏疾病引起的老年瘙痒症不多见,但慢性胆汁淤积的确可引起严重的瘙痒。全身瘙痒可能是原发性胆汁性肝硬化的早期表现。瘙痒也可以是药物所致的肝内胆汁淤积的早期症状。胆汁淤积引起瘙痒的机制还不清楚,早期认为与胆酸盐,特别是与胆盐沉积于神经末梢有关。抗组胺 H1 受体药物治疗慢性胆汁淤积引起的严重瘙痒症无明显效果,提示组胺可能不是胆汁淤积症瘙痒的主要介质。最近研究表明,内源性鸦片肽在胆汁淤积性瘙痒中起重要作用。慢性胆汁淤积患者血浆鸦片样肽水平常常增加,而且鸦片样肽拮抗剂可改善其瘙痒。

2.尿毒症瘙痒

全身瘙痒是老年尿毒症的一个最常见且难治的皮肤表现。有研究表明尿毒症患者的瘙痒程度与其3年生存率显著相关,瘙痒越严重,死亡率越高。全身瘙痒占尿毒症的25%～30%,局部瘙痒以面部、颈部、胸背部、前臂常见。瘙痒多呈阵发性发作,可自行缓解。往往夏季加重。尿毒症瘙痒发生率在血透前约为36%,血透后可达60%～90%。慢性肾衰竭血透患者瘙痒发生率已由20世纪80年代的60%～90%下降到现在的25%～30%,被认为与血透技术的改进、优质材料的应用有关。

尿毒症瘙痒发生机制尚不完全清楚。皮肤干燥可能是尿毒症瘙痒的主要原因之一,见于84.6%的尿毒症患者。尿毒症血中阿片样物质增加与周围神经病变、皮肤中二价离子浓度增高(Ga^{2+}、Mg^{2+}、P^{2+})、表皮中维生素A水平升高、继发性甲状旁腺功能亢进、血浆组胺5-羟色胺水平升高,以及透析过程中接触致敏物质(包括用于消毒的碘、高锰酸钾、消毒防腐药、环氧树脂、环氧乙烷及甲醛等)有关。

3.恶性肿瘤

霍奇金淋巴瘤瘙痒发生率达30%,可以在任何其他临床症状出现前就长期存在。全身性瘙痒也常常发生于蕈样肉芽肿而不伴任何皮肤表现、慢性白血病和真性红细胞增多症的患者。恶性肿瘤瘙痒的发病机制仍不清楚。

4.水源性瘙痒

水源性瘙痒(aquagenic pruritus,AP)是一种罕见的瘙痒性疾病,在接触水后发生顽固的皮肤瘙痒,且无任何皮损,患者除有痒感外,还有刺痛或烧灼感。只有温水和热水才能诱发瘙痒,而痒感直接与皮肤的干燥程度成正比,冬季更严重。

AP常发生于真性红细胞增多症的老年患者。水源性瘙痒的机制还不清楚。可能是与水接触后,经皮肤吸收的一种未知物,被吸收的物质或者皮肤内部的结构变化直接和间接的激活交感神经末梢释放乙酰胆碱,后者又引起组胺和其他肥大细胞介质释放。具有瘙痒而无皮肤体征是真性红细胞增多症患者常见的特征。该病的瘙痒实际上开始于热浴后,持续15～60分钟。瘙痒的原因还不清楚。真性红细胞增多症患者的在接触水之前,血清组胺水平正常,接触水后血清组胺水平升高,提示组胺水平增加可能与真性红细胞增多症的瘙痒发作有关。5-羟色胺拮抗剂和阿司匹林抑制真性红细胞增多症的瘙痒,提示5-羟色胺和前列腺素可能是真性红细胞增多症的瘙痒介质。

5.内分泌疾病的瘙痒

甲状腺功能亢进可伴有瘙痒和荨麻疹样皮疹。甲状腺功能减退其皮肤干燥也可以出现瘙痒。糖尿病患者常出现局限性瘙痒,如肛门瘙痒、阴部瘙痒,但研究表明糖尿病患者瘙痒发生率并不比对照组高。

6.神经精神性疾病

因精神因素,如精神紧张、情绪激动、抑郁焦虑、条件反射等引起或加重瘙痒也较常见。但精神性瘙痒的诊断要在排除其他原因之后才能确立,并且要和神经科医师协作诊治。

四、治疗

目前没有特异的抗瘙痒药物,也没有某一种药物对所有瘙痒都有效。确定引起瘙痒的潜在疾病并进行治疗非常重要。

抗痒治疗包括一般治疗、局部外用治疗、系统用药、光疗、心理治疗。

（一）一般治疗

瘙痒患者应该有充足睡眠；不吃辛辣食物；不用或少用碱性洗涤用品，不过度洗浴；保持室温凉爽、湿度适宜；穿宽松柔软内衣；及时修剪指甲；避免摩擦、挤压、搔抓患处；外用保湿润肤霜保护皮肤屏障功能。

（二）外用治疗

根据不同类型瘙痒可以选择外用保湿润肤霜、糖皮质激素（短期）、抗组胺药物、薄荷、樟脑制剂、他克莫司软膏、辣椒素软膏（慢性单纯性苔藓、水源性瘙痒、钱币状湿疹、结节性痒疹）、炉甘石洗剂、3％硼酸溶液、中药制剂等。

（三）系统治疗

当一般治疗和局部外用治疗效果不佳时，可考虑选择系统治疗。包括抗炎及免疫抑制剂（糖皮质激素、环孢素、硫唑嘌呤）、抗组胺药物、复方甘草苷酸、葡萄糖酸钙、硫代硫酸钠、维生素 C、沙利度胺、抗抑郁药（多塞平）、抗惊厥药物（加巴喷丁、普瑞巴林）、阿片受体拮抗剂、中药等。

（四）光疗

有些炎性皮肤病，如银屑病、荨麻疹、结节性痒疹、皮肤 T 细胞淋巴瘤，以及一些非炎症性皮肤痒，如尿毒症性瘙痒、水源性瘙痒，HIV 瘙痒、真性红细胞增多症瘙痒、PUO、老年瘙痒症等，光疗有效。常用光疗仪器为窄波 UVB（NB-UVB），也可用 BB-UVB、UVA1、PUVA。光疗治疗瘙痒的机制可能与抗炎/免疫抑制作用、减少表皮与真皮神经纤维、增加痒阈值等有关。

（五）心理治疗

顽固的慢性瘙痒对患者的生活和工作甚至心理造成严重影响，医师、家人或朋友从感情上的支持与帮助极为重要。可以帮助患者改变不良习惯（见一般治疗），避免搔抓，阻断因搔抓引起的恶性循环。

（六）几种慢性瘙痒治疗方案

1.尿毒症性瘙痒

要排除甲状旁腺功能亢进；优化透析方法光疗；外用润肤霜和辣椒碱乳膏；口服加巴喷丁（每次透析后 100～300 mg）、普瑞巴林（75 mg，每天 2 次）；有条件者肾移植手术后瘙痒消失。

2.肝病/胆汁淤积性瘙痒

可以与肝胆病专家合作，考虑外科手术解决胆道梗阻；考来烯胺口服，4～16 g/d；利福平口服，300～600 mg/d；纳曲酮口服，25～50 mg/d；帕罗西汀 20 mg 或舍曲林 70～100 mg/d。

3.原因不明型瘙痒（PUO）

一般治疗（同前）；润肤剂；局部外用抗炎剂（糖皮质激素、他克莫司）；口服镇静药或抗组胺药物；UVB；米氮平睡前口服（夜间瘙痒、老年瘙痒），7.5～15 mg；加巴喷丁口服，1 800 mg/d 或普瑞巴林 75～150 mg，每天 2 次；纳曲酮，50 mg/d；要坚持不定期做进一步随访和检查，找出瘙痒原因。

（贾丛康）

第四节　老年期痴呆

痴呆正成为全世界关注的重要问题,其患病率及发病率随年龄的增长呈指数上升。根据民政部2009年全国人口普查资料,至2009年底我国大陆人口达13.37亿人,其中65岁以上约1.13亿人。我国65岁以上人群痴呆患病率4.8%,痴呆人群达500万人以上。

痴呆是一种后天性、持续性智能障碍。患者在意识清楚情况下,出现记忆、思维、定向、理解、计算、学习能力、判断能力、语言和视空间能力减退,情感人格变化,并导致社会生活和日常生活能力障碍。可引起老年期痴呆的疾病包括变性性疾病、血管性疾病、感染、外伤、代谢性疾病、中毒和肿瘤等。其中阿尔茨海默病(Alzheimer disease,AD)和血管性痴呆(vascular dementia,VaD)是最重要的病因。发达国家中AD占所有痴呆患者3/5~3/4,亚洲国家VaD也很常见,如果加上非痴呆血管性认知障碍(vascular cognitive impairment non-dementia,VCIND)的患者,其比例会更高。

阿尔茨海默病(Alzheimer disease,AD)是老年人中最常见的神经系统退行性病之一,也是老年期痴呆中最重要的类型。其临床特点是起病隐匿,逐渐出现记忆减退、认知功能障碍、行为异常和社交障碍。通常病情进行性加重,在2~3年内丧失独立生活能力,10~20年左右因并发症而死亡。少数患者有明显家族史,称为家族性AD,大部分为非家族性或散发性。目前关于AD的病因学和发病机制并不十分清楚,客观的早期诊断AD的生物学标志及有效的治疗措施早已引起广泛关注。

一、流行病学

(一)患病率和发病率

近年来,由于对AD诊断标准和调查研究的方法逐渐趋于一致,使各个研究之间具有可比性。国外65岁以上人群AD患病率为0.8%~7.5%,我国"九五"期间研究表明,北方地区AD患病率为6.9%,南方地区为4.2%。AD占老年期痴呆的比例北方为49.6%,南方71.9%,总体介于世界各国中等水平之间。

(二)危险因素

流行病学研究提示AD患者的危险因素极其复杂,有患者自身的生物学因素,也有各种环境和社会因素的影响。阳性家族史、年龄增长及女性、载脂蛋白基因型和雌激素水平降低,可使患AD的危险性增加,其他危险因素包括出生时母亲高龄、头颅外伤、吸烟、铝中毒和受教育程度低等,关于这些因素不同的研究存在一些争议。近年来研究表明脑血管病有关的血管危险因素可增加AD发病的危险性。很多尸解检查资料显示,60%~90%的AD患者存在不同程度的脑血管病病理证据,如淀粉样血管病、内皮细胞的变形和脑室周围白质病变等。有人提出脑缺血可能系AD的一个危险因素。体力劳动、服务业、蓝领人员、从事暴露于黏合剂、杀虫剂和化肥的职业者患AD的危险性增加,兴趣狭窄、缺乏生活情趣或体育活动、社会活动减少、大量饮酒、精神压抑史及重大生活事件等社会心理环境因素增加患AD的危险性。

二、病因机制

(一)遗传因素在 AD 发病中的作用

目前研究表明 AD 是多基因遗传病,具有遗传异质性。目前发现与 AD 发病有肯定关系的基因包括:位于 21 号染色体上淀粉样肽基因(amyloid precursor protein,APP)、14 号染色体上的早老素 1(presenilin 1,PS-1)和 1 号染色体上的早老素 2(presenilin 2,PS-2)基因突变是家族性 AD 的致病基因,且多为55 岁前发病的家族性 AD 病例。位于 19 号染色体上的载脂蛋白 E(APOE)基因具有多态性,有 APOE2、APOE3 和 APOE4 三种等位基因,携带 APOE4 纯合子者发生 AD 的危险性较高,携带 APOE4 杂合子者患 AD 危险性 45%,不携带 APOE4 者为 20%。位于 12 号染色体上的 α_2 巨球蛋白基因与 APOE4 基因,目前认为与家族性晚发型 AD 和散发 AD 有关。

(二)β-淀粉样肽(β-amyloid,Aβ)在 AD 发病中的作用

β-淀粉样肽(Aβ)来源于它的前体蛋白淀粉样肽前体(APP),生理条件下,多数 APP 由 α-分泌酶裂解成可溶性 APP 肽,APP 肽再进一步被 γ-分泌酶裂解为 Aβ。如果 APP 基因突变,APP 主要经 β-分泌酶和 γ-分泌酶裂解途径,则产生过多的 Aβ 在脑内聚集,形成老年斑(senile plaque,SP)。

(三)tau 蛋白质在 AD 发生中的作用

tau 蛋白在脑神经细胞内异常聚集形成神经元纤维缠结(neurofibrillary tangles,NFTs)是 AD 另一重要的病理特征。正常生理条件下,tau 蛋白形成神经元的轴索蛋白,在细胞内与微管结合并起稳定微观装配作用,而且 tau 蛋白的磷酸化/去磷酸化维持平衡状态。定位于 17 号染色体的 tau 蛋白基因发生突变或其他因素导致的 tau 蛋白过度磷酸化,过度磷酸化 tau 蛋白则形成双螺旋丝(paired helical filament,PHF)和 NFT 沉淀于脑中,使细胞骨架分解破坏导致神经元变性,促发 AD 的发生。

(四)过氧化在 AD 发病中的作用

过氧化可能不是 AD 发病的首发原因,但在 AD 发病中它发生于脑神经细胞和组织损伤之前。许多神经变性病与过氧化有关,如帕金森病、肌萎缩侧索硬化症和亨廷顿病等,而在 AD 患者脑中,生物分子过氧化损害涉及范围较广泛,包括脂质过氧化作用增强、蛋白质和脱氧核糖核酸(DNA)氧化作用增加。其氧化机制可能与反应氧类(reactive oxygen species,ROS)产物、铁的氧化还原作用,激活环绕老年斑的胶质细胞、线粒体、代谢异常等有关。

(五)炎症在 AD 发病中的作用

AD 患者脑中 Aβ 通过激活胶质细胞引起炎症反应,从而导致神经元丧失和认知障碍。体外研究发现,激活的胶质细胞可通过炎症介质,如白细胞介素 1(interleukin-1,IL-1)、化学因子及神经毒性物质而引起神经毒性作用。尸检也证实,在 AD 患者脑中存在参与炎症过程的补体蛋白、细胞因子及蛋白酶。流行病学调查提示,风湿性多发性关节炎患者长期服用抗炎药物,与同龄老年人相比AD 患病率明显下降,提示炎症反应可能参与 AD 发病。因此,近年来有学者应用非类固醇类抗炎药、过氧化氢酶、雌激素、维生素 E 治疗 AD,但小规模临床试验并未取得满意疗效。

(六)神经递质障碍在 AD 发病中的作用

AD 患者脑内存在着广泛的神经递质障碍,其中主要包括胆碱能系统、单胺系统、氨基酸及神经肽类。尤其是胆碱能递质乙酰胆碱(acetylcholine,Ach)的缺乏,被认为与 AD 的认知障碍

呈直接关系。AD 患者大脑皮质特别是颞叶和海马中 M 胆碱能神经元变性和脱失,使得胆碱乙酰转移酶(choline acetyltransferase,ChAT)活性降低,Ach 合成障碍,从而导致神经元细胞间的传导障碍。这也是目前 AD 治疗获得有限疗效的基础。AD 患者大脑内 5-羟色胺(5-hydroxy tryptamine,5-HT)系统也严重受损,并累及脑内多巴胺投射系统,被认为与 AD 患者的抑郁情绪和攻击行为有关。

(七)金属和细胞内钙稳态等因素在 AD 发病中的作用

金属铁、铝、铜、锌等可改变 AD 患者的金属代谢、氧化还原作用及促进体外 Aβ 聚集。AD 患者脑内神经元纤维缠结和老年斑内处于氧化还原状态铁的含量明显增高。铝是一种三价阳离子,它可能增加 ROS 形成,同时还可加强铁离子引起的氧化作用及参与由白细胞介素和炎症介质介导的炎症反应。尽管金属参与 AD 发病的确切机制尚不清楚,但基础研究提示,生活中我们应尽可能避免长期接触过量的金属以预防 AD 的发病。钙是脑神经元内重要的信号传导信使之一,它在神经元的发育、突触间传递、神经可塑性、各种代谢通道的调节中起重要作用。临床研究发现,AD 患者脑神经元内存在明显的钙稳态紊乱,并被 AD 的动物和细胞模型所验证。早老素基因突变可引起细胞内质网钙稳态紊乱而导致神经元的凋亡,钙的异常调节也可导致 APP 剪切过程。

(八)雌激素在 AD 发病中的作用

AD 患者女性多于男性,65 岁以上的妇女患 AD 与相匹配男性相比高 2～3 倍。研究表明雌激素能增强胆碱能神经元的功能,减少 Aβ 的产生和抗氧化作用,雌激素还可保护脑血管、减少脑内小动脉平滑肌的损伤反应或减少血小板聚集,而且有保护脑缺血的作用。同龄老人女性患 AD 比率高于男性推测与雌激素水平降低有关。

三、病理

AD 患者脑大体病理呈弥漫性脑萎缩,重量较正常大脑轻 20％以上,或<1 000 g。脑回变窄,脑沟变宽,尤其以颞、顶、前额叶萎缩更明显,第三脑室和侧脑室异常扩大,海马萎缩明显,而且这种病理改变随病变程度而加重(图 6-1,图 6-2)。

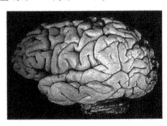

图 6-1　正常老人脑的大体解剖

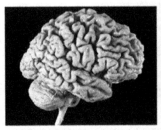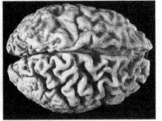

图 6-2　AD 患者脑的大体解剖

　　镜下病理包括老年斑、神经元纤维缠结、颗粒空泡变性。广泛神经元缺失及轴突和突触异常、星形胶质细胞反应、小胶质细胞反应和血管淀粉样变。尤以老年斑、神经元纤维缠结和神经元减少为其主要病理学特征。

（一）老年斑（senile plaque，SP）

　　SP 的核心是 β 淀粉样蛋白，周围缠绕着无数的蛋白和细胞碎片，形成 50～200 μm 直径的球形结构，HE、Bielschowsky 及嗜银染色下形似菊花（图 6-3）。老年斑在大脑皮质广泛分布，通常是从海马和基底前脑开始，逐渐累及整个大脑皮质和皮质下灰质。老年斑形成的同时，伴随着广泛的进行性大脑突触的丧失，这与最早的临床表现即短时记忆障碍有关。

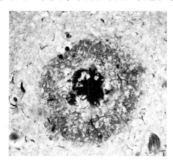

图 6-3　AD 患者的经典病理特点：老年斑

（二）神经元纤维缠结（neurofibrillary tangles，NFTs）

　　神经元纤维缠结 HE 染色、Bielschowsky 及刚果红染色均可显示，电镜下呈螺旋样细丝，主要成分是 β 淀粉样蛋白和过度磷酸化的 tau 蛋白。这种过度磷酸化的 tau 蛋白，使得它与细胞骨架分离，并形成双螺旋结构。虽然神经元纤维缠结也可见于正常老年人的颞叶和其他神经系统变性病，但在 AD 患者脑中数量最多，分布广，其数量及分布程度直接影响痴呆的严重程度。

（贾丛康）

第七章 职 业 病

第一节 硅 沉 着 病

硅沉着病简称硅肺,是尘肺中最为严重的一种类型,由于长期吸入含有游离二氧化硅(SiO₂)的粉尘所引起。肺部有广泛的结节性纤维化,严重时影响肺功能,丧失劳动能力。

一、病因

硅肺的病因是吸入游离二氧化硅及含游离二氧化硅的粉尘,其中石英最常见。游离二氧化硅在自然界中分布很广,是地壳的主要成分,约95%的矿石中含有游离二氧化硅。通常将接触含有10%以上游离二氧化硅的粉尘作业称为硅尘作业。常见的硅尘作业,如在采矿、开山采石、挖掘隧道时,从事凿岩、爆破等作业;轧石、粉碎、制造玻璃、搪瓷和耐火材料时的拌料;铸造业中的碾砂、拌砂、造型、砌炉、喷砂和清砂等工种。

接触石英是否发病取决于很多因素,除本身的理化特性外,粉尘中游离二氧化硅含量、空气中粉尘浓度、粉尘颗粒大小、接触时间、防护措施及机体的防御功能,都影响硅肺的发生及其严重程度。接触粉尘后快者不到1年,慢者10多年甚至数十年可以发生硅肺。短期内吸入大量二氧化硅粉尘,即使脱离接触,也可能在若干年后出现晚发型硅肺。一般说来,含游离二氧化硅80%以上的粉尘,往往在肺部引起典型的以结节为主的弥漫性胶原纤维改变,病情进展较快,且易发生融合。游离二氧化硅低于80%时,病变不太典型,病情进展较慢。低于10%时,则主要引起间质纤维改变,发展更慢,并列为其他尘肺。国外一般分三型。①速发型:接触极高浓度游离二氧化硅粉尘,在很短时间,甚至一年内发病,因广泛肺泡内矽蛋白沉着致急性呼吸功能衰竭,常导致死亡。②激进型:接触较高浓度游离二氧化硅粉尘,从开始接尘后5～10年发病。③普通型:接触一定浓度游离二氧化硅粉尘,一般在接尘后20年以上发病。呼吸系统有慢性病变,如慢性鼻炎、慢性支气管炎、肺气肿、肺结核等,患者的防御功能较差,气道黏液-纤毛的活动较弱,在同一环境中较健康者更易发病。

二、发病机制

迄今关于硅肺发病机制仍未完全阐明,虽曾提出多种假设,如机械刺激学说、化学中毒学说、硅酸聚合学说和免疫学说等,但均只能从某一方面解释硅肺的发病原因,而未能全面阐明硅肺发生的机制。目前认为肺泡巨噬细胞在硅肺的发病过程中起关键性作用。硅尘沉积在肺泡表面后,早期引起巨噬细胞、中性粒细胞、上皮细胞、肺泡表面蛋白和肺泡表面活性物质增加。这些改变有助于清除尘粒和降低尘粒的毒性,减少尘粒进入肺间质的机会。在硅尘作用下,肺泡巨噬细胞吞噬硅尘后,二氧化硅表面的硅烷醇基团与肺泡巨噬细胞内的次级溶酶体膜上脂蛋白中受体形成氢链,改变膜的通透性,促使膜裂解;次级溶酶体中的尘粒和水解酶被释放入胞浆,使线粒体受损害,促使肺泡巨噬细胞崩解死亡;同时,硅尘与巨噬细胞质膜和溶酶体膜相互作用,引起细胞膜的脂质过氧化,过氧化物在巨噬细胞膜上蓄积,诱发细胞的不可逆损伤,最终细胞死亡。肺泡巨噬细胞破坏、崩解后,释放出多种细胞因子,包括白介素 1(IL-1)、成纤维细胞生长因子(FGF)、肿瘤坏死因子(TNF)、转化生长因子 α(TGF-α)、转化生长因子 β(TGF-β)及 NF-κB 等。这些因子参与刺激成纤维细胞增生,从而促进胶原形成。另外,肺泡 I 型上皮细胞在二氧化硅作用下,可发生变性肿胀及崩解脱落,当肺泡 II 型上皮细胞不能及时修复时,基膜受损,暴露间质,进一步激活成纤维细胞增生。肺泡细胞功能改变及受损后,启动免疫系统,形成抗原抗体复合物,后者沉积在胶原纤维上成为结节的玻璃样物质。巨噬细胞溶解后释放的硅尘又可被其他巨噬细胞吞噬,造成细胞损伤自溶,如此周而复始,即使脱离粉尘环境后,病变仍可持续进展。

三、病理和病理生理

硅肺的基本病变是硅结节形成和肺弥漫性间质纤维化。

(一)硅结节的形成

典型的硅结节是同心圆排列的胶原纤维,酷似洋葱的切面。胶原纤维中间可有硅尘,硅尘可随组织液流向他处形成新结节。由于硅尘作用缓慢,所以脱离硅尘作业后,硅肺病变仍可继续进展。硅结节呈灰白色,直径约 0.3～0.8 mm。多个小结节可融合成大结节,或形成大的团块,多见于两上肺。直径超过1 mm者,可在 X 线胸片上显示圆形或类圆形阴影。硅结节往往包绕血管而形成,因此血管被挤压,血供不良,使胶原纤维坏死并玻璃样变。坏死组织经支气管排出,形成空洞。硅肺空洞一般体积小,较少见。多出现于融合病变最严重的部位。

(二)肺弥漫性间质纤维化

肺泡间隔和血管、支气管周围大量粉尘沉着,以及尘细胞聚集,致使肺泡间隔增厚。以后纤维组织增生,肺弹性减退。小结节融合和增大,使结节间肺泡萎陷。在纤维团块周围可出现代偿性肺气肿,甚至形成肺大疱。

血管周围纤维组织增生及硅结节包绕血管,血管扭曲、变形。同时由于血管壁本身纤维化,管腔缩小乃至闭塞。小动脉的损害更为明显。肺毛细血管床减少,促使血流阻力增高,加重右心负担。若肺部病变继续发展,缺氧和肺小动脉痉挛。可导致肺动脉高压以至肺源性心脏病。

由于各级支气管周围结节性纤维化,或因团块纤维收缩,支气管受压,扭曲变形,管腔狭窄,造成活塞样通气障碍,导致所属的肺泡过度充气,进而肺泡破裂,形成肺气肿。在大块纤维化的周围是小叶中央型肺气肿。肺气肿多分布于两肺中下叶。有时管腔完全闭塞,使所属的肺泡萎陷或小叶不张。细支气管可发生不同程度的扩张。

(三)肺的淋巴系统改变

尘细胞借其阿米巴样运动,进入淋巴系统,造成淋巴结纤维组织增生,特别是肺门淋巴结出现肿大、硬化。随之而来的是淋巴逆流,尘细胞随淋巴液从肺门向周围聚积,并到达胸膜。

（四）胸膜改变

胸膜上尘细胞和硅尘淤滞，也可引起纤维化和形成硅结节；胸膜增厚、粘连。在重症病例，膈胸膜的肺大疱破裂时，因胸膜粘连，自发性气胸往往是局限性的。

四、临床表现

硅肺患者一般在早期可无症状或症状不明显，随着病变发展，症状增多，主要表现如下。

（一）咳嗽、咳痰

由于粉尘刺激和呼吸道炎症而咳嗽，或有反射性咳嗽。咳嗽的程度和痰量的多少与支气管炎或肺部继发感染密切相关，但与硅肺病变程度并不一致。少数患者可有痰血。如有反复大量咯血，则应考虑合并结核或支气管扩张。

（二）胸痛

40%～60%患者有针刺样胸痛。多位于前胸中上部的一侧或两侧，与呼吸、体位及劳动无关，常在阴雨天和气候多变时出现。

（三）胸闷、气急

程度与病变范围和性质有关。病变广泛和进展快，则气急明显，并进行性加剧。这是由于肺组织广泛纤维化，肺泡大量破坏，支气管狭窄，以及胸膜增厚和粘连，导致通气和换气功能损害的结果。患者尚可有头昏、乏力、心悸、胃纳减退等症状。

早期硅肺患者体检常无异常发现。重度硅肺时由于结节融合，肺组织收缩，可有气管移位和浊叩音。健侧和/或两下肺可有相应的代偿性气肿或肺气肿体征。

五、合并症和并发症

（一）肺结核

肺结核是硅肺常见的合并症，发生率在20%～50%。尸检较生前X线片上发现的更多，36%～75%。随硅肺病情加重，合并率增加，且出现结核空洞的比率明显增高。合并肺结核常促使硅肺患者死亡。对硅肺患者威胁很大，是影响预后的主要因素之一。20世纪90年代全国尘肺流行病学调查显示，硅肺患者死于呼吸系统疾病中59.34%死于肺结核。据国内外报道，死于合并结核者占46.3%～50.8%。

硅肺患者之所以容易合并结核，可能与下列因素有关：①硅肺患者抵抗力降低，易受结核分枝杆菌感染；②肺间质广泛纤维化，造成血液淋巴循环障碍，降低肺组织对结核分枝杆菌的防御功能；③硅尘对巨噬细胞有一定毒性，削弱巨噬细胞吞噬和灭菌能力，促使结核分枝杆菌在组织中生长及播散。

合并肺结核常伴结核中毒症状，红细胞沉降率加速，痰中可找到结核分枝杆菌。结核空洞常较大，形态不规则，多为偏心，内壁有乳头状凸起，形如岩洞。结核病变周围胸膜增厚。因两肺广泛纤维化，影响血供和抗结核药物疗效。

（二）慢性阻塞性肺病和肺源性心脏病

由于机体抵抗力降低及两肺弥漫性纤维化，使支气管狭窄，引流不畅，易继发细菌和病毒感染，并发慢性支气管炎和肺气肿，肺功能减退，导致严重缺氧和二氧化碳潴留，发生呼吸衰竭。重度硅肺可伴有肺动脉高压，导致肺源性心脏病。严重感染可引起右心衰竭。

(三)自发性气胸

用力憋气或剧咳后,肺大疱破裂,造成张力性自发性气胸。因胸膜粘连,气胸多为局限性,并常被原有呼吸困难症状所掩盖,有时经 X 线检查才被发现。气胸可反复发生或两侧交替出现。因肺组织和胸膜纤维化,破口常难以愈合,气体吸收缓慢。

六、诊断

X 线检查是确定硅肺和分期的主要诊断方法。应根据可靠的生产性粉尘接触史、现场劳动卫生学调查资料,以技术质量合格的 X 射线后前位胸片表现作为主要依据,参考动态观察资料及尘肺流行病学调查情况,结合临床表现和辅助检查,排除其他肺部类似疾病(如肺结核、肺癌及其他各种弥漫性肺纤维化、结节病等)后,对照尘肺诊断标准片方可做出硅肺的诊断和分期。

硅肺诊断的前提条件是必须有确切的职业性粉尘(二氧化硅)接触史。硅肺患者虽可有不同程度的呼吸系统症状和体征及某些实验室检查和辅助检查的异常,但均不具有明确的特异性,因此只能作为硅肺诊断的参考。

(一)X 线检查

目前诊断硅肺,主要依据胸片表现。为确保胸片质量,必须使用高千伏摄影技术。国家标准 GBZ70-2002,适用于国家职业病名单中规定的多种尘肺(含硅肺)的诊断。其具体标准如下。

1.无尘肺(0)

0:无尘肺的 X 线表现。

0^+:X 线表现尚不够诊断为Ⅰ者。

2.一期尘肺(Ⅰ)

见图 7-1。

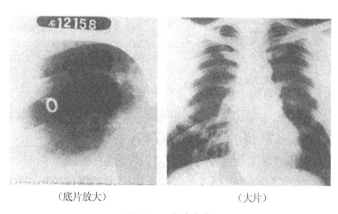

(底片放大)　　　　　(大片)

图 7-1　硅肺Ⅰ期

磨石粉和开磨粉机 6 年

Ⅰ:有总体密集度 1 级的小阴影,分布范围至少达到 2 个肺区。

$Ⅰ^+$:有总体密集度 1 级的小阴影,分布范围超过 4 个肺区;或有总体密集度 2 级的小阴影,分布范围达到 4 个肺区。

3.二期尘肺(Ⅱ)

见图 7-2。

Ⅱ:有总体密集度 2 级的小阴影,分布范围超过 4 个肺区;或有总体密集度 3 级的小阴影,分布范围达到 4 个肺区。

Ⅱ⁺:有总体密集度 3 级的小阴影,分布范围超过 4 个肺区;或有小阴影聚集;或有大阴影,但尚不够诊断为Ⅲ者。

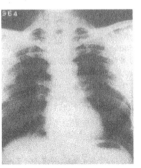

图 7-2 硅肺Ⅱ期

玻璃拌料 10 年

4.三期尘肺(Ⅲ)

见图 7-3。

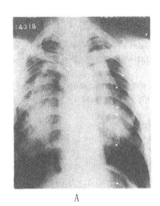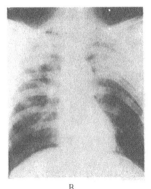

A   B

图 7-3 硅肺Ⅲ期

A.并发两侧气胸(铸钢清砂 3 年,精整 4 年);B.大块融合(铸钢清砂 12 年)

Ⅲ:有大阴影出现,其长径不小于 20 mm,短径不小于 10 mm。

Ⅲ⁺:单个大阴影的面积或多个大阴影面积的总和超过右上肺区面积者。尘肺 X 线影像学改变是一个渐变的过程,有动态系列胸片可为诊断提供更为可靠的依据,因此规定只有一张胸片不宜做出确诊。但特殊情况下,如确有把握能够排除其他疾病,或有病理检查结果,亦可考虑做出诊断。

在使用上述标准时,应根据下列各种概念来诊断及判定。

(1)肺区划分法:是将肺尖至膈顶的垂直距离等分为三,用等分点的水平线将每侧肺野各分为上、中、下三区。

(2)小阴影:指直径或宽度不超过 10 mm 的阴影。小阴影的形态可分为圆形和不规则形两类,按其大小各分为三种。

圆形小阴影以字母 P、q、r 表示:①P,直径最大不超过 1.5 mm;②q,直径大于 1.5 mm,不超过 3 mm;③r,直径大于 3 mm,不超过 10 mm。

不规则形小阴影以字母 s、t、u 表示:①s,宽度最大不超过 1.5 mm;②t,宽度大于 1.5 mm,不超过 3 mm;③u,宽度大于 3 mm,不超过 10 mm。

小阴影密集度指一定范围内小阴影的数量。本标准规定的尘肺 X 射线分期中的小阴影的总体密集度,是在对小阴影密集度分肺区判定的基础上对全肺小阴影密集度的一个总体判定。判定方法是以最高肺区的密集度作为总体密集度,以 4 大级分级表示。根据需要,肺区小阴影密集度判定时可使用 4 大级分级或 12 小级分级。

4 大级分级密集度可简单地划分为 4 级:0、1、2、3。①0 级:无小阴影或甚少,不足 1 级的下限。②1 级:有一定量的小阴影。③2 级:有多量的小阴影。④3 级:有很多量的小阴影。

小阴影密集度是一个连续的渐变的过程,为客观地反映这种改变,在四大级的基础上再把每级划分为三小级,即 0/-,0/0,0/1;1/0,1/1,1/2;2/1,2/2,2/3;3/2,3/3,3/+,目的在于提供更多的信息,更细致地反映病变情况,进行流行病学研究和医学监护。判定肺区密集度要求小阴影分布至少占该区面积的三分之二;小阴影分布范围是指出现有 1 级密集度(含 1 级)以上的小阴影的肺区数。

(3)大阴影:指肺野内直径或宽度大于 10 mm 以上的阴影。

(4)小阴影聚集:指局部小阴影明显增多聚集,但尚未形成大阴影。

(5)胸膜斑:长期接触石棉粉尘可引起胸膜改变,如弥漫性胸膜增厚、局限性胸膜斑。胸膜斑是指除肺尖部和肋膈角区以外的厚度大于 5 mm 的局限性胸膜增厚,或局限性钙化胸膜斑块。

接触石棉粉尘,胸片表现为 0+ 者,如出现胸膜斑,可诊断为Ⅰ期;胸片表现为Ⅰ+ 者,如胸膜斑已累及部分心缘或膈面,可诊断为Ⅱ期;胸片表现为Ⅱ+ 者,如单个或两侧多个胸膜斑长度之和超过单侧胸壁长度的二分之一,或累及心缘使其部分显示蓬乱,可诊断为Ⅲ期。

对于硅肺来说,接触含硅量高和浓度大的粉尘时,往往以圆形和类圆形阴影为主,最早出现在两肺中下野的内中带,并逐渐向上扩展;也有首先出现在两上肺的。在含硅量低或吸入混合性尘的情况下,多以不规则形小阴影为主(即所谓网状阴影)。硅肺的大阴影是局部阴影增多、密集、最后融合,常见于两肺上野外带,轮廓清楚,两肺对称呈翼状或八字形。融合块向内向上收缩,使肺门牵拉移位。肺门阴影常增大、增密,有时出现淋巴结蛋壳样钙化,是淋巴结包膜下钙质沉着所致。肺纹理增多、增粗。

(二)实验室及辅助检查

硅肺一般常规检查无特殊意义。检查的重点是排除其他肺部疾病。

(三)肺功能测定

因肺组织代偿功能很强,早期患者肺功能损害不明显。随肺纤维组织增多、弹性减退,肺活量降低。随病情进展,1 秒钟用力呼气容积及最大通气量也减少,残气量及其占肺总量比值增加,可有限制性通气功能障碍。合并支气管改变时可有阻塞性通气障碍。肺气肿越严重,这些改变也越明显,且引起弥散功能障碍。静息时动脉血氧分压可有不同程度降低。肺功能测定在诊断上意义不大,但可作为硅肺患者劳动能力鉴定的依据。

(四)纤维支气管镜检查、肺泡灌洗液分析及肺组织活检

近年来开展的纤维支气管镜检查、肺泡灌洗液分析及肺组织活检,可帮助硅肺的诊断和鉴别诊断。

根据尘肺 X 线分期及肺功能代偿情况,需要进行致残能力鉴定的依照《职工工伤与职业病致残程度鉴定标准》(GB/T16180-2006)处理。尘肺(含硅肺)致残程度共分 6 级,由重到轻依次划分。

(1)一级:尘肺Ⅲ期伴肺功能重度损伤和/或重度低氧血症[PO$_2$<5.3 kPa(40 mmHg)]。

(2)二级:尘肺Ⅲ期伴肺功能中度损伤和/或中度低氧血症;或尘肺Ⅱ期伴肺功能重度损伤和/或重度低氧血症[PO$_2$<5.3 kPa(40 mmHg)];或尘肺Ⅲ期伴活动性肺结核。

(3)三级:尘肺Ⅲ期;或尘肺Ⅱ期伴肺功能中度损伤和/或中度低氧血症;或尘肺Ⅱ期合并活动性肺结核。

(4)四级:尘肺Ⅱ期;或尘肺Ⅰ期伴肺功能中度损伤或中度低氧血症;或尘肺Ⅰ期伴活动性肺结核。

(5)五级:尘肺Ⅰ期伴肺功能轻度损伤和/或轻度低氧血症。

(6)六级:尘肺Ⅰ期,肺功能正常。

七、鉴别诊断

(1)需与硅肺结节阴影相鉴别的疾病有以下几种:急性粟粒性肺结核、肺含铁血黄素沉着症、细支气管肺泡癌、结节病、肺泡微石症及结缔组织病等。

(2)硅肺的块状病变需与肺结核球、肺癌肿块等相鉴别。

八、治疗

硅肺是严重的职业病,一旦发生,即使脱离接触仍可缓慢进展,迄今无满意的治疗方法。患者应及时调离粉尘作业,并根据病情需要进行综合治疗,包括加强营养,坚持医疗体育,增加机体抗感染能力,积极预防和治疗肺结核及其他并发症,以期减轻症状、延缓病情进展、延长患者寿命、提高患者生活质量。

由于目前尚无能使硅肺病变完全逆转的药物,药物治疗主要是早期阻止或抑制硅肺的进展。我国学者多年来研究了数种治疗硅肺药物,如克矽平、有机铝制剂、哌喹类、粉防己碱等,通过动物实验研究和部分临床试验取得一定疗效,一般在染尘的同时应用有效,染尘后纤维化形成时上述药物投用无效,且治疗时间越长,与对照组差异越小。表明这些药物具有保护巨噬细胞或在纤维形成前的阶段有某些阻滞作用。但药物应用后,胸片改善率不高,且长期用药也带来许多不良反应,有待继续观察和评估。

近几年,一些地方开展了全肺大容量灌洗治疗硅肺的研究和临床治疗工作。早期通过肺灌洗排出患者肺泡内沉积的硅尘和大量的能分泌致纤维化介质的尘细胞,对近期改善患者临床症状及肺功能有一定疗效,但对其能否改善预后、延缓或阻滞纤维化进展和长期疗效目前尚缺乏循证医学证据。

九、预防

硅肺缺乏有效特异的治疗,其病理变化是不能逆转的,从基础医学科学观点应承认硅肺是不可根治的,但可以预防。所以国际劳工组织(ILO)和世界卫生组织(WHO)提出全球消除硅肺的国际规划,到 2010 年使硅肺发病率显著降低,到 2030 年消除硅肺病。

控制或减少硅肺发病,关键在于防尘。工矿企业应抓生产工艺改革、湿式作业、密闭尘源、通风除尘、设备维护检修等综合性防尘措施。加强个人防护,遵守防尘操作规程。我国卫生标准规定,生产场所含 10% 以上游离二氧化硅粉尘的最高容许浓度为 2 mg/m^3;超过 80% 时,为 1 mg/m^3。对生产环境应定期监测空气中粉尘浓度,并加强宣传教育。做好就业前体格检查,包括 X 线胸片。凡有活动性肺内外结核及各种呼吸道疾病患者,都不宜参加硅尘工作。加强硅尘工人的定期体检,包括 X 线胸片,检查间隔时间应根据接触二氧化硅含量和空气粉尘浓度而定,每 1 年或 2～3 年 1 次。如发现有疑似硅肺,应重点密切观察和定期复查;如确诊硅肺,应立即调离硅尘作业,根据劳动能力鉴定,安排适当工作,并做综合治疗。有硅尘的厂矿要做好预防结核工作,以降低硅肺合并结核的发病。

(孟　军)

第二节　石棉沉着病

石棉沉着病是长期吸入大量石棉粉尘引起的尘肺,其主要病变是肺部广泛的间质纤维化及胸膜增厚,肺功能受到明显影响,易并发肺部感染和肺癌或胸膜间皮瘤。

一、病因

石棉是一类特殊的具有纤维结构且能分解为细纤维的矿物。从化学成分来看,石棉是二氧化硅、氧化镁、氧化钙(铁或铝)和结晶水等组成的硅酸盐,主要有两大类:蛇纹石类(温石棉)和角闪石类(青石棉、铁石棉等)。温石棉是全世界产量最高的一种,占 93%,纤维长、柔软和有弹性。角闪石石棉纤维粗糙、挺直和坚硬。石棉纤维一般长几个 μm 至 5 mm,直径 10～60 μm,最细的在 0.3 μm 以下。

石棉在工业上广泛用于制造绝缘电器材料、压力板、刹车板(片、带)、密封垫、石棉瓦和隔热保温材料。在粉碎、筛选石棉和石棉加工(弹松、梳棉、纺织)时,可产生大量粉尘。石棉已是大气污染物质之一,应引起重视。

二、病理和病理生理

石棉沉着病的主要病理改变是弥漫性肺间质纤维化。石棉纤维进入细支气管和肺泡后被巨噬细胞吞噬,短纤维(<5 μm)不致纤维化,长(>30 μm)纤维使尘细胞行动不便,最终死亡。石棉纤维再被吞噬。这些过程反复发生,导致弥漫性间质纤维化。由于机械刺激,石棉纤维引起细支气管黏膜出血、阻塞性细支气管炎和上皮脱落性肺泡炎、终末细支气管和肺泡壁弥漫性结缔组织增生、间质和胸膜纤维化。在壁层胸膜可出现不含细胞的胶原性结缔组织的胸膜斑。病变以两侧肺底部最为明显,向上逐渐减轻,与硅肺发展不同。纤维化周围可见代偿性肺气肿,肺气肿往往在上肺野更为明显。两肺可有不典型的小结节。肺门淋巴结病变不明显。温石棉柔软,易在上呼吸道阻留,所致纤维化较轻。另外,接触石棉尘者,肺内可产生石棉小体。长15～150 μm,宽 1～5 μm,呈哑铃状或蝌蚪状,HE 染色为金褐色细杆状结构。一般认为石棉引起红细胞破裂,铁离子和蛋白质以黏多糖为基质,吸附到石棉纤维上形成石棉小体。

迄今石棉沉着病发病机制不甚清楚。除了机械刺激作用外,石棉刺激巨噬细胞释放活性氧和细胞因子(IL-1β、IL-6、TNF-α 和 PDGF)等。活性氧作用于生物膜上不饱和脂肪酸,导致膜的脂质过氧化,而使膜及 DNA 受损;细胞因子作用于成纤维细胞,促使细胞增生,胶原蛋白合成增加,导致肺纤维化。

肺组织广泛纤维增生和胸膜增厚,限制肺扩张,引起限制性通气功能障碍。肺活量明显降低。残气正常或略升高。一秒钟用力呼气容积占用力肺活量比值(FEV$_1$%)可不受影响。肺泡和毛细血管壁增厚,导致肺弹性减退,气体分布不匀,呼出气肺泡氮浓度差增加,导致通气与血流比例失调和弥散功能障碍。这种弥散功能障碍在本病最为突出,往往在X线胸片显示异常前已存在。肺顺应性降低。早期在运动时出现低氧血症,逐渐于静息时亦发生。并发肺气肿时,残气和残气占肺总量百分比增高,1秒钟用力呼气容量降低,故可有混合性通气功能障碍。

三、临床表现

石棉沉着病起病多隐匿,往往在接触石棉粉尘10年后发病。主要症状有气急、咳嗽、咳痰、胸痛等,可较早出现活动时气急、干咳。气急往往较X线片上纤维化改变出现早。吸气时可听到两肺基底部捻发音或干、湿啰音。严重病例呼吸明显困难,有发绀、杵状指,并出现肺源性心脏病等表现。

石棉沉着病患者易并发呼吸道感染、自发性气胸、肺源性心脏病等。合并肺结核的发病率较硅肺为低,10%左右,且病情进展缓慢。

石棉为国际上公认的致癌物,肺癌是石棉沉着病的严重并发症,青石棉致癌性比温石棉大6倍。我国的尘肺流行病学调查资料显示,622例石棉沉着病患者死因分析表明死于肺癌者占27.17%。吸烟对石棉接触者的肺癌发生起协同作用,吸烟的石棉沉着病工人比不吸烟不接触石棉者肺癌相对危险度增加24.6倍。间皮瘤是极少见的肿瘤,在石棉工人中,发生率很高,主要发生在胸膜和腹膜。一般在接触石棉尘35～40年后发病,发病与工龄长短及粉尘浓度关系密切,与吸烟无关。以青石棉和铁石棉引起间皮瘤较多,可能与其坚硬挺直而易穿到肺的深部有关。

四、诊断

根据长期石棉粉尘接触史,典型的肺和胸膜X线表现,结合临床表现、肺功能改变,以及痰与支气管肺泡灌洗液(BALF)中检出石棉小体,排除其他疾病后可做出石棉沉着病的诊断。X线片上以间质纤维改变的类圆形阴影为主。在两肺中下部的肺底、肺门附近较多,同时可见1 mm大小的颗粒阴影。随病情进展,可呈蜂窝状,两肺满布不规则类圆形阴影。病变后期,肺门周围的广泛类圆形阴影与肺门和心脏阴影连接一起,加上胸膜和心包膜的粘连,其状似所谓的蓬发状心影。此外,石棉沉着病时,肺的中下部透亮度较低,而上部增高(图7-4)。

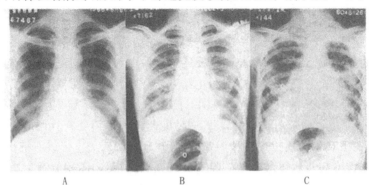

A　　　　　　　B　　　　　　　C

图7-4　石棉沉着病

A.Ⅰ期(接触石棉原料12～14年);B.Ⅱ期(石棉纺纱18年);C.Ⅲ期(接触石棉原料在20年以上)

石棉接触者可有胸膜增厚、胸膜斑。当胸膜斑发生钙化，才出现放射学特征的改变。胸膜斑是指除肺尖部和肋膈角区以外的厚度大于 3 mm 的局限性胸膜增厚，或局限性钙化胸膜斑块。

接触石棉粉尘，胸片表现为 0^+ 者，如有两侧胸壁局限性胸膜斑，可诊断为Ⅰ期；胸片表现为 $Ⅰ^+$ 者，而胸膜斑已累及部分心缘或膈面，使之变得模糊，可诊断为Ⅱ期；胸片表现为 $Ⅱ^+$ 者，虽无Ⅲ期所要求的大阴影出现而胸膜斑范围广泛，累及心缘使其部分显示蓬乱，可诊断为Ⅲ期。接触石棉 20 年以上胸膜斑发生率仅 1％，接触 40 年可达 50％。

对有较长石棉接触史（一般专业工龄在 10 年以上）的工人，如有典型下胸部双侧捻发音（多在吸气末出现），根据肺功能动态观察（至少有限制性改变的某些证据），结合 X 线片改变，可考虑石棉沉着病诊断。

五、治疗和预防

目前尚无有效药物治疗石棉沉着病。综合治疗与硅肺相同。一经诊断，即应脱离粉尘接触。由于石棉不仅可引起尘肺，且可致癌，因此防尘措施应更严格。不能在缺乏防护设备条件下，将石棉加工下放给农村或集体企业。同时，对石棉作业工人要加强宣传吸烟危害，说服工人戒烟。

（孟　军）

第三节　铝　尘　肺

一、概述

铝（Al）是一种银白色轻金属，在地壳中含量仅次于氧和硅，位居第三。铝矾土是自然界存在的主要矿石，从铝矾土中提取较纯的三氧化二铝（Al_2O_3），再以 Al_2O_3 为原料，通过铝电解制取金属铝。金属铝及其合金比重小，强度大，广泛用于建筑材料、电器工业、航空、船舶、冶金等工业部门。金属铝粉用于制造炸药、导火剂等。氧化铝经电炉熔融（2 300 ℃）制得的聚晶体（白钢玉），由于其强度高，可制成磨料及磨具。关于铝尘是否致肺纤维化曾有过不一致的结论和争执，一项实验研究表明铝尘经气管吸入后生物代谢缓慢，可长时间滞留于体内，沉积在肺组织而产生毒性。动物实验结果与人体资料也越来越支持铝尘致肺纤维化作用。金属铝有粒状或片状铝之分，工业中用的氧化铝则有 α、β 或 γ 型不同的晶型结构，不同粒径的金属铝尘及不同晶型的氧化铝其致纤维化作用不尽相同。因此在上述生产环境和过程中长期吸入金属铝粉或含氧化铝的粉尘，均有发生铝尘肺的危险。我国已将铝尘肺列入法定尘肺之一。

二、流行病学

铝尘肺首先在三、四十年代由德国报道，之后 Shaver 等报道了氧化铝磨料工尘肺（Shaver 病），英国、瑞典、日本等地相继也有病例报道。20 世纪 80 年代起我国也陆续有铝尘肺的报道，患者大多为烟花工、铝厂电解 Al_2O_3 的工人、生产片状铝粉的球磨工、抛光工、生产粒状铝粉、片状铝粉或混合有粒状和片状铝粉的工人，刚玉磨料车间的工人。我国"全国尘肺流行病学调查研究资料集"显示：至 1986 年我国共诊断铝尘肺患者 210 名，其中 14 人已死亡，病死率为 6.67％；

在 197 例铝尘肺的调查中,合并结核者 7 人,合并率为 3.55%;在 202 例 Ⅰ 期铝尘肺的发病工龄调查中显示,95% 的患者发病工龄在 32.04 年内,发病工龄在 10.88 年以内者仅为 5%,50% 的 Ⅰ 期铝尘肺患者发病工龄在 24.43 年以内。

作者临床观察到某乡镇企业从事人造黑色刚玉块(黑刚玉成分:Al_2O_3 75%、Fe_2O_3 15%、氧化钛 3%、碳化硅和氧化钙 7%)原料加工的工人,先后累计有 70 例铝尘肺发生,其中男性 19 例,女性 51 例;铝尘肺壹期 28 例,占 40%,铝尘肺贰期 29 例,占 41.4%,铝尘肺叁期 13 例,占 18.6%;发病工龄最短仅 2 年,最长 17 年,5 年以下工龄 12 例,75% 分位数为 12.06 年,平均发病工龄 9.86±4.02 年。

三、病理改变

铝尘肺有三种形式,即金属铝尘肺、氧化铝尘肺和铝矾土尘肺,三种尘肺病理改变各有特点。动物实验结果提示金属铝粉尘导致大鼠肺组织尘纤维灶和尘细胞灶形成,剂量大,尘纤维灶多,剂量小,则尘细胞灶多,三氧化二铝粉尘致纤维化能力要弱于金属铝粉尘。胡天锡(1983 年)报道实验大鼠用脱脂的铝尘经气管内注入染尘及狗吸入未脱脂的铝尘进行染尘,结果发现两种染尘均引起肺纤维化,肺内可见多量结节状病灶和弥漫性肺间质纤维化。

金属铝尘患者尸检发现,肉眼观察两肺外观呈灰黑色,胸膜表面有少量干性纤维素渗出,质地较坚,重量增加,切面散在境界不清的黑色斑点和尘灶,直径为 0.1~0.5 cm,气管与气管旁淋巴结肿大;镜检见黑色铝尘与尘细胞沉积于终末细支气管、呼吸性细支气管、肺泡、间隔及间质的小血管周围,形成直径≤0.1cm 的圆形、星形或索条状的尘灶,这些尘灶呈孤立分布或相互融合。尘灶所在处部分管腔呈不同程度扩张,管壁及肺泡隔增厚,其中有尘细胞和组织细胞浸润,部分肺泡腔内有上皮细胞脱落,与尘细胞混合成团,形成尘细胞结节,灶周有胶原纤维及结缔组织包绕,中心有少量透明样物质。肺泡壁破坏,肺泡间隔及细支气管壁水肿肥厚,形成以小叶为中心的肺气肿改变。金属铝尘肺以尘斑病变为主,表现为粉尘围绕呼吸性细支气管、小血管及小支气管周围形成尘细胞灶,灶内有网状纤维与少量胶原纤维增生。

王明贵(1990 年)报道一例氧化铝尘肺病理,镜下见许多粉尘纤维灶多位于呼吸细支气管周围的肺泡腔内,由大量黑色粉尘和不等量的网状纤维构成,其间也可见少量胶原纤维。上述病变向附近肺泡壁延伸,并使之增厚,病灶呈星芒状,混合尘结节较少见,可仅为一个肺泡腔的机化性纤维化。胸膜下胶原纤维轻度增生,肺周边组织内呼吸性细支气管和所属肺泡不同程度扩张。

铝矾土矿物的主要成分是 SiO_2 和 Al_2O_3,所引起的尘性病变为混合性病变,有尘斑型和弥漫纤维化型。李毅等报道 5 例铝矾土尘肺尸检观察发现,粉尘沉积性尘斑是铝矾土尘肺最常见存在的尘性病变,特征性病变是尘斑气肿伴尘性间质纤维化,尘斑常发生在呼吸性支气管和伴行的小血管部,可见残留管腔,伴灶周肺气肿和少量胶原纤维组织增生。尘性间质纤维化轻度局限在肺小叶内,表现为小血管周围、呼吸性细支气管壁、肺泡道、肺泡隔被尘细胞浸润而增宽,纤维组织增生,重者可累及全小叶,肺泡萎陷或消失,胶原纤维增生、粗大伴平滑肌增生。

四、临床表现

铝尘肺早期的症状一般较轻,主要表现为轻微的咳嗽、气短、胸闷、胸痛,也可有倦怠、乏力。咯血罕见。

由于铝尘对鼻黏膜的机械性刺激和化学作用,可表现为鼻腔干燥、鼻毛脱落、鼻黏膜和咽部充血、鼻甲肥大。肺部早期可无体征,在并发支气管和肺部感染时可闻及干、湿啰音。

铝尘肺在早期对肺功能的损伤程度较轻,可表现为阻塞型或限制型通气功能障碍,而晚期由于肺容积的缩小,则多以限制型或混合型通气功能障碍为主,伴有换气功能障碍,严重病例可反复并发自发性气胸、呼吸衰竭死亡。

五、X射线表现

其特征为以较细的不规则形小阴影为主,可伴有较粗大不规则的粗网影和少数直径1~3 mm的圆形小阴影,小阴影变化可出现在整个肺野,早期两肺的中下部肺区较多见,继而以中、上肺野较明显,两下肺相对稀少,代之以肺气肿。上肺野密集的不规则形小阴影中,伴发小泡性肺气肿逐渐明显,甚至呈蜂窝样改变。肺纹理走向紊乱,可有中断和扭曲变形,并可延伸至外带,肺气肿改变较常见。随病情进展,小阴影可在两上、中肺区聚集、融和成团块影,对称或不对称出现,一般右侧要早发于左侧,大阴影形态不一,可为类圆形、长条形、发辫形等,以发辫形和长条形居多。胸部动态胸片或CT可观察到团块由错乱的条索状阴影逐渐向中心聚集融合而成,形成中间密度高边缘密度稀疏的特点,周边有气肿,或肺组织蜂窝样改变,团块周围的多发肺大疱或肺组织蜂窝样改变,是临床患者易并发自发性气胸的基础。胸膜早期受累不明显,贰、叁期时两上侧壁胸膜可见与肺内阴影部分粘连和弥漫性增厚。

六、诊断

诊断主要靠病史、职业粉尘接触史、现场粉尘浓度测定,肺部X射线表现,有条件者可行肺泡灌洗,灌洗液中查找铝元素,或行经支气管镜肺组织活检,活检组织中查找铝元素。

(孟 军)

第四节 石 墨 尘 肺

长期吸入较高浓度的生产性石墨粉尘可引致石墨尘肺。石墨尘肺是我国法定的职业病之一。石墨是一种用途极广的非金属矿物。它具有耐高温、导热、导电、润滑、可塑和抗腐蚀等优良性能。因此,被广泛用于电力、钢铁、国防、原子能、日用和化学燃料等工业中。我国东北、内蒙古、湖南、山东等地有石墨矿藏。石墨的生产和使用越来越广泛,从事石墨作业工人也愈来愈多。

一、概述

(一)石墨的种类及化学组成

石墨是自然界存在的单质碳,呈银灰色,具有金属光泽,排列为四层六角形的层状晶体结构。石墨按其生成来源,可分为人造石墨和天然石墨两种。人造石墨又称高温石墨,是用无烟煤、焦炭、沥青等为原料,在电炉中经3 000 ℃高温处理制成,为较纯净的结晶型炭,游离二氧化硅(SiO_2)含量极低(0.1%以下)。天然石墨多为煤层受岩浆的渗透、地壳变动、高温、高压变质而成。按其结晶形态及颗粒大小,又分为晶质石墨和土状石墨两种。品质石墨虽然其质量好,但矿石晶位较低(5%~10%)。土状石墨又称无定型石墨,虽然品位较高,但工业性能较晶质石墨差。

由于石墨的产地、矿石和制品不同,其游离 SiO_2 含量占 5%～15% 不等。石墨矿石经粉碎、筛选等加工处理成为商品石墨。石墨的主要成分为固定碳,此外还可含有少量结合的或游离的 SiO_2,以及铅、钙、镁、铁等元素。

(二)接触机会

在石墨的生产和使用的过程中,工人均可接触到石墨粉尘。天然石墨的生产包括采矿(露天或井下)和石墨矿石加工。采矿工人接触的是围岩和石墨矿石的混合粉尘,对健康危害性较大。石墨加工程序为:粉碎→选矿→脱水→烘干→过筛→包装。其中粉碎、过筛和包装车间石墨粉尘浓度较大。石墨加工工人主要接触石墨粉尘。人造石墨的生产过程中,可产生大量的石墨粉尘,特别是石墨成品包装工序,粉尘浓度较高,分散度高,质轻,在空气中悬浮的粉尘几乎都是呼吸性粉尘,对人体危害颇大。近年来,我国在石墨加工及制品过程中均采用了防尘措施,生产现场中粉尘浓度已大大降低。

二、流行病学

石墨矿山的掘进、采矿工人和矿石粉碎工人,因其所接触的石墨矿石及其围岩的粉尘,所发生的尘肺应视为混合性尘肺(石墨硅肺)。从事石墨选矿、过筛、包装和石墨制品工人,以及人造石墨生产工人,所接触的是单纯的石墨粉尘。因此,所发生的尘肺为石墨尘肺。

石墨尘肺的发病与工人接触的石墨粉尘性质(尤其游离 SiO_2 含量)、粉尘浓度、接尘工龄长短、劳动强度、个体防护等因素有关。国外石墨尘肺报告不多,日本的人造石墨电极厂接触石墨粉尘 138 名工人中,检出石墨尘肺 46 例,占 33.3%。平均发病工龄 11～19 年。

我国石墨尘肺患病率为 5%～18%。据全国尘肺流行病学调查结果显示,至 1986 年底,我国已确诊的石墨尘肺 715 例,其中Ⅰ期 582 例(81.40%)、Ⅱ期 125 例(17.48%)、Ⅲ期 8 例(1.12%)。已死亡病例 85 例,死亡率为 11.89%。石墨尘肺的发病工龄相对较长,一般多在 15～20 年。

三、发病机制

石墨尘肺的发病机制目前尚不清楚。对石墨粉尘能否导致肺组织纤维化问题,多年来存在着争议。二十世纪五六十年代,国外有人用粒径 3 μm 以下的 35 mg 石墨粉尘注入大鼠气管内,染尘 12 个月,未见有网织纤维和胶原纤维的形成。因此,认为石墨粉尘没有特殊的致纤维化能力。但有人用 50 mg 石墨粉尘(含游离 SiO_2 0.8%)经大鼠染尘,观察 6 个月,早期在肺脏中见有由组织细胞、淋巴细胞和多核异物巨噬细胞组成的肉芽肺及肺泡间隔增厚;晚期可见嗜银纤维增生,淋巴结中未见纤维化病变。作者认为含少量 SiO_2 的石墨粉尘可以引起肉芽肿病变和间质纤维化病变,并认为这是由石墨本身所引起的,而不是其中所含的游离 SiO_2 粉尘致病。其后,多名学者对含不同量的 SiO_2 的石墨粉尘的致病进行了实验研究。国内有人采用土状石墨粉尘(含游离 SiO_2 0.4%)50 mg 进行大鼠染尘,染尘后 18 个月,见石墨粉尘主要聚集在肺泡腔中,有弥漫性分布的粉尘灶,形态不整,大小不一。在粉尘灶及增厚的肺泡间隔中有网织纤维增生,但始终未见有胶原纤维形成。淋巴结中见有石墨粉尘及粉尘灶,组织反应不明显。作者认为含游离 SiO_2 很低的(0.5% 以下)土状石墨粉尘对大鼠肺脏基本上无致纤维化作用,而石墨粉尘的致纤维化程度与石墨粉尘中游离 SiO_2 含量有关。国外 Ray 和 Zajusz 等也用纯石墨粉尘和混有不同量 SiO_2(0.4%、1%、2%、5%、10%)石墨粉尘进行实验研究,结果显示,纯石墨粉尘只引起异物反应型病变,组织变化很像煤尘,未见纤维化病变。但含 2% 游离 SiO_2 石墨粉尘可引起纤维化结节。

目前,一般认为石墨尘肺发病机制与煤肺相似。大量石墨粉尘进入呼吸性支气管和肺泡时,由于巨噬细胞未能及时将石墨粉尘吞噬,致使大量石墨粉尘滞留在呼吸性支气管和肺泡里,加上部分含尘巨噬细胞穿过肺泡壁进入肺间质、呼吸性支气管和小血管的周围,形成石墨粉尘细胞灶。并可因大量石墨粉尘和含尘巨噬细胞长时间滞留在呼吸性支气管和肺泡里,从而形成灶性肺气肿。鉴于在石墨尘肺患者尸检中发现,肺内除有大量石墨尘粒外,未见到石英粉尘颗粒。因此,认为石墨粉尘属于轻度危害的惰性粉尘。由于生产环境中石墨粉尘含有一定量游离 SiO_2,故游离 SiO_2 在石墨尘肺致病中起到不可忽视的作用。

四、病理改变

石墨尘肺病理国内外报告不多,其病理属尘斑型尘肺,大体所见酷似煤肺。眼观,肺脏呈黑色或黑灰色。肺标本切面不光滑,呈黑色或黑灰色,并有散在或成簇的黑色斑点,手触之有颗粒感,但无硅结节坚硬。肺门及纵隔淋巴结也呈黑色,轻度增大和变硬。有些病例有明显肺气肿和坏死性空洞形成。空洞的内容物呈黑色,有时呈油质样液体。显微镜下见到细支气管、肺泡、肺小血管周围有大量的石墨粉尘和含尘细胞的聚集,形成石墨粉尘细胞灶,粉尘灶直径为 0.5～1.5 mm。在粉尘灶的周围常可见到膨大的肺泡,与煤肺的灶性肺气肿相似。有的尘细胞灶内可见纤维增生,形成石墨粉尘纤维灶,经胶原染色,纤维灶内见有少量胶原纤维。上述两种病灶可互相融合。有时肺标本中有星形的小体——石墨小体,也称为"假石棉小体",小体的周围包绕着一层金黄色的膜状物,认为是含铁的蛋白质组成,普鲁士蓝染色呈阳性反应。在中小支气管有时可看到慢性支气管炎的表现。单纯石墨尘肺发生大块纤维化病变者较少。石墨尘肺的肺组织中的石墨粉尘游离 SiO_2 含量极低(占干肺重的 0.01%～0.02%),其颗粒直径绝大部分(97%)在 3 μm 以下。

五、临床表现

石墨尘肺患者症状较轻微、阳性体征较少,且病情进展较缓慢。部分患者以口腔、鼻咽部干燥为主,多有咳嗽、咳黑色痰,但痰量不多。当阴雨天时可出现胸闷、胸痛等症状。少数患者肺功能可有损害,主要表现为最大通气量和时间肺活量下降。晚期特别是有肺气肿等合并症时,则症状与阳性体征比较明显。偶见杵状指。患者在调离原粉尘作业之后,痰逐渐由黑色转为白色泡沫痰,但并不能停止肺部病变的发展。石墨尘肺常见并发症或继发症有慢性支气管炎、肺结核、支气管扩张、肺气肿等。严重者可出现心肺功能不全。石墨尘肺的预后一般较好。

六、X 射线表现

石墨尘肺的 X 射线表现与煤肺相似。主要表现为不规则形小阴影"s"和圆形小阴影"p"。"s"影早期多见于两中肺区的中外带,继而逐渐增多,扩展到两下肺区,也可扩至上肺区。此时,肺野可呈磨砂样改变。"p"影密度稍低,但其边缘尚可辨认,多先见于两肺中下肺区。少数患者胸片上还可见到"t"或"q"小阴影。可发生大块融合灶,但少见。部分病例可出现肺气肿征,表现为肺底或叶间的透明度增加。半数以上患者肺门阴影密度增高或结构紊乱,少数患者肺门阴影可明显增大。胸膜改变以两侧肋膈角变钝或胸膜粘连较为常见。个别病例可出现一侧钙化的胸膜斑。

七、诊断和鉴别诊断

根据患者详细的接触石墨粉尘的职业史和 X 射线表现,以及有关临床表现,并排除其他类似的肺部疾病,按尘肺病的诊断标准,即可诊断为石墨尘肺。倘若在 CT 检查、肺活检、痰和支气管肺泡灌洗液检出"假石棉小体",均可提供诊断和鉴别诊断的依据。在石墨尘肺的诊断过程中,特别应与如下疾病相鉴别:肺含铁血黄素沉着症、特发性弥漫性肺间质纤维化、肺结核(急性粟粒型肺结核、亚急性或慢性血行播散型肺结核)、肺泡微石症、肺癌(肺泡癌)和外源性过敏性肺泡炎。

(孟　军)

第五节　炭黑尘肺

炭黑是碳氢化合物受热分解而成的极细小的无定形碳粒。生产和使用炭黑的工人长期吸入炭黑粉尘可引起炭黑尘肺。炭黑尘肺属碳系尘肺,1987 年我国卫健委等公布的《职业病名单》中,列有炭黑尘肺。

一、概述

炭黑是气态或液态碳氢化合物如天然气、重油、蒽油等,在空气不足的条件下经不完全燃烧或热裂分解而得的产物,为球形、直径不大于 1 μm 的无定形碳粒。一般分为灯黑、乙炔黑、热裂黑、槽黑和炉黑等,为疏松、质轻而极细的黑色粉末。纯净炭黑为无定形碳粒,但由于炭黑生产工艺、生产设备等因素影响,炭黑粉尘中可混有极少量氢、氧、氮、硫及钙、钠、镁等元素,还可混有极微量的游离二氧化硅。此外,炭黑表面还能吸附一些碳氢化合物受热分解产生的复杂有机化合物,如羟基、羧基、醌基化合物及微量 3,4-苯并芘。2002 GBZ 2.1-2007《工作场所有害因素职业接触限值第 1 部分:化学有害因素》,炭黑粉尘时间加权平均容许浓度总尘为 4 mg/m³。

生产和使用炭黑的工人均可接触炭黑粉尘。由于炭黑疏松、质轻、颗粒非常细小,因而极易飞扬且长时间悬浮于空气中。炭黑生产过程中,特别是工艺落后、防尘不好时,生产车间粉尘浓度很高。尤以筛粉、包装车间为甚,可达数百毫克/立方米。炭黑应用较广泛,如轮胎、塑料、电极制造,油漆、油墨、墨汁生产,都使用炭黑作填充剂或色素。橡胶、电极、塑料、油漆、油墨等厂的配料、搅拌等工序,均接触炭黑粉尘。

生产工人长期吸入炭黑粉尘可发生炭黑尘肺。Gartner H.(1951 年)首次描述了德国一家大型炭黑厂生产工人炭黑尘肺。Meiklejohn A.(1956 年)和 Kareva A.(1961 年)分别报道了炭黑尘肺病例。我国李洪祥(1980 年)报告一例炭黑尘肺病理。王懋华(1981 年)报道了 36 例炭黑尘肺。1949－1986 年全国尘肺流行病学调查研究资料显示,至 1986 年底,我国共诊断炭黑尘肺732 例,已死亡 59 例,病死率8.06%。现患病例病期构成,壹期占 87.37%、贰期占 11.89%、叁期占 0.74%。主要分布在辽宁、湖南、上海、黑龙江等 20 余省、市。壹期炭黑尘肺平均发病工龄,5%病例为 10.9 年,10%为 13.9 年,50%为24.3 年,90%为 33.5 年,95%为 35.0 年。表明炭黑尘肺发病工龄较长,至少在 10 年以上。

二、病理改变

炭黑粉尘极细小,吸入后弥散于全肺。炭黑曾被认为无生物活性,属惰性粉尘,对人体无害。国外20世纪50年代初,国内80年代初开始有炭黑生产工人X射线胸片显示尘肺改变的报告,陆续有炭黑尘肺病理个例和炭黑生产工人健康状况流行病学调查报告。

Beck(1985年)报告2例炭黑尘肺病理,肺内有炭黑粉尘沉积及胶原纤维增生。许天培(1995年)报告1例炭黑尘肺病理。眼观两肺表面及切面有多量散在2~5 mm质软的黑色斑,可见灶周气肿,尘斑气肿面积占57%,肺门和支气管淋巴结肿大、质硬、外观及切面呈黑色。镜检肺和肺门淋巴结内、小血管和呼吸性细支气管周有大量炭黑及尘细胞,其间可见少量胶原纤维。呼吸性细支气管周围可见灶性肺气肿。董芳卫(1993年)报道1例炭黑尘肺合并浸润型肺结核伴干酪灶病例右上肺叶病理所见。眼观见多个2~4 mm黑色斑,触之尚软;肺边缘可见弥漫性泡性肺气肿,干酪灶中见散在黑色尘灶。镜下黑色斑为炭黑尘灶,由聚集成堆吞噬炭黑的尘细胞、炭黑尘及数量不等的胶原纤维组成。小血管内膜及肌层增厚。可见支气管炎和支气管周围炎改变。肺叶边缘泡性肺气肿,程度较重;其余肺组织多呈灶周小叶中央型肺气肿,程度较轻。

现有数量不多的炭黑尘肺病理资料表明,吸入肺内的炭黑粉尘,达到一定数量,潴留一定时间,可引起尘肺。吸入炭黑无害的观点现已改变。炭黑尘肺病理类型为尘斑型尘肺,与石墨尘肺、煤肺相似。病变以尘斑伴灶周肺气肿为主,可有轻度弥漫性肺纤维化,若反复并发肺感染,则可发生重度肺纤维化。

三、临床表现

有学者报道36例炭黑尘肺临床症状,有咳嗽(58.3%)、气短(94.4%)、胸痛(77.8%)。咳嗽以干咳为主,气短发生在登高或劳动时。34例做了肺通气功能和残气量测定,14例(41.2%)有不同程度损害。其中混合性通气功能障碍7例(轻度5例,中、重度各1例),轻度限制性通气功能障碍4例,轻度阻塞性通气功能障碍3例。17例有前后5年肺功能测定资料对比,2例有显著临床意义。Crosbie WA.(1986年)对19个工厂,3 027例炭黑作业工人肺功能横断面调查,结果显示咳嗽、咳痰、气短阳性率,以及FVC、$FEV_{1.0}$预计值的均值与不接尘组比较有显著差异。Kandt D.(1991年)再对炭黑制造厂54例未脱离和29例已脱离炭黑粉尘接触者随访症状、肺功能、心电图,结果未发现有需要特别医学监护的肺功能改变。炭黑尘虽可引起肺脏明显而确定的病理改变,但炭黑尘肺患者发病工龄长,病变进展缓慢;临床症状无特异性,也不严重,主要有咳嗽、咳痰、气短;很少阳性体征,有时两肺底可闻啰音。一般都能参加正常生产劳动。炭黑尘肺患者若反复并发肺部感染,则症状、体征明显加重。炭黑尘对生产工人肺功能的影响,已有资料结论不一,可能由于对照组的设置、研究对象的选择,以及吸烟、年龄等偏倚因素的影响。

四、X射线表现

炭黑尘肺属碳系尘肺,X射线改变主要表现为进展缓慢弥散分布的细小不规则s影和圆形p影。小阴影先出现于中下肺区,随病情进展可分布于各个肺区。p影密度较低,不若硅肺坚实。有的患者也可表现为q影。若反复并发严重的肺部感染,也可发生大阴影。肺气肿和胸膜增厚常见。肺门紊乱、密度增高、增大。采用高分辨CT摄影可显示局灶性肺气肿病变。王懋华(1980)报道36例炭黑尘肺的X射线改变,除有不规则和圆形小阴影外,亦可见到胸膜增厚或粘连、肺门增大密度增高及局限性肺气肿等改变。Back 认为炭黑尘肺也可有大块病灶,但实属罕见。

Crosbiew A.(1986 年)对 11 家炭黑厂 935 名生产工人摄胸片检查,检出 6 例有尘肺 X 射线改变,其炭黑接触史都超过 10 年。这 6 例的 X 射线改变为 2 例密集度 0/1,小阴影类型 p,分布范围两中下肺区;2 例 1/1,p,两下肺区;1 例 1/1,q,右中下肺区;1 例 1/2,q,两中下肺区(该例有煤工职业史)。

五、诊断和鉴别诊断

炭黑尘肺的诊断依据为详尽可靠的炭黑粉尘职业接触史,有关的职业流行病学资料和符合要求的 X 射线胸大片,以及必要的临床资料。职业史应包括接尘工种、工龄,工艺流程,作业环境粉尘浓度和成分分析等资料。依据职业史及必要的职业病流行病学资料进行炭黑尘肺的病因学诊断。依据 X 射线胸大片小阴影的密集度和分布范围、大阴影的有无,严格按照《尘肺病诊断标准》(GBZ 70-2009),对照标准片,确定尘肺的分期。依据炭黑尘肺 X 射线特点,以及患者临床症状、体征、实验室检查、肺功能测定和某些必要的特殊检查,进行合并症诊断和鉴别诊断及代偿功能诊断。生前未能明确诊断的,可尸解进行病理诊断。

(孟 军)

第六节 水 泥 尘 肺

一、概述

水泥尘肺是长期吸入水泥粉尘而引起肺部弥漫性纤维化的一种疾病,属于硅酸盐类尘肺。由于建筑工业的发展,生产和使用水泥的人群数相当庞大,尤其 70 年代乡镇小水泥厂的兴起,忽视防尘措施,工人在生产运输和使用水泥过程中接触大量粉尘,严重危害工人身体健康。

水泥分天然水泥和人工水泥。天然水泥是将有水泥样结构的自然矿物质经过煅烧、粉碎而形成。人工水泥因其具有与英国波特兰建筑岩相同的颜色故称之为波特兰水泥,我国称之为硅酸盐水泥。近百年来由于工业不断发展,制成了各种特殊用途的水泥。如高强度硬水泥、矾土水泥、膨胀水泥、抗酸水泥及油井水泥等。

硅酸盐水泥是以石灰石、黏土为主要原料与少量校正原料,如铁粉等经破碎后按一定比例混合、磨细、混匀而成原料。原料在水泥窑内煅烧至部分融熔,即为熟料,再加适量石膏、矿渣或外加剂磨细、混匀即为水泥。

水泥化学成分主要包括:CaO 62%~67%、结合 SiO_2 20%~24%、Al_2O_3 4%~7%、Fe_2O_3 2%~6%,此外还含有氧化镁(mgO)、硫酐(SO_3)、碱性氧化物(Na_2O、K_2O)、氧化钛(TiO_2)、氧化锰(Mn_2O_3)、五氧化二磷(P_2O_5)等。

生产水泥的各种原料含有不同的游离 SiO_2,如石灰石、矿渣含 5%~8%,石膏、铁粉含14%~15%,砂页岩和黏土含 40%~50%,而成品水泥只含 2%左右。此外,粉尘中还含有钙、硅、铝、铁和镁等化合物,以及铬、钴、镍等微量元素。因此,水泥粉尘是成分复杂的混合性粉尘。

这些混合成分对机体的影响,还研究不多。据报道,Fe_2O_3 可延缓尘肺的发生,碳酸钙可降低石英的毒作用,石膏、铝等可降低二氧化硅的溶解度。

水泥生产过程中的原料粉碎、混合、成品的包装、运输等作业均产生大量粉尘,是职业性接触的主要来源。水泥尘肺的发病与接尘时间、粉尘浓度和分散度及个人体质有关,一般发病工龄在20年以上,最短为10年。

二、病理改变

据有限的尸解材料报道,水泥尘肺病理改变以尘斑和尘斑灶周围气肿为主要改变,并有间质纤维化,亦可有尘斑和胶原纤维共同形成的大块病灶。

(一)尘斑

弥漫分布全肺各叶,呈黑色,圆形或不规则形,直径1~5 mm,质软。镜下尘斑为粉尘纤维灶,呈星芒状,多位于呼吸性细支气管和小血管周围。粉尘纤维灶主要由游离尘粒、尘细胞、成纤维细胞、淋巴细胞、"水泥小体"及不等量交错走行的胶原纤维组成。偏光镜检 HE 染色,可见少数石英颗粒,显微灰化片粉尘纤维灶内"水泥小体"于扫描电镜下呈圆球体或椭圆球体,平均大小 5 $\mu m \times 8$ μm,其核心含有不等量的 Si、Fe、Ca、Al、S、Zn、K 和 mg,个别小体尚含微量 Ti,与水泥生产现场元素成分基本一致。

(二)灶周肺气肿

肺气肿与尘斑互相伴随,尘斑周围可环绕着几个气肿腔,尘斑密集处肺气肿也较明显,甚至出现蜂房变,直至形成肺大疱。镜检主要表现为破坏性小叶中心性肺气肿。Weigert 染色显示呼吸性细支气管的平滑肌和弹力纤维减少或消失,其管壁常被含尘纤维组织所代替。

(三)间质轻度纤维化

呼吸性细支管及其伴行小血管周围和少数小叶间隔呈轻微纤维化,间质的肌型动脉呈不同程度的硬化改变。

(四)大块纤维化

多发生在肺上叶,靠近胸膜,呈不规则形,黑灰色,发亮、质硬。镜检:由粗大密集多向走行的胶原纤维和大量粉尘构成。对大块纤维化原位断面扫描结果,水泥尘肺的大块纤维化中含有与水泥粉尘相同元素成分,其中 Si 的重量百分比为 19.67%,明显低于硅肺大块纤维化中的 Si 重量(35.7%)。SEM-EDAX 观测由大块纤维化中分离出的粉尘颗粒,大部分为硅酸盐结晶,石英结晶极少。因此,水泥尘肺大块纤维化病理改变有别于硅尘所致硅肺的大块纤维化,后者以变形的胶原纤维为主。

(五)尘性慢性支气管炎、支气管扩张

以细支气管以下部分最为显著,其正常结构几乎完全消失,而被结缔组织所代替,屡见粉尘纤维灶与管壁紧密相连。

三、临床表现

水泥尘肺的发病工龄较长,病情进展缓慢。临床症状主要表现是以气短为主的呼吸系统症状。早期出现轻微气短,平路急走、爬坡、上楼时加重。其次咳嗽,多为间断性干咳,很少出现干湿啰音。呼吸道感染时可出现咳嗽、咳痰加重,胸部可听到呼吸音粗糙、干湿啰音。

有人报道接触水泥粉尘15年以上者可有肺功能改变,表现为 $FEV_{1.0}\%$、$MVV\%$、$MMEF\%$

开始下降,VC%也显示缓慢的下降趋势。水泥粉尘首先是累及小气道,以后逐渐出现大气道改变,表现为阻塞性通气功能障碍为主的损害,这种改变往往先于自觉症状和胸部 X 射线表现。晚期可出现混合性通气功能障碍。

本病如没有并发症预后较好。

四、X 射线表现

水泥尘肺胸部 X 射线表现是由粗细、长短和形态不一的致密交叉而形成的不规则小阴影"s"为主,在不规则形小阴影之中亦可见到密度较淡、形态不整、轮廓不清的圆形小阴影。Scansetti 观察 100 例水泥作业工人胸部 X 射线片,按 1980 年 ILO 分类,其中不规则形小阴影者占 33%(s 型 28%,t 型 5%),圆形小阴影者占 18%(p 型 11%,q 型 7%)。病变早期分布在中下肺区。随着尘肺病变的进展,小阴影数量逐渐增多、增大,可出现 t 和 q 的小阴影。病变可发展到肺上区,少数病例在两肺上区可出现典型的大阴影:圆形或长条形,与肋骨走行相垂直的"八字形",周边有气肿带。

五、鉴别诊断

水泥尘肺应注意与慢性支气管炎进行鉴别。仔细阅读 X 射线胸片,单纯慢性支气管炎和水泥尘肺的改变是易于区别的,同时,慢性支气管炎常并发感染,临床症状更明显,治疗后会好转,X 射线胸片动态观察慢性支气管炎变化较多。

(孟 军)

第七节 重金属中毒

一、铅

(一)理化特性
铅(Pb)为灰白色重金属,加热至 400~500 ℃即有大量铅蒸气逸出,在空气中迅速氧化为铅的氧化物,并凝集成铅烟。铅的氧化物大多不溶于水,但可溶于酸。

(二)接触机会
(1)铅矿开采及含铅金属与合金的冶炼。

(2)蓄电池制造业。

(3)交通运输业,如火车轴承挂瓦。

(4)桥梁船舶修造业,如涂含铅防锈漆的钢板焊接或熔割。

(5)电力电子业,如电缆包铅、保险丝和电子显像管制造。

(6)其他行业,如颜料、油漆、印刷、玻璃、陶瓷、橡胶、塑料、制药等行业。

(三)毒理
1.吸收

在生产条件下,铅及其化合物主要以粉尘、烟或蒸气的形态经呼吸道进入人体,经消化道可少量摄入,铅及其无机化合物不能通过完整的皮肤吸收。铅在肺内沉积吸收率一般为30%～50%,在胃肠道内吸收率为7%～10%,空腹时可达45%。

2.分布

血液中的铅90%以上与红细胞结合,约10%在血浆中。血浆中的铅由两部分组成,一部分是活性较大的可溶性铅,主要为磷酸氢铅($PbHPO_4$)和甘油磷酸铅,另一部分是血浆蛋白结合铅。进入血液中的铅初期随血循环分布于全身各组织器官中,软组织以肝、肌肉、皮肤、结缔组织含量较高,其次为肺、肾、脑。几周后约有90%贮存在骨内,骨铅最初以不稳定的形式存在,后来以不溶性的磷酸铅[$Pb_3(PO_4)_2$]形式存在。骨铅可分两部,一部分处于较稳定状态,半减期约为20年。另一部分具有代谢活性,半减期约为19天,可迅速向血液和软组织转移,骨铅与血液和软组织中的铅保持动态平衡。

3.代谢

铅在体内的代谢与钙相似,凡能促使钙在体内贮存或排出的因素,均可影响铅在体内的贮存和排出。高钙饮食有利于铅在骨内贮存,而缺钙、感染、饥饿、饮酒、创伤、发热和服用酸性药物造成体内酸碱平衡紊乱时,均可使骨铅向血液转移,常可诱发铅中毒症状发作或使其症状加重。

4.排出

体内的铅主要经肾脏随尿排出,其次随粪便排出,少量可经唾液、汗液、乳汁、月经等排出。乳汁内的铅可影响婴儿,血铅可通过胎盘进入胎儿体内而影响子代。

5.中毒机制

铅作用于全身各系统器官,主要累及神经系统、血液系统、消化系统、肾脏等。铅可影响体内许多生物化学过程,卟啉代谢障碍是铅中毒较为严重和早期变化之一,但是其中毒机制尚未完全阐明。

铅对血液系统的作用是由于其可抑制卟啉代谢过程中所必需的一系列含巯基的酶,导致血红蛋白合成障碍。铅主要抑制δ-氨基-γ-酮戊酸脱水酶(ALAD)、粪卟啉原氧化酶和亚铁络合酶,还可抑制δ-氨基-γ-酮戊酸合成酶(ALAS)和粪卟啉原脱羧酶等。ALAD受抑制后,δ-氨基-γ-酮戊酸(ALA)形成卟胆原的过程受阻,血中ALA增加并由尿排出。粪卟啉原氧化酶受抑制,则阻碍粪卟啉原Ⅲ氧化为原卟啉Ⅸ,而使血和尿中粪卟啉增多。亚铁络合酶受抑制后,原卟啉Ⅸ不能与二价铁结合形成血红素。同时红细胞游离原卟啉(FEP)增加,后者可与红细胞线粒体内的锌结合,形成锌原卟啉(ZPP),红细胞锌原卟啉(ZPP)也增加。由于血红蛋白合成障碍,导致骨髓内幼红细胞代偿性增生。

铅对神经系统的毒作用除了其直接作用外,还由于血液中增多的ALA可通过血-脑屏障进入脑组织,与γ-氨基丁酸(GABA)竞争突触后膜上的GABA受体,产生竞争性抑制作用,干扰了神经系统功能,出现意识、行为及神经效应等改变。铅还能影响脑内儿茶酚胺代谢,使脑内和尿中高香草酸(HVA)和香草扁桃酸(VMA)显著增高,最终导致中毒性脑病和周围神经病。

铅可抑制肠壁碱性磷酸酶和ATP酶的活性,使肠壁或小动脉壁平滑肌痉挛收缩,肠道缺血引起腹绞痛。

铅可影响肾小管上皮线粒体的功能,抑制ATP酶的活性,引起肾小管功能障碍甚至损伤,造成肾小管重吸收功能降低,同时还影响肾小球滤过率。

(四)临床表现

1.急性中毒

工业生产中急性铅中毒极其罕见,急性中毒多因误服大量铅化合物所致。主要表现口内有金属味、恶心、呕吐、阵发性腹绞痛、便秘或腹泻等消化系统症状。此外,还可有头痛、血压升高、尿少及肝肾功能损害等,严重者出现痉挛、抽搐、昏迷和循环衰竭。

2.慢性中毒

职业性铅中毒多为慢性中毒,早期表现为乏力、关节肌肉酸痛、胃肠道症状等,随着病情的进展出现神经、消化、血液等系统症状。

(1)神经系统:主要表现为类神经症、周围神经病,严重者可出现中毒性脑病。类神经症是铅中毒早期和常见症状,主要表现为头痛、头昏、乏力、失眠、多梦、记忆力减退等。周围神经病可分感觉型、运动型和混合型。感觉型表现为肢端麻木,四肢末端呈手套、袜套样感觉障碍。运动型先出现握力减退,继之伸肌无力和麻痹,甚至出现"腕下垂""足下垂"。中毒性脑病表现为头痛、恶心、呕吐、高热、烦躁、抽搐、嗜睡、精神障碍、昏迷等症状,在职业性中毒中已极其少见。

(2)消化系统:轻者表现为消化不良,重者出现腹绞痛。消化不良症状,常有食欲减退、口内有金属味、腹胀、恶心、便秘和腹部隐痛等。腹绞痛多为突然发作,常在肚脐周围,亦可在上下腹部,呈持续性疼痛阵发性加重,每次发作自数分钟至数小时。发作时面色苍白、烦躁不安、出冷汗,可伴有呕吐、血压升高和眼底动脉痉挛。检查时腹部常平软,或腹壁稍紧张,按压腹部疼痛稍感缓解,无固定压痛点,无明显反跳痛,肠鸣音可减弱、正常或阵发性增强。口腔卫生差者可在齿龈边缘见到约 1 mm 蓝灰色线,称为"铅线"。

(3)血液系统:可出现轻度贫血,多呈低色素正细胞型贫血,亦有小细胞型贫血。外周血可有网织红细胞、点彩红细胞和碱粒红细胞增多。

(4)其他系统:由于慢性铅中毒主要损害肾小管,肾小球滤过率和内生肌酐的清除率降低,继而出现氨基酸尿、糖尿及低分子蛋白尿等。铅可引起男性精子数目减少、活动能力降低和畸形率增加。女性对铅更为敏感,接触大量铅的女工可出现不育、流产、死胎、胎儿畸形。

(五)治疗原则

1.驱铅疗法

常用金属络合剂驱铅,首选依地酸二钠钙($CaNa_2$-EDTA),也可以用二巯丁二钠(Na-DMS)和二巯基丁二酸(DMSA)。

2.对症疗法

根据病情适当休息、合理营养,如有类神经症者给以镇静剂,腹绞痛发作时可静脉注射葡萄糖酸钙或皮下注射阿托品。

二、汞

(一)理化特性

汞(Hg)又称水银,为银白色液态金属,比重 13.59,熔点－38.87 ℃,沸点 357 ℃。汞在常温下即能蒸发,气温愈高蒸发愈快,汞蒸气比空气约重 6 倍。汞表面张力大、黏度小、易流动,在生产和使用过程中一旦流散或溅落即形成许多小汞珠,无孔不入地留存于地面、工作台等处的缝隙中。汞蒸气可吸附于墙壁、天花板、衣物上,洒落和吸附的汞则成为作业场所的二次污染源。汞不溶于水和有机溶剂,可溶于热硫酸、硝酸和类脂质中,另外,汞能与金、银等金属生成汞齐。

(二)接触机会

(1)汞矿开采及冶炼,尤其是火法冶炼,将矿石放在炉中焙烧分解出汞蒸气,再冷凝成金属汞。

（2）化学工业用汞作为生产汞化合物的原料；氯碱行业用汞作阴极电解食盐制造氯气和烧碱；有机合成工业，如乙炔法生产氯乙烯用 $HgCl_2$ 作触媒。

（3）仪表行业，如温度计、气压计、血压计、流量计的制造、校验和维修。

（4）电气行业，如荧光灯、汞整流器、X 线球管、石英灯、电子管等的生产和维修。

（5）其他行业，如用银汞齐填补龋齿，用汞齐法提取金银等贵重金属，以及镀金、镏金，用雷汞制造起爆剂雷管，用金属汞作钚反应堆的冷却剂，用硝酸汞处理毛绒制毡，用醋酸苯汞处理皮革等。

（三）毒理

1.吸收

在生产条件下，金属汞主要以蒸气形态经呼吸道进入人体。汞蒸气具有高蒸气压、高脂溶性和单原子性质，故易透过肺泡壁，吸入肺内的汞蒸气约有 80% 吸收入血。金属汞经消化道吸收量甚微，基本不能通过完整的皮肤吸收，但汞盐和有机汞易被消化道吸收。汞的无机化合物虽可经呼吸道和皮肤吸收，但吸收量不大，主要侵入途径是消化道。经消化道吸收率取决于其溶解度，一般仅为 7%～15%，溶解度较高的可达 30%。

2.分布

汞及其化合物进入机体后，在血液内通过过氧化氢酶将其氧化为二价汞离子，最初分布于红细胞和血浆中，主要与血红蛋白和血浆蛋白的巯基结合。血浆中的蛋白结合汞不仅与红细胞中的汞形成动态平衡，而且还不断地解离成低分子的"可扩散"汞，进而分布于全身各组织器官中。汞及其化合物进入体内的初期，在体内各组织中的含量与其血流量有关，并且大致平衡。数小时后开始向肾脏转移，肾脏中汞含量高达体内总汞量的 70%～80%，主要分布在肾皮质，以近曲小管含量为最多，并大部分与金属硫蛋白结合形成较稳定的汞硫蛋白，贮存于近曲小管上皮细胞中。汞可通过血-脑屏障进入脑组织，以小脑和脑干含量最多。汞也能通过胎盘进入胎儿体内，可影响胎儿的发育。

3.排出

体内的汞主要经肾脏随尿排出。在尚未产生肾损害时，尿排汞量约占总排汞量的 70%。汞经尿排出较为缓慢，在停止接触后 300 天，尿中可检出较多量的汞，脱离汞作业多年后尿汞仍可高于正常值。少量汞可随粪便、呼气、汗液、唾液、乳汁等排出。

4.中毒机制

汞中毒机制尚不完全清楚。目前研究认为，Hg^{2+} 与酶、结构蛋白质等大分子物质发生共价结合，造成功能和结构损伤。体内的 Hg^{2+} 具有高度亲电子性，可与体内含有硫、氧、氮等电子供体的巯基、羰基、羧基、羟基、氨基等共价结合，使体内这些最重要的活性基团失去活性，而影响机体的生理生化功能。尤其是 Hg^{2+} 对巯基有高度亲和力，血液和组织中的汞易与蛋白质及酶系统中的巯基结合，可通过抑制多种含巯基酶及与低分子巯基化合物结合，影响机体正常代谢。例如，与含巯基的硫辛酸、泛酰巯氢乙胺及辅酶 A 结合，影响大脑丙酮酸代谢。汞作用于还原型谷胱甘肽，损害其氧化还原功能。汞与体内蛋白质结合可由半抗原成为抗原，引起变态反应，出现肾病综合征。

（四）临床表现

1.急性中毒

职业性急性中毒很少发生，多见于意外事故，因短时间吸入大量高浓度汞蒸气所致。患者起病急骤,有咳嗽、咳痰、胸闷、胸痛、呼吸困难等呼吸道症状和头痛、头晕、全身酸痛、乏力、寒战、发热等全身症状,以及胃肠道与口腔炎症状,如恶心、呕吐、腹痛、腹泻、流涎及牙龈肿痛、溃疡、出血等,严重者可发生化学性支气管炎或肺水肿。部分患者2~3天后可出现肾损害和汞毒性皮炎。

2.慢性中毒

职业性汞中毒多为慢性,为长期接触一定浓度的汞蒸气所引起。初期常表现为类神经症,如头晕、头痛、健忘、失眠、多梦、食欲减退等,部分患者可伴有心悸、多汗、皮肤划痕试验阳性等自主神经功能紊乱症状。病情进一步发展,则出现易兴奋症、震颤、口腔炎三大典型表现。

(1)易兴奋症:为慢性汞中毒时所特有的精神症状和性格改变,具有重要的诊断意义,如急躁、易怒、胆怯、害羞、多疑、好哭等。

(2)震颤:最初为眼睑、舌、手指出现细小震颤,病情加重时向肢体发展,则为粗大的抖动式震颤,手腕、前臂,甚至小腿、两脚也有震颤;震颤具有意向性,即震颤开始于动作时,在动作过程中加重,动作完成后停止,愈想加以控制,震颤愈明显。

(3)口腔牙龈炎:主要表现有牙龈肿痛、易出血、流涎、舌和口腔黏膜肿胀、牙齿松动脱落等。

(4)其他:除上述中枢神经系统和口腔病变外,汞还可引起肾脏损害、生殖功能异常、汞毒性皮炎和影响免疫功能。一般表现为近端肾小管功能障碍,如出现低分子蛋白尿、氨基酸尿和糖尿等,严重者可出现肾病综合征。动物实验和接触人群调查结果表明,汞可引起性欲减退、月经失调、精子畸形和不育等。

(五)处理原则

驱汞治疗主要应用巯基络合剂,常用二巯基丙磺酸钠(Na-DMPS)和二巯丁二钠(Na-DMS)。急性中毒时,可用二巯基丙磺酸钠125~250 mg,肌内注射,每4~6小时1次。2天后125 mg,每天1次,疗程视病情而定。

对症治疗原则与内科相同。急性中毒时应迅速脱离现场,脱去被污染的衣服,静卧保暖。特别要注意的是口服汞盐患者不应洗胃,需尽快服蛋清、牛奶或豆浆等,以使汞与蛋白质结合,保护被腐蚀的胃壁。也可用0.2%~0.5%的活性炭洗胃,同时用50%硫酸镁导泻。

三、其他金属

(一)锰(Mn)

1.理化特性

锰为浅灰色、质脆金属,反应活泼,溶于稀酸。在锰矿开采、运输和加工,制造锰合金过程中,可以接触到金属锰。常见的锰化合物有二氧化锰、四氧化三锰、氯化锰、硫酸锰、铬酸锰、高锰酸钾等,多用于制造干电池、焊料、氧化剂和催化剂等。

2.接触机会

用锰焊条进行电焊作业时,可以接触到锰烟尘。

3.中毒机制

锰中毒的作用机制不十分清楚。锰对线粒体有特殊亲和力,在有线粒体的神经细胞和神经突触中,抑制线粒体ATP酶和溶酶体中的酸性磷酸酶活力,从而影响神经突触的传导能力;锰还引起多巴胺和5-羟色胺含量减少;锰又是一种拟胆碱样物质,可影响胆碱酯酶合成,使乙酰胆碱蓄积,这可能与锰中毒时出现震颤麻痹有关。

4.临床表现

生产中过量吸入锰烟及锰尘可引起中毒,急性锰中毒十分少见,多见慢性中毒。慢性中毒主要表现为锥体外系神经障碍,早期主要表现为类神经症,继而出现锥体外系神经受损症状:肌张力增高,手指明显震颤,腱反射亢进,并有神经情绪改变。严重患者锥体外系神经障碍恒定而突出,表现为帕金森病样症状;还可出现中毒性精神病的表现,如感情淡漠、不自主哭笑、强迫观念、冲动行为等。

5.处理原则

锰中毒早期可用金属络合剂治疗,肌张力增强者可用苯海索或左旋多巴治疗。凡诊断为锰中毒者,包括已治愈的患者,不得继续从事锰作业。神经系统器质性疾病、明显的神经官能症、各种精神病、明显的内分泌疾病均属于职业禁忌证。

(二)镉(Cd)

1.理化特性

镉是一种微带蓝色的银白色金属,质软,延展性较好,耐磨,易溶于硝酸,但难溶于盐酸和硫酸。常见的镉化合物有氧化镉(CdO)、硫化镉(CdS)、硫酸镉($CdSO_4$)和氯化镉($CdCl_2$)等。单纯镉矿少见,主要和锌、铅及铜矿共生。

2.接触机会

镉及其化合物主要用于电镀、工业颜料、塑料稳定剂、镍镉电池、光电池及半导体元件制造等,镉合金用于制造高速轴承、焊料、珠宝等。从事上述职业(包括金属冶炼、电镀及镉的工业应用等)均可接触镉及其化合物。

3.中毒机制

镉可经呼吸道和消化道进入人体。经呼吸道吸入的镉尘和镉烟,因粒子大小和化学组成不同,有10%～40%经肺吸收。吸收入血循环的镉大部分与红细胞结合,主要与血红蛋白结合,亦可与金属硫蛋白结合,后者是一种可诱导的低分子蛋白;血浆中的镉主要与血浆蛋白结合。镉蓄积性强,体内生物半减期长达8～30年,主要蓄积于肾脏和肝脏。肾镉含量约占体内总含量的1/3,而肾皮质镉含量约占全肾的1/3。镉主要经肾脏缓慢排出。镉具有明显的慢性毒性,可致机体多系统、多器官损害。镉中毒机制目前尚不十分清楚。研究表明,镉与巯基、羟基等配基的结合能力大于锌,因此可干扰以锌为辅基的酶类,主要是置换酶中的锌而使酶失活或发生改变,导致机体功能障碍。

4.临床表现

急性吸入高浓度镉烟数小时后,出现咽喉痛、头痛、肌肉酸痛、恶心、口内有金属味,继而发热、咳嗽、呼吸困难、胸部压迫感、胸骨后疼痛等。严重者可发展为突发性化学性肺炎伴有肺水肿,肝、肾损害,可因呼吸衰竭死亡。低浓度长期接触可发生慢性中毒,最常见的是肾损害。肾小球滤过功能多为正常,而肾小管重吸收功能下降,以尿中低分子蛋白(分子量30 000以下)增加为特征,如β_2-微球蛋白。继续接触,可发展成范科尼综合征,伴有氨基酸尿、糖尿、高钙和高磷酸盐尿。肾小管功能障碍可引起肾石症和骨软化症。有报道慢性接触镉者可出现嗅觉减退及贫血(主因红细胞脆性增加),可致肺部损害如肺气肿等。流行病学调查表明,接触镉工人中肺癌及前列腺癌发病率增高。

5.处理原则

急性吸入氧化镉烟者须入院观察,应注意急性肺损伤状况,加强对症治疗。早期可短期、小剂量使用肾上腺皮质激素治疗,有利于防止肺水肿。禁用二巯丙醇,严重者可用 EDTA 等络合剂治疗,但应严密监视肾功能,因络合剂可增加肾毒性。慢性中毒者,包括肾损伤、肺气肿及骨病,应脱离进一步接触,加强对症处理,积极促进康复。

(三)铬(Cr)

1.理化特性

银灰色、硬而脆金属,溶于稀盐酸及硫酸。铬的价态对铬化合物毒性起重要作用,六价铬毒性最大,其次是三价铬,工业接触的铬多为六价。常用的六价铬化合物有铬酸酐、铬酸盐、重铬酸钾等。

2.接触机会

铬矿开采、冶炼、镀铬、不锈钢弧焊等作业可以接触到铬,颜料、染料、油漆、鞣皮、橡胶、陶瓷等工业生产,照相、印刷制板使用感光剂等,可接触到各种铬的化合物。

3.中毒机制

铬酸盐可经呼吸道、消化道和皮肤吸收。六价铬在细胞内被转变成三价铬后,通过和蛋白质及核酸紧密结合发挥毒性作用。低浓度可致敏,高浓度对皮肤有刺激和腐蚀作用。

4.临床表现

急性接触高浓度铬酸或铬酸盐,可刺激眼、鼻、喉及呼吸道黏膜,引起灼伤、充血、鼻出血等。慢性接触可发生以鼻黏膜糜烂、溃疡和鼻中隔穿孔为主的铬鼻病。皮肤可发生"铬疮",表现为不易愈合的侵蚀性溃疡。六价铬是确认的人类致癌物,从事铬化合物生产工人肺癌发病率增高。

5.处理原则

急性吸入性损伤应住院观察,严密注意肾功能改变;慢性鼻黏膜和皮肤溃疡可用 10% 依地酸二钠钙软膏涂抹;凡出现鼻中隔穿孔者,应调离铬作业。应采取防护措施和改善卫生条件,减少工人对铬化合物接触,以降低对呼吸道和鼻黏膜的刺激,并规劝接触铬工人戒烟。

(四)铊(Tl)

1.理化特性

银灰色金属,易溶于硝酸和浓硫酸。常用的化合物有醋酸铊、硫酸铊等。铊可用于制造合金、光电管、光学透镜、颜料等;硫酸铊可用作杀虫剂和灭鼠剂。

2.中毒机制

铊属高毒类,具有蓄积毒性,为强烈的神经毒物。可通过消化道、皮肤和呼吸道吸收,可迅速分布到机体各组织中的细胞内。尤其是可溶性铊盐,口服 $0.5 \sim 1.0$ g 即可致命。铊和钾类似,可稳定地与一些酶结合,包括 Na^+,K^+-ATP 酶。铊也可与巯基结合干扰细胞内呼吸和蛋白质合成。铊和核黄素结合可能是其神经毒性的原因。铊还可通过血-脑屏障在脑内蓄积而产生明显的神经毒作用。

3.临床表现

职业性铊中毒可表现为急性或慢性中毒,由短期内吸入较大量或长期慢性接触含铊烟尘、蒸气、气溶胶或可溶性铊盐引起。急性中毒表现为胃肠道刺激症状,上行性神经麻痹,精神障碍。$2 \sim 3$ 周后可发生脱发,包括头发和体毛,是铊中毒特异性体征之一,但也有中毒患者不发生脱发。慢性中毒主要有周围神经损害、毛发脱落及皮肤干燥,并伴疲劳和虚弱感,可发生失眠和内分泌紊乱,包括阳痿和闭经。严重时出现中毒性脑病或中毒性精神病。

4.处理原则

对于铊作业,应严格操作规程,严禁在接触铊的工作场所进食和吸烟。误服时应催吐,用1%鞣酸或硫酸钠洗胃,洗胃后使用普鲁士蓝。重度中毒可考虑血液透析或血液灌流等治疗。可惜的是,慢性铊中毒尚无特效治疗方法。

（孟　军）

第八节　有机溶剂中毒

有机溶剂是指能溶解油脂、树脂、橡胶和染料等物质的有机化合物,种类繁多、用途广泛,多具有挥发性、可溶性和易燃性。除作为溶剂外,还可作为燃料、萃取剂、稀释剂、麻醉剂、清洁剂及灭火剂等。有机溶剂能使皮肤脱脂或使脂质溶解而成为原发性皮肤刺激物,导致皮炎。易挥发的脂溶性有机溶剂都能引起中枢神经系统的抑制;有少数溶剂对周围神经系统呈特异毒性,如二硫化碳、正己烷和甲基正-丁酮能使远端轴突受累,引起感觉运动神经的对称性混合损害,三氯乙烯能引起三叉神经麻痹。长期接触刺激性较强的溶剂可致慢性支气管炎。有机溶剂能使心肌对内源性肾上腺素的敏感性增强,还可导致肝细胞损害,其中一些具有卤素或硝基功能团的有机溶剂的肝毒性尤为明显。有些有机溶剂可以导致肾脏、血液、生殖系统的损害,甚至导致肿瘤。

一、苯

(一)理化特性

苯(C_6H_6)属芳香族烃类化合物,纯苯为无色透明具有特殊芳香气味的油状液体。沸点80.1 ℃,蒸气比重2.77,易挥发、易燃、易爆,易溶于乙醇、乙醚、汽油、丙酮等有机溶剂。商品苯中常混有甲苯、二甲苯、微量酚和二硫化碳等。

(二)接触机会

苯的用途十分广泛,与苯有关的工业生产主要有以下几种。

1.制苯工业

煤焦油提炼、石油裂解重整或用乙炔人工合成。

2.溶剂与稀释剂

用于油漆、喷漆、皮鞋、橡胶、油墨、树脂、生药提取和药物重结晶。

3.化工原料

如制造含苯环的染料、药物、香料、农药、塑料、炸药、合成纤维、合成橡胶等。

(三)毒理

1.吸收

苯主要以蒸气形态通过呼吸道进入人体,皮肤能吸收少量,消化道吸收完全但实际卫生学意义不大。

2.代谢

吸收进入体内的苯约50%以原形由呼吸道排出;约10%以原形蓄积在体内富含脂肪的组织中,逐渐氧化代谢;约40%在肝微粒体上的细胞色素 P450 作用下被氧化成环氧化苯,然后进一步羟化形成氢醌或邻苯二酚。环氧化苯不经酶作用可转化为酚,在环氧化物水化酶作用下则转化为二氢二醇苯,或被谷胱甘肽-S-环氧化物转移酶转化成谷胱甘肽结合物。二氢二醇苯可再转化为邻苯二酚。邻苯二酚再经氧化断环形成黏糠酸,然后大部分再分解为水和二氧化碳。

3.排出

黏糠酸分解产物水和二氧化碳可由肾及肺排出,酚类等代谢产物可与硫酸根或葡萄糖醛酸结合随尿排出,环氧化苯及小量苯可直接与乙酰半胱氨酸结合成苯硫醇尿酸由肾脏排出。

4.中毒机制

蓄积在体内的苯主要分布在骨髓、脑及神经系统等含类脂质多的组织,尤以骨髓含量最多,约为血液中的 20 倍。

苯的骨髓毒性和致白血病作用机制仍不完全清楚,目前主要有以下观点。

(1)主要是其在体内的代谢产物酚类所致,特别是氢醌和邻苯二酚能直接抑制造血细胞的核分裂。

(2)苯的代谢产物以骨髓基质为靶部位,干扰细胞因子对骨髓造血干细胞生长和分化的调节作用。

(3)苯的代谢产物可与 DNA 共价结合,形成 DNA 加合物,抑制 DNA 转录作用,这些代谢产物也能与染色体 DNA 共价结合。

(4)癌基因激活。

近年来,国内外进行的苯激活原癌基因方面的研究认为,苯致急性骨髓性白血病可能与 ras、c-fos、c-myc 等癌基因的激活有关。

(四)临床表现

1.急性中毒

主要是短时间吸入大量苯蒸气所致。除咳嗽、流泪等黏膜刺激症状外,主要表现为神经系统麻醉症状。轻者出现头晕、头痛、恶心、呕吐、兴奋或酒醉状态,严重者意识模糊、昏迷、抽搐,甚至因呼吸和循环衰竭死亡。实验室检查尿酚和血苯可增高。轻度中毒者白细胞计数一般正常或有轻度增高,数天即可恢复正常。重度中毒者急性期粒细胞可增高,以后可降低,血小板亦有下降趋势,经治疗短期内血象改变均可逐渐恢复。

2.慢性中毒

(1)神经系统:多数患者有头晕、头痛、记忆力减退、失眠、乏力等类神经症。有的患者伴有自主神经功能紊乱,如心动过速或过缓、皮肤划痕反应阳性。个别病例有四肢末端麻木和痛觉减退。

(2)造血系统:早期以白细胞持续降低为主要表现,常伴有淋巴细胞绝对数减少,实际上主要是中性粒细胞减少,因此淋巴细胞相对值却增加。粒细胞质中可出现中毒颗粒及空泡,随后血小板减少,可有出血倾向。严重中毒呈现幼红细胞成熟障碍,发生再生障碍性贫血,表现为全血细胞减少。极个别的病例甚至发生白血病。苯引起的白血病以急性粒细胞性白血病为多见,其次为急性红白血病和急性淋巴细胞性白血病。有个别慢性苯中毒病例,可先出现血小板或红细胞减少。

(3)其他:经常接触苯,手的皮肤可因脱脂而变得干燥以至皲裂,严重者可出现湿疹样皮疹、脱脂性皮炎等。苯还可损害生殖系统,接触苯的女工自然流产率和胎儿畸形率增高。苯对免疫系统也有影响,接触苯的工人血 IgG、IgA 明显降低,IgM 增高。此外,职业性苯接触工人染色体畸变率可明显增高。

(五)诊断

1.急性苯中毒

短期内吸入大量高浓度苯蒸气,临床表现有意识障碍,并排除其他疾病引起的中枢神经功能改变,方可诊断急性苯中毒。按意识障碍程度,分为轻度和重度二级。

2.慢性苯中毒

具有较长时期密切接触苯的职业史,临床表现有造血抑制(多数)或有增生异常(少数),参考作业环境调查及现场空气中苯浓度测定资料,进行综合分析,并排除其他原因引起的血象改变,方可诊断为慢性苯中毒。慢性苯中毒按血细胞受累及的系列和程度,以及有无恶变,分为轻、中、重三级。只要出现全血细胞减少症、再生障碍性贫血、骨髓增生异常综合征或白血病之一就可诊断为重度中毒。

(六)治疗

1.急性中毒

应迅速将中毒者移至空气新鲜处,立即脱去被污染的衣服,用肥皂水清洗被污染的皮肤,注意保暖和休息。急救原则与内科相同。

2.慢性中毒

对症治疗主要采用改善神经衰弱或出血症状,以及升高白细胞和血小板的药物。再障的治疗,原则上与其他原因引起的再障相同。苯引起的继发性骨髓增生异常综合征及继发性白血病均应抗肿瘤化疗。

二、其他有机溶剂

(一)甲苯、二甲苯

1.理化特性

甲苯、二甲苯均为无色透明、有芳香气味、易挥发的液体。甲苯沸点 110.7 ℃,二甲苯沸点 144 ℃。它们均不溶于水,而溶于乙醇、丙酮、乙醚等有机溶剂。

2.接触机会

工业上可用作化工生产的中间体,在油漆、喷漆、橡胶等生产或作业中用作溶剂或稀释剂。

3.毒理

甲苯、二甲苯可经呼吸道、皮肤和消化道吸收,主要分布在含脂肪的组织。甲苯 $80\%\sim90\%$ 在肝内氧化成苯甲酸,绝大部分与甘氨酸结合形成马尿酸随尿排出,少量苯甲酸与葡萄糖醛酸结合随尿排出。二甲苯 $60\%\sim80\%$ 在肝内氧化为甲基苯甲酸、二甲基苯酚及羟基苯甲酸等。甲基苯甲酸主要与甘氨酸结合成甲基马尿酸随尿排出。

4.临床表现

甲苯、二甲苯引起的急性中毒很少见。短时间吸入高浓度甲苯、二甲苯可出现神经系统功能障碍和黏膜刺激症状。轻者表现为头痛、头晕、步态蹒跚、兴奋,重者出现恶心、呕吐、意识模糊、抽搐甚至昏迷;呼吸道和眼结膜出现刺激症状。慢性中毒表现为类神经症,长期接触可有角膜炎、慢性皮炎及皲裂等,对血液系统影响不明显。

(二)正己烷

1.理化性质

正己烷是己烷(C_6H_{14})主要的异构体之一,化学分子式 $CH_3(CH_2)_4CH_3$,分子量 86.18。常温下为微有异臭的液体。易挥发,几乎不溶于水,易溶于氯仿、乙醚、乙醇。商品正己烷常含有一定量的苯或其他烃类。

2.接触机会

正己烷用作提取植物油与合成橡胶的溶剂、试剂和低温温度计的溶液,还用于制造胶水、清漆、黏合剂和其他产品,尤其在鞋用黏合剂中使用较多,也有用作光学镜片等的清洗剂。

3.毒理

正己烷在生产环境中主要以蒸气形式经呼吸道吸收,亦可经胃肠道吸收,而经皮肤吸收较次要。正己烷在体内的分布与器官的脂肪含量有关,主要分布于血液、神经系统、肾脏、脾脏等。正己烷急性毒性属低毒类,主要为麻醉作用和对皮肤、黏膜的刺激作用,高浓度可引起可逆的中枢神经系统功能抑制。

4.临床表现

(1)急性中毒:急性吸入高浓度的正己烷可出现头晕、头痛、胸闷、眼和上呼吸道黏膜刺激及麻醉症状,甚至意识障碍。经口中毒,可出现恶心、呕吐、胃肠道及呼吸道刺激症状,也可出现中枢神经抑制及急性呼吸道损害等。

(2)慢性中毒:长期职业性接触正己烷,主要累及以下系统。①神经系统:以多发性周围神经病变最为重要,其特点为起病隐匿且进展缓慢。四肢远端有程度及范围不等的痛触觉减退,多在肘及膝关节以下,一般呈手套袜子型分布。腱反射减退或消失,感觉和运动神经传导速度减慢。较重者可累及运动神经,常伴四肢无力、食欲减退和体重减轻,肌肉痉挛样疼痛,肌力下降;部分有肌萎缩,以四肢远端较为明显。神经肌电图检查显示不同程度的神经元损害。严重者视觉和记忆功能缺损。停止接触毒物后,一般轻、中度病例运动神经功能可以改善,而感觉神经功能难以完全恢复。近年发现,正己烷可引起帕金森病。②心血管系统:表现为心律不齐,甚至出现心室颤动,心肌细胞可受损。③生殖系统:正己烷对生殖系统的影响可表现为男性性功能障碍,如性欲下降等,重者出现阳痿。精液检查可见精子数目减少,活动能力下降。对性激素的影响尚无定论。对女性生殖系统的影响研究报道较少。④其他:血清免疫球蛋白IgG、IgM、IgA水平受到抑制。皮肤黏膜可因长期接触正己烷而出现非特异性慢性损害。

(三)二硫化碳

1.理化特性

二硫化碳(CS_2)常温下为液体,易挥发,与空气形成易燃混合物,几乎不溶于水,可与脂肪、苯、乙醇、醚及其他有机溶剂混溶,腐蚀性强。

2.接触机会

CS_2主要用于黏胶纤维生产。在此过程中,CS_2与碱性纤维素反应,产生纤维素磺原酸酯和三硫碳酸钠。经纺丝槽生成黏胶丝,通过硫酸凝固为人造黏膜纤维,释放出多余的CS_2。同时,三硫碳酸钠与硫酸作用时,除CS_2外还可产生硫化氢。另外,在玻璃纸和四氯化碳制造、橡胶硫化、谷物熏蒸、石油精制、清漆、石蜡溶解,以及用有机溶剂提取油脂时也可接触到CS_2。

3.毒理

CS_2可通过呼吸道和皮肤进入体内,但皮肤吸收量少。吸入的CS_2有40%被吸收,其中70%~90%在体内转化,以代谢产物的形式从尿中排出。CS_2可透过胎盘屏障,在CS_2接触女工胎儿脐带血中和乳母乳汁中可检测出CS_2。CS_2为气体性麻醉毒物,急性毒性以神经系统抑制为主,慢性毒性主要以神经精神异常、心血管系统及生殖系统损害等为主。

4.临床表现

(1)急性中毒目前较少见。若短时间吸入高浓度(3 000~5 000 mg/m³)CS₂,可出现明显的神经精神症状和体征,如情绪异常改变、谵妄、躁狂、易激怒、幻觉妄想、自杀倾向,以及记忆障碍、严重失眠、噩梦、食欲丧失、胃肠功能紊乱、全身无力和性功能障碍等。

(2)慢性中毒表现如下。①神经系统:包括中枢和外周神经损伤,毒作用表现多样。轻者表现为易疲劳、嗜睡、乏力、记忆力减退,严重者出现神经精神障碍;外周神经病变以感觉运动功能障碍为主,常由远及近、由外至内进行性发展,表现为感觉缺失、肌张力减退、行走困难、肌肉萎缩等。中枢神经病变常同时存在。CT检查显示有局部和弥漫性脑萎缩表现,肌电图检测可见外周神经病变、神经传导速度减慢。神经行为测试表明,长期接触CS₂可致警觉力、智力活动、情绪控制能力、运动速度及运动功能方面的障碍。②心血管系统:CS₂对心血管系统的影响屡有报道,如接触者中冠心病死亡率增高,与中毒性心肌炎、心肌梗死之间可能存在联系等。此外,尚有出现视网膜动脉瘤、全身小动脉硬化等临床报告。③视觉系统:CS₂对视觉的影响早在十九世纪即有报道。可见眼底形态学改变,出现灶性出血、渗出性改变、视神经萎缩、球后视神经炎、微血管动脉瘤和血管硬化。同时,色觉、暗适应、瞳孔对光反射、视敏度,以及眼睑、眼球能动性等均有改变。眼部病变可作为慢性CS₂毒作用的早期检测指标。④生殖系统:可致女性月经周期异常,出现经期延长、周期紊乱、排卵功能障碍,也可导致流产或先兆流产发生率增加。还可致男性性功能出现障碍,性欲减退甚至出现阳痿,精液检查精子数目、形态及功能均可发生异常。

(孟 军)

第九节 刺激性气体中毒

刺激性气体是指对眼、呼吸道黏膜和皮肤具有刺激作用的一类有害气体。在化学工业、冶金、医药等行业应用或接触较多,常见的有氯、氨、光气、氮氧化物、氟化氢、二氧化硫、三氧化硫、硫酸二甲酯等。

一、毒理

刺激性气体以局部损害为主,刺激作用过强时可引起全身反应。其病变程度主要取决于毒物的浓度和接触时间,病变的部位则与毒物的水溶性有关。水溶性较高的氯、氨等气体接触湿润的眼结膜和上呼吸道黏膜,易溶解附着在局部立刻产生刺激作用,引起眼和上呼吸道炎症;高浓度吸入则侵犯全呼吸道,引起化学性肺炎和肺水肿。水溶性低的二氧化氮、光气等初期对上呼吸道刺激性较小,但易进入呼吸道深部,可引起支气管炎和细支气管炎,有时合并肺炎;吸入高浓度时损伤肺泡引起肺水肿。液态的刺激性毒物如氢氟酸等直接接触皮肤、黏膜可发生灼伤。

中毒性肺水肿是指吸入高浓度刺激性气体后所引起的以肺间质及肺泡腔液体过多积聚为特征的病理过程,是肺微血管通透性增加和肺部水运行动态失衡的结果。机制主要有:①直接损伤肺泡壁导致其通透性增加:吸入高浓度刺激性气体可直接损伤肺泡上皮细胞及表面活性物质,导致肺泡壁毛细血管通透性增加,形成肺泡型肺水肿。②肺泡间隔毛细血管通透性增强:毒物直接破坏毛细血管内皮细胞,使内皮细胞突起回缩,裂隙增宽,液体渗出。进入血液循环中的毒物或炎症介质、缺氧、神经体液反射、交感或副交感神经兴奋,使毛细血管痉挛或扩张,造成渗出增加导致肺间质水肿。③肺淋巴循环受阻:肺内液体增多,使邻近血管的淋巴管肿胀,阻力增加;交感神经兴奋致右淋巴总管痉挛,继而发生肺动脉高压、右心功能衰竭、静脉回流障碍。这些病理改变均能影响肺内液体排出。

二、临床表现

(一)急性中毒

1.眼和上呼吸道炎症

出现畏光、流泪、流涕、咽痛、发音嘶哑、呛咳、胸闷,以及结膜与咽部充血、水肿等。高浓度的氯、氨、二氧化硫、硫酸二甲酯等可引起喉头痉挛和声门水肿,由于缺氧、窒息而发生发绀及猝死。

2.化学性气管炎、支气管炎及肺炎

出现刺激性阵发性呛咳、胸闷、胸痛、气急等。听诊两肺有散在干、湿啰音,X线胸片上化学性气管、支气管炎仅见肺纹理增强,化学性肺炎可见肺纹理增强、边缘不清,肺野内可见局灶性大片密度增高的阴影。支气管黏膜损伤严重时,可发生黏膜坏死脱落,易引起突然的呼吸道阻塞或肺不张。

3.中毒性肺水肿

其临床过程可分为以下四期。

(1)刺激期:吸入刺激性气体后,在短时间内发生呛咳、流涕、咽痛、胸闷、头痛、头晕、恶心、呕吐等症状。

(2)潜伏期:此期长短取决于毒物的毒性及浓度,一般为 2～6 小时,患者自觉症状减轻,病情相对稳定,但肺部病变仍在发展,本期末可出现轻度症状与体征,如胸闷、气短、肺部有少许干性啰音,肺纹理增多、模糊不清等。

(3)肺水肿期:突然出现加重的呼吸困难、咳嗽,大汗淋漓、烦躁不安,咯大量泡沫样血痰,口唇和指端发绀、两肺有大量湿性啰音;X线胸片可见两肺广泛分布的片絮状阴影,有时可融合成大片状或呈蝶状形分部;血气分析氧分压/氧浓度(PaO_2/FiO_2)≤40.0 kPa(300 mmHg)。该期可并发混合性酸中毒、自发性气胸、纵隔气肿、继发肺部感染,以及心肝肾等脏器损伤。肺水肿发生后若控制不力,有可能发生急性呼吸窘迫综合征。

(4)恢复期:肺水肿如无严重并发症,治疗得当,一般 3～4 天症状减轻,X线改变约一周内消失,7～11 天可基本恢复。肺功能可基本恢复正常,大多不留后遗症。氨、八氟异丁烯等所致肺水肿可留有部分间质纤维化,肺功能轻度或中度减退。

4.急性呼吸窘迫综合征(ARDS)

由刺激性气体引起的急性呼吸窘迫综合征表现为以进行性呼吸窘迫、低氧血症为特征的急性呼吸衰竭,以往临床上统称为中毒性肺水肿。两者除了严重程度的差别外,还存在着量变到质变的本质变化。临床过程分四个阶段。

(1)原发疾病症状。

(2)原发病后 24～48 小时,出现呼吸急促发绀。

(3)出现呼吸窘迫,肺部有水泡音,X线胸片有散在浸润阴影。

(4)呼吸窘迫加重,出现意识障碍,胸部 X线有广泛毛玻璃样融合浸润阴影。

以上过程大体与中毒性肺水肿相似,但其在疾病程度上更为严重,有明显的呼吸窘迫、低氧血症,呼吸频率＞28次/分,血气分析氧分压/氧浓度(PaO_2/FiO_2)≤26.7 kPa(200 mmHg),胸部 X 线显示两肺广泛多数呈融合的大片状密度均匀的阴影。

(二)慢性影响

长期接触低浓度刺激性气体可引起慢性结膜炎、鼻炎、咽炎和支气管炎,同时常伴有类神经症和消化系统等全身症状。急性氯气中毒后可遗留喘息性支气管炎;二异氰酸甲苯酯可引起支气管哮喘;接触甲醛等可引起过敏性皮炎;长期接触无机氟及酸雾可产生牙酸蚀病。

三、治疗原则

(一)现场处理

立即脱离现场,保持安静、保暖。眼部污染、皮肤污染灼伤应迅速用清水或中和剂彻底清洗。出现刺激反应者应严密观察,并予以对症治疗,必要时给予预防性治疗药物,如吸入雾化剂、吸氧、注射肾上腺糖皮质激素等。

(二)保持呼吸道通畅

根据吸入毒物的种类不同,尽早雾化吸入 4%碳酸氢钠、2%硼酸或醋酸以中和毒物,并可适当加入抗生素、糖皮质激素、支气管解痉剂等。雾化吸入去泡沫剂 1%二甲硅油(消泡净)以清除气道水泡,增加氧的进入量,必要时施行气管切开术。

(三)合理氧疗

重视合理氧疗及维持水和电解质平衡,给予对症及支持治疗措施,并预防肺水肿和并发症。

(四)中毒性肺水肿的治疗原则

(1)迅速纠正缺氧:轻症可鼻导管或鼻塞给氧,重症应用间歇正压给氧或应用呼气末正压通气疗法,呼气末压力宜在 0.5 kPa(5 cmH_2O)左右。

(2)降低毛细血管通透性,改善微循环,应尽早、足量、短期使用肾上腺糖皮质激素。

(3)保持呼吸道通畅,可吸入去泡沫剂二甲硅油。

(4)控制液体入量,纠正电解质失衡。

(5)积极治疗并发症。

(五)急性呼吸窘迫综合征治疗原则

大体与肺水肿相似,更强调尽快改善缺氧,使用呼气末正压通气,早期、大量、短程、冲击使用糖皮质激素。

（孟　军）

第八章 结 核

第一节 结核性脑膜炎

结核性脑膜炎(tuberculous meningitis,TBM)是由结核分枝杆菌侵入蛛网膜下腔引起的软脑膜、蛛网膜非化脓性慢性炎症病变。在肺外结核中有5%～15%的患者累及神经系统,其中又以结核性脑膜炎最为常见,约占神经系统结核的70%。TBM的临床表现主要有低热、头痛、呕吐、脑膜刺激征。TBM任何年龄均可发病,以青少年多见。艾滋病患者、营养不良者、接触结核传染源者、精神病患者,老人、酒精中毒者是患病的高危人群。近年来,因结核分枝杆菌的基因突变、抗结核药物研制相对滞后等,使得结核病的发病率及死亡率逐渐升高。

结核性脑膜炎在中医学属"头痛""痉证"等范畴。1997年颁布实施的中华人民共和国国家标准《中医临床诊疗术语·疾病部分》明确提出"脑痨"的病名,因痨虫侵袭于脑,损伤脑神所致。

一、病因与发病机制

(一)中医病因病机

1.阴虚内热

痨虫侵袭并犯脑,易伤阴分;或素体阴虚,复感痨虫,耗伤阴液,阴虚生内热,则虚热内生,潮热盗汗,五心烦热;痨虫犯脑,损伤脑神,而见头痛。

2.气血两虚

痨虫侵袭并犯脑,久病失养,耗伤气血,气血亏虚,不能上荣脑髓,而致头晕耳鸣;不能濡养筋脉,筋脉拘急,而易成痉。

3.热甚发痉

痨虫侵袭并犯脑,正邪交争,正不胜邪,邪热内甚,煎灼阴液,经脉失养而致痉证;或痨瘵伤阴,阴虚内热,虚热盛而动风发痉。

(二)西医病因及发病机制

TBM是由结核分枝杆菌感染所致。结核分枝杆菌可分为4型:人型、牛型、鸟型、鼠型。前两型对人类有致病能力,其他两型致病者甚少。结核分枝杆菌的原发感染灶90%发生于肺部。当机体防御功能发生障碍时;或结核分枝杆菌数量多,毒力大、机体不能控制其生长繁殖时,则可通过淋巴系统、血行播散进入脑膜、脑实质等部位。

TBM的发病通常有以下两个途径。

1.原发性扩散

结核分枝杆菌由肺部、泌尿生殖系、消化道等原发结核灶随血流播散到脑膜及软脑膜下种植,形成结核结节,在机体免疫力降低等因素诱发下,病灶破裂蔓延及软脑膜、蛛网膜及脑室。形成粟粒性结核或结核瘤病灶,最终导致TBM。

2.继发性扩散

结核分枝杆菌从颅骨或脊椎骨结核病灶直接进入颅内或椎管内。

TBM的早期由于引起脑室管膜炎、脉络丛炎,导致脑脊液分泌增多,可并发交通性脑积水;由于结核性动脉内膜炎或全动脉炎,可发展成类纤维性坏死或完全干酪样化导致血栓形成,发生脑梗死而偏瘫等。

二、临床表现

本病可发生于任何年龄,约80%的病例在40岁以前发病,儿童约占全部病例的20%。TBM的临床表现与年龄有关,年龄越小者早期症状越不典型,儿童可以呈急性发病,发热、头痛、呕吐明显,酷似化脓性脑膜炎;艾滋病或特发性$CD4^+$细胞减少者合并TBM时无反应或低反应的改变,临床症状很不典型;老年TBM患者头痛及呕吐症状、颅内高压征和脑脊液改变不典型,但结核性动脉内膜炎引起脑梗死的较多。一般起病隐匿,症状轻重不一,早期表现多为所谓"结核中毒症状",随病情进展,脑膜刺激征及脑实质受损症状明显。

(一)症状与体征

1.结核中毒症状

低热或高热,头痛,盗汗,食欲缺乏,全身倦怠无力,精神萎靡不振,情绪淡漠或激动不安等。

2.颅内高压征和脑膜刺激征

发热、头痛、呕吐及脑膜刺激征是TBM早期最常见的临床表现,常持续1～2周。早期由于脑膜、脉络丛和室管膜炎症反应,脑脊液生成增多,蛛网膜颗粒吸收下降,形成交通性脑积水,颅内压轻至中度增高;晚期蛛网膜、脉络丛和室管膜粘连,脑脊液循环不畅,形成完全或不完全梗阻性脑积水,颅内压明显增高,出现头痛、呕吐、视盘水肿,脉搏和呼吸减慢,血压升高。神经系统检查有颈强直,Kernig征阳性、Brudzinski征阳性,但婴儿和老人脑膜刺激征可不明显;颅内压明显增高者可出现视盘水肿、意识障碍,甚至发生脑疝。

3.脑实质损害症状

脑实质损害症状常在发病4～8周出现,可由脑实质炎症,或血管炎引起脑梗死;或结核瘤、结核结节等可致抽搐、瘫痪、精神障碍及意识障碍等。偏瘫多为结核性动脉炎使动脉管腔狭窄、闭塞引起脑梗死所致;四肢瘫可能由于基底部浓稠的渗出物广泛地浸润了中脑的动脉引起缺血、双侧大脑中动脉或双侧颈内动脉梗死所致。不自主运动常由于丘脑下部或纹状体血管炎症所致,但较少见。急性期可表现为轻度谵妄状态,定向力减退,甚至出现妄想、幻觉、焦虑、恐怖或木僵状态,严重可致深昏迷。晚期可有智力减退,行为异常。部分患者临床好转后,尚可遗留情感不稳、发作性抑郁等。

4.脑神经损害症状

20%～31.3%的 TBM 因渗出物刺激及挤压、粘连等引起脑神经损害,以单侧或双侧视神经、动眼神经、展神经多见,引起复视、斜视、眼睑下垂、眼外肌麻痹、一侧瞳孔散大、视力障碍等;也可引起面神经瘫痪、吞咽及构音障碍等。

(二)临床分期

1.前驱期

前驱期多在发病后 1～2 周。开始常有低热、盗汗、头痛、恶心、呕吐、情绪不稳、易激动、便秘、体重下降等。儿童患者常有性格的改变,如以往活泼愉快的儿童,变得精神萎靡、易怒、好哭、睡眠不安等。

2.脑膜炎期

脑膜炎期多在发病后 2～4 周。因颅内压增高使头痛加重,呕吐变为喷射状,部分患者有恶寒、高热、严重头痛,意识障碍轻,可见脑神经麻痹(多为轻瘫,出现的概率由高至低依次为展神经、动眼神经、三叉神经、滑车神经、面神经、舌咽神经、迷走神经、副神经、舌下神经),脑膜刺激征与颈项强直明显,深反射活跃。Kernig 征与 Brudzinski 征阳性,嗜睡与烦躁不安相交替,可有癫痫发作。婴儿可前囟饱满或膨隆,眼底检查可发现脉络膜上血管附近有圆形或长圆形灰白色、外围黄色的结核结节及视盘水肿。随病程进展,颅内压增高日渐严重,脑脊液循环、吸收障碍发生脑积水。脑血管炎症所致脑梗死累及大脑动脉导致偏瘫及失语等。

3.昏迷期

昏迷期多在发病后 4 周以上。以上症状加重,脑功能障碍日渐严重,昏迷加重,可有较频繁的去大脑强直或去皮质强直性发作,大小便失禁,常有弛张高热、呼吸不规则或潮式呼吸,血压下降,四肢肌肉松弛,反射消失,严重者可因呼吸中枢及血管运动中枢麻痹而死亡。

(三)临床分型

1.浆液型

浆液型即浆液性结核性脑膜炎,是由邻近结核病灶引起但未发展成具有明显症状的原发性自限性脑膜反应。主要病变是脑白质水肿。可出现轻度头痛、嗜睡和脑膜刺激征,脑脊液淋巴细胞数轻度增高,蛋白含量正常或稍高,糖含量正常。有时脑脊液完全正常。呈自限性病程,一般 1 个月左右即自然恢复。本型只见于儿童。

2.颅底脑膜炎型

颅底脑膜炎型局限于颅底,常有多脑神经损害,部分病例呈慢性硬脑膜炎表现。

3.脑膜脑炎型

早期未及时抗结核治疗,患者脑实质损害,出现精神症状、意识障碍、颅压增高、肢体瘫痪等。

三、辅助检查

(一)血液检查

1.血常规

血常规检查大多正常,部分病例在发病初期白细胞轻、中度增加,中性粒细胞增多,血沉增快。

2.血液电解质

部分患者伴有血管升压素异常分泌综合征,可出现低钠和低氯血症。

(二)免疫检查

约半数患者皮肤结核菌素试验为阳性。小儿阳性率可达 93%,但晚期病例、使用激素后则多数阴性;前者往往揭示病情严重,机体免疫反应受到抑制,预后不良,故阴性不能排除结核。卡介苗皮肤试验(冻干的卡介苗新鲜液,皮内注射 0.1 mL)24~48 小时出现硬丘疹直径 5 mm 以上为阳性,其阳性率可达 85%。

(三)脑脊液检查

1.常规检查

(1)性状:疾病早期脑脊液不一定有明显改变,当病程进展时脑脊液压力增高,可达 3.92 kPa(400 mmH$_2$O)以上,晚期可因炎症粘连、椎管梗阻而压力偏低,甚至出现"干性穿刺";脑脊液外观无色透明,或呈毛玻璃样的混浊,静置 24 小时后约 65% 出现白色网状薄膜。后期有的可呈黄变;偶有因渗液或出血而呈橙黄色。

(2)细胞数:脑脊液白细胞数呈轻到中度增高[(50~500)×10^6/L],86% 以淋巴细胞为主。

2.生化检查

(1)蛋白质:脑脊液蛋白含量中度增高,通常达 1~5 g/L,晚期患者有椎管阻塞可高达 10~15 g/L,脑脊液呈黄色,一般病情越重蛋白含量越高。

(2)葡萄糖:脑脊液中葡萄糖含量多明显降低,常在 1.65 mmol/L 以下。在抽取脑脊液前 1 小时应采血的同时测定血糖,脑脊液中的葡萄糖含量为血糖含量的 1/2~2/3(脑脊液中葡萄糖含量正常值为45~60 mmol/dL),如果 TBM 患者经过治疗后脑脊液糖含量仍<1.1 mmol/L,提示预后不良。

(3)氯化物:正常 CSF 氯化物含量 120~130 mmol/L,较血氯水平高,为血中的 1.2~1.3 倍。脑脊液中的氯化物容易受到血氯含量波动的影响,氯化物含量降低常见于结核性脑膜炎、细菌性脑膜炎等,尤以 TBM 最为明显。

值得注意的是,TBM 时 CSF 的常规和生化改变与机体的免疫反应性有关,对无反应或低反应者,往往 TBM 的病理改变明显,而 CSF 的改变并不明显,如艾滋病患者伴 TBM 时即可如此。

3.脑脊液涂片检查结核分枝杆菌

脑脊液涂片检查结核分枝杆菌常用脑脊液 5 mL 经 3 000 转/分钟离心 30 分钟,沉淀涂片找结核分枝杆菌。方法简便、可靠,但敏感性较差,镜检阳性率较低(20%~30%),薄膜涂片反复检查阳性率稍高(57.9%~64.6%)。

4.脑脊液结核分枝杆菌培养

脑脊液结核分枝杆菌培养是诊断结核感染的金标准,但耗时长且阳性率低(10%左右)。结核分枝杆菌涂片加培养阳性率可达 80%,但需时2~5 周;涂片加培养再加豚鼠接种的阳性率可达80%~90%。

5.脑脊液酶联免疫吸附试验

脑脊液酶联免疫吸附试验可检测脑脊液中的结核分枝杆菌可溶性抗原和抗体,敏感性和特异性较强,但病程早期阳性率仅为 16.7%;如用 ABC-ELISA 测定脑脊液的抗结核抗体,阳性率可达 70%~80%;ELISA 测定中性粒细胞集落因子的阳性率也可达 90% 左右。随着病程延长,阳性率增加,也存在假阳性可能。

6.脑脊液聚合酶链反应(PCR)检查

早期诊断率高达 80%,应用针对结核分枝杆菌 DNA 的特异性探针可检测出痰和脑脊液中的小量结核分枝杆菌,用分子探针可在 1 小时查出结核分枝杆菌。本法操作方便,敏感性高,但特异性不强,假阳性率高。

7.脑脊液腺苷脱氨酶(ADA)的检测

TBM 患者脑脊液中 ADA 显著增加,一般多超过 10 U/L,提示细胞介导的免疫反应增高,区别于其他性质的感染,特别在成人的价值更大。

8.脑脊液免疫球蛋白测定

TBM 患者脑脊液免疫球蛋白含量多升高,一般以 IgG、IgA 含量增高为主,IgM 含量也可升高。病毒性脑膜炎仅 IgG 含量增高,化脓性脑膜炎为 IgG 及 IgM 含量增高,故有助于与其他几种脑膜炎鉴别。

9.脑脊液淋巴细胞转化试验

脑脊液淋巴细胞转化试验即 ^{3}H 标记胸腺嘧啶放射自显影法。测定在结核菌素精制蛋白衍化物刺激下,淋巴细胞转化率明显增高,具有特异性,有早期诊断意义。

10.脑脊液乳酸测定

正常人脑脊液乳酸(CSF-LA)测定为 $10 \sim 20$ mg/dL,TBM 患者明显增高,抗结核治疗数周后才降至正常。此项测定有助于 TBM 的鉴别诊断。

11.脑脊液色氨酸试验

脑脊液色氨酸试验阳性率可达 $95\% \sim 100\%$。方法:取脑脊液 $2 \sim 3$ mL,加浓盐酸 5 mL 及 2%甲醛溶液 2 滴,混匀后静置 $4 \sim 5$ 分钟,再慢慢沿管壁加入 0.06%亚硝酸钠溶液 1 mL,静置 $2 \sim 3$ 分钟,如两液接触面出现紫色环则为阳性。

12.脑脊液溴化试验

脑脊液溴化试验即测定血清与脑脊液中溴化物的比值。正常比值为 3∶1,结核性脑膜炎时比值明显下降,接近 1∶1。

13.脑脊液荧光素钠试验

脑脊液荧光素钠试验用 10%荧光素钠溶液 0.3 mL/kg 肌内注射,2 小时后采集脑脊液标本,在自然光线下与标准液比色,如含量 $>0.000\ 03\%$为阳性,阳性率较高。

(四)影像学检查

1.X 射线检查

胸部 X 射线检查如发现肺活动性结核病灶有助于本病诊断。头颅 X 射线片可见颅内高压的现象,有时可见蝶鞍附近的基底部和侧裂处有细小的散在性钙化灶。

2.脑血管造影

其特征性改变为脑底部中小动脉的狭窄或闭塞。血管狭窄与闭塞的好发部位为颈内动脉虹吸部和大脑前、中动脉的近端,还可出现继发性侧支循环建立。脑血管造影异常率占半数以上。

3.CT 检查

CT 检查可发现脑膜钙化、脑膜强化、脑梗死、脑积水、软化灶、脑实质粟粒性结节和结核瘤、脑室扩大、脑池改变及脑脓肿等改变。

4.MRI 检查

MRI 检查可显示脑膜强化,以及坏死、结节状强化物、脑室系统扩大、积水、视交叉池及环池信号异常;脑梗死主要发生在大脑中动脉皮质区与基底节;结核瘤呈大小不等的圆形信号,T_2WI上中心部钙化呈低信号,中心部为干酪样改变则呈较低信号,其包膜呈低信号,周围水肿呈高信号,化脓性呈高信号,T_1WI 显示低信号或略低信号。

(五)脑电图检查

TBM 脑电图异常率 11%～73%。成人 TBM 早期多为轻度慢波化,小儿可为高波幅慢波,严重者显示特异性、广泛性 0.5～3 c/s 慢波。炎症性瘢痕可出现发作性棘波、尖波或棘(尖)慢综合波或局限性改变。随治疗后症状好转,脑电图亦有改善,且脑电图一般先于临床症状改善。

四、诊断与鉴别诊断

(一)诊断

根据结核病史或接触史,呈亚急性或慢性起病,常有发热、头痛、呕吐、颈项强直和脑膜刺激征,脑脊液有淋巴细胞数增多、糖含量降低;颅脑 CT 或 MRI 有脑膜强化,就要考虑到 TBM 的可能性。脑脊液的抗酸杆菌涂片、结核分枝杆菌培养和 PCR 检测可做出 TBM 的诊断。

(二)鉴别诊断

婴幼儿、老年人、艾滋病患者、特发性 $CD4^+$ 降低者 TBM 临床表现往往不典型或抗结核治疗效果不好者需要与下列疾病鉴别。

1.新型隐球菌性脑膜炎

新型隐球菌性脑膜炎呈亚急性或慢性起病,脑脊液改变与 TBM 类似。新型隐球菌性脑膜炎颅内高压特别明显,脑神经损害出现比 TBM 晚,脑脊液糖含量降低特别明显。临床表现及脑脊液改变酷似结核性脑膜炎,但新型隐球菌性脑膜炎起病更缓,病程长,可能有长期使用免疫抑制药及抗肿瘤药史,精神症状比结核性脑膜炎重,尤其是视力下降最为常见。新型隐球菌性脑膜炎多无结核中毒症状,脑脊液涂片墨汁染色可找到隐球菌。临床上可与结核性脑膜炎并存,应予注意。

2.化脓性脑膜炎

重症 TBM 临床表现与化脓性脑膜炎相似,脑脊液细胞数＞$1\,000×10^6/L$,分类以中性粒细胞为主,需要与化脓性脑膜炎鉴别。脑脊液乳酸含量＞300 mg/L 有助于化脓性脑膜炎的诊断;反复腰椎穿刺、细菌培养、治疗试验可进一步明确诊断。

3.病毒性脑膜炎

病毒性脑膜炎发病急、早期脑膜刺激征明显,高热者可伴意识障碍,1/3 的患者首发症状为精神症状。脑脊液无色透明,无薄膜形成,糖及氯化物含量正常。虽然 TBM 早期或轻型病例脑脊液改变与病毒性脑膜炎相似,但后者 4 周左右明显好转或痊愈,病程较 TBM 短,可资鉴别。

4.脑膜癌

脑脊液可以出现细胞数及蛋白含量增高、糖含量降低,容易与 TBM 混淆。但多数患者颅内高压的症状明显,以头痛、呕吐、视盘水肿为主要表现,病程进行性加重,脑脊液细胞检查可发现肿瘤细胞,颅脑 CT/MRI 检查或脑膜活检有助于明确诊断。

五、西医治疗

TBM 的抗结核治疗应遵循早期、适量、联合、全程和规范治疗的原则,并积极处理颅内高压、脑水肿、脑积水等并发症。

(一)一般对症处理

应严格卧床休息,精心护理,加强营养支持疗法,注意水电解质平衡;意识障碍或瘫痪患者注意变换体位,防止肺部感染及压疮的发生。

(二)抗结核治疗

治疗原则是早期、适量、联合、全程和规范用药。遵循治疗原则进行治疗是提高疗效、防止复发和减少后遗症的关键。只要患者临床症状、体征及辅助检查高度提示本病,即使抗酸染色阴性亦应立即开始抗结核治疗。选择容易通过血-脑屏障、血-脑脊液屏障的药物,以及杀菌作用强、毒性低的药物联合应用。在症状、体征消失后,仍应维持用药 1.5～2 年。

常用抗结核药物:主要的一线抗结核药物的用量(儿童和成人)、用药途径及用药时间见表 8-1。

表 8-1 主要的一线抗结核药物

药物	儿童日用量	成人日用量	用药途径	用药时间
异烟肼	10～20 mg/kg	600 mg,1 次/天	静脉,口服	1～2 年
利福平	10～20 mg/kg	450～600 mg,1 次/天	口服	6～12 个月
吡嗪酰胺	20～30 mg/kg	1 500 mg/d,500 mg,3 次/天	口服	2～3 个月
乙胺丁醇	15～20 mg/kg	750 mg,1 次/天	口服	2～3 个月
链霉素	20～30 mg/kg	750 mg,1 次/天	肌内注射	3～6 个月

1.异烟肼(isoniazid,INH)

INH 可抑制结核分枝杆菌 DNA 合成,破坏菌体内酶活性干扰分枝菌酸合成,对细胞内、外结核分枝杆菌均有杀灭作用,易通过血-脑屏障,为首选药。主要不良反应有周围神经病、肝损害、精神异常和癫痫发作。为了预防发生周围神经病,用药期间加用维生素 B_6。

2.利福平(rifampicin,RFP)

RFP 杀菌作用与异烟肼相似,较链霉素强,主要在肝脏代谢,经胆汁排泄。RFP 与细菌的 RNA 聚合酶结合,干扰 mRNA 的合成,对细胞内、外的结核分枝杆菌均有杀灭作用,其不能透过正常的脑膜,只部分通过炎症性脑膜,是治疗结核性脑膜炎的常用药物。维持 6～12 个月,与异烟肼合用时,对肝脏有较大的毒性作用,故在服药期间,注意肝功能情况,有损害迹象即应减少剂量。利福喷汀是一种长效的利福平衍生物,不良反应较利福平少,成人口服 600 mg,1 次/天。

3.吡嗪酰胺(pyrazinamide,PZA)

本品为烟酰胺的衍生物,具有抑菌和杀菌作用,PZA 对吞噬细胞内的结核分枝杆菌杀灭作用较强,作用机制是干扰细菌内的脱氢酶,使细菌对氧利用障碍。在酸性环境下,有利于发挥抗菌作用,pH5.5 时杀菌作用最强,与异烟肼或利福平合用,可防止耐药性的产生,并可增强疗效。能够自由通过正常和炎症性脑膜,是治疗 TBM 的重要抗结核药物,与其他抗结核药无交叉耐药性。主要用于对其他抗结核药产生耐药的病例。常见不良反应有肝损害、关节炎(高尿酸所致,表现为肿胀、强直、活动受限)、眼和皮肤黄染等。

4.乙胺丁醇(ethambutol,EMB)

乙胺丁醇是一种有效的口服抗结核药,通过与结核分枝杆菌内的二价锌离子络合,干扰多胺和金属离子的功能,影响戊糖代谢和脱氧核糖核酸、核苷酸的合成,抑制结核分枝杆菌的生长,杀菌作用较吡嗪酰胺强,经肾脏排泄。对生长繁殖状态的结核分枝杆菌有杀灭作用,对静止状态的细菌几乎无影响。其在治疗中的主要作用是"防止结核分枝杆菌发生抗药性"。因此,本品不宜单独使用,应与其他抗结核药合用。主要不良反应有视神经损害、末梢神经炎、变态反应等。

5.链霉素(streptomycin,SM)

SM为氨基糖苷类抗生素,仅对吞噬细胞外的结核分枝杆菌有杀灭作用,为半效杀菌药。主要通过干扰氨酰基-tRNA和核蛋白体30S亚单位结合,抑制70S复合物的形成,抑制肽链延长、蛋白质合成,致细菌死亡。此药虽不易透过血-脑屏障,但对炎症性脑膜易透过,故适用于TBM的急性炎症反应时期。用药期间密切观察链霉素的毒性反应(第Ⅷ对脑神经损害如耳聋、眩晕、共济失调及肾脏损害),一旦发现,及时停药。

抗结核治疗选用药物的注意事项:①药物的抗结核作用是杀菌还是抑菌作用。②作用于细胞内还是细胞外。③能否通过血-脑屏障。④对神经系统及肝肾的毒性反应。⑤治疗TBM的配伍。

药物配伍常用方案:以往的标准结核化疗方案是在12～18个月的疗程中每天用药。而目前多主张采用两阶段疗法(强化阶段和巩固阶段)和短程疗法(6～9个月)。

WHO建议应至少选择3种抗结核药物联合治疗,常用异烟肼、利福平和吡嗪酰胺,耐药菌株需加用第4种药如链霉素或乙胺丁醇。利福平不耐药菌株,总疗程9个月已足够;利福平耐药菌株需连续治疗18～24个月。目前常选用的方案有4HRZS/14HRE(即强化阶段的4个月联用异烟肼、利福平、吡嗪酰胺及链霉素,巩固阶段的14个月联用异烟肼、利福平及乙胺丁醇),病情严重尤其是伴有全身血行结核时可选用6HRZS/18HRE(即强化阶段的6个月联用异烟肼、利福平、吡嗪酰胺及链霉素,巩固阶段的18个月联用异烟肼、利福平及乙胺丁醇)进行化疗。由于中国人为异烟肼快速代谢型,成年患者1天剂量可加至900～1 200 mg,但应注意保肝治疗,防止肝损害,并同时给予维生素B_6以预防该药导致的周围神经病。儿童因乙胺丁醇的视神经毒性作用、孕妇因为链霉素对听神经的影响,应尽量不选用。因抗结核药物常有肝肾功能损害,用药期间应定期复查肝肾功能。

近年来,国内外关于耐药结核分枝杆菌的报道逐年增加,贫困、健康水平低下、不规则或不合理的抗结核治疗、疾病监测和公共卫生监督力度的削弱是导致结核分枝杆菌耐药产生的主要原因。目前全世界有2/3的结核病患者处于发生耐多药结核病(MDR-TB)的危险之中。我国卫健委调查2002年的获得性耐药率为17.1%,初始耐药率为7.6%。如病程提示有原发耐药或通过治疗发生继发耐药时,应及时改用其他抗结核药物。WHO耐多药结核病治疗指南规定:根据既往用药史及耐药性测定结果,最好选用4～5种药物,其中至少选用3种从未用过的药物,如卷曲霉素(CPM)、氟喹诺酮类药(如左氧氟沙星)、帕司烟肼(Pa)、利福喷汀、卡那霉素等。可在有效的抗结核治疗基础上,加用各种免疫制剂[如干扰素(IFN)、白介素-2(IL-2)等]进行治疗,以提高疗效。

(三)辅助治疗

1.糖皮质激素

在有效抗结核治疗中,肾上腺皮质激素具有抗炎、抗中毒、抗纤维化、抗过敏及减轻脑水肿作用,与抗结核药物合用可提高对TBM的疗效和改善预后,因此对于脑水肿引起颅内压增高、伴局灶性神经体征和蛛网膜下腔阻塞的重症TBM患者,随机双盲临床对照结果显示,诊断明确的TBM患者,在抗结核药物联合应用的治疗过程中宜早期合用肾上腺皮质激素药物,以小剂量、短疗程、递减的方法使用。常用药物有:地塞米松静脉滴注,成人剂量为10～20 mg/d,情况好转后改为口服泼尼松30～60 mg/d,临床症状和脑脊液检查明显好转,病情稳定时开始减量,一般每周减量 1 次,每次减量2.5~5 mg,治疗 6~8 周左右,总疗程不宜超过 3 个月。

2.维生素 B_6

为减轻异烟肼的毒性反应,一般加用维生素 $B_6$30~90 mg/d 口服,或 100~200 mg/d 静脉滴注。

3.降低脑水肿和控制抽搐

出现颅内压增高者应及早应用甘露醇、呋塞米或甘油果糖治疗,以免发生脑疝;抽搐者,止痉可用地西泮、苯妥英钠等抗癫痫药。

4.鞘内注射

重症患者在全身用药时可加用鞘内注射,提高疗效。多采用小剂量的异烟肼与地塞米松联合应用。药物鞘内注射的方法:异烟肼 50~100 mg,地塞米松 5~10 mg,1 次注入,2~3 次/周。待病情好转,脑脊液正常,则逐渐停用。为减少蛛网膜粘连,可用糜蛋白酶 4 000 U、透明质酸酶 1 500 U 鞘内注射。但脑脊液压力较高者慎用。抗结核药物的鞘内注射有加重脑和脊髓的蛛网膜炎的可能性,不宜常规应用,应从严掌握。

(四)后遗症的治疗

由于蛛网膜粘连所致脑积水,可行脑脊液分流术。脑神经麻痹、肢体瘫痪者,可针灸、理疗,加强肢体功能锻炼。

六、中医治疗

(一)辨证论治

1.阴虚内热证

证候:头痛,恶心呕吐,耳鸣,潮热盗汗,五心烦热,咽干颧红,形体消瘦。舌红,少苔,脉细数。

治法:滋阴清热。

方药:清骨散加味。银柴胡 9 g,胡黄连 6 g,秦艽 6 g,鳖甲(先煎)15 g,龟甲(先煎)15 g,地骨皮 6 g,知母 15 g,甘草 9 g,当归 15 g,白芍药 10 g,生地黄 15 g,青蒿 6 g。

方解:方中银柴胡、胡黄连、知母、地骨皮清虚热;鳖甲、龟甲滋阴潜阳;当归、白芍药、生地黄滋阴养血;青蒿、秦艽引热外透;甘草调和诸药。诸药合用,具有滋阴清热之效。

加减:盗汗甚者,加乌梅、麻黄根、煅龙骨、煅牡蛎,收涩敛汗;虚烦失眠者,加栀子、淡竹叶、菊花、夜交藤,清热除烦而安神。

2.气血两虚证

证候:头痛,恶心呕吐,眩晕耳鸣,心悸不宁,气短乏力,项背强直,舌淡苔薄,脉细。

治法:益气补血,养筋缓痉。

方药:八珍汤合止痉散加减。当归 12 g,白芍药 15 g,生地黄 12 g,川芎 9 g,党参 30 g,茯苓 12 g,白术 12 g,甘草 9 g,黄芪 9 g,肉桂 6 g,天麻 12 g,钩藤 15 g,僵蚕 12 g。

方解:方中四物汤(当归、白芍药、生地黄、川芎)补血;四君子汤(党参、茯苓、白术、甘草)益气;配黄芪、肉桂补气温阳;天麻、钩藤、僵蚕养筋缓痉。诸药合用,具有益气补血、养筋缓痉之功。

加减:抽搐者,加全蝎、蜈蚣,搜风止痉;虚烦者,加酸枣仁、制何首乌、枸杞子、黄精,养血安神。

3.热甚发痉证

证候:头痛,恶心呕吐,发热口噤,手足挛急,项背强直,咽干口渴,心烦急躁,甚者神昏谵语,大便干结,苔黄,脉弦数。

治法:养阴泄热,息风镇痉。

方药:增液承气汤合羚角钩藤汤加减。生大黄(后下)9 g,芒硝 3 g,玄参 15 g,生地黄 15 g,羚羊角粉(冲)0.6 g,麦冬 12 g,菊花 12 g,钩藤 15 g,茯神 12 g,全蝎 6 g,桑叶 12 g。

方解:方中大黄汤涤积热;芒硝软坚化燥;玄参、生地黄、麦冬清热养阴增液,菊花、钩藤、桑叶清热凉肝;全蝎、羚羊角息风止痉;茯神宁心安神。诸药合用,共奏养阴泄热、息风镇痉之功。

加减:热盛伤阴者,加生石膏、生晒参,清热护阴;烦躁较甚者,加淡竹叶、栀子,清心除烦。

(二)针刺疗法

1.体针

(1)主穴:风池、百会、大椎、内关、外关、合谷、阳陵泉、太溪。

(2)配穴:神昏者,刺印堂、水沟、中冲;抽搐、烦躁者,加太冲、照海;频繁呕吐者,加内庭、金津、玉液。

2.耳针

取穴:心、脑、肝、皮质下、神门、肾上腺、内分泌、交感。

七、中西医结合治疗思路

虽然随着抗结核药物的不断更新,治疗 TBM 的疗效有所提高,但随着耐药菌株的增多,不典型的脑膜炎患者和艾滋病合并 TBM 者不断增加,TBM 的治疗难度越来越大,抗结核药物耐药性的增强及常见的不良反应亦很严重。理想的治疗原则应该是选用有效的抗结核药物,配用激素减轻粘连,配用中药减轻药物的不良反应。在辨证论治基础上,可考虑加入有抗结核作用的中药,如黄芩、升麻、大蒜、玉竹、紫花地丁、冬虫夏草、百部、丹参等,在改善患者自觉症状方面,有较为明显的作用,并可减轻患者因使用抗结核、激素药物固有的毒性反应。

对本病晚期常见的听力、视力、智力减退,以及偏瘫、截瘫、四肢瘫等,运用针灸、推拿、中药熏洗、服用中药等方法,可改善 TBM 的预后及提高临床疗效。

(凌再芹)

第二节　结核性胸膜炎

结核性胸膜炎(Ⅴ型)虽非肺部病变,但在临床上因与肺结核关系密切,在结核病防治工作中同样实行治疗管理。故此,1998 年结核病新分类法中仍将该病单独列为一型。本病为常见病。

一、病因及发病机制

结核性胸膜炎是由结核分枝杆菌及其代谢产物进入正处于高度过敏状态的机体胸膜腔中所引起的胸膜炎症。为儿童和青少年原发感染或继发结核病累及胸膜的后果。此时肺内可同时有或无明显结核病灶发现。结核分枝杆菌到达胸膜腔的途径有三种方式。

(一)病变直接蔓延

邻近胸膜的结核病变,如胸膜下干酪病变、胸壁结核或脊柱结核等病灶破溃皆可使结核分枝杆菌及其代谢产物直接进入胸膜腔。

(二)淋巴播散

肺门及纵隔淋巴结结核,由于淋巴结肿胀,淋巴引流发生障碍,结核分枝杆菌通过淋巴管逆流至胸膜或直接破溃于胸膜腔。

(三)血行播散

急性或亚急性血行播散型结核感染也可造成胸膜炎,多为双侧及并发腹膜等浆膜腔炎症。

结核性胸膜炎往往在结核菌素阳转后的数周或数月发生,因此,机体变态反应性增强是结核性胸膜炎发病的重要因素之一。当机体处于高度变态反应状态,结核分枝杆菌及其代谢产物侵入胸膜,则引起渗出性胸膜炎,当机体对结核分枝杆菌变态反应较低,则只形成局限性纤维素性胸膜炎(即干性胸膜炎)。少数患者由干性胸膜炎进展为渗出性胸膜炎。胸膜炎症早期先有胸膜充血、水肿和白细胞浸润占优势,随后淋巴细胞转为多数,胸膜内皮细胞脱落,其表面有纤维蛋白渗出,继而浆液渗出,形成胸腔积液,胸膜常有结核结节形成。

二、临床表现

结核性胸膜炎多发生于儿童和40岁以下的青壮年。按病理解剖可分为干性胸膜炎和渗出性胸膜炎两大类,临床表现各异。

(一)干性胸膜炎

干性胸膜炎可发生于胸膜腔的任何部分。其症状轻重不一,有些患者很少或完全没有症状,而且可以自愈。有的患者起病较急,有畏寒,轻度或中度低热,但主要症状是局限性针刺样胸痛。胸痛系因壁层和脏层胸膜互相贴近摩擦所致,故胸痛多位于胸廓呼吸运动幅度最大的腋前线或腋后线下方,深呼吸和咳嗽时胸痛更著。如病变发生于肺尖胸膜,胸痛可沿臂丛放射,使手疼痛和知觉障碍;如在膈肌中心部,疼痛可放射到同侧肩部;病变在膈肌周边部,疼痛可放射至上腹部和心窝部。由于胸痛患者多不敢深吸气,故呼吸急促而表浅,当刺激迷走神经时可引起顽固性咳嗽。查体可见呼吸运动受限,局部有压痛,呼吸音减低。触到或听到胸膜摩擦音,此音不论呼气或吸气时均可听到而咳嗽后不变为其特点。此时,胸膜摩擦音为重要体征。

(二)结核性渗出性胸膜炎

病变多为单侧,胸腔内有数量不等的渗出液,一般为浆液性,偶见血性或化脓性。

按其发生部位可分为肋胸膜炎(又称典型胸膜炎)、包裹性胸膜炎、叶间胸膜炎、纵隔胸膜炎、膈胸膜炎和肺尖胸膜炎。

典型渗出性胸膜炎起病多较急,有中度或高度发热、乏力和盗汗等结核中毒症状,发病初期有胸痛,多为刺激性剧痛,随胸腔积液出现和增多,因阻碍壁层和脏层胸膜的互相摩擦,胸痛反而减轻或消失。但可出现不同程度的气短和呼吸困难,病初多有刺激性咳嗽,痰量通常较少,转移体位因胸液刺激胸膜可引起反射性干咳。体征随胸腔积液多少而异,少量积液可无明显体征;如果急性大量积液,因肺、心和血管受压,呼吸面积减少,心搏出量减少,患者可出现呼吸困难、端坐呼吸和发绀。患侧胸廓饱满,肋间隙增宽,呼吸运动减弱,气管纵隔向健侧移位;叩诊积液部位呈浊音或实音,其顶点位于腋后线上,由此向内、向下形成弧线,构成上界内侧低外侧高的反抛物线(Ellis线)。如胸腔积液位于右侧则肝浊音界消失,如位于左侧则Traube氏鼓音区下降。听诊呼吸音减弱或消失。由于接近胸腔积液上界的肺被压缩,在该部听诊可发现呼吸音并不减弱反而增强。在压缩的肺区偶可听到湿啰音。积液吸收后,往往遗留胸膜粘连或增厚;此时,患侧胸廓下陷,呼吸运动受限,轻度叩浊,呼吸音减弱。

纵隔胸膜炎常和典型胸膜炎并存,除一般结核中毒症状外,大量积液可引起压迫症状,如胸骨区疼痛、咳嗽、呼吸困难、吞咽困难、心悸、胃痛、呕吐和肩痛等。膈胸膜炎(肺底积液)右侧多于左侧,偶见于双侧,常有低热、气短、咳嗽、胸痛、肩痛、上腹痛或腰痛等。

三、X 射线特点

干性胸膜炎:胸透时可见患侧横膈运动受限;病变局限时胸片无明显异常,纤维蛋白渗出物达 2~3 mm 厚度时,可见肺野透亮度减低。

渗出性胸膜炎:可因部位、积液量多少不同,而有不同的 X 射线表现。

(一)典型胸膜炎

X 射线表现为游离性胸腔积液。

1.小量积液

液体首先积聚于横膈后坡下部及后肋膈角,故站立后前位检查难以发现,需采取多轴透视,转动患者体位,使患者向患侧倾斜 60°;行立位透视,肋膈角或侧胸壁下缘液体可易显示,或采取患侧在下的侧卧位进行水平投照,方能发现液体沿胸壁内缘形成窄带状均匀致密阴影。待积液增至 300 mL 以上时,可使外侧肋膈角变浅、变钝或填平。透视下液体可随呼吸及体位的变化而移动。此点可与轻微的胸膜粘连相鉴别。

2.中量积液

由于液体的重力作用而积聚于胸腔下部肺的四周,表现为均匀致密阴影,肋膈角完全消失。后前位片上有从外上方向内下方呈斜行外高内低的弧形线,膈影界限不清。

3.大量积液

液体上缘可达第二肋间或一侧胸腔完全呈均匀致密阴影;此外,纵隔向健侧移位,肋间隙增宽及膈下降等征象。

(二)包裹性胸膜炎

胸膜炎时,脏层与壁层胸膜的粘连使积液局限于胸腔的某一部位,称为包裹性积液。多发生于侧后胸壁,偶尔发生于前胸壁及肺尖部。切线位表现为自胸壁向肺野突出,大小不等的半圆形或梭形致密影,密度均匀,边缘光滑锐利。若靠近胸壁,其上下缘与胸壁夹角呈钝角。

(三)叶间积液

叶间积液可以是单纯局限于叶间隙的积液或有时与游离性积液并存。可发生于水平裂与斜裂。右水平裂有积液时,后前位见水平裂增宽,略呈梭状影。斜裂有积液时,正位 X 射线诊断较困难,可呈圆形或片状阴影,边缘模糊,似肺内病变。侧位、前弓位检查易于识别,则见典型之梭状阴影,密度均匀,边缘光滑,梭状影的两尖端延伸与叶间隙相连。液体量多时可呈球形阴影。游离性积液进入叶间裂时常在斜裂下部,表现为尖端向上的三角形阴影。

(四)肺底积液

聚积在肺底与膈肌之间的积液称为肺底积液。右侧多见,偶见于双侧。X 射线可见下肺野密度增高,与膈影相连,由于液体将肺下缘向上推移,可呈现向上突出的圆弧状影,易误认为膈肌升高。正位 X 射线检查时,正常横膈顶的最高部位在内侧 1/3 处,而肺底积液时,形似"横膈"阴影的最高点偏于外侧 1/3 处,边缘较光滑。胸透时,当晃动患者可见积液阴影波动;若使患者向患侧倾斜 60°,可使积液流入侧胸壁而显露膈肌并可见膈肌活动,另可见同侧下肺纹理呈平直且变密集。侧位胸片可见积液呈密度均匀的下弦月状;若采用平卧前后位,肺底的液体流到后背部胸腔,表现为患侧肺野密度均匀增高,"横膈抬高"现象消失而较直;立起时,液体又回到肺底,肺野亮度恢复正常。如侧卧于患侧行横照,积液与侧胸壁显示一清晰带状阴影,此法对诊断积液量少的流动型病例较敏感。A 型超声或 B 超检查有助于本病的诊断。如肺底面胸膜粘连而液体不能流出,可采用人工气腹确定诊断。

(五)纵隔胸腔积液

常与典型胸膜炎并存,可发生于上、下、前、后纵隔旁腔隙。上纵隔少量积液时,呈带状三角形致密影,位于纵隔两旁,基底向下,外缘锐利,向内上可达胸膜顶部。积液多时,外形可呈弧形突出或分叶状。下纵隔积液时,X 射线表现为尖端向上,基底向下的三角形致密影。前下纵隔积液可鼓出于心影旁,似心脏扩大或心包积液。后纵隔脊柱旁区的纵隔积液,正位可显示一片密度较淡,边缘模糊的阴影,但当转到侧后斜位,使 X 射线方向与积液的边缘一致时,则积液边缘清晰,呈现为沿脊柱旁的三角形或带状阴影,类似椎旁脓肿或扩张的食管。但定位时,下部比上部宽为其特征。

四、诊断

(1)多见于儿童及青少年。多数患者发病较急,有发热、干咳和胸痛,或先有结核中毒症状,大量胸腔积液时有呼吸困难。部分患者有结核接触史或既往史。

(2)胸膜摩擦音和胸腔积液的体征。

(3)血液白细胞计数正常或稍高,血沉快。胸腔积液为渗出液,多为草黄色,少数患者也可呈血性,其中以淋巴细胞为主。乳酸脱氢酶常增高,抗结核抗体阳性。胸腔积液中不易找到结核分枝杆菌,结核分枝杆菌培养约 1/5 为阳性。但胸腔积液 TBG PCR 及 TEG Ab 阳性率高。

(4)胸部 X 射线检查可见有胸腔积液的影像。

(5)结核菌素试验呈阳性反应。

(6)B 超检查可见积液征象。

(7)应排除其他原因引起的胸腔积液,必要时可行胸膜穿刺活检,穿刺取胸腔积液进行TB-RNA、TB-DNA联合检测,或基因芯片法检测。

五、治疗

结核性胸膜炎的治疗原则为:①早期正规应用抗结核药物;②积极抽液;③适当使用皮质激素。使其尽量减少胸膜肥厚粘连,减轻肺功能的损害,防止成为脓胸,预防肺内、肺外结核病的发生或发展。

化疗方案及疗程:可根据患者肺内有无结核病灶,以及初治或初治失败的复治患者的具体情况选用不同的方案。

胸腔穿刺抽液:少量胸腔积液一般不需抽液,或只做诊断性穿刺。但有中量积液应积极抽液,以减轻中毒症状,解除对肺及心血管的压迫,使肺复张,纵隔复位,防止胸膜肥厚粘连而影响肺功能。一般,每周可抽液 2～3 次,直到积液甚少不易抽出为止。胸穿抽液偶尔并发"胸膜反应",患者表现头晕出汗,面色苍白,心悸脉细,四肢发凉,血压下降,应立即停止抽液,让患者平卧,多能自行缓解。必要时可皮下注射 0.1% 的肾上腺素 0.5 mL,呼吸兴奋剂,吸氧等措施,密切观察神志、血压变化,注意防止休克的发生。抽液应缓慢,抽液量应视患者耐受情况而定,初次抽液可在 1 000 mL 内,后酌情增加抽液量。抽液过多过快可使胸腔压力骤减,发生"肺复张后肺水肿"及循环障碍。肺水肿患者表现为咳嗽、气促及咳大量泡沫状痰,双肺遍布湿啰音,PaO_2 下降,X 射线显示肺水肿征。应立即吸氧,酌情使用大量糖皮质激素和利尿剂,控制入水量,注意纠正酸碱平衡。胸腔抽液后,抗结核药物不必胸腔内注入,因全身用药后,胸腔积液药物已达有效浓度。

关于皮质激素的应用:糖皮质激素有抗炎、抗过敏、降低机体敏感性、减少胸腔积液渗出、促进吸收、防止胸膜粘连和减轻中毒症状等作用。在有急性渗出、症状明显和积液量多时,可在有效化疗和抽液的同时使用泼尼松或泼尼松龙。待体温正常,积液日渐吸收后,逐渐减量,一般疗程为 4～6 周。减量过程中须密切注意中毒症状和积液的反跳回升。

单纯的结核性脓胸可在全身应用抗结核药物的情况下,定期胸腔穿刺抽液,并以 2%～4% 碳酸氢钠溶液或生理盐水反复冲洗胸腔,然后向胸腔注入抗结核药物和抗生素。少数脓胸有时需采用开放引流法。对有支气管胸膜瘘者不宜冲洗胸腔,以免细菌播散或引起窒息。必要时可考虑外科手术。

六、预后

化疗时代以前,大约 25% 渗出性胸膜炎患者在 2 年内发生进行性肺结核,或有的发生肺外结核。进入化疗时代后,结核性胸膜炎预后一般良好。只要早期合理治疗,可使渗液完全吸收,不发生以上继发症。但若发现过晚或治疗不当,仍可形成广泛胸膜肥厚粘连,影响肺功能,或转为结核性脓胸,或发生肺结核,肺外结核病等。

(凌再芹)

第三节 结核性脓胸

一、概述

结核性脓胸是由于结核分枝杆菌及其分泌物进入胸腔引起的胸腔特异性、化脓性炎症。结核分枝杆菌经淋巴或血液循环引起胸腔感染;或肺内结核病灶直接侵犯胸膜;或病灶破裂将结核分枝杆菌直接带入胸腔,并同时使气体进入胸腔而形成脓气胸,甚至支气管胸膜瘘;淋巴结结核或骨结核的脓肿破溃也可形成脓胸。

有研究显示,结核性脓胸大多为肺结核的并发症,近 90% 的结核性脓胸有结核性胸膜炎的病史。发生脓胸的原因多系胸穿抽液不彻底,或因胸腔积液少未做胸穿抽液而造成脓胸,可见急性结核性胸膜炎延误诊治或治疗不当是结核性脓胸形成的重要原因。

二、治疗方法

结核性脓胸早期治疗应给予全身的营养支持及合理的化学治疗,局部行胸腔穿刺抽液、胸腔闭式引流及冲洗给药等,有手术条件时选择手术治疗。

（一）全身治疗

1.化学治疗

结核性脓胸的治疗原则同结核性胸膜炎，但由于多数患者在形成结核性脓胸之前服用过抗结核药品。因此，结核性脓胸在急性期可选择4～5种可能敏感的药品治疗，强化期治疗2～3个月，继续期用3～4种药治疗6～9个月。总疗程不少于12个月。

2.营养支持

结核性脓胸是一种消耗性疾病，常有混合感染，在抗感染的同时予以补液，注意水、电解质平衡。慢性结核性脓胸常伴有不同程度的营养不良、贫血，应补充蛋白质丰富的膳食，必要时可补充氨基酸等。

（二）局部治疗

1.胸腔穿刺

胸腔穿刺是结核性脓胸治疗的主要措施。结核性脓胸在化疗的同时，隔天或每2～3天胸腔穿刺抽液1次，胸腔积液争取一次抽尽。抽液后胸腔内给药，如异烟肼0.1～0.3 g，利福平0.15～0.30 g等药品。

2.胸腔引流术

胸腔闭式引流术是一种创伤小且简便易行的治疗方法，可使少数结核性脓胸患者得到治愈，又可为必要的根治性手术创造条件。

对少数年龄大、体质差和中毒症状严重而又不能耐受进一步手术的结核性脓胸患者，胸腔闭式引流术不仅能迅速缓解中毒症状、终止病情进一步发展而且可作为永久性的治疗方法；对反复胸穿效果不好、中毒症状严重、混合感染、心肺压迫症状明显及合并支气管胸膜瘘的患者，通过胸腔闭式引流术，将脓液尽快排尽，减少中毒症状，防止结核病变播散，解除心肺压迫症状，使被压缩的肺及时复张。

肺结核病灶破溃入胸腔致结核性脓胸者，常常伴有混合感染和肺内活动病变，应及时行胸腔闭式引流术，通过引流可减轻全身结核中毒症状，减少患者剧咳症状，有利于防止肺、支气管播散及肺部感染的控制，肺内结核病灶趋于稳定时方可考虑手术治疗。

胸腔引流分为胸腔闭式引流和开放引流两种类型。经闭式引流后胸腔脓液少于50 mL/d或更少时夹闭引流管，观察1～2天无明显引流液后拔除引流管。胸腔闭式引流适应证：①反复胸腔穿刺抽液不能缓解中毒症状或脓液黏稠不易抽吸；②作为脓胸外科手术前的过渡性治疗，一般引流2～3个月；③张力性脓气胸；④并发支气管胸膜瘘。目前，中心静脉导管胸腔置入引流脓液的方法应用越来越广泛。将中心静脉导管置入胸腔，1小时内引流量小于1 000 mL，24小时内引流量小于1 500～2 000 mL。每周3次通过引流管应用0.9%氯化钠溶液500 mL反复冲洗脓腔后注入药品，注入后闭管3小时，放开引流管将胸内液体排出。

3.胸腔冲洗

经胸腔穿刺向胸腔注入冲洗液，清洁局部，提高疗效。碳酸氢钠为碱性溶液，结核分枝杆菌在pH为6.8～7.2的条件下生长活跃，碳酸氢钠胸腔冲洗可迅速改变胸腔酸碱度，使胸腔pH偏碱性，破坏结核分枝杆菌及其他细菌的生长环境，有效抑制结核分枝杆菌生长。因此，碳酸氢钠可通过改变微生物的酸性环境而抑菌，而且碳酸氢钠液可溶解黏蛋白，清除有机物。用5%碳酸氢钠溶液（一般，小于500 mL）注入脓腔。冲洗液保留6～8小时后抽出，1天1次。亦可冲洗后胸腔注入抗结核药品及抗生素。可根据脓腔大小决定胸腔冲洗的间隔时间。有支气管胸膜瘘者禁用胸腔冲洗。

4.药品注入

结核性脓胸常含有大量纤维蛋白,使积液黏稠,形成多房分隔及胸膜纤维化,常规治疗效果不佳。尿激酶为纤维蛋白溶解药,能水解蛋白,无抗原性,可直接激活纤溶酶原,同样可以降解纤维蛋白原,主要用于肺栓塞、冠状动脉血栓等的治疗。Moulton 在 1989 年首次成功应用尿激酶胸腔内注入治疗包裹性积液,从此该疗法推广应用。目前可单次给予尿激酶 10 万～20 万 U 注入胸腔,可较好溶解纤维分隔。根据情况,可多次注入尿激酶治疗结核性脓胸。

（凌再芹）

第四节 纵隔淋巴结结核

一、定义

纵隔淋巴结结核为结核分枝杆菌侵入纵隔内多组淋巴结引起的慢性疾病。受累的淋巴结多为最上纵隔淋巴结、气管旁淋巴结、气管支气管淋巴结和隆嵴下淋巴结等。过去,本病多见于儿童,但现有资料证明,成人原发性结核病仍有 25.0%～35.7% 的发病率。近年来,原发性结核病的发病年龄后移,成人原发性结核病有增多趋势。临床上常见于成人原发性结核,少数为原发复合征表现。由于本病早期临床表现酷似多种疾病,影像学检查又缺乏特异征象,所以较易误诊,延误治疗。

二、病因和发病机制

结核分枝杆菌经由呼吸道感染后,在肺内形成炎性病灶,称为原发灶,病灶直径 2～3 mm,在其炎症阶段结核分枝杆菌沿淋巴管流入肺门淋巴结及纵隔淋巴结引起多组淋巴结炎性肿大或干酪样坏死,尤其是幼儿淋巴结对各种感染具有强烈的反应。此时,若机体免疫功能较强,侵入的结核分枝杆菌数量少、毒力弱,则一般不发病,肿大的淋巴结内病灶逐渐吸收或形成钙化;若机体免疫力低下,或者入侵的结核分枝杆菌数量多、毒力强,又未能及时治疗,则病情迅速发展恶化,肿大淋巴结干酪样变性坏死、液化,形成纵隔增殖性淋巴结核或结核性脓肿,肿大的淋巴结或脓肿压迫毗邻组织器官,产生相应的症状及体征。

三、病理变化

纵隔淋巴结结核从病理上可分为 4 期。

(一)第 1 期

第 1 期为淋巴组织样增生,形成结核结节和肉芽肿,大量淋巴细胞、类上皮细胞和朗格汉斯巨细胞。

(二)第 2 期

第 2 期淋巴结中央出现干酪样坏死,淋巴结包膜破坏,但其周围的脂肪层尚存在。

（三）第 3 期

第 3 期为淋巴结干酪样坏死范围扩大，淋巴结包膜破坏，多个淋巴结融合，其周围的脂肪层消失。

（四）第 4 期

第 4 期为干酪样坏死物质破裂进入周围软组织，形成融合性脓腔。

四、临床表现

纵隔淋巴结结核一般起病缓慢，少数患者可急性发病，主要症状为结核病中毒表现及纵隔肿大的淋巴结压迫症状。

（一）中毒表现

慢性起病者可有低热、乏力和盗汗等常见的结核病中毒表现，急性发病则可出现寒战、高热，体温可达 40 ℃，伴有头痛、周身酸痛等症状，此时往往被误诊为上感、流感等，抗炎及抗病毒治疗无效。

（二）压迫症状及体征

纵隔淋巴结结核可产生不同程度的压迫症状。气管旁、主支气管旁淋巴结肿大可压迫气管和主支气管引起呼吸困难，尤其是幼儿症状更明显，表现为吸气性呼吸困难，发绀，重者出现三凹征。气管及支气管长期受压，局部黏膜充血、水肿，气管壁缺血、软化和坏死，或淋巴结脓肿直接穿破气管壁而形成气管、支气管淋巴瘘；若瘘口较小表现为刺激性咳嗽，可咳出干酪样坏死物，瘘口较大，大量干酪样物质溃入气管可引起窒息。食管旁淋巴结肿大压迫食管可引起吞咽困难，食管吞钡检查为外压性狭窄，长期压迫可发生食管穿孔，干酪样坏死物经食管排出后，压迫症状随之缓解。肿大的淋巴结压迫喉返神经可引起同侧声带麻痹，出现声音嘶哑；压迫膈神经出现顽固性呃逆；压迫交感神经则出现 Horner 综合征；压迫大血管可出现上腔静脉压迫综合征；压迫主动脉可形成假性动脉瘤，严重者可并发主动脉穿孔；有时纵隔淋巴结结核可向上蔓延引起颈部淋巴结结核；脓肿穿破纵隔胸膜可形成脓胸，穿破胸骨或剑突下皮肤形成慢性窦道，经久不愈。

五、影像学表现

（一）X 射线表现

（1）肿块多位于中纵隔，常为单侧，以右侧多见，可能为右气管旁淋巴结接受引流较左侧多，以及右侧纵隔组织松软，病变易向右侧发展所致。

（2）肿块多呈分叶或结节状，部分患者肿块内有钙化。

（3）常伴有肺部结核病灶。

（4）上纵隔淋巴结肿大：在后前位片上表现为纵隔影增宽增浓，边缘呈波浪状。

（5）气管支气管淋巴结肿大时肿块呈半圆形、椭圆形或梭形突向肺野，纵径常大于横径，密度高且均匀，少见钙化灶。

（6）隆嵴下淋巴结肿大时，在断层片上可见支气管分叉角度增大，隆嵴变钝，主支气管受压变钝等征象。

由于多种疾病均可引起纵隔淋巴结肿大，故凭 X 射线影像学诊断纵隔淋巴结结核较为困难，若同时伴有肺部结核病灶或纵隔肿块内存在钙化，则有利于纵隔淋巴结结核的诊断，必要时应行肺 CT 检查。

(二)胸部 CT 检查

胸部 CT 检查是诊断纵隔淋巴结结核的重要方法。纵隔淋巴结结核多累及气管周围,尤以右侧 2R、4R 区多见,其次为气管隆嵴下 7 区。根据不同的病理分期可有不同的 CT 表现。

(1)第 1 期表现为肿大的淋巴结边缘较为模糊,密度较为均匀,增强 CT 可见明显强化,病理基础为淋巴结周围炎性反应,增殖性淋巴结含毛细血管较丰富,淋巴细胞浸润明显,干酪坏死区较少且小,此种强化淋巴结直径一般在 2.0 cm 以下。

(2)第 2 期平扫表现为肿大的淋巴结中央局限性密度略减低,边缘大多清晰。强化扫描通常呈薄壁环形强化或厚壁环形强化,中央局限性密度减低区。肿大的淋巴结一般直径在 3~5 cm 大小。此为纵隔淋巴结结核特征性表现。

(3)第 3 期表现为肿大的淋巴结多发密度减低区,边缘部分清晰。强化扫描通常呈分隔样环形强化,是由于相邻淋巴结相融合而成。肿大的淋巴结一般直径在 3~5 cm 大小。也为纵隔淋巴结结核特征性表现。

(4)第 4 期表现为巨大的淋巴结内广泛密度减低区,似巨大脓肿。此期较为少见,肿大的淋巴结直径可达 5 cm 以上。

六、其他辅助检查

(一)支气管镜检查

当纵隔淋巴结结核肿块压迫气管支气管或形成淋巴支气管瘘时,支气管镜下通常以支气管腔的外压性狭窄或嵴突的增宽为主要表现,少数也可表现为支气管腔内"新生物阻塞""黏膜粗糙"表现,易引起误诊。若合并淋巴气管瘘则在管壁上可见干酪样坏死物,用活检钳将干酪样物质清除后多能见瘘口存在。通过支气管镜刷检和活检可找到结核病的证据。

(二)经支气管针吸活检术

近年来经支气管针吸活检(transbronchialneedleaspiration,TBNA)在纵隔淋巴结结核中的诊断应用已越来越广泛。所有操作均在常规的气管镜检查过程中进行,患者术前准备同常规气管镜检查。按术前根据 CT 扫描所定的穿刺点,在管腔内明确相应点,活检针经气管镜活检通道进入气道,推出活检部,将穿刺针刺入气管壁,调整气管镜,使穿刺针尽可能与气管壁垂直,综合利用各种穿刺技术直至穿刺针透过气道壁,穿刺针尾端接一空注射器,抽吸至 30 mL,持续 20 秒左右。期间操作者在维持穿刺针不退出气道黏膜的状态下,以尽可能快的速度和尽可能大的力度来回抽动穿刺针,每个穿刺点均先用细胞学穿刺针,无血液抽出,则再用组织学穿刺针获取组织学标本。拔出穿刺针,直接将标本喷涂在玻片上,涂匀后送检找抗酸杆菌及癌细胞,组织学标本用福尔马林固定后做病理切片,所有患者均予以 2 个以上部位的穿刺。有学者对纵隔及肺门淋巴结进行活检,75%纵隔及肺门淋巴结结核患者可获得满意的标本,得到明确的病理学诊断。有学者认为,支气管针吸活检术可对气管、支气管旁及肺门的病变进行活检,检查范围较广,为诊断纵隔及肺门淋巴结结核提供了一个简单、方便的手段。

(三)纵隔镜检查

纵隔镜检查主要用于观察气管旁、隆嵴下及两主支气管开始部分的淋巴结肿大,对于前或后纵隔肿块不易作此项检查。此检查主要用于活检取得病理学诊断依据,对已形成寒性脓肿的患者还可借助纵隔镜切口引流治疗。纵隔镜检查的长处在于直视下取材,所获取的组织块较大,为确保病理诊断的准确提供了保证,这是穿刺活检难以做到的;该检查创伤小,操作时间短,较安全,是明确纵隔淋巴结肿大性质最好的检查手段。但该检查需要在全麻下进行,从而限制了它在临床上的应用。

七、诊断与鉴别诊断

(一)诊断

以下几点有助于纵隔淋巴结结核的诊断。

(1)具有结核病中毒症状,如低热、乏力和盗汗等。

(2)同时伴有肺内结核病灶或肺外结核病变。

(3)CT强化扫描呈环形强化,中央密度减低区。可有钙化灶。

(4)PPD试验强阳性或阳性。

(5)穿刺取胸腔积液进行TB-RNA、TB-DNA联合检测,准确度高。

(6)取患者痰标本涂片进行GeneXpert Mtb/RIF检测,快速且敏感度高,尤其对耐药结核分枝杆菌能快速筛查,可提高病原学检出率,更好辅助临床医师进行诊断。

(7)取患者痰标本涂片进行TB-LAMP法检测,阳性率高,快速、费用低。

(8)基因芯片法检测胸腔积液标本,阳性率较高,且耗时短、准确性高,可为快速诊断结核性胸膜炎提供依据。

(9)罗氏培养法和BACTEC MGIT960也是临床常用检测技术,但是罗氏培养法需要周期相对较长,BACTEC MGIT960检测对死亡的MTB、休眠MTB、MTB-L等无法进行药敏检测,

(二)鉴别诊断

纵隔淋巴结结核好发于中、青年,以气管周围特别是右侧和隆嵴下淋巴结累及多见,肿大淋巴结边缘清或不清,可有融合,中心密度减低,可有钙化等有助于诊断,但尚需和以下疾病进行鉴别。

1.恶性淋巴瘤

恶性淋巴瘤好发于前中纵隔,常有不规则发热,浅表淋巴结呈无痛性进行性增大,CT检查纵隔肿块呈双侧性,融合成团块,边缘直或僵硬,呈花环状,肿块密度均匀,无密度减低或钙化,强化扫描多为均一性增强,轻度强化。PPD试验和抗结核抗体常为阴性,常伴有肝、脾肿大,骨髓检查及浅表淋巴结活检可明确诊断。

2.肺癌纵隔淋巴结转移

影像学可表现为肺门阴影增大及纵隔增宽,多为单侧,以肺门淋巴结肿大为主,肺内可见原发病灶,肿大的淋巴结多有强化。PPD试验多为阴性或弱阳性,痰脱落细胞学检查可发现癌细胞,纤支镜检查可明确诊断。

3.胸内结节病

结节病是原因不明的多器官系统的肉芽肿性疾病,分为全身多器官结节病和胸内结节病,后者Ⅰ、Ⅱ期的X射线典型表现为双侧肺门淋巴结肿大,呈"马铃薯"样肿块,边界清楚,常同时伴有右气管旁淋巴结

和左主动脉弓下淋巴结肿大,CT增强扫描肿大的淋巴结强化明显,CT值可增加100 HU左右。可伴有肺内网状、结节状阴影。实验室检查可有血清血管紧张素转换酶(SACE)活性增高,高血钙,高尿钙,KveimG Siltzbach皮肤试验阳性,PPD阴性,浅表淋巴结活检、纤支镜或纵隔镜活检可明确诊断。

4.纵隔良性肿瘤

纵隔良性肿瘤主要有神经纤维瘤、胸腺瘤、畸胎瘤和胸内甲状腺肿等。纵隔良性肿瘤多分布于前、后纵隔,病情发展缓慢,肿块边界清楚,密度均匀,强化扫描增强不明显,无纵隔淋巴结肿大。PPD试验、抗结核抗体阴性。

八、治疗

(一)化学药物治疗

纵隔淋巴结结核的化学药物治疗方案推荐为 3HREZ/9～15HRE,由于肿大的淋巴结内有大量的干酪样坏死,3HREZ/9～15HRE 在坏死的酸性环境中可发挥强大的杀菌作用且对耐药结核分枝杆菌具有杀菌活性,因此必要时强化期可适当延长至半年。经过 2～3 个月抗结核治疗后若淋巴结继续增大或液化坏死范围扩大,可采取静脉强化抗结核治疗,药物包括 Am、INH、Pas、RFP、喹诺酮类药物等。

(二)外科手术治疗

纵隔淋巴结结核出现下列情况者需考虑手术治疗。

(1)重度气管、支气管压迫征:肿大的淋巴结压迫气管或支气管造成呼吸困难,经内科治疗3 个月无效者应考虑手术,尤其是儿童形成淋巴气管瘘后,随时有发生窒息的危险,应急诊手术。

(2)食管压迫征:肿大的淋巴结压迫食管引起吞咽困难经抗结核治疗 3 个月无好转,应考虑手术治疗。

(3)纵隔淋巴结结核形成结核性脓肿穿破胸膜形成脓胸,或穿破皮肤形成慢性窦道,经引流及换药处理无效者,应考虑手术行病灶清除。

九、预后

纵隔淋巴结结核如能得到早期诊断,给予及时的抗结核治疗,常能获得较好的效果,预后良好。少数患者存在耐药结核病可能,对抗结核治疗反应差,易合并其他并发症如结核性脓胸、胸壁结核等,预后较差。

(凌再芹)

第五节 肺 结 核

一、病原学

结核分枝杆菌在分类学上属于放线菌目、分枝杆菌科、分枝杆菌属,分人型、牛型、非洲型和鼠型4 型。对人类致病的主要为人型结核分枝杆菌,牛型菌很少,非洲分枝杆菌见于赤道非洲,是一种过度类型,西非国家分离菌株倾向于牛型分枝杆菌,而东非国家分离株更类似于人型分枝杆菌。田鼠分枝杆菌对人无致病力。结核分枝杆菌细长而稍弯,约 $0.4\,\mu m \times 4.0\,\mu m$,两端微钝,不能运动,无荚膜、鞭毛或芽孢;严格需氧;不易染色,但经品红加热染色后不能被酸性乙醇脱色,故称抗酸杆菌。结核分枝杆菌对不利环境和某些理化因子有抵抗力。在阴湿处能生存 5 个月以上,干燥痰标本内可存活6～8个月,−6～−8℃下能存活4～5个月。结核分枝杆菌不耐热,对紫外线亦甚敏感,故常采用加热或紫外线进行消毒,而高压蒸汽(120℃)持续30分钟是最佳的灭菌方法。结核分枝杆菌培养的营养要求较高、生长缓慢,人型菌的增殖周期约15～20小时,至少需要2～4周才有可见菌落。菌落多呈粗糙型,光滑型菌落大多表示毒力减低。结核分枝杆菌细胞壁富含脂质,约占细胞壁的60%,是抗酸着色反应的主要物质基础,具有介导肉芽肿形成和促进细菌在吞噬细胞内存活的作用。细胞壁中尚含脂多糖,其中脂阿拉伯甘露聚糖(lipoaraban-mannan,LAM)具有广泛的免疫原性,生长中的结核分枝杆菌能大量产生,是血清学诊断中应用较多的一类抗原物质。结核分枝杆菌的菌体主要是蛋白质,占菌体干重的50%。依据蛋白抗原定位结核蛋白可区分为分泌蛋白、胞壁蛋白和热休克蛋白。结核蛋白被认为是变态反应的反应原,已鉴定出数十个蛋白抗原,部分已用于免疫血清学诊断,但迄今尚缺少特异性很高的蛋白抗原。目前结核分枝杆菌标准菌株H37RV全染色体测序已经完成,全基因组约由4 411 532个碱基对组成,鸟嘌呤/胞嘧啶(G+C)高达65.6%,约含4 000个基因,但病原性的分子基础即病原性基因及其编码的致病因子(蛋白质表型)尚不清楚。

二、流行病学

(一)流行环节

1.传染源

传染性肺结核患者排菌是结核传播的主要来源。带菌牛乳曾是重要传染源,现已很少见。但我国牧区仍需重视牛乳的卫生消毒和管理。

2.传播途径

主要为患者与健康人之间经飞沫传播。排菌量愈多,接触时间愈长,危害愈大;直径1～5 μm大小的飞沫最易在肺泡沉积,情绪激昂的讲话、用力咳嗽,特别是打喷嚏所产生的飞沫直径小、影响大。患者随地吐痰,痰液干燥后结核分枝杆菌随尘埃飞扬,亦可造成吸入感染。经消化道、胎盘、皮肤伤口感染均属罕见。

3.易感人群

生活贫困、居住拥挤、营养不良等是经济不发达社会中人群结核病高发的原因。婴幼儿、青春后期和成人早期,尤其是该年龄期的女性,以及老年人结核病发病率较高,可能与免疫功能不全或改变有关。某些疾病如糖尿病、硅肺、胃大部分切除后、麻疹和百日咳等常易诱发结核病;免疫抑制者,尤其好发结核病。

(二)流行现状和控制目标

目前,估计全球有20亿例结核分枝杆菌感染者,现患结核病2 000万例,年新发病例800万～900万例,其中半数以上为传染性肺结核,每年约有300万例死于结核病,占各种原因死亡数的7%、各类传染病死亡数的19%。WHO1995年发布《全球结核病紧急状态宣言》,2000年又召开22个结核病高负担国家"结核病控制与可持续发展部长会议",明确指出结核病对经济和社会发展的威胁,并阻碍人类发展,要求各国政府予以重视并作出承诺。WHO要求2005年达到全球结核病控制目标为发现70%的"涂阳"结核患者,85%的患者得到WHO正式推荐的直接督导下短程化疗(directly observed treatment short-course,DOTS)。据有关调查推算,20世纪20年代末全中国有结核病1 000余万例,每年死于结核病120余万例;1949年,结核病患病率为1750/10万,死亡率为200/10万例。2000年,全国流行病学调查显示,活动性肺结核患病率为

367/10 万,菌阳患病率为 160/10 万,涂阳患病率为 122/10 万,估算全国活动性肺结核患者约 500 万例,传染性肺结核患者 200 万例,肺结核病死亡率为 8.8/10 万。虽然我国结核病控制取得 很大成绩,但仍然是世界结核病的高负担国家。目前,我国正面临 HIV/AIDS 流行,与结核病形 成双重夹击的严重威胁,加之在管理方面还存在不足,形势非常严峻。我国政府正履行承诺,运 用现代控制技术,并实施治疗费用的减免政策,推进全国防治工作。

三、发病机制

(一)结核分枝杆菌感染的宿主反应及其生物学过程

结核分枝杆菌入侵宿主体内,从感染、发病到转归均与多数细菌性疾病有显著不同,宿主反 应具有特殊意义。结核分枝杆菌感染引起的宿主反应分为 4 期。①起始期:入侵呼吸道的结核 分枝杆菌被肺泡巨噬细胞吞噬,因菌量、毒力和巨噬细胞非特异性杀菌能力的不同,被吞噬结核 分枝杆菌的命运各异,若在出现有意义的细菌增殖和宿主细胞反应之前结核分枝杆菌即被非特 异性防御机制清除或杀灭,则不留任何痕迹或感染证据,如果细菌在肺泡巨噬细胞内存活和复 制,便扩散至邻近非活化的肺泡巨噬细胞,形成早期感染灶。②T 细胞反应期:由 T 细胞介导的 细胞免疫(cell mediated immunity,CMI)和迟发型变态反应(delay type hypersensitivity,DTH) 在此期形成,从而对结核病发病、演变及转归产生决定性影响。③共生期:生活在流行区的多数 感染者发展至 T 细胞反应期,仅少数发生原发性结核病,大部分感染者结核分枝杆菌可以持续 存活,细菌与宿主处于共生状态,纤维包裹的坏死灶干酪样中央部位被认为是结核分枝杆菌持续 存在的主要场所,低氧、低 pH 和抑制性脂肪酸的存在使细菌不能增殖。宿主的免疫机制亦是抑 制细菌增殖的重要因素,倘若免疫受到损害便可引起受抑制结核分枝杆菌的重新活动和增殖。 ④细胞外增殖和传播:固体干酪灶中包含具有生长能力但不繁殖的结核分枝杆菌,干酪灶一旦 液化便给细菌增殖提供了理想环境,即使免疫功能健全的宿主,从液化干酪灶释放的大量结核分 枝杆菌亦足以突破局部免疫防御机制,引起播散。

(二)CMI 和 DTH

CMI 是宿主获得性抗结核保护作用的最主要机制。结核分枝杆菌经 C_3 调理作用而被巨噬 细胞吞噬,在细胞内酸性环境下其抗原大部分被降解,一部分则与胞体内的 Ⅰa 分子耦联成复合 物而被溶酶体酶消化,并被转移至细胞膜和递呈给 Th 细胞,作为第一信号。在这一过程中伴随 产生的淋巴细胞激活因子(LAF)即 IL-1 成为第二信号,两者共同启动 T 细胞应答反应。CMI 以 CD4$^+$ 细胞最重要,它产生和释放多种细胞因子放大免疫反应。CD8$^+$ 参与 Th1/Th2 调节。 与 CMI 相伴的 DTH 是结核病免疫反应另一种形式,长期以来认为两者密不可分,只是表现形 式不同。近年来大量的研究表明,DTH 和 CMI 虽然有些过程和现象相似,但两者本质不同: ①刺激两种反应的抗原不同,结核分枝杆菌核糖体 RNA 能激发 CMI,但无 DTH;结核蛋白及脂 质 D 仅引起 DTH,而不产生 CMI;②介导两种反应的 T 细胞亚群不同,DTH 是由 TDTH 细胞 介导的,而介导 CMI 的主要是 Th 细胞,Tc 在两种反应都可以参与作用;③菌量或抗原负荷差异 和 Th1/Th2 偏移,感染结核分枝杆菌后机体同时产生 Th1+Th2 介导的免疫反应,在菌量少、毒 力低或感染早期 Th1 型反应起主导作用,表现为 CMI 为主;而菌量大、毒力强或感染后期,则向 Th2 型反应方向偏移,出现以 DTH 为主的反应;④起调节作用的细胞因子(cytokines,CKs)不 同,调节 CMI 效应的 CKs 很多,而 DTH 引起组织坏死的主要是 TNF;⑤对结核分枝杆菌的作 用方式不同,CMI 通过激活巨噬细胞来杀灭细胞内吞噬的结核分枝杆菌,而 DTH 则通过杀死含菌而未被激活的巨噬细胞及其邻近的细胞组织,以消除十分有利于细菌生长的细胞内环境。关于 DTH 是否对抗结核保护反应负责或参与作用,在很大程度上取决于 DTH 反应的程度。轻度 DTH 可以动员和活化免疫活性细胞,并能直接杀伤靶细胞,使感染有结核分枝杆菌的宿主细胞死亡而达到杀菌功效。比较剧烈的 DTH 则造成组织溃烂、坏死液化和空洞形成,已被吞噬的结核分枝杆菌释放至细胞外,取得养料,从而进行复制和增殖,并引起播散。总体上 DTH 的免疫损伤超过免疫保护作用。

四、病理

(一)渗出型病变

渗出型病变表现为组织充血、水肿,随之有中性粒细胞、淋巴细胞、单核细胞浸润和纤维蛋白渗出,可有少量类上皮细胞和多核巨细胞,抗酸染色可见到结核分枝杆菌。其发展演变取决于 DTH 和 CMI,剧烈 DTH 可导致病变坏死,进而液化,若 CMI 强或经有效治疗,病变可完全吸收,不留痕迹或残留纤维化,或演变为增生型病变。

(二)增生型病变

增生型病变典型表现为结核结节,其中央为巨噬细胞衍生而来的朗罕巨细胞,周围由巨噬细胞转化来的类上皮细胞成层排列包绕。在类上皮细胞外围还有淋巴细胞和浆细胞散在分布与覆盖。增生型病变另一种表现是结核性肉芽肿,多见于空洞壁、窦道及其周围,以及干酪坏死灶周围,由类上皮细胞和新生毛细血管构成,其中散布有朗罕巨细胞、淋巴细胞及少量中性粒细胞。

(三)干酪样坏死

干酪样坏死为病变恶化的表现。干酪样坏死灶可以多年不变,坏死病变中结核分枝杆菌很少。倘若局部组织变态反应剧烈,干酪样坏死组织发生液化,经支气管排出即形成空洞,其内壁含有大量代谢活跃、生长旺盛的细胞外结核分枝杆菌,成为支气管播散的来源。在有效化疗作用下,空洞内结核分枝杆菌的消灭和病灶的吸收使空洞壁变薄并逐渐缩小,最后空洞完全闭合。有些空洞不能完全关闭,但结核的特异性病变均告消失,支气管上皮细胞向洞壁内伸展,成为净化空洞,亦是空洞愈合的良好形式。有时空洞引流支气管阻塞,其中坏死物浓缩,空气被吸收,周围逐渐为纤维组织所包绕,形成结核球,病灶较前缩小并可以保持稳定,但一旦支气管再通,空洞出现,病灶重新活动。

由于机体反应性、免疫状态和局部组织抵抗力的不同,入侵菌量、毒力、类型和感染方式的差别,以及治疗措施的影响,上述 3 种基本病理改变可以互相转化、交错存在,很少单一病变独立存在,而以某一种改变为主。

五、临床表现

(一)发病过程和临床类型

1.原发型肺结核

原发型肺结核指初次感染即发病的肺结核,又称初染结核。典型病变包括肺部原发灶、引流淋巴管和肺门或纵隔淋巴结的结核性炎症,三者联合称为原发复合征。有时 X 射线上仅显示肺门或纵隔淋巴结肿大,也称支气管淋巴结结核。多见于儿童,偶尔见于未受感染的成年人。原发性病灶多好发于胸膜下通气良好的肺区如上叶下部和下叶上部。其时机体尚未形成特异性免疫力,病菌沿所属淋巴管到肺门淋巴结,进而可出现早期菌血症。4～6 周后免疫力形成,原发灶和肺门淋巴结炎消退,90%以上不治自愈。倘若原发感染机体不能建立足够免疫力或变态反应强烈,则发展为临床原发性肺结核。少数严重者肺内原发灶可成为干酪性肺炎;淋巴结干酪样坏死破入支气管引起支气管结核和沿支气管的播散;肿大淋巴结压迫或大量坏死物破入和阻塞支气管可出现肺不张;早期菌血症或干酪性病变蚀及血管可演进为血行播散性结核病。

2.血行播散型肺结核

大多伴随于原发性肺结核,儿童较多见。在成人,原发感染后隐潜性病灶中的结核分枝杆菌破溃进入血行,偶尔由于肺或其他脏器继发性活动性结核病灶侵蚀邻近淋巴血道而引起。本型肺结核发生于免疫力极度低下者。急性血行播散型肺结核常伴有结核性脑膜炎和其他脏器结核。

3.继发型肺结核

由于初染后体内潜伏病灶中的结核分枝杆菌重新活动和释放而发病,少数可以为外源性再感染,特别是 HIV/AIDS 时。本型是成人肺结核的最常见类型。常呈慢性起病和经过,但也有呈急性发病和急性临床过程者。由于免疫和变态反应的相互关系及治疗措施等因素影响,继发型肺结核在病理和 X 射线形态上又有渗出浸润型肺结核、增生型肺结核、纤维干酪型肺结核、干酪型肺炎、空洞型肺结核、结核球(瘤)和慢性纤维空洞型肺结核等区分。继发型肺结核好发于两肺上叶尖后段或下叶尖段,肺门淋巴结很少肿大,病灶趋于局限,但易有干酪坏死和空洞形成,排菌较多,在流行病学上更具重要性。

(二)症状和体征

1.全身症状

发热为肺结核最常见的全身性毒性症状,多数为长期低热,每于午后或傍晚开始,次晨降至正常,可伴有倦怠、乏力和夜间盗汗。当病灶急剧进展扩散时则出现高热,呈稽留热或弛张热热型,可以有畏寒,但很少寒战。其他全身症状有食欲减退、体重减轻、妇女月经不调、易激惹、心悸和面颊潮红等轻度毒性和自主神经功能紊乱症状。

2.呼吸系统症状

(1)咳嗽、咳痰:浸润性病灶咳嗽轻微,干咳或仅有少量黏液痰。有空洞形成时痰量增加,若伴继发感染,痰呈脓性。合并支气管结核时则咳嗽加剧,可出现刺激性呛咳,伴局限性哮鸣或喘鸣。

(2)咯血:1/3～1/2 患者在不同病期有咯血。结核性炎症使毛细血管通透性增高,常表现血痰;病变损伤小血管则血量增加;若空洞壁的动脉瘤破裂则引起大咯血,出血可以源自肺动脉,亦可来自支气管动脉。凡合并慢性气道疾病、心肺功能损害、年迈、咳嗽反射抑制和全身衰竭等,使气道清除能力减弱,咯血容易导致窒息。咯血易引起结核播散,特别是中大量咯血时,咯血后的持续高热常是有力提示。

(3)胸痛:部位不定的隐痛为神经反射引起。固定性针刺样痛随呼吸和咳嗽加重,而患侧卧位症状减轻,常是胸膜受累的缘故。

(4)气急:重度毒血症状和高热可引起呼吸频率增加。真正气急仅见于广泛肺组织破坏、胸膜增厚和肺气肿,特别是并发肺心病和心肺功能不全时。

3.体征

体征取决于病变性质、部位、范围或程度。病灶以渗出型病变为主的肺实变且范围较广或干酪性肺炎时,叩诊浊音,听诊闻及支气管呼吸音和细湿音。继发型肺结核好发于上叶尖后段,于肩胛间区闻及细湿啰音,极大提示有诊断价值。空洞性病变位置浅表而引流支气管通畅时,有支气管呼吸音或伴湿啰音;巨大空洞可出现带金属调的空瓮音,现已很少见。慢性纤维空洞性肺结核的体征有患侧胸廓塌陷、气管和纵隔间向患侧移位、叩诊音浊、听诊呼吸音降低或闻及湿啰音，以及肺气肿征象。支气管结核有局限性哮鸣音，特别是于呼气或咳嗽末。

4.特殊表现

（1）变态反应：多见于青少年女性。临床表现类似风湿热，故有人称其为结核性风湿症。多发性关节痛或关节炎，以四肢大关节较常受累。皮肤损害表现为结节性红斑及环形红斑，前者多见，好发于四肢尤其是四肢伸侧面及踝关节附近，此起彼伏，间歇性地出现。常伴有长期低热。水杨酸制剂治疗无效。其他变态反应表现有类白塞病、滤泡性结膜角膜炎等。

（2）无反应性结核：一种严重的单核-吞噬细胞系统结核病，亦称结核性败血症。肝、脾、淋巴结或骨髓及肺、肾等呈严重干酪样坏死，其中有大量成簇结核分枝杆菌，而缺乏类上皮细胞和巨细胞反应，渗出性反应亦极轻微，见于极度免疫抑制的患者。临床表现为持续高热、骨髓抑制或见类白血病反应。呼吸道症状和胸部 X 射线表现往往很不明显或者缺如。无反应性结核病易误诊为败血症、白血病、伤寒和结缔组织疾病等。

六、实验室和辅助检查

（一）病原学检查

1.痰涂片显微镜检查

痰标本涂片萋-尼染色找抗酸杆菌具有快速、简便等优点。厚涂片可提高检测阳性率。荧光染色检查不需油镜，视野范围广、敏感性高，但容易有假阳性。抗酸染色直接镜检不能区分结核和非结核分枝杆菌（nontuberculous mycobacteria，NTM），但在我国非结核分枝杆菌病相对较少，涂片找到抗酸杆菌绝大多数为结核分枝杆菌，可以提示诊断。

2.结核分枝杆菌培养

敏感性和特异性高。培养后可进行药敏测试，随着耐多药结核分枝杆菌增多，药敏愈显重要。结核分枝杆菌培养传统方法至少 1 个月，近来应用 BactecTB 系统进行培养和早期鉴定，可以缩短至两周左右，药敏通常在培养阳性后的 4～6 天即可完成。

3.分子生物学检测

聚合酶链反应（PCR）技术可以将标本中微量的结核分枝杆菌 DNA 加以扩增。一般镜检仅能检测每毫升 104～105 条菌，而 PCR 可检出 1～100 fg 结核分枝杆菌 DNA（相当于每毫升 1～20 条菌）。但 DNA 提取过程遭遇污染等技术原因可以出现假阳性，而且 PCR 无法区别活菌和死菌，故不能用于结核病的治疗效果评估、流行病学调查等。目前，PCR 检测仅推荐在非结核分枝杆菌病高发地区涂片抗酸杆菌阳性病例，用来快速区分结核与非结核分枝杆菌。

4.结核分枝杆菌抗原和抗体检测

采用 ELISA 方法检测痰标本中结核分枝杆菌抗原的结果差异甚大，可能与痰标本中结核分枝杆菌抗原分布不甚均匀有关。采用不同的抗原（如 A60、LAM 等）检测肺结核患者血标本中结核分枝杆菌 IgG 的诊断价值尚不肯定。

5.γ-干扰素释放试验（interferon-gamma release assays，IGRA）

采用结核分枝杆菌比较特异性抗原（卡介苗和绝大多数非结核分枝杆菌所不具有），包括早期分泌性抗原靶 6（ESAT-6）和培养滤过蛋白-10（CFP-10），在体外刺激血液单核细胞释放干扰素-γ，对后者加以测定。操作过程很少受干扰，报告结果快（24 小时）。IGRA 敏感性 70% 左右，虽然尚欠理想，但特异性大多在 95% 以上。

(二)影像学检查

后前位普通 X 射线胸片是诊断肺结核十分有用的辅助方法。它对了解病变部位、范围、性质及其演变有帮助,典型 X 射线改变有重要诊断参考价值。X 射线胸片诊断肺结核缺乏特异性,尤其病变在非好发部位及形态不典型时更是如此。胸部 CT 检查有助于微小或隐蔽性肺结核病灶的发现和结节性病灶的鉴别诊断。耐多药肺结核病考虑外科手术治疗时,需要比较精确地了解病变累及范围,可考虑胸部 CT 检查。

(三)结核菌素(简称结素)皮肤试验(tuberculin skin test,TST)

结素是结核分枝杆菌的代谢产物,从长出结核分枝杆菌的液体培养基提炼而成,主要成分为结核蛋白,目前国内均采用国产结素纯蛋白衍生物(purified protein derivative,PPD)。我国推广的试验方法是国际通用的皮内注射法(Mantoux 法)。将 PPD 5 IU(0.1 mL)注入左前臂内侧上中 1/3 交界处皮内,使局部形成皮丘。48~96 小时(一般为 72 小时)观察局部硬结大小。判断标准为:硬结直径<5 mm 为阴性反应,5~9 mm 为一般阳性反应,10~19 mm 为中度阳性反应,≥20 mm 或不足 20 mm 但有水疱或坏死为强阳性反应。美国则根据不同年龄、免疫状态、本土居民还是移民(来自何地)等对 TST 判断有不同标准。结素试验的主要用途有:①社区结核分枝杆菌感染的流行病学调查或接触者的随访;②监测阳转者,适用于儿童和易感高危对象;③协助诊断。目前所用结素(抗原)并非高度特异。许多因素可以影响反应结果,如急性病毒感染或疫苗注射、免疫抑制性疾病或药物、营养不良、结节病、肿瘤、其他难治性感染和老年人迟发变态反应衰退者,可以出现假阴性。尚有少数患者已证明活动性结核病,并无前述因素影响,但结素反应阴性,即"无反应性"。尽管结素试验在理论和解释上尚存在困惑,但在流行病学和临床上仍是有用的。阳性反应表示感染,在 3 岁以下婴幼儿按活动性结核病论;成人强阳性反应提示活动性结核病可能,应进一步检查;阴性反应特别是较高浓度试验仍阴性则可排除结核病;菌阴肺结核诊断除典型 X 射线征象外,必须辅以结素试验阳性以佐证。

(四)纤维支气管镜检查

经纤支镜对支气管或肺内病灶钳取活组织作病理学检查,同时采取刷检、冲洗或吸引标本用于结核分枝杆菌涂片和培养,有利于提高肺结核的诊断敏感性和特异性,尤其适用于痰涂阴性等诊断困难患者。纤支镜对于支气管结核的诊断和鉴别诊断尤其有价值。

七、诊断与鉴别诊断

(一)病史和临床表现

轻症肺结核病例可以无症状而仅在 X 射线检查时发现,即使出现症状亦大多缺少特异性,但病史和临床表现仍是诊断的基础,凡遇下列情况者应高度警惕结核病的可能性:①反复发作或迁延不愈的咳嗽咳痰,或呼吸道感染经抗生素治疗 3~4 周仍无改善;②痰中带血或咯血;③长期低热或所谓"发热待查";④体检肩胛间区有湿啰音或局限性哮鸣音;⑤有结核病诱因或好发因素,尤其是糖尿病、免疫抑制性疾病和接受激素或免疫抑制剂治疗者;⑥有关节疼痛和皮肤结节性红斑、滤泡性结膜角膜炎等变态反应性表现;⑦有渗出性胸膜炎、肛瘘、长期淋巴结肿大既往史,以及婴幼儿和儿童有家庭开放性肺结核密切接触史者。

(二)诊断依据

1.菌阳肺结核

痰涂片和/或培养阳性,并具有相应临床和 X 射线表现,确诊肺结核。

2.菌阴肺结核

符合以下4项中至少3项临床诊断成立：①典型肺结核临床症状和肺部X射线表现；②临床可排除其他非结核性肺部病患；③PPD(5 IU)阳性或血清抗结核抗体阳性；④诊断性抗结核治疗有效。必要时应作纤维支气管镜采集微生物标本和活检标本通过微生物学和/或组织病理学确诊。

(三)活动性判定

确定肺结核有无活动性对治疗和管理十分重要，是诊断的一个重要内容。活动性判断应综合临床、X射线表现和痰菌决定，而主要依据是痰菌和X射线。痰菌阳性肯定属活动性。X射线胸片上凡渗出型和渗出增生型病灶、干酪型肺炎、干酪灶和空洞(除净化空洞外)都是活动性的征象；增生型病灶、纤维包裹紧密的干酪硬结灶和纤维钙化灶属非活动性病变。由于肺结核病变多为混合性，在未达到完全性增生或纤维钙化时仍属活动性。在X射线上非活动性应使病变达到最大限度吸收，这就需要有旧片对比或经随访观察才能确定。初次胸片不能肯定活动性的病例可作为"活动性未定"，给予动态观察。

(四)分类和记录程序

为适应我国目前结核病控制和临床工作的实际，中华医学会结核病学分会《结核病新分类法》将结核病分为原发型肺结核、血行播散型肺结核、继发型肺结核、结核性胸膜炎和其他肺外结核5型。在诊断时应按分类书写诊断，并注明范围(左侧、右侧和双侧)、痰菌和初治、复治情况。

(五)鉴别诊断

肺结核临床和X射线表现可以酷似许多疾病，必须详细搜集临床及实验室和辅助检查资料，综合分析，并根据需要选择侵袭性诊断措施如纤维支气管镜采集微生物标本和活组织检查。不同类型和X射线表现的肺结核需要鉴别的疾病不同。

1.肺癌

中央型肺癌常有痰中带血，肺门附近有阴影，与肺门淋巴结结核相似。周围型肺癌可呈球状、分叶状块影，需与结核球鉴别。肺癌多见于40岁以上嗜烟男性，常无明显毒性症状，多有刺激性咳嗽、胸痛及进行性消瘦。在X射线胸片上结核球周围可有卫星灶、钙化，而肺癌病灶边缘常有切迹、毛刺。胸部CT扫描对鉴别诊断常有帮助。结合痰结核分枝杆菌、脱落细胞检查及通过纤支镜检查与活检等，常能及时鉴别。肺癌与肺结核可以并存，亦需注意发现。

2.肺炎

原发复合征的肺门淋巴结结核不明显或原发灶周围存在大片渗出，病变波及整个肺叶并将肺门掩盖时，以及继发型肺结核主要表现为渗出性病变或干酪性肺炎时，需与肺炎特别是肺炎链球菌肺炎鉴别。细菌性肺炎起病急骤、高热、寒战和胸痛伴气急，X射线上病变常局限于一个肺叶或肺段，血白细胞总数及中性粒细胞增多，抗生素治疗有效，可资鉴别；肺结核尚需注意与其他病原体肺炎进行鉴别，关键是病原学检测有阳性证据。

3.肺脓肿

肺脓肿空洞多见于肺下叶，脓肿周围的炎症浸润较严重，空洞内常有液平面。肺结核空洞则多发生在肺上叶，空洞壁较薄，洞内很少有液平面或仅见浅液平。此外，肺脓肿起病较急、高热和大量脓痰，痰中无结核分枝杆菌，但有多种其他细菌，血白细胞总数及中性粒细胞增多，抗生素治疗有效。慢性纤维空洞合并感染时易与慢性肺脓肿混淆，后者痰结核分枝杆菌阴性。

4.支气管扩张

支气管扩张有慢性咳嗽、咳脓痰及反复咯血史，需与继发型肺结核鉴别。X射线胸片多无异常发现或仅见局部肺纹理增粗或卷发状阴影,CT 有助确诊。应当警惕的是化脓性支气管扩张症可以并发结核感染,在细菌学检测时应予顾及。

5.慢性支气管炎

症状酷似继发型肺结核。近年来老年人肺结核的发病率增高,与慢性支气管炎的高发年龄趋近,需认真鉴别,及时 X 射线检查和痰检有助确诊。

6.非结核分枝杆菌肺病

非结核分枝杆菌(nontuberculous mycobacteria,NTM)指结核和麻风分枝杆菌以外的所有分枝杆菌,可引起各组织器官病变,其中 NTM 肺病临床和 X 射线表现类似肺结核。鉴别诊断依据菌种鉴定。

7.其他发热性疾病

伤寒、败血症、白血病和纵隔淋巴瘤等与结核病有诸多相似之处。伤寒有高热、血白细胞计数减少及肝脾大等临床表现,易与急性血行播散型肺结核混淆。但伤寒热型常呈稽留热,有相对缓脉、皮肤玫瑰疹,血清肥达试验阳性,血、粪便培养伤寒杆菌生长。败血症起病急,有寒战及弛张热型,白细胞及中性粒细胞增多,常有近期皮肤感染,疖疮挤压史或尿路、胆道等感染史,皮肤常见瘀点,病程中出现迁徙病灶或感染性休克,血或骨髓培养可发现致病菌。结核病偶见血象呈类白血病反应或单核细胞异常增多,需与白血病鉴别。后者多有明显出血倾向,骨髓涂片及动态 X 射线胸片随访有助确立诊断。支气管淋巴结结核表现为发热及肺门淋巴结肿大,应与结节病、纵隔淋巴瘤等鉴别。结节病患者结素试验阴性,肺门淋巴结肿大常呈对称性,状如"土豆";而淋巴瘤发展迅速,常有肝脾及浅表淋巴结肿大,确诊需组织活检。

八、治疗

(一)抗结核化学治疗

1.化疗药物

(1)异烟肼(isoniazid,INH):具有强杀菌作用、价格低廉、不良反应少、可口服等特点,是治疗肺结核病的基本药物之一。INH 抑制结核分枝杆菌叶酸合成,包括 3 个环节:①INH 被结核分枝杆菌摄取;②INH 被结核分枝杆菌内触酶-过氧化酶活化;③活化的 INH 阻止结核分枝杆菌叶酸合成。它对于胞内和胞外代谢活跃、持续繁殖或近乎静止的结核分枝杆菌均有杀菌作用。INH 可渗入全身各组织中,容易通过血-脑脊液屏障,胸腔积液、干酪样病灶中药物浓度很高。成人剂量每天 300 mg(或每天 4～8 mg/kg),一次口服;儿童每天 5～10 mg/kg(每天不超过 300 mg)。急性血行播散型肺结核和结核性脑膜炎,剂量可以加倍。主要不良反应有周围神经炎、中枢神经系统中毒,采用维生素 B_6 能缓解或消除中毒症状。但维生素 B_6 可影响 INH 疗效;常规剂量时神经系统不良反应很少,故无须服用维生素 B_6。肝脏损害(血清 ALT 升高等)与药物的代谢毒性有关,如果 ALT 高于正常值上限 3 倍则需停药。通常每月随访一次肝功能,对于肝功能已有异常者应增加随访次数,且需与病毒性肝炎相鉴别。

(2)利福平(rifampin,RFP):对胞内和胞外代谢旺盛、偶尔繁殖的结核分枝杆菌均有杀菌作用。它属于利福霉素的半合成衍生物,通过抑制 RNA 聚合酶,阻止 RNA 合成发挥杀菌活性。RFP 主要在肝脏代谢,胆汁排泄。仅有 30% 通过肾脏排泄,肾功能损害一般不需减量。RFP 能穿透干酪样病灶和进入巨噬细胞内。在正常情况下不通过血-脑脊液屏障,而脑膜炎症可增加其渗透能力。RFP 在组织中浓度高,在尿、泪、汗和其他体液中均可检测到。成人剂量空腹 450～

600 mg,每天1次。主要不良反应有胃肠道不适、肝功能损害(ALT升高、黄疸等)、皮疹和发热等。间歇疗法应用高剂量(600~1 200 mg/d)易产生免疫介导的流感样反应、溶血性贫血、进行肾衰竭和血小板减少症,一旦发生,应予以停药。

(3)吡嗪酰胺(pyrazinamide,PZA):类似于INH的烟酸衍生物,但与INH之间无交叉耐药性。PZA能杀灭巨噬细胞内尤其酸性环境中的结核分枝杆菌,已成为结核病短程化疗中不可缺少的主要药物。胃肠道吸收好,全身各部位均可到达,包括中枢神经系统。PZA由肾脏排泄。最常见的不良反应为肝毒性反应(ALT升高和黄疸等)、高尿酸血症,皮疹和胃肠道症状少见。

(4)链霉素(streptomycin,SM)和其他氨基糖苷类:通过抑制蛋白质合成来杀灭结核分枝杆菌。对于空洞内胞外结核分枝杆菌作用强,pH中性时起效。尽管链霉素具有很强的组织穿透力,而对于血-脑脊液屏障仅在脑膜炎时才能透入。主要不良反应为不可逆的第Ⅷ对脑神经损害,包括共济失调、眩晕、耳鸣、耳聋等。与其他氨基糖苷类相似,可引起肾脏毒性反应。变态反应少见。成人每天15~20 mg/kg,或每天0.75~1.0 g(50岁以上或肾功能减退者可用0.5~0.75 g),分1~2次肌内注射。目前已经少用,仅用于怀疑INH初始耐药者。其他氨基糖苷类如阿米卡星(AMK)、卡那霉素(KM)也有一定抗结核作用,但不用作一线药物。

(5)乙胺丁醇(ethambutol,EMB):通过抑制结核分枝杆菌RNA合成发挥抗菌作用,与其他抗结核药物无交叉耐药性,且产生耐药性较为缓慢。成人与儿童剂量均为每天15~25 mg/kg,开始时可以每天25 mg/kg,2个月后减至每天15 mg/kg。可与INH、RFP同时1次顿服。常见不良反应有球后视神经炎、变态反应、药物性皮疹和皮肤黏膜损伤等。球后视神经炎可用大剂量维生素B_1和血管扩张药物治疗,必要时可采用烟酰胺球后注射治疗,大多能在6个月内恢复。

(6)对氨基水杨酸(para-aminosalicylic acid,PAS):对结核分枝杆菌抑菌作用较弱,仅作为辅助抗结核治疗药物。可能通过与对氨苯甲酸竞争影响叶酸合成,或干扰结核分枝杆菌生长素合成,使之丧失摄取铁的作用而达到抑菌作用。成人8~12 g/d,分2~3次口服。静脉给药一般用8~12 g,溶于5%葡萄糖液500 mL中滴注。本药需新鲜配制和避光静脉滴注。肾功能不全患者慎用。主要不良反应有胃肠道刺激、肝功能损害、溶血性贫血及变态反应(皮疹、剥脱性皮炎)等。

(7)其他:氨硫脲(thiosemicarbazone,TB1),卷曲霉素(capreomycin,CPM),环丝霉素(cycloserinum,CS),乙硫异烟胺(ethionamade,1314Th)和丙硫异烟胺(prothionamide,1321Th)为第二线抗结核药物,作用相对较弱,不良反应多,故目前仅用于MDR-TB。氟喹诺酮类抗菌药物(FQs)对结核分枝杆菌有良好的抑制作用。这些药物仅用于MDR-TB的治疗。

2.标准化治疗方案

(1)初治:肺结核(包括肺外结核)必须采用标准化治疗方案。对于新病例其方案分两个阶段,即2个月强化(初始)期和4~6个月的巩固期。强化期通常联合用3~4个杀菌药,约在2周之内传染性患者经治疗转为非传染性,症状得以改善。巩固期药物减少,但仍需灭菌药,以清除残余菌并防止复发。

(2)复治:有下列情况之一者为复治:①初治失败的患者。②规则用药满疗程后痰菌又转阳的患者。③不规则化疗超过1个月的患者。④慢性排菌患者。获得性耐药是复治中的难题,推荐强化期5药和巩固期3药的联合方案。强化期能够至少有2个仍然有效的药物,疗程亦需适当延长。

(3)MDR-TB的治疗:MDR-TB是被WHO认定的全球结核病疫情回升的第三个主要原

因。治疗有赖于通过药敏测定筛选敏感药物。疑有多耐药而无药敏试验条件时可以分析用药史进行估计。强化期选用 4～5 种药物,其中至少包括 3 种从未使用过的药物或仍然敏感的药物如 PZA、KM、CPM、1321Th、PAS(静脉)、FQs,推荐的药物尚有 CS、氯苯酚嗪(clofazimine)等。强化期治疗至少 3 个月。巩固期减至 2～3 种药物,至少应用 18～21 个月。

(二)手术治疗

化疗的发展使外科治疗在肺结核治疗中的比重和地位显著降低。但对药物治疗失败或威胁生命的单侧肺结核病特别是局限性病变,外科治疗仍是可选择的重要治疗方法。手术指征:①化疗尤其是经过规则的强有力化疗药物治疗 9～12 个月,痰菌仍阳性的干酪样病灶、厚壁空洞、阻塞型空洞。②一侧毁损肺、支气管结核管腔狭窄伴远端肺不张或肺化脓症。③结核脓胸或伴支气管胸膜瘘。④不能控制的大咯血。⑤疑似肺癌或并发肺癌可能。这些患者大多病情严重、有过反复播散、病变范围广泛,因此是否适宜手术尚须参考心肺功能、播散灶控制与否等,就手术效果、风险程度及康复诸方面全面衡量,以作出合理选择。

(三)症状治疗

1.发热

随着有效抗结核治疗,肺结核患者的发热大多在 1 周内消退,少数发热不退者可应用小剂量非类固醇类退热剂。急性血行播散型肺结核和浆膜渗出性结核伴有高热等严重毒性症状或高热持续时,激素可能有助于改善症状,亦可促进渗液吸收、减少粘连,但必须在充分有效抗结核药物保护下早期应用,疗程 1 个月左右即应逐步撤停。

2.大咯血

大咯血是肺结核患者的重要威胁,应特别警惕和尽早发现窒息先兆征象,如咯血过程突然中断,出现呼吸急促、发绀、烦躁不安、精神极度紧张、有濒死感或口中有血块等。抢救窒息的主要措施是畅通气道(体位引流、支气管镜吸引气管插管)。止血药物治疗可以应用神经垂体素。对于药物难以控制而肺结核病变本身具备手术指征且心肺功能可胜任者,手术治疗可以显著降低大咯血病死率。对于不能耐受手术和病变不适宜手术的大咯血,支气管动脉栓塞止血有良效。

(四)食疗

1.食疗原则

对结核病治疗用药物攻邪,用食物补益形体,以祛邪、恢复正气。故给予高能量、高蛋白质、高维生素,适量矿物质和微量元素的平衡饮食。要注意食物色、香、味、形和患者个人喜好,并照顾其消化和吸收功能,随时调节饮食食物质和量。能量每天按 167.2～209.9 kJ(40～50 kcal)/kg,蛋白质为 1.5～2.0 g/kg,可多选食蛋白质营养价值高的肉类、蛋类和奶类,但应避免过分甘肥油腻,以妨碍食物消化吸收。滋阴和补益精气食品,如鳗鱼、黑鱼、甲鱼、猪肝、猪肺、猪瘦肉、鸡蛋、鸭蛋、牛肉、羊肉等都富含优质蛋白质。蔬菜类,如青菜、胡萝卜、土豆等。豆类,特别是黄豆及其制品。果品类如柿、梨、橘子、苹果、番茄、百合、莲子、藕、菱、荸荠等,芡实、银耳等也都可选用。结核患者应忌烟、酒及辛辣等生痰助火食物,因食用之后可能使病情加重,甚至引起大咯血等意外并发症。

2.食疗方选

(1)潮热:取鳗鱼数条清水洗净,先在锅中煮沸清水,再将活鳗投入,加盖煮 2～3 小时,鳗油浮于水面,捞取鳗油后加食盐适量,每次服 10 mL,1 天 2 次,饭后服用。或将鳗鱼切成寸段,放于铁皮筒内,一端用泥封固,另一端用铁丝绕成团塞住,铁皮筒在炭火上烧烤,塞铁丝端向下,筒口用碗承接,待烧至鳗鱼焦时,鳗油即自下端流入碗中,烧至油尽鳗枯成炭为止;鳗油可用,同时可将鳗炭研细,每天服 2 次,每服 3～6 g。初期低热,用枸杞根 15 g;或嫩苗及叶常煎服,代茶饮用,对退潮热有益。如加用枸杞子,则更有补肾强壮作用。

用啤酒花 10～12 g,泡水代茶饮用,可促进食欲并能退虚热;也有用鲜李子,捣汁冷饮以治骨蒸劳热,但多食可生痰,脾胃虚弱者不宜多食。五汁蜜膏为去核鸭梨、白萝卜各 1 000 g,生姜 250 g,洗净切碎,分别以洁净纱布绞汁。取梨汁和萝卜汁放入锅中,先用大火烧开,后以小火煎熬成膏状,加入姜汁及炼乳、蜂蜜各 250 g 搅匀,继续加热至沸,停火冷却,装瓶备用。服用时每次 20 mL,以沸水冲化,或再加黄酒适量饮服,每天 2 次。可治虚劳、肺结核、低热、久咳不止等症。

(2)盗汗:以蛤蜊肉加韭菜做成菜肴,用韭黄更好;常食可治疗肺结核盗汗。或者以牡蛎壳 30～60 g 煎汤;用于治疗盗汗。甲鱼 1 只取血,用热黄酒适量冲服,应当天服完,持续服用。未熟桃干称为碧桃干,用其 15 g,加水煎服。

(3)咳嗽咯血:木瓜 15 g,草 30 g,甘草 6 g 同煎,可治肺结核咳嗽,若用鱼腥草 30～40 g 代替茜草,其清肺热效果更为显著。咳嗽剧烈,可每天用生梨加冰糖蒸食,或常含化柿霜饼。如有咯血,用鲜百合 2～3 个洗净,捣汁以温开水冲服,每天 2 次。也可喝藕汁或以生藕片蘸糖吃或用乌贼骨 12 g,藕节 15 g,白及 10 g,水煎去渣,加蜂蜜调服,1 天 3 次,饮服。紫皮大蒜瓣 15～20 片,去皮后放入沸水中煮 1～2 分钟,取出备用。用煮蒜水与糯米 50 g 煮成稀粥,然后将原蒜瓣放入粥内拌匀食用。在食粥同时,可加白及粉 3 g,早晚各 1 次,连吃 10～15 天,停 3 天后再食。治肺结核、胸膜炎、咯血。油浸白果是传统单方,将去外皮带壳鲜白果放于瓶内,加入菜油,以浸没为度,将瓶密封埋于土中,5 个月后取用,以越陈越好,每次取白果 1 枚剥取其肉,温水送服,可治肺结核咳嗽,并有平喘作用。

(4)食少便溏:用生山药 120 g 切片煮汁 1 000 mL,当茶饮用;或用山药粉 20～30 g 以凉水调于锅内,不时以筷搅拌,煮 2～3 沸即成粥,或在山药粥中加熟鸡蛋黄 3 枚调入后用,均可治疗阴虚且损及脾胃者。称等量薏苡仁、芡实、淮山药,加水后煮食。本方适用于肺病久咳、脾虚、大便不实者。

(5)腰酸膝软无力:取 2 500 g 黄精熬制成 500 g 浸膏,每天 4 次,每次 10 mL,每 1 mL 相当于黄精 5 g,治疗浸润型肺结核。不加用西药,可使部分患者病灶完全吸收,大部分症状好转,并有体重增加和症状改善。脾胃虚寒者不宜食用。取适量鲍鱼做成菜肴,每天食用,可治肺结核低热、盗汗、骨蒸,且有滋阴壮体功能。以乌龟壳烧存性研细末,用枣泥或炼蜜为丸。每次服 6 g,每天 2 次,通常连服 1～2 个月后,可显示效果,复查时病灶可见钙化现象提早出现。用于治疗小儿骨结核,效果更佳。

(五)心理治疗

心理社会因素在肺结核的发生、发展中有一定影响。早在 20 世纪初就已注意到这种传染病的心理因素。Racamier 于 1950 年观察了 150 名肺结核患者,发现他们存在着孤独与深深的不安全感,童年早期存在与父母的情感关系障碍,其中 2/3 是怀疑,1/3 是溺爱。Brautigam 在 1957 年强调患者存在对联络的敏感性,以及自尊的易变性。同年 Melytr 用罗夏墨迹图测得结核病患者精神稳定性低,对情感及自我中心方面激惹性强,患者需要更多的理解,还存在受压抑的冲突、深藏的恐惧,以及感情易变、烦躁,自我约束减退。谢云锦等于 1986 年对结核患者做 MMPI 测定,发现 74%D 分高(抑郁分值)、36%Hs 分高(疑病分高)、27%Hy 分高(癔症患者得分高)。近年来通过 HAD 测得 142 例肺结核住院患者有焦虑或抑郁可疑症状者 73 人,有明显症状者43人,无症状者26人,这说明肺结核患者心理压力较大,进而会导致免疫功能低水平,易于发病。临床资料证实,肺结核伴焦虑、抑郁明显者植物血凝素皮肤试验反应低于无情绪障碍者;淋巴细胞转化率低于无情绪症状者;有情绪症者 IgG 偏低($P<0.05$)。

曾经写过《心身医学》这一古典名著的作者亚历山大(Alex ander)认为,结核病也属于心身医学的一种疾病,他说:"如果只考虑是由结核分枝杆菌引起的是不够的,还应考虑到机体本身具有的特异的、非特异的免疫力和机体对感染的抵抗力的问题,此外,情感因素也是构成结核病的一部分原因。"

结核分枝杆菌含有类脂质、蛋白质和多糖类。在人体内类脂质引起淋巴细胞浸润而形成结核结节;蛋白质引起变态反应;多肽与多糖复合物与免疫的产生有关。结核病的发生、发展与转归取决于结核分枝杆菌入侵的数量、毒力和人体免疫力、变态反应的高低。当人体免疫力低下,抵抗力处于劣势时,结核病就容易发生;反之,感染后不易发病,即使发病也较轻而且容易康复。情感因素也是构成结核病的一个重要原因。根据现代心理免疫学理论,情绪压抑时,淋巴细胞的致敏性和巨噬细胞的吞噬作用严重削弱,T 细胞与绵羊红细胞结合呈现玫瑰花环反应大大减弱,而受植物血凝素(PHA)刺激后转化为母细胞的能力也明显减退,这就是说,机体的细胞免疫能力处于低下状态,因而结核病易罹性显著增强。

结核病的治疗已历经了四个阶段,从历史回顾的角度可分为卫生营养疗法阶段、人工气胸腹疗法阶段、综合治疗阶段及崭新化疗阶段。其中抗结核化学药物治疗对结核病的控制起着决定性的作用,可使病灶愈合、症状消除并防止复发,但卫生营养疗法也绝非无足轻重,它作为一种基础疗法日益显得重要。世界上的事物总是波浪式前进、螺旋式上升的,如今,卫生营养疗法应从心理治疗的高度重新认识与评价。结核病常用的心理疗法如下。

1.简易精神疗法

通过接受、支持、保证三步骤使患者明确:随着社会的进步、科学的发展、诊治疾病手段的先进,总体上讲结核病处于少见与散发状态,结核病患病率、发病率和死亡率分别不超过千分之一、万分之一、十万分之一。经近 30 年推行合理化疗以来,疗程一再缩短、治愈率超过 95%,治愈后五年复发率仅为 1%~2%,并防止了耐药性的产生,从而使患者增强信心,促进早日康复。

2.认知疗法

结核病是人类最古老的传染病之一,人类与之斗争了数千年,但由于各地区疫情控制尚不平衡、不规则用药或管理不善,以及难民、移民、民工的流动性与特殊性,一旦发病通常难以接受合理治疗,因此结核病疫情仍然相当严重,流行形势也相当严峻,以至 WHO1993 年 4 月向全世界宣布全球处于结核病紧急状态,并将每年的 3 月 24 日定为世界抗结核日。其实只要理智地认识到结核病病因明确、治有方法、防有措施,只要认真做好治疗、管理、预防及检查的各个环节的工作,只要高度关注结核病的疫情,切实做到查出必治、治必彻底,就完全可能使结核病流行情况改善,直至控制。

3.行为指导法

患者应注意适当休息疗养、生活起居合理、丰富的营养、必要的日光浴,以及克服多愁善感、郁郁寡欢等易感性人格。

4.想象-信念疗法

想象 T 细胞与结核分枝杆菌浴血大战并战而胜之;想象玫瑰花环试验明显增强;想象淋巴细胞转化能力增强。

5.气功疗法

肺结核中医辨证多属肺阴虚,先做放松功,行三线放松 2～3 个循环,再行内养功,意守丹田形成腹式呼吸,肺气虚者与气阴两虚患者也大同小异,在进行气功疗法的同时还应适当进行体育锻炼、增强体质、提高自然免疫力。

6.音乐疗法

(1)音乐安神法:本法以清幽柔绵、怡情悦志之曲,消除肺结核患者的焦虑烦躁状态。代表乐曲有梁代古曲《幽兰》、晋代古曲《梅花三弄》等。此外门德尔松的《小提琴协奏曲》,充满了甜美感情和温馨,可让思绪安定而平静;尤其是门德尔松的《乘着那歌声的翅膀》,这首歌曲充满了迷人的色彩,让人沉浸在"甜蜜、幸福的梦"之中。

(2)音乐开郁法:本法以爽快鲜明、激情洋溢之曲,疏泄患者的抑郁与忧愁。代表乐曲如春秋古曲《高山流水》、唐代古曲《阳关三迭》等,再如南派笛奏《姑苏行》、广东音乐《彩云追月》,以及老约翰的《拉德斯基进行曲》、贝多芬的《欢乐颂》等。

(3)音乐激励法:本法以激昂悲壮、荡气回肠之曲治疗患者的忧思郁结。代表乐曲有汉代琵琶曲《十面埋伏》、宋元词曲《满江红》,以及贝多芬《命运交响曲》、俄罗斯民歌《三套车》等。

(4)音乐愉悦法:本法以轻松喜悦、优美动人之曲排遣患者的悲哀郁闷。代表乐曲有唢呐独奏《百鸟朝凤》、民乐合奏曲《春江花月夜》,以及小约翰的《蓝色多瑙河》、莫扎特《G大调弦乐小夜曲》等。

(5)名曲情绪转变法:本法是日本山本直纯所著《音乐灵药》中介绍的方法,本法令人在不知不觉中身心好转,可以让音乐创造 24 小时的快乐。如巴赫名曲让人在早晨头脑清醒地醒来;午休时听舒伯特的《军队进行曲》振奋精神;以斯特拉文斯基的音乐缓解焦虑;以贝多芬的交响曲对抗抑郁;以勃拉姆斯的音乐安抚失落等。上述名曲有助于克服肺结核患者多愁善感、郁郁寡欢的易感性人格。

(6)辨证施乐法:肺结核中医辨证多属肺阴虚患者,患者免疫力差,常有咳嗽、盗汗、乏力等症状,易患外感病,而音乐能增强免疫功能与抵抗力,有助于肺结核的康复。乐曲应选气息宽广、刚劲有力、旋律明快坚定、节奏富有弹性的乐曲,如二胡曲《光明行》《听松》,广东音乐《旱天雷》《金蛇狂舞》等。还要注意对肺结核的音乐调理,以早晨进行较好。

九、预防

(一)DOTS 战略

WHO 结核病对策部总结近 20 余年来的经验,将 DOTS 上升为一种保证结核病控制对策获得成功的战略,主要是:①政府的支持和承诺。②通过对因症就诊进行痰涂片镜检发现患者。③对涂阳患者给予标准短程化疗(6～8 个月)并至少初治两个月在直接督视下服药。④保证抗结核药物供应。⑤可以用来评估治疗效果和全部规划实施的标准化病例登记和报告系统。DOTS 是当今降低和防止结核分枝杆菌感染、结核病死亡、控制耐多药结核病最有效、最可能实施的战略。DOTS 的核心是规则、全程治疗。目标是有效地治疗患者,大幅度降低传染源密度,从而有效降低感染率和减少发病,防治结合,"寓预防于治疗"。

(二)卡介苗接种

机体获得性特异性免疫只产生在活菌感染之后。卡介苗(bacillus calmette-guérin,BCG)是一种无毒牛型结核分枝杆菌活菌疫苗,接种后机体反应与低毒结核分枝杆菌原发感染相同,产生变态反应同时获得免疫力。目前比较普遍的看法是 BCG 尚不足以预防感染,但可以显著降低儿童发病及其严重性,特别是结核性脑膜炎等严重结核病减少,并可减少此后内源性恶化的可能性。WHO 已将 BCG 列入儿童扩大免疫计划。我国推行 BCG 接种仍规定新生儿出生时即接种 BCG,每隔 5 年左右对结素转阴者补种,直至 15 岁。

(三)治疗潜伏结核感染(化学预防)

任何年龄结素新近转阳者第一年发病危险性是 3.3%,5 年内为 5%~15%。业已证明 INH 可以有效预防感染者的发病。在低感染率的发达国家主张对潜伏结核感染进行 INH 化学预防。方法为INH 300 mg/d,持续 9 个月,适用于所有潜伏结核感染,包括 HIV 感染者和孕妇;INH 900 mg,每周2 次,疗程 9 个月;以及 RFP 600 mg/d,持续 4 个月方案,在选择性对象亦可使用,但前者需要督导,后者不够经济。INH 联合 PZA 方案可缩短疗程至 2 个月,因不良反应发生率高,不予推荐。

(凌再芹)

第九章 肿 瘤

第一节 乳腺肿瘤

一、普通型纤维腺瘤

纤维腺瘤是女性乳房最常见的上皮成分和间质成分组成的良性双相性肿瘤。纤维腺瘤起源于终末导管周围的小叶内间质(特化纤维结缔组织间质)内的成纤维细胞。由于肿瘤性成纤维细胞增生,包绕邻近终末导管小叶单位(TDLU)、导管和非特化间质,从而形成致密肿块。

有人认为纤维腺瘤是由特化间质形成的、含有陷入腺体的纤维瘤,即所谓的"腺纤维瘤"。有时成纤维细胞增生程度轻微,病灶分散,只形成多个松散分布的小结节,不形成融合的独立肿块,称为纤维腺瘤病、硬化性小叶增生或纤维腺瘤样乳腺病,国内常称为"纤维腺瘤形成趋势"。

(一)临床表现

纤维腺瘤常见于年轻女性,但也可发生于儿童和 70 岁以上老人,平均年龄约 30 岁,中位年龄约25岁,50 岁以上患者不足 5%。多为自检发现的无痛性、孤立性、可触及、质实、活动性肿块,常小于 3 cm。大于 4 cm 的肿瘤仅占 10%,多为 20 岁以下年轻人。偶尔,青少年巨大纤维腺瘤可累及大部分乳房或整个乳房。多发性纤维腺瘤见于 15%患者,可同时或非同时、单侧或双侧发生。乳腺影像学检查发现的不可触及病例有所增多。

(二)病理变化

巨检:纤维腺瘤容易手术剥离,大体表现常为质硬的、界限清楚的卵圆形结节,表面光滑,切面灰白色或褐色、膨出、分叶状,常有肉眼可见的裂隙样腔隙。少数纤维腺瘤切面呈黏液样或凝胶状。一部分纤维腺瘤呈明显的分叶状,似乎由纤维间隔分开的多个融合结节组成。然而,大体表现变化较大,可从质软、黏液样到明显硬化、钙化,并可含有小囊肿,罕见肿瘤呈囊性,大体类似囊内乳头状瘤。

镜检:普通型纤维腺瘤的镜下特征包括:病变内组织学特征均匀一致;肿瘤组织成分分布规则;间质和腺体之间协调有序。

1.肿块内部结构

普通型纤维腺瘤的特征之一是多结节结构(图 9-1),这是因为肿瘤性成纤维细胞仅在特化间质内生长。肿块中每个结节代表一个扭曲变形的 TDLU。

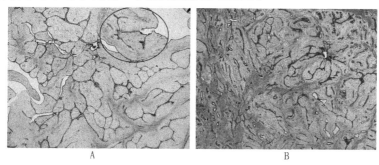

图 9-1 普通型纤维腺瘤的多结节特征

A.肿瘤呈结节状每个小结节代表一个终末导管小叶单位(圈示),其间为特化性

黏液样间质;B.结节之间有条带状非特化性胶原间质插入

准确识别特化间质或非特化间质的特征,才能可靠地辨认多结节结构。多数纤维腺瘤有明显的多结节结构,但也有例外,因为有些病变会改变特化间质或非特化间质的特征,导致这两种间质的差别不明显。例如,乳腺复旧过程使特化间质胶原化,导致细胞稀少而胶原丰富,因而特化间质变得很像非特化间质,很难辨认原有的多结节结构。仔细观察,会发现两种间质的胶原在嗜酸性程度上略有差异,并且胶原束的排列方向不同,有助于区分这两种间质。另外,辨认非特化间质中的小血管也有助于区分间质类型,因为这些血管束是非特化间质的可靠定位标记。与复旧过程相反,年轻女性的非特化间质可能像肿瘤性特化间质一样富于细胞。可以借助血管束确定肿块内部的非特化间质,间质细胞之间存在胶原也能进一步予以印证。有些纤维腺瘤的特化间质增生非常活跃,而肿块内部非特化间质相当稀少,但是小血管仍然存在,可以突出显示肿瘤内部的多结节结构。

肿瘤周围也有一层非特化间质,将肿瘤包裹,并将肿瘤性特化成纤维细胞与脂肪分隔。有时肿瘤周围的非特化间质条带非常稀薄,即使如此,它仍能够划分出肿瘤界限。如果肿瘤性成纤维细胞或腺体侵入脂肪组织内,不能诊断纤维腺瘤。

2.间质特征

纤维腺瘤间质的镜下特征是非常重要的诊断特征。不同病例之间,间质变化较大,但同一病例内,间质通常是均质的。这种特征有助于区分叶状肿瘤,后者可呈现相当明显的间质异质性,即使在那些与纤维腺瘤无法区分的区域也具有明显的异质性。在成人普通型纤维腺瘤内,整个肿瘤内上皮和间质的相对比例是平均分布的。间质细胞的密度与肿瘤大小无关,但 20 岁以下纤维腺瘤倾向于间质细胞更丰富,上皮增生更明显。

肿瘤性成纤维细胞位于丰富的细胞外基质中,细胞核有时被挤压成不规则形或成角。细胞小,形态温和,细胞学特征可略有差别。多数细胞核小,梭形,染色质均匀、深染,而少数细胞核较大,卵圆形,染色质颗粒状,有微小核仁(图 9-2)。核分裂极少见,25 岁以下纤维腺瘤的间质内可出现罕见的核分裂。不同病例之间,成纤维细胞的密度及细胞间基质的成分差异较大,主要因为复旧程度不同所致。年轻女性的纤维腺瘤间质通常富于成纤维细胞和黏液样基质,而超过 40 岁者,间质细胞稀少,胶原丰富。

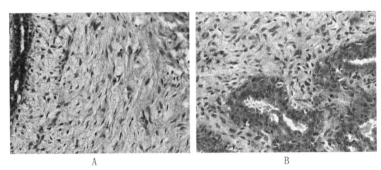

图 9-2 纤维腺瘤中成纤维细胞的细胞学特征存在差异

A、B.间质内的梭形细胞部分细胞的胞核小而深染,另一些核较大,淡染

3.腺体特征

由于 TDLU 掺入纤维腺瘤内同时被扭曲变形,病变内不会出现正常小叶结构。小叶的扭曲变形方式具有特征性,形成两种组织学类型(图 9-3、图 9-4),管内型较常见,间质丰富,挤压导管,形成细长线状分支状结构和裂隙样腔隙。小管呈均匀一致的狭长形,细长小管呈弓形结构覆盖于间质结节的表面。小管两侧腔面的腔缘细胞相接触,间隔大致相等,形成串珠状外观。管周型较少见,由于导管不被间质挤压,导管保持圆形中空管腔。成纤维细胞围绕腺管呈同心圆排列。管周型可能起源于原始小叶,而管内型可能来自发育相对成熟的 TDLU。这两种组织学类型无预后和临床意义,许多肿瘤兼有两种结构。管内型为主的纤维腺瘤可能会误诊为良性叶状肿瘤,特别是 NCB 标本。

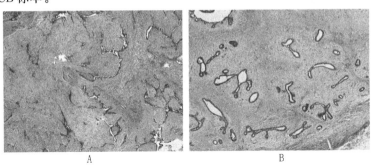

图 9-3 纤维腺瘤组织学类型(1)

A.肿瘤性特化成纤维细胞增生,使终末导管小叶单位的小导管和腺泡扭曲变形,形成典型的管内型结构;B.管周型纤维腺瘤的大多数腺体由圆形、简单分支的小管构成,成纤维细胞围绕腺管呈同心圆状排列

纤维腺瘤中的腺体与其他良性病变一样,含有内层导管上皮和外层肌上皮细胞。导管上皮可由单层立方到柱状上皮组成或显示各种改变,后者包括化生性改变(大汗腺化生最常见,鳞化少见)、囊性变或硬化性腺病。上皮还可发生增生性改变,包括普通型导管增生、非典型导管增生、非典型小叶增生、小叶原位癌和导管原位癌。大多数原位癌局限于纤维腺瘤内。浸润性癌也可累及纤维腺瘤,尽管癌可局限于纤维腺瘤内,但更常见的是邻近组织的癌扩展到纤维腺瘤内所致。

4.特殊改变

纤维腺瘤可见局灶或弥漫性间质细胞丰富,当间质细胞明显丰富时应诊断为“富细胞性纤维腺瘤”,必须与叶状肿瘤区分。然而,对于间质细胞数量达到多少才能诊断为富细胞性纤维腺瘤,还没有一致意见。此型纤维腺瘤与幼年性纤维腺瘤和巨大纤维腺瘤之间存在某种联系,这些术语的定义和用法也有不少争议。

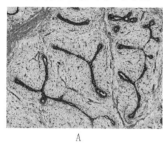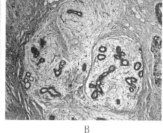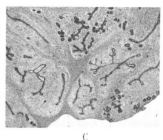

图9-4　纤维腺瘤组织学类型(2)
A.管内型,肿瘤性特化成纤维细胞增生,挤压小导管和腺泡扭曲变形,形成细长线状分支状结构;B.管周型,成纤维细胞围绕导管,导管保持中空管腔;C.管周和管内混合型

纤维腺瘤可见少见的成熟性化生改变,包括平滑肌化生、脂肪化和软骨化生,可能会为误诊为错构瘤。脂肪组织绝不会成为纤维腺瘤的主要成分。偶尔,结节周围或融合结节之间的非特化间质内会存在少许脂肪细胞。非特化间质内伴随脉管出现的小片脂肪组织更加罕见。如果出现大量脂肪,或脂肪以其他方式存在,或脂肪出现在其他部位,都不大可能诊断为纤维腺瘤。大多数伴有脂肪分化的纤维上皮性肿瘤为叶状肿瘤。

纤维腺瘤间质亦可出现黏液样变、玻璃样变、钙化和骨化,出现间质巨细胞(图9-5)。间质明显黏液样变者称为黏液样纤维腺瘤或黏液瘤。纤维腺瘤内骨软骨化生非常少见,几乎总是发生于绝经后。间质巨细胞罕见,在低倍镜下即可非常醒目,虽然形态学怪异,但仍为良性,未见核分裂。其超微结构特征符合成纤维细胞,免疫组化表达 CD68、p53 和 Ki-67,少数表达 actin 或 CD34。这种细胞亦可见于其他乳腺良性肿瘤或叶状肿瘤,不能仅仅因为间质出现间质巨细胞而把纤维腺瘤分类为叶状肿瘤。尽管存在细胞学不典型,这些细胞不影响临床过程。少数纤维腺瘤的部分区域可出现假血管瘤样间质增生和类似血管瘤样间质伴有出血,间质内偶尔可见较多泡沫细胞(图9-6)及假血管瘤样间质增生。

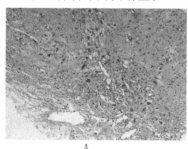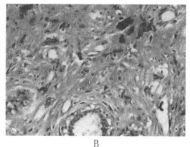

图9-5　纤维腺瘤伴间质巨细胞
纤维腺瘤间质内出现间质巨细胞(A.低倍;B.高倍)

在妊娠期和泌乳期,纤维腺瘤和泌乳腺瘤易于形成梗死灶,但非妊娠、非泌乳者亦可发生梗死。肿瘤可柔软或疼痛,以前无痛肿瘤最近发作不适感提示纤维腺瘤梗死。梗死区域大体上表现为界限相对清楚的淡黄或白色区域的凝固性坏死。镜下,梗死区呈纤维腺瘤潜在结构的残影,网状纤维染色会更清楚。如果组织退变不太严重,CK 染色也有助于观察。部分病变中检测到栓塞血管。肿瘤大部分或全部出现出血梗死性坏死者可称为坏死型纤维腺瘤。

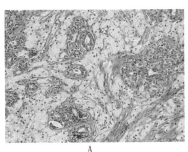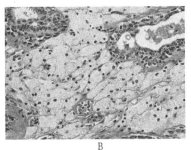

图 9-6　纤维腺瘤,间质内较多泡沫细胞(A 和 B)

纤维腺瘤的上皮成分会出现多种形态学改变,包括所谓"复杂性"纤维腺瘤改变(硬化性腺病、乳头状大汗腺化生、囊肿或上皮钙化)。妊娠期纤维腺瘤可发生弥漫性分泌性增生,它不同于泌乳性腺瘤,后者是呈现分泌性增生的小叶形成的密集聚集。

(三)组织学亚型

1.幼年性纤维腺瘤

乳腺纤维腺瘤 90%以上为成人型或普通型,其余为幼年性和其他少见亚型。幼年性纤维腺瘤占所有纤维腺瘤的 4%,主要发生于青春期女性,大多数患者不到 20 岁,但成人纤维腺瘤也可发生相同的组织学特征,文献中最年长者为 72 岁。临床上表现为单个无痛性边界清楚的肿块,亦可多发。其生长快,有时体积非常大导致两侧乳房不对称。大体形态与成人型无法区分。单发者和多发者平均直径分别为 2.8 cm 和 2.2 cm,最大直径分别为 22 cm 和 13 cm。一些学者将这种体积巨大的幼年性纤维腺瘤称为"巨大纤维腺瘤",而其他学者使用"巨大纤维腺瘤"来描述体积巨大的普通型纤维腺瘤。并且,大小标准也不一致(大于 5 cm 或大于 7 cm)。Rosen 认为,"巨大纤维腺瘤"组织学上与普通大小的纤维腺瘤无法区分,这一术语曾用于包括良性叶状肿瘤和错构瘤在内的多种肿瘤,因此"巨大纤维腺瘤"一词最好只作为临床用语而不宜作为特异性病理诊断名词。

幼年性纤维腺瘤镜下特征包括间质细胞丰富和上皮增生。管周型多于管内型或混合型,单发者与多发者总体上无明显形态学差异。镜下肿瘤边界清楚,有时有假包膜。间质细胞呈双极梭形细胞,核多形性轻微或无,核分裂极少见。上皮成分通常分布均匀,极少病例出现间质过生长(一个 40 倍视野无上皮成分)。大多数肿瘤具有显著的上皮增生,可为导管型、小叶型或复合导管-小叶型增生,可呈网格状、乳头状、实性、小叶-终末导管结构和筛状结构,某一肿瘤可有多种结构。

网格状结构的特征是增生的导管上皮细胞出现窗孔,类似导管原位癌的筛状结构,不同之处在于网格状增生的上皮含有肌上皮细胞增生区并有微乳头状增生的细胞学特征(包括核重叠、核流水样排列、染色质凝缩和核固缩)。乳头状增生通常见于管周型,可并存网格状增生,在扩张的导管腔内形成复杂的分支状乳头。也常有一层肌上皮增生。实性增生上皮充满扩张导管,形成扩张的管周型分布。网格状增生和乳头状增生均为柱状细胞,而实性增生为圆形至卵圆形细胞。实性增生沿着导管分支蔓延,形成小叶状团块时,称为小叶-终末导管结构。

除实性增生可以明显细胞多形性和不典型细胞学改变之外,其他结构中仅有轻微细胞学异常。坏死和钙化都很少见,肿瘤周围组织也很少发生增生改变。肿瘤内极少发现癌。

有的学者质疑幼年性纤维腺瘤是否应当归入纤维腺瘤亚型。首先,它与纤维腺瘤有三点不同：①细胞外基质通常由胶原组成，而不是黏液样基质；②间质细胞呈管周型生长方式，而不是大多数普通纤维腺瘤特有的管内型；③常发生旺炽性普通型导管增生。其次，它更像起源于畸形乳腺组织，因此可能代表一种结节性增生或错构瘤。但无论其发病机制如何，不能因为间质细胞丰富或存在导管上皮增生而将其归类为叶状肿瘤。

2.富细胞性纤维腺瘤

富细胞性纤维腺瘤(图 9-7)和幼年性纤维腺瘤之间的关系也有许多争议。第一，它们的亚型分类并未达成共识，很多病理医师将这两种肿瘤视为纤维腺瘤的同一亚型。第二，文献中对这两种术语并无统一用法。有人将两者视为同义词，也有人认为它们具有不同组织学特征。"富细胞性纤维腺瘤"这一术语的使用更不一致，许多病理医师完全不使用这一术语，有些病理医师将其与幼年性纤维腺瘤混同使用，而也有人似乎认为它不是一个真正的诊断术语而仅仅用于描述间质细胞非常丰富但无其他特殊的普通型纤维腺瘤，另外有人将此诊断术语用于兼有纤维腺瘤和低级别叶状肿瘤特征的病变。由于使用很不规范，最好不要将"富细胞性纤维腺瘤"用做诊断术语，除非能对其确切定义达成共识。我们认为此种类型实为幼年性纤维腺瘤变异型。

3.复杂型纤维腺瘤

Dupont 等人于 1994 年首先将含有大于 3 mm 的囊肿、硬化性腺病、上皮钙化或乳头状大汗腺改变的纤维腺瘤称为"复杂型纤维腺瘤"，其发生率占所有纤维腺瘤的 22%。至少出现上述特征之一才能称为复杂型纤维腺瘤(图 9-8)。在一项病理回顾性研究中，复杂型占所有纤维腺瘤的 15.7%(63/401)，患者平均年龄比非复杂者年长 18.5 岁，肿瘤平均大小(1.3 cm)约为非复杂者的一半，最多见的病变特征为硬化性腺病(57%，36/63)，仅 1 例发现恶性肿瘤(浸润性小叶癌)，占 1.6%(1/63)，此例术前粗针穿刺活检发现不典型小叶增生。另一项临床随访研究中，复杂型纤维腺瘤比缺乏这些改变的纤维腺瘤具有较高的以后进展为乳腺癌的风险(相对风险约为 3.0)。

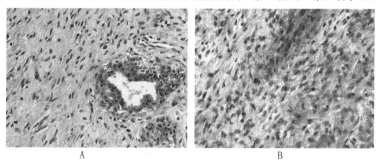

图 9-7　富细胞性纤维腺瘤

A.间质细胞中等丰富；B.间质细胞更丰富且见较多核分裂

复杂性纤维腺瘤可见明显的上皮增生，这些增生性病灶一般与纤维腺瘤外的增生性病变有相同特征。虽然曾经认为与口服避孕药有关，但这些上皮性改变独立于外源性激素。纤维囊性变非常显著，特别是乳头状上皮增生和硬化性腺病，可能掩盖纤维腺瘤的基本特征，特别是样本有限的粗针穿刺活检标本。

4.黏液样纤维腺瘤

黏液样纤维腺瘤间质含有丰富的淡染蓝灰色细胞外基质(黏多糖)，显得非常疏松，其中卷入扭曲变形的腺体。黏液样纤维腺瘤起源于终末导管周围富含蓝灰色黏液的特化间质，因产生大量细胞外基质而形成，而普通型纤维腺瘤是由于特化成纤维细胞增生所致。因此，与纤维腺瘤相比，黏液样纤维腺瘤似乎与软组织黏液瘤关系更接近。

黏液样纤维腺瘤多见于 50～60 岁女性，但也可见于年轻女性。黏液样纤维腺瘤可发生于 Carney 综合征。Carney 综合征是一种家族性疾病，可包括心脏和皮肤黏液瘤、黑色素性神经鞘瘤、色素性皮肤病变和内分泌组织增生。但大多数黏液样纤维腺瘤为散发病例，无 Carney 综合征的其他病变。乳腺 X 线摄片对黏液样纤维腺瘤的检出率低于普通型纤维腺瘤，许多肿瘤可触及肿块或 MRI 可检出，乳腺 X 线摄片却无法检出。大体检查常为界限清楚的结节，有时呈分叶状，切面黏液样，有光泽或半透明。

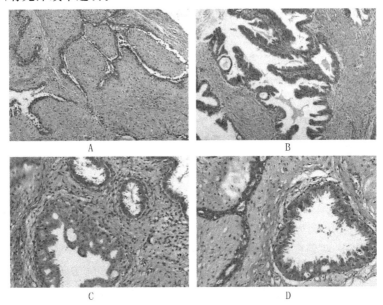

图 9-8　复杂型纤维腺瘤

A.复杂型纤维腺瘤中的普通型纤维腺瘤区域;B.乳头状增生区域;C.乳头状大汗腺化生区域;D.大汗腺囊肿

镜下，大量黏液积聚使肿块内部的非特化间质难以识别，只能根据纤细的胶原纤维或小血管来定位非特化间质，进而辨认多结节结构特征。黏液样物质有时穿过肿块周围的非特化间质条带，并直接接触脂肪组织，甚至渗入肿瘤周围未受累的乳腺实质，从而导致肿瘤边界不清，呈分叶状。间质内成纤维细胞密度低于普通型纤维腺瘤，间质仅有少量体积较小的梭形细胞，细胞核也小，形态温和，漂浮于淡蓝灰色细胞外黏液湖中(图 9-9)。如果成纤维细胞明显增生不符合黏液样纤维腺瘤，此时应考虑普通型纤维腺瘤或叶状肿瘤伴黏液样间质。不能仅根据黏液样物质诊断为黏液样纤维腺瘤，普通型纤维腺瘤、错构瘤、叶状肿瘤和乳头状瘤间质内均可有丰富的黏液样物质。也不能因为无黏液样物质排除黏液样纤维腺瘤，随着时间推移，黏液样特征可完全消失(复旧过程)，由胶原可取代，但肿块的结构特性和腺体的结构特征仍然存在，根据这些特征可作出正确诊断。

黏液样纤维腺瘤内管周型比管内型多见，小叶扭曲程度不如普通型纤维腺瘤那样明显。腺体由立方形或扁平状导管上皮细胞和不明显的肌上皮细胞组成。小导管被压扁，呈细长形，管腔呈裂隙样甚至不明显。基底膜增厚，呈强嗜酸性。大汗腺化生或腺病比普通型纤维腺瘤更常见，却较少发生普通型导管增生。

5.囊性纤维腺瘤

囊性纤维腺瘤十分罕见,据认为与纤维腺瘤的退行性变有关。一般认为缺乏临床实际意义。

影像学检查有助于囊性纤维腺瘤的诊断。多数纤维腺瘤X线检查显示为均质、圆形或椭圆形、边界清楚的肿块,与乳腺增生病、乳腺癌明显不同。但X线检查不易区分肿物实性或囊性。超声检查有利于乳腺囊实性病变的鉴别,囊性纤维腺瘤表现为轮廓清楚,具有不规则厚壁的囊性病变。

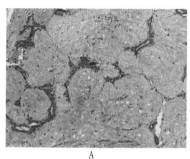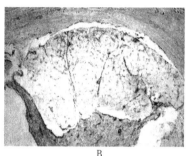

图 9-9　黏液样纤维腺瘤与普通型纤维腺瘤黏液样变比较

A.普通型纤维腺瘤部分区显著黏液变性,呈黏液水肿样;B.黏液样纤维腺瘤的间质仅含有少量间质细胞和毛细血管,漂浮于黏液湖中

肿瘤大部为囊肿结构的纤维腺瘤,称为囊性纤维腺瘤(图9-10)。囊性纤维腺瘤多见于年长妇女,平均发病年龄为47岁,较一般纤维腺瘤平均发病年龄28.5岁明显为高,而且肿瘤直径平均为1.3 cm,小于一般纤维腺瘤的平均直径2.5 cm,两组比较差异明显($P<0.001$)。尽管囊性纤维腺瘤非常罕见,但在乳腺囊性病变的鉴别诊断中应该考虑到。乳腺纤维腺瘤可出现多种继发性退行性改变,如纤维组织的黏液变性、玻璃样变性、钙化或骨化、梗死等,也可发生脂肪化生、平滑肌化生、骨软骨样化生和上皮的顶泌汗腺化生,以及囊肿形成等。这些改变与病程有关,随发生肿瘤的时间推移,退行性改变出现的机会增加。囊性纤维腺瘤多见于年长妇女,病程一般较长,而肿瘤较小,这些事实支持囊性纤维腺瘤为普通型纤维腺瘤发生退行性囊性改变的意见。纤维腺瘤的继发性退行性变化可以单独发生,也可以混杂出现。

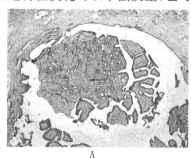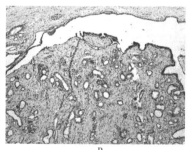

图 9-10　囊性纤维腺瘤

A、B.肿瘤呈囊状,囊壁较厚,囊内为典型的纤维腺瘤

(四)特染和免疫组化

普通型纤维腺瘤间质细胞主要是CD34阳性的成纤维细胞,肌成纤维细胞增生时actin可阳性。间质内混合散在S-100阳性的Langhans巨细胞。间质细胞不同程度地表达PR,ER最多呈弱阳性(表达ER-β,但不表达ER-α)。上皮表达PR,25%病例表达ER。

(五)鉴别诊断

大多数纤维腺瘤镜下不难诊断,肿瘤界清,有管周型或管内型结构。然而,某些亚型难以区分,间质丰富者与良性叶状肿瘤有时很难鉴别并且可能会有争议。

富含黏液样间质的纤维腺瘤在冷冻切片、印片细胞学、细针穿刺或粗针穿刺活检时均可能误诊为黏液癌。黏液癌无包膜,界限不清,常形成大片黏液湖,其中漂浮着小团或成片癌细胞,与纤维腺瘤不同。

普通型纤维腺瘤组织学特征均匀一致,肿瘤组织成分分布规则,间质和腺体之间协调有序。而叶状肿瘤组织学特征有明显的异质性,内在结构排列紊乱,间质相对于腺体呈过度生长。这些差异可以区分大多数纤维腺瘤和叶状肿瘤。更多鉴别诊断要点,见第十五章。

(六)临床与病理联系

普通型纤维腺瘤生长缓慢,可数年不变。青春期女性发生的纤维腺瘤有数种特殊表现,包括生长快速、体积巨大、间质细胞丰富和上皮增生等。妊娠期、泌乳期和使用外源性激素后,纤维腺瘤可迅速增大、梗死和分泌性改变,个别病例甚至发生恶变。绝经后老年女性纤维腺瘤间质明显硬化,可发生骨软骨化生。

二、错构瘤

乳腺错构瘤是一种特殊的肿瘤,由乳腺组织和脂肪组织、增生的纤维结缔组织或成熟透明软骨组成。腺体可有多种形态学变化。少数病例中腺体几乎与正常 TDLU 完全相似,但大多数病例中腺体大小和结构均有所变化,从小而简单到大而非常复杂。腺体衬覆上皮与正常上皮完全相同。间质成分多种多样。如肿瘤内腺组织成分占优势,近似正常乳腺结构,有导管和小叶,甚或有导管和小叶上皮不典型增生,间质含有大量成纤维细胞和丰富胶原,以及散在淋巴细胞、浆细胞和肥大细胞,但脂肪细胞少见。此时称腺性错构瘤或变异型纤维腺瘤。有时肿瘤由上皮和脂肪组织构成,其比例不尽相同;有些肿瘤几乎全为脂肪组织,其内仅见小岛状腺组织,称为腺脂肪瘤。间质中含有成熟透明软骨成分称为软骨脂肪瘤,而间质中出现明显的平滑肌肌样特征者称为肌样错构瘤。错构瘤的影像学特征表现为界限清楚的肿块,边缘可见放射性透亮晕环,当病变较典型时,影像学即可明确错构瘤的诊断。

(一)变异型纤维腺瘤

典型变异型纤维腺瘤常有两种生长方式。其一,肿块中央主要为分支很少的导管,埋植于胶原纤维结缔组织之中;肿块中央常有一两个血管,其管径非常大或形状不规则;肿块周围为小导管及其相关的不规则聚集腺体。上述结构类似正常乳腺,称为"乳腺内的乳腺(图9-11)"。另一种生长方式几乎完全由分支状小导管和小叶组成,其背景为不同比例的纤维结缔组织和脂肪组织,称为"小叶型错构瘤(图9-12)"。这些特征与错构瘤明显重叠,可将两者视为同一病变。

变异型纤维腺瘤中的腺上皮常较活跃。腺上皮细胞体积增大,核大而圆,染色质淡染、颗粒状,核仁显著,常见大汗腺化生和普通型导管增生。

(二)腺脂肪瘤

错构瘤的间质可有多种间叶组织。常以致密纤维结缔组织为主,表现为非特化间质和黏液样纤维结缔组织围绕群集的腺体。脂肪组织常杂乱无章地与致密纤维结缔组织相混杂,而不像纤维腺瘤那样伴随小血管走行。间质内脂肪组织为主的错构瘤称为腺脂肪瘤或腺脂肪组织性错构瘤(图9-13)。

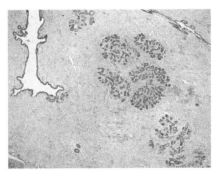

图 9-11 变异型纤维腺瘤生长方式

乳腺内的乳腺小叶样结构位于肿块的外周,导管样结构主要位于中央

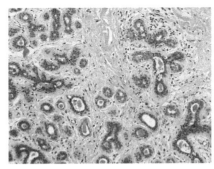

图 9-12 变异型纤维腺瘤生长方式:小叶型错构瘤

小束状纤维组织将腺体分隔成多个小叶单位。扩张的小血管穿行于纤维组织束内

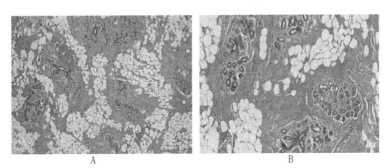

图 9-13 腺脂肪瘤

A、B.肿瘤间质中含有大量杂乱分布的脂肪组织

(三)软骨脂肪瘤

软骨脂肪瘤由成熟脂肪组织和透明软骨组成。患者年龄 37~79 岁,触及肿块。大小 2~6 cm。影像学:界限清楚的肿块,似纤维腺瘤。

大体,肿块质软或橡胶样,切面,界限清楚的分叶状肿块,黄褐色、灰色或灰白色,含有软骨的区域不像明显的脂肪组织。肉眼可见软骨,或砂粒感。

镜下,可见界限清楚的透明软骨岛,有时局灶钙化,位于乳腺间质的成熟脂肪和纤维脂肪之间(图 9-14)。肿瘤边缘由挤压的乳腺组织分隔,似有包膜。罕见平滑肌成分。肿瘤主体内无腺体成分。

软骨脂肪瘤为良性病变,局部切除可治愈,文献中未见复发的报道。

(四)肌样错构瘤

乳腺肌样错构瘤(myoid harmatoma,MH)罕见,以间质中肌样细胞束为特征。肌样成分的组织学起源不明,可能来自血管壁、乳头乳晕部平滑肌、乳腺间质的肌成纤维细胞和肌上皮,大多数 MH 可能是腺病瘤伴肌上皮的平滑肌化生。

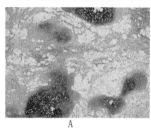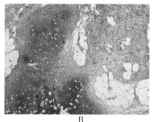

图 9-14 软骨脂肪瘤

A、B.肿瘤构成于成熟纤维脂肪组织和透明软骨组织

1.临床表现

患者多为女性,文献中仅有一例为男性。病程一般较长,可达 5 年以上。多见于外上象限,大小 2～11 cm,临床常诊断为纤维腺瘤。

2.病理变化

巨检:肿瘤为界限清楚的实性肿块,常有一薄而完整的纤维包膜。肿瘤呈圆形或椭圆形,分叶状,切面灰白,纤维样,质硬或偏软,脂肪组织往往不明显。少数病例可见大小不等的囊腔,内含棕黄色液体。

镜检:MH 的组织学形态不一,乳腺导管、小叶及间质成分的比例不等,最大特征是间质成分呈平滑肌或肌成纤维细胞分化的肌样细胞形态(图 9-15)。大部分病例中,肌样细胞呈束状排列,形成灶区的平滑肌瘤样形态,散在分布于纤维间质之中。其中可见大致正常的乳腺导管、小叶和灶性成熟脂肪组织。少数病变以肌性成分为主,肌样成分弥漫成片,仅有少量脂肪和纤维组织夹杂其中。肌样细胞平行或交叉束状排列;胞质强嗜酸性或淡染,核呈细长梭形或雪茄烟样。肌样细胞的上皮样分化,有时可形成浸润性小叶癌样形态,在粗针穿刺活检标本中容易引起误诊。MH 通常缺乏明显的细胞异型性和核分裂象,但有个例报道乳腺错构瘤的间质中含大量异型细胞。有时,间质成分可出现明显的假血管瘤样间质增生或黏液样变性。MH 中上皮成分的形态学改变包括:硬化性乳腺病、囊性变、大汗腺化生、普通型导管上皮增生、乳头状增生等。

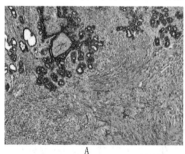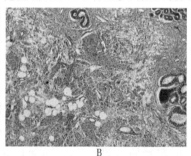

图 9-15 肌样错构瘤

A、B.肿瘤灶性边缘界限不清,肿瘤由扩张导管、肌样梭形细胞、纤维间质等构成

3.免疫组化

大多数病例肌样细胞强表达 vimentin、SMA 和 MSA；desmin 和 calponin 阳性程度不等，少数病例表达 S-100 和 p63 等肌上皮标记物。复旦大学附属肿瘤医院总结的 5 例病例中，肌样梭形细胞均强表达 α-SMA、desmin、MSA 和 vimentin，平滑肌特异性标记物 h-caldesmon 有 3 例表达。

电镜检查：胞质中存在大量肌动蛋白丝、梭形密体及丰富的细胞器，包括粗面内质网、高尔基体和线粒体；具有明显的胞膜下密斑和连续的基板；未见胞质内角蛋白丝和桥粒。

鉴别诊断：MH 的主要鉴别诊断包括纤维腺瘤、男性乳腺发育症样增生、腺病瘤，以及多种乳腺梭形细胞病变。

三、中央型导管内乳头状瘤

(一)定义和临床特征

导管内乳头状瘤是一相对较多见的乳腺良性病变，根据美国匹兹堡大学医疗中心（UPMC）Magee 妇产科医院的调查显示：在 18 361 例粗针活检的妇女中，643 例发现有导管内乳头状瘤，其发生率为 3.5%。乳腺导管内乳头状瘤是在乳腺导管内由乳腺腺体和间质形成的肿瘤。导管内乳头状瘤可分为中央型和外周型两大类。中央型导管内乳头状瘤一般为单发，常发生于乳晕下的主导管和输乳管内，所以又称为单发乳头状瘤。外周型乳头状瘤常发生于终末导管-小叶单位，常为多发。中央型导管内乳头状瘤多发生于 30～50 岁的女性，临床经常表现为浆液性或者血性乳头溢液。大的病变可形成乳晕下可触及肿块，可在乳腺 X 线或者超声影像上显示为一个边界清晰的肿块或者一个单一的扩张的乳晕后导管；小的病变则通常探测不到。虽然乳头状瘤极少伴有钙化，但钙化在大的或小的乳头瘤病变中都可能发现。乳腺造影成像可以显示一个平滑的充盈缺损或者完全堵塞造影剂的反向流动。乳腺磁共振成像可显示在一个充满液体的导管内的边界清晰的增强性病变。外周型乳头状瘤多无临床表现或异常影像学发现，经常为病理检查中的偶然发现。

(二)病理改变

巨检：中央型导管内乳头状瘤通常直径小于 1 cm，但个别病例可达 4～5 cm。大体形态上，乳头状瘤表现为一个在扩张的导管或囊腔内粉红色至黄褐色、界限清楚的结节。可见明显的乳头状结构。乳头状瘤通常有蒂附着于导管壁上，呈疣状向管腔内突起。大的肿块会使导管膨胀，填塞管腔，造成腔内浆液潴留，并进一步使导管扩张，局部囊性变。梗死、出血和瘢痕形成也常会发生，并造成大体形态的明显改变。外周型乳头状瘤本身较小，大体检查常无异常发现。

镜检：乳头状瘤的镜下特征表现为一个凸向管腔的，覆盖在纤维血管轴心上的上皮细胞和肌上皮细胞增生。上皮细胞排列于乳头状结构面向管腔的一面，肌上皮细胞层则位于上皮细胞和基底层之间，HE 染色可明显或不明显，一般总是存在。乳头状瘤上皮由一层或多层立方形或柱状细胞组成，可伴有不同程度的普通型导管增生，但不应有细胞学的非典型性。导管内乳头状瘤导管内腔隙可以明显（图 9-16A）或不明显（图 9-16B）。如果上皮细胞增生明显，会造成相邻乳头之间的上皮细胞相互连接，而引起乳头状结构在低倍镜下模糊不清（图 9-16C）。但是在高倍镜下，纤维血管轴心多比较明显。在这些有广泛上皮增生的区域，增生细胞会呈流水样或螺旋状分布，重叠或呈不规则分布，细胞核不明显，胞质边界可呈缝隙状的二级空腔，所有这些特征都表明细胞增生是一个良性过程。肌上皮细胞有时也会有不同程度的增生，增生的肌上皮细胞呈上皮样或梭形,并具有丰富透亮的胞质。当乳头状突起和/或周围导管壁出现间质纤维化时,这些病例常可诊断为硬化性乳头状瘤(图 9-16D)。间质纤维化的程度不一,可以局部或者广泛。陷于硬化区域的扭曲小管会形成假性浸润,易误诊为浸润性癌,识别和确定这些导管外周的肌上皮细胞会确定它们的良性特征。

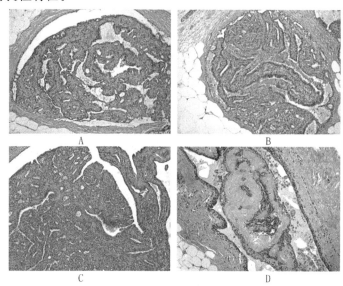

图 9-16 导管内乳头状瘤(1)

A.叶状乳头为一个凸向管腔的,覆盖在纤维血管轴心上的上皮细胞和肌上皮细胞增生。上皮细胞排列于乳头状结构面向管腔的一面,肌上皮细胞层则位于上皮细胞和基底层之间。导管内腔隙明显;B.导管内腔隙不明显;C.导管内乳头状瘤伴有普通上皮增生,明显上皮增生会造成相邻乳头之间的上皮相互连接,从而引起乳头状结构模糊;D.乳头状瘤伴有纤维性硬化

乳头状瘤的上皮细胞会经常出现大汗腺化生(图 9-17A)、鳞状上皮化生(图 9-17B)、黏液性上皮化生、透明细胞化生,皮脂腺化生偶尔也会出现。无论单发中央型还是多发外周型乳头状瘤,微钙化并不是一个常见的特征(图 9-17C)。如果存在,多数为硬化性乳头状瘤。导管内乳头状瘤偶尔伴有局灶性坏死(图 9-17D)或核分裂。

较大中央型导管内乳头状瘤有时会发生出血性梗死。坏死可自发性由乳头茎扭转引起。自发性坏死常累及乳头的表面,而大面积坏死常由创伤引起,如穿刺操作。大面积出血性坏死可能会妨碍病变的正确诊断。在这种情况下,病理诊断应该建立在残留的存活组织上,如果没有残留的活组织,这样的病变应称为坏死性乳头状病变,其性质不能确定。

四、外周型乳头状瘤

(一)定义和临床特征

外周型乳头状瘤常为多发性,表现为发生于多个终末导管小叶单位内和导管系统远端分支的乳头状增生。外周型患者较单发性中央型患者年轻。乳头状瘤发生临床偶尔表现为乳头溢液,很少形成肿块,大多数情况下在显微镜下偶然被发现。但当有广泛的乳头状瘤发生病变时,乳腺造影成像偶尔会见到结节性肿块或微钙化。

(二)病理变化

巨检:外周型乳头状瘤大体检查通常难以辨认。

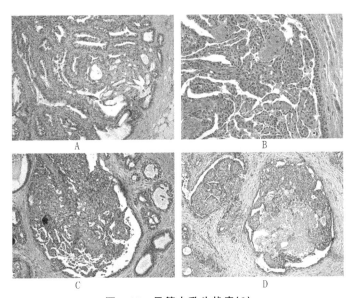

图 9-17　导管内乳头状瘤(2)

A.导管内乳头状瘤伴有大汗腺细胞化生;B.导管内乳头状瘤伴有鳞状化生;C.导管内乳头状瘤伴微钙化;D.导管内乳头状瘤伴有局灶性坏死

镜检:外周型乳头状瘤的镜下组织学特征类似于中央型导管内乳头状瘤。但是例外的是,在外周型乳头状瘤,通常多个乳头同时向管腔内凸起和增生,并在导管壁上有多个附着点,不像头状瘤通常只有一个乳头和一个附着点,小的乳头状瘤也可有局部纤维化(图 9-18)。

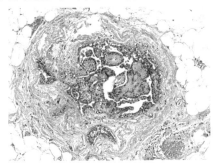

图 9-18　外周型乳头状瘤伴局部纤维化

(三)免疫组化

类似于中央型导管内乳头状瘤。

(四)鉴别诊断

外周型乳头状瘤的鉴别诊断类似于导管内乳头状瘤。

五、非典型乳头状瘤

(一)定义和临床特征

乳头状瘤会在局部区域出现轻度非典型的单一细胞增生,且达到了非典型导管增生或低级导管原位癌的诊断标准。根据这些具有非典型导管增生或低级导管原位癌局部区域范围的大小,可以把这些病变分为非典型乳头状瘤(或乳头状瘤伴非典型)和乳头状瘤伴导管原位癌:当这些具有非典型导管增生或低级别导管原位癌局部区域少于整个病变的 1/3 时,一般称为非典型乳头状瘤。当这些具有非典型导管增生或低级别导管原位癌局部区域大于或等于整个病变的 1/3 但少于 90％时,则称为乳头状瘤伴导管原位癌。但区别非典型乳头状瘤和乳头瘤伴导管原位癌的标准并不统一。另外一些专家则使用这样的标准:当这些具有非典型导管增生或低级导管原位癌局部区域范围小于 3 mm 时定义为乳头状瘤伴非典型;当大于 3 mm 时定义为乳头状瘤伴导管原位癌。上述这些定量的标准均有主观性和武断性,并且难以统一诊断,所以认为非典型乳头状瘤可以定义为乳头状瘤内部腺上皮出现不典型增生,类似于 ADH 样改变。

(二)病理变化

巨检:非典型乳头状瘤大体形态类似于导管内乳头状瘤。大多数病例,尤其是周围型非典型乳头状瘤一般为偶然发现,大体标本检查无异常。

镜检:非典型乳头状瘤的大部分区域由通常的导管内乳头状瘤组成。小部分具有非典型导管增生的区域则可见小灶性单形性上皮细胞并伴有筛状结构,类似于 ADH 改变(图 9-19A、B)。这些细胞大小较一致,体积较小,核一般圆形,分布均匀,边界清楚(图 9-19C、D)。根据不同的诊断标准,具有这些细胞的区域应少于整个病变的三分之一或小于 3 mm。肌上皮细胞在具有非典型导管增生或低级导管原位癌局部区域缺失,但在残存的良性乳头状瘤区域和受累管腔周围存在。如果乳头状瘤伴有 ALH 或 LCIS 样改变,也应称为非典型乳头状瘤。

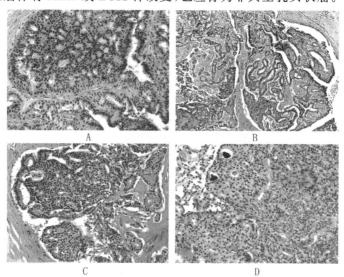

图 9-19　非典型乳头状瘤

A、B.非典型导管增生的区域可见小灶性单形性上皮细胞并伴有筛状结构,瘤细胞大小较一致,体积较小,核一般圆形,分布均匀,边界清楚;C、D.非典型导管增生的区域可见小灶性单形性上皮细胞增生,可伴微钙化(D)

(三)免疫组化

免疫组化可帮助鉴别诊断,肌上皮染色可显示乳头内局部肌上皮缺失。但在乳头状瘤伴有普通型导管上皮增生的病例,肌上皮染色也会出现局部因导管上皮增生而造成的肌上皮缺失,所以仍然需要 HE 染色观察局部增生是否有异型性。细胞增生异型性与否 HE 染色有时难以判别。研究报道认为 CK5/6 和 ER 免疫染色可能有助于二者的鉴别。具有非典型导管增生区域的上皮细胞不表达高分子量角蛋白(CK5/6),但表达 ER。事实上这两种染色帮助鉴别良性乳头状瘤伴有普通型导管增生和非典型乳头状瘤,其应用原理与这两种染色帮助 UDH 和 ADH 相似。在实际工作中,有学者认为这两者的鉴别主要是根据 HE 和病理医师自身的经验,免疫染色对此帮助不大。病理医师应根据个人和实验室的具体情况而定。

(四)鉴别诊断

1.导管内乳头状瘤

无非典型导管增生。

2.乳头状瘤伴导管原位癌

具有非典型导管增生或低级别导管原位癌局部区域大于或等于整个病变的三分之一但少于90%或大于 3 mm,实际工作中非常少见。

3.导管内乳头状癌

整个病变应由低级导管原位癌构成,不应有良性乳头状瘤成分。

4.浸润性乳头状瘤

浸润性病灶的形状与周围良性导管的分支或终末导管小叶单位不同,与间质的分界面形状多不规则或有成角轮廓。p63 蛋白和肌球蛋白重链等肌上皮细胞标记物阴性的免疫组化染色可以证实浸润性病灶的存在。

六、乳头状瘤伴导管原位癌

(一)定义和临床特征

如上所述,乳头状瘤伴导管原位癌和非典型乳头状瘤的区别在于具有非典型导管增生或低级别导管原位癌局部区域范围的大小 。Dr. Tavassoli 使用这些具有非典型导管增生或低级别导管原位癌局部区域所占整个病变的比例来区别二者。当<1/3 时,通常称为非典型乳头状瘤。当这些具有非典型导管增生局部区域大于或等于整个病变的1/3 但少于 90%时,则称为乳头状瘤伴导管原位癌。Dr. Page 则使用大小的标准:当这些具有非典型导管增生局部区域范围小于3 mm 时定义为乳头状瘤伴非典型;当大于3 mm 时定义为乳头状瘤伴导管原位癌。Dr.Collins的标准则并不依赖不典型增生的范围或大小,只要类似低级别原位癌的结构和细胞学的特征存在,这些病变就会被称之为乳头状瘤伴导管原位癌。事实上乳头状瘤伴所谓导管原位癌的病例非常少见,按不典型增生所占整个乳头状瘤的百分比或测量其大小在实际诊断中都是武断和不科学的。到目前为止也没有足够的证据表明不典型乳头状瘤和乳头状瘤伴导管原位癌两者的鉴别有明显的诊断和临床预后的差别。为了与一般专业书籍相对应,本节对乳头状瘤伴导管原位癌给予简单介绍,实际工作中我们很少使用这一诊断名称。

(二)病理变化

巨检:乳头状瘤伴导管原位癌大体形态类似于非典型乳头状瘤。

镜检:除了大小的区别之外,乳头状瘤伴导管原位癌的组织学特征类似于非典型乳头状瘤。由通常的导管内乳头状瘤和非典型导管增生的区域组成。在非典型导管增生的区域可见小灶性单形性上皮细胞并伴有筛状结构。这些细胞大小较一致,相对尺寸较小,核一般圆形,分布均匀,边界清楚。肌上皮细胞在具有非典型导管增生或低级别导管原位癌局部区域缺失,但在残存的良性乳头状瘤区域和受累管腔周围存在。

(三)免疫组化

免疫组化的应用与不典型乳头状瘤相似。具有非典型导管增生区域的上皮细胞不表达高分子量角蛋白(CK5/6),但表达 ER。

(四)鉴别诊断

1.导管内乳头状瘤

非典型导管增生不应存在。

2.非典型乳头状瘤

具有非典型导管增生局部区域小于整个病变的三分之一或小于 3 mm。

3.导管内乳头状癌(特别是低级别的)

整个病变应由低级别导管原位癌构成,不应有通常的乳头状瘤成分。

4.浸润性乳头状癌:浸润性病灶的形状与周围良性导管的分支或终末导管小叶单位不同,与间质的分界面形状多不规则或有成角轮廓。p63 蛋白和肌球蛋白重链等肌上皮细胞标记物在病灶周围阴性的免疫组化染色可以证实浸润性病灶的存在。

七、导管内乳头状癌

(一)定义和临床特征

导管内乳头状癌(或导管原位癌,乳头状)是一种呈乳头状结构生长的导管原位癌,具有被覆肿瘤上皮细胞的纤维血管轴心。这些病变与乳头状瘤伴导管原位癌可能有着不同的病变发生过程。在导管内乳头状癌这些病变中没有良性乳头状瘤成分。乳头状瘤伴导管原位癌原本为良性病变,局部上皮不典型增生逐渐形成导管原位癌。导管内乳头状癌大约占所有乳腺癌的 2%。大多数患者为 50~60 岁。类似于其他类型导管原位癌,导管内乳头状癌可表现为影像学检查中的微小钙化或其他特征,如伴有或不伴钙化的软组织致密影或结构扭曲区域。大的导管内乳头状癌患者可能出现临床触及的肿块或乳头溢液。

(二)病理变化

巨检:大多数导管内乳头状癌由影像学检出,大体检查上一般不会有显著异常。导管内乳头状癌可分为单发中央型或多发外周型。微导管内乳头状癌常表现为多发性,即累及多个导管系统,偶尔有些病变会呈现质硬肿块,切面可流出索状的糊状物。

镜检:导管内乳头状癌的乳头较纤细,纤维化比良性乳头状瘤少见。上皮由一到数层单形性上皮细胞构成,伴有不同程度的细胞复层化。持续生长的上皮可填满乳头间空隙,使乳头结构模糊不清(图 9-20A、B)。上皮细胞大小和形态通常较一致,可排列成实性、筛孔状或乳头状。肿瘤上皮细胞的核多数具有低等或中等级别的非典型性(图 9-20C),高等级别的非典型性少见(图 9-21A、B)。个别导管内乳头状癌病例有时会出现双相细胞,第二种细胞群的胞质较丰富,染色较浅,位于上皮的基底部。不应把这些细胞同肌上皮细胞混淆。乳头状结构中肌上皮细胞缺失是导管内乳头状癌的一个重要特征。值得注意的是,肌上皮细胞还会存在于导管内乳头状癌受累管腔的周围,这是其作为诊断导管内乳头状癌的一个特征。

(三)免疫组化

肌上皮细胞免疫标记物(p63、平滑肌肌球蛋白重链、CD10、calponin 等)可以显示导管原位癌受累管腔的周围的肌上皮细胞,但在乳头状结构中为阴性。但是肌上皮的少许存在并不能排除乳头状导管癌的可能。原位癌上皮细胞一般不表达高分子量角蛋白(CK5/6),但 ER 染色常呈广泛强阳性。

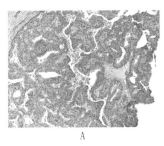 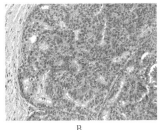 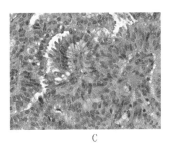

图 9-20　**导管内乳头状癌**(1)

A、B.乳头较纤细,上皮由一到数层单形性上皮细胞构成,伴有不同程度的细胞复层化。持续生长的上皮可填满
乳头间空隙,使乳头结构模糊不清。C.上皮细胞大小和形态通常较一致,核多数具有低或中级别的非典型性

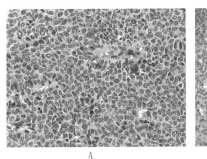 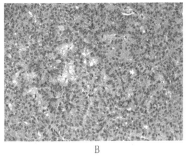

图 9-21　**导管内乳头状癌**(2)

A.高级别核;B.可见核分裂

(四)鉴别诊断

1.导管内乳头状瘤

非典型导管增生不应存在,肌上皮存在。

2.非典型乳头状瘤

具有非典型导管增生或低级别导管原位癌局部区域小于整个病变的三分之一或小于
3 mm。

3.乳头状瘤伴导管原位癌

具有非典型导管增生或低级别导管原位癌局部区域大于或等于整个病变的三分之一但少于
90%或大于 3 mm。

4.包裹性乳头状癌

肌上皮细胞在导管内乳头状癌受累管腔的周围缺失。

5.浸润性乳头状癌

浸润性病灶通常为大片细胞簇,其形状与周围良性导管的分支或终末导管小叶单位不同,尽
管浸润性病灶的界限清晰,外周圆滑,但其与间质的分界面形状多不规则或有成角轮廓。并且浸
润性病灶通常会引起促纤维增生性反应。如仔细寻找,有时会发现不规则细胞簇侵入肿瘤附近
的胶原纤维束之间,或肿瘤附近的间质内,并靠近扩张的小血管。另外,肿瘤细胞簇内如埋陷少
量胶原束也提示为浸润。p63 蛋白和肌球蛋白重链等肌上皮标记物阴性的免疫组化染色可
以证实浸润性病灶的存在。

(王星辉)

第二节 胃 部 肿 瘤

一、胃腺瘤和息肉

(一)胃腺瘤(肿瘤性息肉)

多数位于胃窦,体积较大,单个,广基或有蒂(图9-22),来自肠上皮化生的腺上皮。外形像结肠的腺管状腺瘤、绒毛状腺瘤或绒毛腺管状腺瘤。

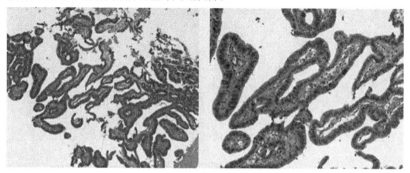

图 9-22　胃腺瘤

光镜下:腺瘤上皮显示不同级别的异型增生,上皮内有散在的神经内分泌细胞。腺瘤可癌变,特别是高级别异型增生和直径>2 cm者易发生癌变,但癌变率较低,仅3.4%。

(二)增生性(再生性)息肉

来自增生的腺窝上皮。体积一般较小,直径1 cm左右,常为多发,有蒂或广基,表面光滑,略呈分叶状。多发的增生性息肉常集中于胃体胃窦交界处。

光镜下:息肉表面为增生肥大的腺窝上皮构成的大型腺管,中心部为增生的幽门腺或胃体腺,夹杂血管纤维平滑肌组织,深部腺体常呈囊性扩张。增生的腺体上皮无异型性。有些增生性息肉中心可见由表面上皮内褶成洋葱皮样结构。增生性息肉无癌变倾向。

(三)混合型息肉

混合型息肉,即腺瘤和增生性息肉的混合型。

(四)胃底腺息肉

胃底胃体黏膜形成多发性广基息肉状隆起,直径一般<5 mm。息肉内有被覆胃底腺上皮即含有壁细胞和主细胞的囊肿,表面腺窝短或缺如。这种息肉表面被覆单层腺窝上皮。

(五)幽门腺息肉

幽门腺息肉由紧密排列的幽门腺构成,腺上皮立方或短柱状,表达幽门腺黏液(MUC6)。

(六)炎性纤维样息肉

炎性纤维样息肉又名嗜酸细胞肉芽肿性息肉。这种息肉少见,好发于胃窦部,直径很少超过2 cm,常呈广基的息肉样肿物突入胃腔,表面被覆胃黏膜并可有溃疡形成。

光镜下:息肉由许多小血管和成纤维细胞呈旋涡状生长。这种细胞具有肌成纤维细胞的性质。息肉内有大量嗜酸性粒细胞和淋巴细胞质细胞浸润,炎性纤维样息肉的性质尚有争论,有学者认为是神经源性,但多数认为是炎症性质。

(七)其他类型息肉和息肉病

有幼年型息肉,黑斑息肉综合征的息肉和息肉病等。

二、胃癌

胃癌是常见的恶性肿瘤之一,在消化道癌中占第一位。主要分布在亚洲、拉丁美洲和中欧,世界范围的高发国有日本、中国、新加坡、智利、哥斯达黎加、委内瑞拉、匈牙利、波兰、德国、冰岛、保加利亚、罗马尼亚和马耳他等。我国胃癌发病率很高,主要高发区在西北、东南沿海各省,以及东北和西南局部地区。我国胃癌的发病从沿海向内地方向、从东到西和从北到南有逐渐降低的趋势。

胃癌的病因因素已知的有饮食因素、地理条件、种族因素、遗传因素、血型、真菌毒素和化学物质如亚硝胺等。其中饮食因素(如高盐饮食、油煎、熏制和粗糙食物等)、真菌毒素和亚硝胺吸引了大量研究人员的注意力。

(一)癌前状态和癌前病变

癌前状态是指某种临床状态伴有很高的发生癌的危险性如恶性贫血、残胃和 Menetrier 病。癌前病变是指一些很易发生癌的组织病理学异常,如萎缩性胃炎伴肠化、胃黏膜上皮异型增生、胃溃疡和胃腺瘤。

1.残胃

因良性病变做胃部分切除后 5 年以上的患者发生残胃癌的危险性要比一般人群高 2~6 倍,手术后到发生癌的间隔 20~30 年。大多数癌发生在吻合口附近,亦可发生在残胃的其他部分。残胃癌的发生与手术前胃内病变性质、手术方式等均无关。手术后切口附近的黏膜可发生炎症、萎缩性胃炎、腺体囊性扩张、炎性息肉或增生性息肉。7%~21%伴不同程度的异型增生。

2.Menetrier 病和恶性贫血

这两种在我国均很少。国外报道二者均可合并胃癌。

3.慢性胃溃疡(慢性消化性溃疡)

近年来应用影像学技术和纤维内镜动态地观察胃内病变已证实有溃疡病史者合并癌可从溃疡以外的黏膜发生而不一定来自溃疡本身。癌溃疡和良性溃疡一样可以愈合、瘢痕化和再反复发作,此外,癌组织较正常黏膜容易发生糜烂和溃疡,早期胃癌又可较长时期存在而不进展等事实都说明胃溃疡在胃癌的组织发展中不是很重要的病变。目前一致认为胃溃疡可以癌变,但癌变率较低,不超过 5%。

4.H.pylori 感染

H.pylori 感染与胃癌的发生有一定的关系。

5.胃腺瘤

少数直径>2 cm 的广基腺瘤特别是伴高级别异型增生者可癌变,但腺瘤的癌变率很低,加之胃腺瘤少见而胃癌很常见,二者发生率的差别也说明腺瘤并不是真正的胃癌癌前病变。

6.萎缩性胃炎

作为癌前病变的依据主要是流行病学显示萎缩性胃炎与胃癌关系密切。国内外流行病学资料均表明胃癌高发区萎缩性胃炎的发病率也高,胃癌低发区萎缩性胃炎的发病率也低。临床随诊萎缩性胃炎 10~20 年后约 8%病例有胃癌,但还没有动态地观察到从萎缩性胃炎发展成癌的资料。

长期被认为是癌前病变的肠上皮化生实质上是一种半生理现象,因为胃黏膜肠化随年龄增长而增多,目前认为含硫酸黏液的肠化即Ⅱb型肠化与胃癌的关系密切,不过到底是这型肠化发展成癌呢,还是在癌形成过程中发生肠化还有待进一步证实。

7.异型增生和上皮内肿瘤

以往对胃黏膜上皮的不典型增生在2010年版WHO消化系统肿瘤分类中,已改用异型增生或上皮内肿瘤,而不典型增生只是指那些炎症修复或再生上皮的细胞异型改变。异型增生可分低级别和高级别2类(图9-23、图9-24)。国内外资料均表明胃癌形成的潜力与细胞的异型增生的严重程度成正比。低级别异型增生黏膜腺体结构轻度异常,细胞轻至中度不典型性,核长形,位于基底部,核分裂轻中等量。高级别异型增生,核呈立方形,核浆比例失常,细胞和腺体结构明显异常,核分裂多见。黏膜内癌是指异型增生腺体或细胞侵入固有膜,浸润癌是指异型增生腺体或细胞已侵至固有膜外。

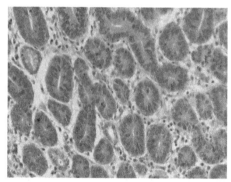

图9-23 胃低级别异型增生/上皮内肿瘤

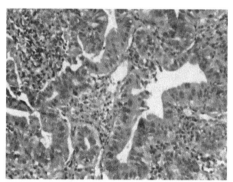

图9-24 胃高级别异型增生/上皮内肿瘤

胃癌男性多见,胃的任何部位都能发生,好发部位依次为胃窦(包括幽门前区)、小弯、贲门、胃底和胃体。

Borrmann(1926年)将胃癌大体分成Ⅰ~Ⅳ型:①Ⅰ型,肿瘤主要向腔内突起形成巨块、息肉或结节,表面可有糜烂,癌呈膨胀性生长,切面与周围胃壁界限清楚。②Ⅱ型,肿瘤向胃壁内生长,中心形成大溃疡,溃疡边缘隆起呈火山口状,呈膨胀性生长,切面与周围胃壁界限清楚。③Ⅲ型,形态与Ⅱ型相似但癌的底盘较溃疡大,呈浸润性生长,切面与周围胃壁界限不清。④Ⅳ型,肿瘤在胃壁内弥漫浸润性生长,切面与周围胃壁界限不清,表面可有糜烂或浅溃疡。此型如累及胃的大部或全部者即为皮革胃。

1942年Stout又描述了一型胃癌称为浅表扩散型胃癌。此型癌的特点是癌组织主要沿黏膜扩散,不形成突向腔内或侵入胃壁的瘤块,癌的面积明显大于浸润深度。大部分癌组织限于黏膜和黏膜下层,灶性地区亦可深入肌层甚至浆膜或浆膜外。

目前国内采用的大体分型不外乎上述五种基本型的改良,如分为巨块型(包括息肉状、结节状、蕈伞状和盘状巨块)、溃疡型、溃疡浸润型、浸润型(根据浸润范围又分成弥漫浸润型和局部浸润型两型)、浅表扩散型、混合型和溃疡-癌。溃疡-癌是指在已存在的慢性胃溃疡基础上发生癌。诊断条件:①慢性胃溃疡即U1-4,溃疡底部肌层完全破坏被瘢痕组织代替,溃疡边缘的黏膜肌层与肌层融合。②溃疡边缘的再生黏膜中(最好是仅在一侧黏膜内)有小的癌灶,溃疡底部绝对不应有癌。这种癌只有在它的早期才能诊断,到晚期时已与一般胃癌不能鉴别。

胃癌绝大部分为腺癌。胃癌的组织学分类种类繁多,主要根据腺体分化程度、间质的量和性质及分泌黏液的量将胃腺癌分成许多种类型。国内常用的组织学分类:乳头状腺癌、腺癌或称管状腺癌(高分化、中分化、低分化)、黏液腺癌、印戒细胞癌、硬癌(间质有多量纤维组织)和未分化癌。

1965 年 Lauren 根据 1 344 例手术切除胃癌的组织结构、黏液分泌和生长方式将胃癌分成肠型胃癌和胃型(弥漫型)胃癌两类:肠型胃癌来自肠化的上皮,癌细胞形成腺管或腺样结构,黏液分泌主要在腺腔内或细胞外。大体上 60% 为巨块型,25% 为溃疡型,15% 为弥漫型。胃型胃癌来自胃上皮,为黏附力差的小圆形细胞,单个分散在胃壁中,大多数细胞分泌黏液而且黏液在胞质内均匀分布,少量在细胞外。大体上 31% 为巨块型,26% 为溃疡型,43% 为浸润型。肠型和胃型胃癌不仅在形态上有区别,在患者年龄、性别和流行病学等方面都有明显的不同。肠型胃癌多见于老年人,男性多见。胃癌高发区多见。癌周胃黏膜常伴广泛的萎缩性胃炎,预后较好。胃型胃癌多见于青壮年,女性多见,胃癌低发区多见,癌周胃黏膜无或仅有小片萎缩性胃炎,预后差。

(二)早期胃癌

早期胃癌是指位于黏膜下层以上的癌。不管其面积多大和有无淋巴结转移。诊断早期胃癌的关键是必须把病变部和其他周围的胃壁,甚至是全部胃标本作连续切块检查以保证所有的病型均在黏膜下层以上。早期胃癌的大体分型都按照日本内镜学会的分型。各型的混合称为复合型如表面凹陷型的中心有溃疡就形成Ⅱc+Ⅲ型。或表面凹陷型边缘又有表面隆起则成Ⅱc+Ⅱa型(图 9-25)。复合型的命名是把优势的病变写在前面,中间用加号连接。国内外资料都表明早期胃癌以Ⅱc型最多见,其次为Ⅱc+Ⅲ、Ⅲ+Ⅱc型、Ⅱa型和其他复合型,Ⅱb型最少见。

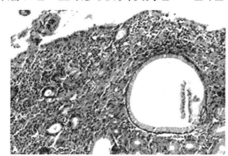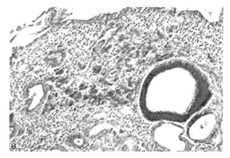

图 9-25　早期胃癌的低倍镜下形态

A.HE;B.粘卡染色

早期胃癌的组织学类型与一般胃癌同。限于黏膜内的癌称黏膜内癌,浸润黏膜下层者称黏膜下层癌。最大径<0.5 cm 的癌称微小癌。

(三)少见的胃癌

1.鳞癌和腺鳞癌

纯鳞癌极罕见。腺鳞癌含不同比例的腺癌和鳞癌成分。电镜下可见到一种既含黏液又含张力纤维的中间型细胞。

2.腺癌伴神经内分泌细胞分化

由于免疫组织化学技术的广泛应用,已发现越来越多的胃腺癌中含有多少不等的神经内分泌细胞。

3.肝样腺癌

这种癌含腺癌和肝细胞样分化的癌细胞,a-FP 阳性。常长成结节或巨块状。有广泛的静脉瘤栓(图 9-26)。预后差。

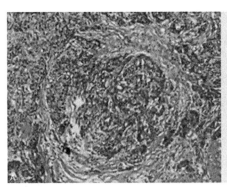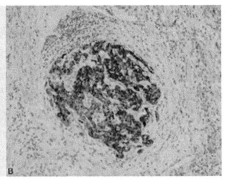

图 9-26　胃的肝样腺癌
A.HE；B.AFP

4.壁细胞癌

癌细胞有丰富的嗜酸性颗粒状胞质。电镜下：癌细胞质内有大量线粒体、管泡、细胞内小管和细胞内腔。

5.胃绒癌

胃原发性绒癌多见于老年男性，文献报道的胃绒癌中半数为纯绒癌，形态与子宫绒癌同，半数为合并腺癌的混合型。免疫组化：显示 HCG 阳性。

6.其他

还有癌肉瘤、黏液表皮样癌、恶性 Rhabdoid 瘤等。分子病理：特点是影响癌基因、抑癌基因和 DNA 错配修复的遗传和表遗传改变，最终导致细胞增殖、黏附、分化、信号传导、端粒酶活性和 DNA 修复失调。

（四）胃癌的扩散

1.局部蔓延种植

胃癌侵至浆膜外后可沿腹膜种植，在浆膜下淋巴管内播散，使淋巴管形成白色条纹称为癌性淋巴管炎。癌细胞蔓延侵袭邻近脏器如食管、肝、胰、胆总管、横膈、脾、十二指肠和横结肠，癌细胞可经腹腔或腹膜淋巴管转移至双侧卵巢，称为 Krukenberg 瘤。

2.淋巴管转移

胃癌转移至胃周和远处淋巴结的顺序：①贲门、小弯、大弯、幽门上下和胃左动脉旁；②肝动脉旁、腹腔动脉旁和脾动脉旁；③肝十二指肠韧带内淋巴结；④胰十二指肠后；⑤肠系膜根部；⑥结肠中动脉旁；⑦腹主动脉旁；⑧胸腔和胸导管周围淋巴结；⑨左锁骨上（Vir-chow 淋巴结）。

3.血行转移

晚期胃癌可经血行转移至全身，常见部位为肝、肺、骨、肾上腺、肾、脑和皮肤等处。

（五）预后

早期胃癌预后好，黏膜内癌的 5 年存活率 91％～100％，黏膜下癌 5 年存活率 80％～90％。侵及肌层的中期胃癌预后较侵至浆膜或浆膜外的晚期胃癌好，中期胃癌 5 年存活率 29％～88％，平均 70％。晚期胃癌 5 年存活率仅为 20％～30％。影响预后的因素有浸润深度、淋巴结转移、癌间质反应（间质中有大量淋巴细胞、浆细胞或嗜酸性粒细胞者预后较好）、癌组织中 Langerhans 细胞量（有多量 Langerhans 细胞者预后较好）、组织学类型（肠型胃癌预后好）、大体类型（呈膨胀性生长的 BorrmannⅠ和Ⅱ型预后好）和肿瘤大小。

三、遗传性弥漫性胃癌

遗传性弥漫性胃癌(hereditary diffuse gastric cancer,HDGC)是一种常染色体显性癌-易感综合征,特点是患者患有弥漫性印戒细胞胃癌和乳腺小叶癌。1998 年 Guilford 等首次发现患者有E-cadherin(CDH1)基因种系突变。1999 年国际胃癌联合会(International Gastric Cancer Linkage Consortion,IGCLC)提出诊断 HDGC 的标准如下:①在第一代和第二代亲属中有 2 个或 2 个以上诊断为 HDGC 患者,至少有 1 人是在 50 岁以前确诊。②第一代和第二代亲属中有 3 个以上证实为 HDGC 患者,不管诊断时患者年龄大小,而且女性有小叶癌的危险性增加。③40 岁以前确诊为 HDGC,无家族史。④诊断为 HDGC 及乳腺小叶癌家族者至少有 1 人在 50 岁之前确诊为乳腺小叶癌或 HDGC。

(一)流行病学

绝大部分胃癌为散发性,但有 1‰~3‰有遗传倾向性。胃癌发病率低的国家 CDH1 基因种系突变>40%;而胃癌中-高发国家,CDH1 基因种系突变约 20%。

(二)部位

有症状者可与散发性皮革胃相似,无症状者 CDH1 基因携带者可不形成肿块而可以呈散在黏膜内印戒细胞癌斑块,并弥散及全胃。因此切缘应包括上至食管,下至十二指肠。内镜下 T_1 和 T_{1a} 期癌(早期癌)可<1 mm,位于正常黏膜表面上皮下,而且不会扭曲小凹和腺体结构。

(三)病理

早期 HDGC 具 CDH1 突变者胃内多发 T_{1a} 灶,表面黏膜光滑,无淋巴结转移,癌灶位于黏膜内,表面光滑,肉眼看不出肿块。T_{1a} 病灶从 1 个至数百个,大小 0.1~10 mm,多数<1 mm。病灶在黏膜腺顶部的癌细胞小,表面大,无症状。CDH1 突变者染色浅,肠化和幽门螺杆菌感染少见。TIS(原位)和 T_{1a}(侵至固有膜)背景可有慢性胃炎、肉芽肿性炎和淋巴细胞性胃炎。

(四)癌前病变

1.TIS

印戒细胞位于基膜内,替代正常上皮细胞,一般核染色深而且极向不正常(图 9-27)。

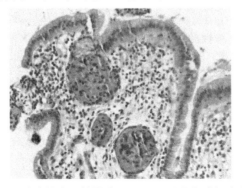

图 9-27　胃遗传性弥漫性胃癌(HDGC)/原位印戒细胞癌(TIS)

2.Pagetoid 样扩散

T_{1a} 的数量远远超过 TIS。CDH1 基因位于 16q22.1,有 16 个外显子,4.5 kb mRNA,编码E-cadherin。

四、胃的神经内分泌肿瘤

消化道神经内分泌肿瘤习惯性分为类癌、不典型类癌和杯状细胞类癌。2000 年版 WHO 消化道肿瘤分类中将这类肿瘤分成：分化好的内分泌肿瘤，分化好的内分泌癌，分化差的内分泌癌/小细胞癌，混合型外分泌-内分泌癌。2010 年版又重新分类：NETG1（类癌），NETG2，NEC（大细胞或小细胞），混合型腺内分泌癌（MANEC）。

分级是根据核分裂和 Ki-67 in-dex。①G_1：核分裂<2/10 HPF；Ki-67≤2%。②G_2：核分裂(2～20)/10 HPF；Ki-67 3%～20%。③G_3：核分裂>20/10 HPF；Ki-67>20%。

核分裂应数 50 HPF（1 HPF＝2 mm^2）。Ki-67 应在核染色强阳性处数 500～2 000 个细胞。如分级与 Ki-67 index 不符合，建议取较高分级。此分级证实对胃十二指肠和胰腺的 NET 是有用的，但对小肠 NET 尚无这种分级方法。

胃上皮内有多种神经内分泌细胞，但胃本身发生的 NET 和 NEC 相对较少见，仅占消化道 NE 肿瘤的 5%，可单发或多发，位于黏膜内或黏膜下层（图 9-28），切面灰白、黄色或黄灰色，无包膜。瘤细胞大小一致，立方或低柱状，排列成巢、索、花带、腺样或菊形团样。

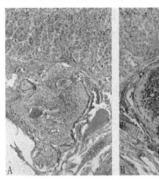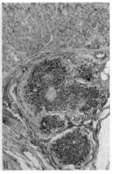

图 9-28　胃 NETG1，Gastrinoma
A.镜下 HE 染色；B.胃泌素免疫组化染色

免疫组化：显示神经内分泌标记如 CgA、Syn、CD56 均阳性，并可显示多种肽和胺类激素如胃泌素、生长抑素、组织胺（ECL 细胞）、5-HT、VIP、PP 和 ACTH 等。

胃神经内分泌肿瘤为低度恶性肿瘤，即使有转移，预后亦较好。混合型腺神经内分泌癌的预后与晚期胃癌一样差。

五、胃间充质肿瘤

以往都把胃间充质来源的肿瘤归为平滑肌肿瘤。近年来免疫组织化学和电镜研究的结果认为这些肿瘤的组织发生还不清楚，瘤细胞可表现为平滑肌细胞、成纤维细胞、肌成纤维细胞、Schwann 细胞或未分化细胞；因此这些具有梭形或上皮样细胞的肿瘤不管其良恶性，可能是由向不同方向分化的原始间充质细胞构成。现在已经很清楚，胃间充质来源的肿瘤最多见的是胃肠间质肿瘤（GIST）。

（一）胃肠间质肿瘤（gastro-intestinal stromal tumor，GIST）

长期以来被误认为平滑肌组织的肿瘤及胃肠自主神经来源的肿瘤（GANTs），实质上均为 GIST，GIST 包括良性到恶性各阶段肿瘤。免疫组织化学 CD117 和/或 CD34 阳性，并有 Dog-1

阳性,但不少 GIST 可对上述几种抗体均呈阴性反应。

1.病理

GIST 大体形态与以往称为胃平滑肌性肿瘤者相同。小者可仅位于胃壁内,稍大可凸向胃腔,表面黏膜光滑,中央有脐形凹陷或溃疡。有的 GIST 可从胃壁向浆膜外生长,与周围脏器(如肝、脾)粘连。

镜下 GIST 细胞多数为多种多样的梭形细胞。梭形细胞可呈编织状排列,或无明显的排列结构。部分 GIST 除梭形细胞外,夹杂片状或灶性上皮样细胞。少部分 GIST 可完全由上皮样细胞构成。上皮样细胞可大小一致或异型性极明显(图 9-29、图 9-30)。多数梭形细胞 GIST 为 CD34 阳性。上皮样细胞型则阳性者少。少数胃 GIST 可以 SMA 甚至 Desmin 或 CK18、S-100 阳性。

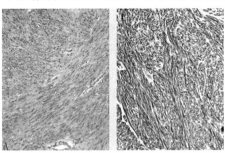

图 9-29 胃 GIST,梭形细胞型

A.HE;B.CD117

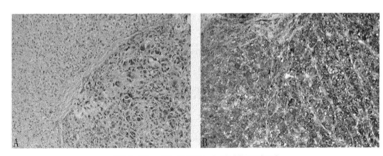

图 9-30 胃 GIST,上皮样细胞型

A.HE;B.CD117

2.分子病理

GIST 是由于 c-kit 基因突变或 PDGFRA 激活性突变而形成。由于 GIST 的形态和免疫组织化学均很复杂,所以判断良恶性较困难。AFIP 根据 1 784 例随诊结果将胃 GIST 分为以下预后组,见表 9-1。

表 9-1 AFIP 分类

预后组	大小(cm)	核分裂/50 HPF	随诊过程中肿瘤进展	
			胃 GIST	小肠 GIST
1	≤2	≤5	0	0
2	>2,≤5	≤5	1.9	4.3
3a	>5,≤10	≤5	3.6	24
3b	>10	≤5	12	52

续表

预后组	大小(cm)	核分裂/50 HPF	随诊过程中肿瘤进展	
			胃 GIST	小肠 GIST
4	≤2	>5	0	50
5	>2,≤5	>5	16	73
6a	>5,≤10	>5	55	85
6b	>10	>5	86	90

注:判断预后最好的指标是肿瘤大小及核分裂/50 HPF

(二)胃平滑肌肿瘤

胃平滑肌肿瘤好发部位为胃窦。平滑肌肿瘤直径一般在 5 cm 以下。向腔内突起形成黏膜下肿块,或向浆膜外生长,或向腔内和浆膜外生长呈哑铃状。黏膜下肿块的表面黏膜光滑,中心常见一至数个溃疡。切面粉白色编织状。

光镜下与其他部位的平滑肌瘤同。平滑肌肉瘤体积较大,直径多在 5 cm 以上,大者可达 20 cm 或更大。切面鱼肉状有出血坏死。分化差的平滑肌肉瘤很容易诊断,但分化好的平滑肌肉瘤与平滑肌瘤很难鉴别。区别良恶性核分裂数各家标准也不一样。一般认为消化道平滑肌肉瘤的诊断标准要比子宫平滑肌肉瘤低,即有少数核分裂(<3/10 HPF)和有轻度核异型性就应考虑为恶性。胃平滑肌肉瘤可腹腔广泛种植并经血行转移到肝和肺等脏器。

免疫组织化学:SMA(+),Desmin(+)。

(三)胃血管球瘤

胃血管球瘤罕见。常位于胃窦,直径 1~5 cm,平均 2 cm 左右。胃血管球瘤位于胃肌层内,可突入黏膜下层形成黏膜下肿块,表面黏膜光滑,亦可有溃疡形成。切面灰红色如胎盘组织。无包膜,由周围肥大玻璃样变的平滑肌形成假包膜,肌纤维由此进入肿瘤,将肿瘤分隔成为不完整的小叶。

光镜:瘤组织由大小一致的血管球细胞构成(图 9-31),其间有血管丰富的间质,间质可玻璃样变。网织纤维染色可见小簇(2~4 个)瘤细胞或单个瘤细胞周围有网织纤维包绕。

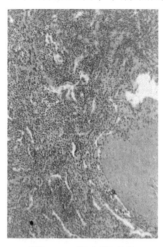

图 9-31　胃血管球瘤

(四)胃神经源肿瘤及其他罕见肿瘤

胃内可发生神经鞘瘤和神经纤维瘤。有时为全身神经纤维瘤病的一部分。肿瘤形态与其他部位的相同。神经鞘瘤和平滑肌瘤因二者都可有栅栏状排列,所以不易鉴别。通常神经鞘瘤有包膜而平滑肌瘤无包膜。用免疫组化很易鉴别:神经鞘瘤为 S-100 及 GFAP 阳性,而平滑肌瘤为 SMA 和 Desmin 阳性。

胃的其他间充质肿瘤尚有脂肪瘤、恶性纤维组织细胞瘤、炎性肌成纤维细胞瘤、滑膜肉瘤、血管外皮瘤、Kaposi 肉瘤、横纹肌肉瘤和腺泡状软组织肉瘤等。

六、胃淋巴瘤

25%～50%非霍奇金淋巴瘤发生于结外,其中胃肠道最多见。在亚洲、北美及欧洲国家,胃肠淋巴瘤占所有非霍奇金淋巴瘤的 4%～20%,中东达 25%。胃肠淋巴瘤中以胃窦最常见(50%～75%),其次为小肠(10%～30%)和大肠(5%～10%)。胃淋巴瘤中主要为黏膜相关淋巴组织淋巴瘤,其次为弥漫性大 B 细胞淋巴瘤(DLBCL)。

流行病学及实验室研究证明胃淋巴瘤的发生与幽门螺杆菌密切相关。

(一)黏膜相关淋巴组织淋巴瘤(MALToma)

此瘤形态特点是弥漫小 B 细胞[边缘带细胞(故 MALToma 又称结外边缘带细胞淋巴瘤)],有滤泡形成,以及瘤细胞侵犯上皮形成淋巴上皮性病变(图 9-32)。

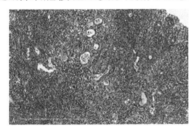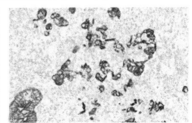

图 9-32　胃 MALToma
A.HE 低倍镜下形态;B.淋巴上皮病变 AE1/AE3

免疫组织化学:CD20、CD79α、Bcl-2 及 Ig-M 均阳性;CD5、CD10、CD23 均阴性,CD43+/－,CD11c+/－。

(二)弥漫性大 B 细胞淋巴瘤(DLBCL)

确定地应称为胃原发性弥漫性大 B 细胞淋巴瘤。原发于胃的 DLBCL 可原发或由MALToma 转化而来。组织学与其他部位 DLBCL 同,但 30%～50%含 MALToma 成分。区别转化的 DL-BCL 和新生长的 DLBCL 没有临床意义。原发胃 DLBCL 由 ABC 或 GCB 发生。

免疫组织化学:CD19、CD20、CD22、CD79α 均阳性;而 CD10、Bcl-6 和 IRF4/muM$_1$ 表达率各家报道不同。

(三)套细胞淋巴瘤

除肠道多发性息肉状的套细胞淋巴瘤外,胃的套细胞淋巴瘤少见。免疫组织化学:Cyclin-D1阳性。

(四)其他

胃还可以发生其他淋巴瘤,如 T 细胞白血病/淋巴瘤,Burkitt 淋巴瘤、霍奇金淋巴瘤等。

七、转移瘤

胃的转移瘤多数来自乳腺癌和黑色素瘤,但其他恶性肿瘤亦可转移至胃。

(王星辉)

第三节　大肠肿瘤

一、腺瘤

腺瘤是大肠最常见的良性肿瘤。目前通用的分类为:腺管状腺瘤、绒毛状腺瘤和绒毛腺管状腺瘤。诊断腺瘤的依据是腺瘤上皮应显示不同程度的异型增生。

(一)腺管状腺瘤

初起时为广基圆丘状肿物,以后逐渐长大成球形,有蒂。直径 1~3 cm。有时可>5 cm。表面光滑,略呈分叶状。此型腺瘤最多见。

光镜:由排列紧密的腺体构成,腺体背靠背,固有膜很少。腺上皮显异型增生。蒂是由正常的黏膜及黏膜下层构成。

(二)绒毛状腺瘤

广基,体积较大。表面粗糙,由无数指状突起构成。腺瘤边界不如腺管状腺瘤清楚,手术不易切净,所以易复发。

光镜:指状突起中心为黏膜固有膜,表面为增生和异型增生的腺上皮。指状突起与黏膜肌垂直,紧贴在黏膜肌层之上。

(三)绒毛腺管状腺瘤

绒毛腺管状腺瘤为腺管状腺瘤和绒毛状腺瘤之间的一系列混合型。

光镜:具有腺管状腺瘤和绒毛状腺瘤的结构,但绒毛较短而宽。腺瘤体积大,广基,伴高级别异型增生者易癌变。绒毛状腺瘤易癌变。

(四)扁平腺瘤

体积小,直径<1 cm。

大体:为广基扁平稍隆起的斑块。

光镜:40%以上合并高级别异型增生。这种扁平腺瘤可能是小的扁平溃疡型癌的癌前病变。

假性浸润:腺瘤中异型增生的腺上皮细胞侵入黏膜下层为真正的腺瘤癌变。有时黏膜下层有异型增生的腺体,腺体周围有黏膜固有膜包绕并有含铁血黄素沉着或新鲜出血。黏膜下层这些有固有膜包绕的腺体是由于腺瘤的蒂反复扭转出血后异位到黏膜下层的,所以称为假性浸润。假性浸润多见于有长蒂并较大的腺瘤,特别是乙状结肠的腺瘤,由于该处肠肌蠕动活跃,所以最易发生假性浸润。

二、大肠癌

西方国家大肠癌发病率高,仅次于肺癌。北美、北欧较南美、南欧高,亚洲和非洲国家低。白人发病率比黑人高,城市居民比农村居民高。在美国此癌是男女性第三种最常见的癌,已成为因癌死亡的第二位。随着生活方式的西方化,我国大肠癌已占消化道癌的第二位。

大肠癌的发生与遗传和环境因素(饮食和社会经济状况)有关。病因因素有食物中含动物蛋白及脂肪量高、肥胖,家族性腺瘤病,腺瘤和溃疡性结肠炎等。年龄高峰我国为 30～50 岁,国外报道为 50～60 岁,结肠癌女性较多见,而直肠癌男性较多见。临床症状为腹痛、腹块、便血、便秘或便秘与腹泻交替,大便次数增多、消瘦、贫血和肠梗阻等。

发病部位以直肠最多,向近端逐渐减少,到盲肠又稍增多。1/2 的大肠癌发生在直肠和直肠乙状结肠区。乙状结肠癌占 1/4,其余 1/4 分布在盲肠、升结肠、降结肠和横结肠。2.8%～8%大肠癌为多发性。

(一)大体

形态分为:①溃疡型;②巨块息肉型;③浸润型。其中溃疡型最常见。浸润型可使肠管局部狭窄,但很少形成像皮革胃那样的弥漫浸润型癌。

(二)光镜

80%为不同分化程度的腺癌,多数分化较好,10%～15%为黏液腺癌。纯印戒细胞癌和未分化癌少见。其他罕见的癌有微乳头腺癌、梭形细胞癌、未分化癌、腺鳞癌和鳞癌等。年轻患者黏液腺癌和印戒细胞癌较多见。癌组织偶尔可钙化和骨化。钙化灶有时可呈砂粒体样。癌位于黏膜下层以上不管有无局部淋巴结转移均属早期癌范畴。

(三)免疫组化

CK20(+),CDX2(+),CK7 一般(−),但分化差的大肠癌 CK7 可(+)。大肠癌的黏液为 MUC1、MUC3 和 MUC13。

(四)分子病理

大多数结肠癌由腺瘤发展而来,正常黏膜经 *APC* 基因(5q 丢失)的失活导致隐窝异型增生。加上 *K-ras* 基因突变造成腺瘤样变,再经 CIN 缺陷,18q 丢失和 TP53(17q 丢失)失活,最终而形成癌。

另有约 20%结肠癌是由于错配修复基因(mismatch repair,*MMR*)突变性失活,或错配修复基因甲基化失活,导致微卫星不稳定(MSI-H),伴 MSI 的癌常常是遗传性非息肉病性结肠癌(HNPCC);散发病例常位于右侧,黏液癌或分化差的多见,有时肿瘤中有较多淋巴细胞浸润(这是预示 MSI 最好的标志)。癌变过程中累及的癌基因有 *K-ras*、*B raF*、*PIK3* 和 *β-catenin*。约 40%结肠癌 *K-ras* 突变,预示对抗 EGFR 治疗无效。癌变过程中累及的抑癌基因有 *TP53*、*APC*、*DPC4/SMAD4*、*DCC* 和 *MCC*。

(五)扩散和转移

主要为局部浸润、腹腔腹膜种植和淋巴管转移至局部淋巴结。晚期可转移至远处淋巴结如锁骨上淋巴结。晚期癌可经血行转移至肝、肺、骨、脑、卵巢、脾、肾、胰、肾上腺、乳腺、甲状腺和皮肤等处。

三、神经内分泌肿瘤

直肠是消化道神经内分泌肿瘤(NET)好发部位之一,但很少发生类癌综合征。大体上有两种形态:①小而硬的黏膜下结节,直径<1 cm,无症状,常常在肛管内诊时发现;②直径>1 cm,可形成溃疡、息肉或蕈样肿物,形如恶性肿瘤。

(一)光镜

由小的低柱状细胞排列成花带、条索或腺样,有时可形成实心细胞巢。细胞核圆而规则,无或很少核分裂。间质含平滑肌纤维。肿瘤浸润黏膜和周围的黏膜下层,很少浸润至肠壁深部,大多数直肠 NET 亲银和嗜银反应均阴性。免疫组织化学染色除神经内分泌细胞标记阳性外,还有多种肽类激素如 somatostatin、glucagon、substance P、PYY、PP、gastrin、CCK、calcitonin、hCG 和 PSAP 等免疫阳性反应(图 9-33)。

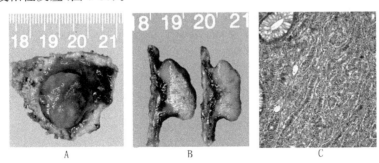

图 9-33　结肠神经内分泌肿瘤(类癌)
A.大体形态;B.切面;C.镜下 HE 形态

分化差的神经内分泌癌(NEC),恶性度高,多见于中老年患者,确诊时已有转移。肿瘤体积较大。

(二)电镜

分泌颗粒直径 90～280 nm。

免疫组化:显示 cytokeratin、EMA、CD56、chromogra-nin A 和 synaptophysin 阳性。预后较腺癌差,病死率高。一组 24 例中 54% 死于肿瘤。

四、间充质肿瘤

(一)GIST

少见,仅占消化道 GIST 的 1%,好发于乙状结肠。大体为小的壁内结节到大的盆腔肿物,引起肠梗阻及 GI 出血,镜下形态及 IHC 与胃及小肠 GIST 相同。Kit 突变大多在 11 外显子,少数为 q13 或 17 外显子。

(二)大肠平滑肌肿瘤

较少见。形态与胃和小肠的平滑肌肿瘤同。平滑肌肉瘤多见于直肠,肿瘤形成结节状隆起,表面有完整的黏膜,中心有溃疡。直肠平滑肌肉瘤的特点是分化好,单凭形态特别是小块活检组织不能鉴别良恶性。直肠平滑肌肉瘤易侵入肠壁血管而转移到肝和肺等处,预后差。

(三)其他

神经鞘瘤、节细胞神经瘤、颗粒细胞瘤及脂肪瘤等。

五、淋巴瘤

大肠淋巴瘤较小肠淋巴瘤少见。好发部位为盲肠,其次为直肠,因这两处有较丰富的淋巴组织。主要为 B 细胞淋巴瘤,类型与小肠淋巴瘤相同:一般为 B 细胞淋巴瘤、DLBCL(图 9-34)、Burkitt 淋巴瘤、套细胞淋巴瘤及 MAL-Toma。大肠亦可发生髓外浆细胞瘤。

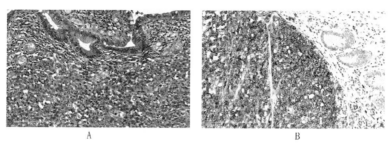

图 9-34　结肠弥漫性大 B 细胞淋巴瘤

A.HE；B.CD20

六、恶性黑色素瘤

多数黑色素瘤发生在肛管的上部,呈息肉状突入直肠下段肠腔或形成黑色圆形浅溃疡突在肛门口,这时可误诊为血栓栓塞或感染的内痔。半数肿瘤内可找到黑色素。无黑色素或黑色素少的肿瘤可作免疫组织化学,S-100 和 HMB45 呈明显阳性反应。

（王星辉）

第四节　小肠肿瘤

小肠各种类型的肿瘤均少见。小肠肿瘤约占消化道肿瘤的 10%,而其中 60% 为良性,消化道良性肿瘤中 25% 发生在小肠,而恶性肿瘤仅 5% 发生在小肠。

一、腺瘤和息肉

小肠的腺瘤和息肉均少见。

（一）十二指肠腺腺瘤

此瘤罕见。好发于十二指肠第一和第二段交界处的十二指肠后壁。单发,呈息肉状,有蒂。大小不等,直径 0.5～6.0 cm。

光镜下,为大量增生而分化成熟的 Brunner 腺,其间间以平滑肌纤维,使腺瘤呈小叶状结构。腺上皮无异型性。Brunner 腺腺瘤男性多见。各种年龄都能发生,可引起黑便或十二指肠梗阻。

（二）炎性纤维样息肉

息肉直径 2～13 cm,平均 4.4 cm,广基,灰色或蓝色。表面黏膜常有溃疡形成,镜下形态与胃内相应息肉相同。常引起肠套叠。

（三）Peutz-Jeghers 息肉（P-J 息肉）

Peutz-Jeghers 综合征包括三个部分:①胃肠道 P-J 息肉。②常染色体显性遗传。③皮肤黏膜黑色素沉着。P-J 综合征又称皮肤黏膜黑斑息肉病(图 9-35)。男女发病率相等,多见于儿童和青少年。临床特点是唇和口腔黏膜有过多黑色素沉着,有时手指、足趾皮肤也有黑色素沉着。息肉最多见于小肠,特别是空肠,其次为胃和大肠。多数患者的息肉为多发性,但少数亦可仅有一个息肉,息肉直径从数毫米到5 cm,小者无蒂,大者有蒂。外形如大肠腺瘤。

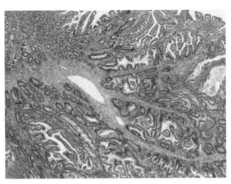

图 9-35　小肠 P-J 息肉镜下 HE 形态

光镜下可见由黏膜肌层的肌纤维增生形成树枝样结构,其上被覆其所在部位消化道正常黏膜上皮、腺体和固有膜。黏膜与平滑肌核心保持正常的黏膜与黏膜肌层的关系。所以一般认为P-J 息肉是一种错构瘤,但有少数报道 P-J 息肉发生癌变并转移至局部淋巴结。P-J 息肉可合并消化道其他部位的癌、卵巢环管状性索肿瘤、宫颈高分化腺癌(恶性腺瘤)、卵巢黏液性肿瘤和乳腺癌等。

(四)腺瘤

小肠腺瘤可单发或多发,十二指肠和空肠较回肠多见,形态与大肠腺瘤同(详见大肠和肛门节)。腺瘤的癌变率与腺瘤大小、类型和上皮异型增生的程度有关。大腺瘤、绒毛状腺瘤和伴重度异型增生者易癌变,十二指肠和壶腹区腺瘤易癌变,特别是壶腹区绒毛状腺瘤的癌变率可高达 86%。

二、小肠癌

小肠癌的发病率在消化道癌中不足 1%,为什么小肠癌的发病率如此低,原因不清楚。小肠癌的好发部位为十二指肠,上段空肠和下段回肠这些部位的癌与腺瘤恶变、乳糜泻和克罗恩病可能有关。十二指肠癌占小肠癌的 1/4,其中以壶腹区癌多见。

大体:小肠癌常长成环形引起肠腔狭窄,少数可长成乳头、息肉或结节状。组织学类型绝大多数为不同分化程度的腺癌。其他少见类型有小细胞癌与腺癌混合型和分化不良型癌(肉瘤样癌)。除转移至淋巴结外可种植至腹膜。5 年存活率约 20%。

免疫组化:小肠癌 50%CK7(+),40%CK20(+)。

三、神经内分泌肿瘤

(一)空肠回肠主要 NETG1

类癌,分泌 5-HT,多见于老年人,年龄高峰 60~70 岁。好发部位为回肠下段,70% 回肠,11% 空肠,3% 发生在梅克尔憩室亦能发生类癌。肿瘤多数为单发,偶尔可多发。生长缓慢,确诊时常常已转移至局部淋巴结和肝。肿瘤所分泌的 5-HT(5-羟色胺)的作用常在发生肝转移后才充分表现出来,可能是因为肿瘤长至足够大能分泌相当浓度的 5-羟色胺时才能引起临床症状,所以类癌综合征被视作长期亚临床病程的终末表现。

NETG1(类癌)体积一般较小,13%<1 cm,47%<2 cm。25%~30% 为多发,位于黏膜深部或黏膜下层向肠壁深部生长;或形成有蒂息肉突向肠腔,表面黏膜坏死而形成溃疡。如局部淋巴

结已发生转移,则转移灶常较原发灶大。肿瘤质实,经甲醛固定后常呈亮黄色,而手术时原发瘤和继发瘤均为白色。

1.光镜

典型的 NETG1(类癌)为大小一致的多角形细胞或柱状细胞,细胞排列成实性巢或条索,亦可呈管状或腺泡样。细胞巢边缘的细胞为柱状,呈栅栏状排列,形如基底细胞癌。HE 染色切片有时可见胞质中红色颗粒。银反应为亲银性,银颗粒位于核下部与基膜之间。瘤细胞可浸润神经鞘或侵犯淋巴管和血管。肿瘤周围常可见肥大的平滑肌纤维,如瘤组织不及时固定可使 5-羟色胺氧化或弥散到细胞外,这样使银反应呈阴性。间质纤维组织增生。判断恶性(NEC)主要是肿瘤侵入肌层和/或有转移,常见为淋巴结及肝转移。

2.免疫组化

除一般神经内分泌细胞标记如 chro-mogranin A、CDX2、synaptophysin 等阳性外,可分泌 5-羟色胺和多种肽类激素。

3.电镜

神经分泌颗粒核心电子密度高,形态不规则,大小不一,直径约 300 nm。

4.临床症状

主要在 NET 发生转移后出现症状,所谓"类癌综合征",表现为哮喘样发作、四肢抽搐、休克、右心功能不全等。颜面潮红很像绝经后的面部潮红。这种潮红特别鲜艳,其诱因常为感情冲动、进食、饮热的饮料或饮酒。一旦潮红持续长时间后受累处皮肤发生永久性改变即毛细血管持续性扩张,局部发绀和明显的血管扩张,继之玫瑰疹样改变,最后呈糙皮病样。颜面潮红的机制尚不清楚。心脏病变主要累及肺动脉瓣和三尖瓣,瓣膜狭窄或闭锁不全。常常是肺动脉瓣狭窄而三尖瓣闭锁不全,瓣叶的纤维化导致像愈合的风湿性心内膜样改变。右心房心内膜可有纤维化或弹力纤维增生斑,右心室病变较轻。心内膜病变早期为局灶性黏多糖减少和散在肥大细胞、淋巴细胞、浆细胞浸润,后期纤维组织增生。个别病例亦可累及左心。

(二)十二指肠类癌(NET)

好发部位依次为十二指肠第二段,第一段、第三段。年龄 22~84 岁,平均 55 岁。男女发病率差别不大。十二指肠类癌(NET)是很特殊的一种类癌,常合并 von Recklinghausen 病、Zollinger-Ellison 综合征和多发性内分泌肿瘤(MEN)。肿瘤大体形态与空肠回肠类癌相似,但肿瘤为灰白色而不是亮黄色,而且肿瘤体积较小(<2 cm),13%为多发性。

1.光镜

瘤细胞主要排列成花带状或腺样。银反应大多数为嗜银性。于壶腹区的类癌常有砂粒体形成。

2.免疫组化

除一般神经内分泌细胞标记阳性外可分泌多种肽类激素如生长抑素、胃泌素、降钙素、胰多肽和胰岛素等。

3.电镜

分泌颗粒根据所分泌的激素而异。

十二指肠和壶腹底部还可发生杯状细胞类癌(腺类癌)和小细胞神经内分泌癌。杯状细胞类癌又称腺类癌或黏液类癌,其形态特点是散在成簇的杯状细胞内夹杂有内分泌细胞,常常呈嗜银反应阳性。

(三)其他神经内分泌肿瘤

小肠还可发生引起临床 Zollinger-Ellison 综合征的胃泌素瘤,分泌 Somatostatin 的生长抑素瘤,分泌 VIP 的 VIP 瘤和分泌胰高血糖素的高血糖素瘤,甚至罕见的胰岛素瘤。肿瘤为灰白色而不是亮黄色,形态与上述类癌相似,根据临床症状和免疫组织化学可确定其性质。

转移和扩散:神经内分泌肿瘤很难从形态判断其良恶性,主要依靠有无转移来决定。恶性类癌可经腹膜扩散到腹腔。经血行转移到肝,偶尔可转移至肺、皮肤和骨等。Finn 等报道一例回肠类癌转移至卵巢腺癌。

(四)神经节细胞性副神经节瘤

其亦称副神经节神经瘤,此瘤多见于十二指肠第二段(壶腹的近端),偶尔见于空肠或回肠,瘤体小、有蒂。位于黏膜下,表面黏膜可破溃出血。

1.光镜

像类癌样的瘤细胞排列成巢或小梁,其中有散在的神经节细胞和梭形的 Schwann 细胞和/或支持细胞。间质可含淀粉样物质。

2.免疫组化

类癌样瘤细胞为胰多肽和/或生长抑素阳性,神经节细胞为 NSE 或其他神经标记阳性,Schwann 细胞和支持细胞为 S-100 阳性,此瘤为良性。

四、小肠间充质肿瘤

(一)GIST

十二指肠及小肠 GIST 主要发生于成人,临床表现与胃 GIST 相似,但急性并发症常见,为肠梗阻、肿瘤破裂。小肠 GIST 的恶性率 35%～40%,二倍于胃 GIST,而且腹腔内扩散亦较胃 GIST 多见。

小肠 GIST 可呈小的肠壁内结节到巨大肿瘤,主要部分向壁外突出形成有蒂或哑铃状肿物。大肿瘤可囊性变和出血。

镜下多见的为梭形细胞,低危性肿瘤常含细胞外肮元球,即所谓的"skenoid tubes",核异型性少见,核分裂象低。上皮型 GIST 常合并高核分裂,反映其高危性质。

1.IHC

CD117 即 Dog-1 几乎总是阳性,部分肿瘤可呈现 SMA 和/或 S-100 阳性,但 CD34 阳性率低。

2.分子病理

小肠 GIST 的 kit 激活性突变是其特点,像胃 GIST 那样,缺失可见,但插入罕见。Kit 外显子 9 中 Ay502-503 重复,是小肠 GIST 独有。

与预后密切相关的因素是肿瘤的大小和核分裂数(per 50 HPF)。

(二)平滑肌瘤

小肠平滑肌瘤和平滑肌肉瘤不如胃和直肠多见。三段小肠平滑肌瘤的分布:十二指肠 10%,空肠 37%,回肠 53%。起初是壁内肿瘤,以后突向肠腔。表面黏膜光滑,中心有溃疡,可引起便血。镜下形态与胃平滑肌瘤同。

(三)透明细胞肉瘤

多见于小肠,亦可发生于胃及结肠。青年人多见。肿瘤形成壁内肿物(2～5 cm 或更大),表面可有溃疡。常转移至淋巴结及肝。镜下为成片圆形至轻度梭形胞质透明细胞,可有破骨细胞样多核巨细胞。

IHC:S-100(+),HMB45 和 Melan-A 均阴性。

(四)其他肉瘤

有血管肉瘤、炎性肌成纤维细胞瘤、纤维瘤病。

五、小肠淋巴瘤

(一)B 细胞淋巴瘤

小肠 B 细胞淋巴瘤较胃 B 细胞淋巴瘤为少见。其中最常见的是弥漫大 B 细胞淋巴瘤(DL-BCL)及 MALToma,其次为免疫增生性小肠病(immunopro-liferative small intestinal disease,IPSID)、滤泡性淋巴瘤、套细胞淋巴瘤和 Burkitt 淋巴瘤。临床表现取决于淋巴瘤类型,如 indolent 淋巴瘤仅有腹痛、消瘦和肠梗阻,而恶性度高的淋巴瘤为 Burkitt 淋巴瘤,可出现腹腔巨大肿块伴肠穿孔。IPSID 常表现为腹痛、慢性严重的间歇性腹泻、消瘦,腹泻常为脂肪泻和蛋白丢失性肠病,直肠出血少见。Bur-kitt 淋巴瘤常见于末端回肠或回盲部而导致肠套叠。

病理:DLBCL、FL、Burkitt 病理形态与相应的结内淋巴瘤相同,小肠 MALToma 与胃 MALToma 相同,但淋巴上皮病变不如胃 MALToma 明显。

免疫增生性小肠病(IPSID)是小肠独有的 MALToma,主要发生于中东和地中海区域。IPSID 包括重链病(aH-CD),IPSID/aHCD 是小肠 MALToma 的同义词。此瘤中有大量浆细胞分化,IPSID 可分为3期:Stage A,淋巴浆细胞浸润限于黏膜及肠系膜淋巴结,此期对抗生素治疗有效;Stage B,黏膜结节状浸润,并可至黏膜肌层以下,细胞有轻度异型性,此期抗生素已无效;Stage C,有大的肿块形成,瘤细胞转化成 DLBCL,有许多免疫母细胞和浆母细胞,细胞异型性明显,核分裂增加。

免疫组化显示 α 重链而无轻链合成,分泌 IgA 型,小淋巴细胞表达 CD19、LCD20 和 CD138。

套细胞淋巴瘤胃肠道套细胞淋巴瘤常表现为多发性息肉,称为多发性淋巴瘤样息肉(MLP),息肉大小 0.5~2 cm(图 9-36)。免疫组化 Cyclin-D(+)、CD20(+)、CD19(+)。

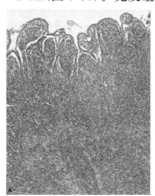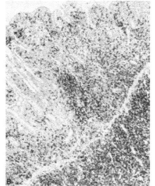

图 9-36　小肠 B 细胞淋巴瘤
A.HE;B.CD20

其他 B 细胞淋巴瘤为小淋巴细胞淋巴瘤、淋巴浆细胞淋巴瘤等,也可发生于小肠。

(二)T 细胞淋巴瘤

来自上皮内 T 淋巴细胞,分两型:①肠病相关 T 细胞淋巴瘤(enteropathy-type intestinal

Tcell lymphoma,EATL);②CD$_{56}$＋(NCAM$_1$)肠 T 细胞淋巴瘤。

1.肠病相关性小肠 T 细胞淋巴瘤

亦称Ⅰ型 EATL,占小肠 T 细胞淋巴瘤的 80%～90%,肠病主要指乳糜泻,因此多见于北欧,东方极少见。好发部位为空肠及近段回肠、十二指肠、胃、结肠,GI 以外部位亦可发生,但极罕见。临床主要症状为乳糜泻,可出现急腹症症状伴肠穿孔或肠梗阻,或仅显肠溃疡(溃疡性空肠炎)。

(1)病理:病变肠显多发性累及,多发溃疡或黏膜肿物,可呈大的外生性肿瘤,多灶性病变之间的肠黏膜可正常或皱襞增厚。瘤细胞形态变异大,大多病变为中至大转化的淋巴样细胞,其次为异型性明显,并有多核瘤巨细胞。像分化不良大细胞淋巴瘤,瘤组织中有多量炎细胞,为组织细胞、嗜酸性粒细胞。部分肠腺(隐窝)上皮内有瘤细胞浸润(图 9-37)。

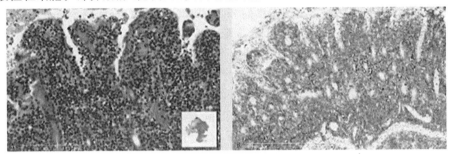

图 9-37 小肠 T 细胞淋巴瘤

A.HE;B.CD3

(2)IHC:CD56(－)为此型淋巴瘤特点,CD3、CD7、CD103、TIA1、Granzyme B、perforin 均可阳性,部分肿瘤 CD30 阳性。

2.单型性 CD56$^+$(NCAM$_1$)小肠细胞淋巴瘤

亦称Ⅱ型 EATL,占小肠淋巴瘤 10%～20%,合并乳糜泻者少,病因不清。病变部位与Ⅰ型同,但可累及下段 GI,至回盲部甚至结肠。

(1)病理:由小至中圆形和形态单一的瘤细胞构成,弥漫浸润小肠隐窝(肠腺)上皮和肠全壁,部分近肠型可显绒毛萎缩和隐窝增生伴上皮内淋巴细胞浸润。

(2)IHC:CD56(＋)为此型特点,CD3、CD8、TCRαβ 均阳性,但 EBV(－),有别于鼻型 NK/T 细胞淋巴瘤。

小肠 T 细胞淋巴瘤预后均差,由于肠穿孔、腹膜炎及早期出现肺转移。

六、转移瘤

主要来自黑色素瘤、肺癌、乳腺癌和绒癌等。

(王星辉)

参考文献

[1] 刘梅珍,刘国雄,何晓风.中西医临床诊治与护理[M].昆明:云南科技出版社,2020.

[2] 兰彩虹.常见内科疾病中西医诊治与进展[M].赤峰:内蒙古科学技术出版社,2019.

[3] 刘镇,刘惠灵,霍敏俐.中西医结合急危重症医学[M].昆明:云南科技出版社,2020.

[4] 曲崇正,刘亚玲.新编中西医临床诊疗[M].长春:吉林科学技术出版社,2019.

[5] 于思明.中西医结合内科学[M].西安:西安交通大学出版社,2020.

[6] 张念.内科常见病中西医结合治疗实践[M].长春:吉林科学技术出版社,2019.

[7] 吴海良.现代中西医结合呼吸内科学[M].北京:金盾出版社,2020.

[8] 牛世煜.新编临床中西医诊治学[M].北京:中国纺织出版社,2020.

[9] 焦鹏.中西医结合疾病诊疗与康复[M].北京:科学技术文献出版社,2019.

[10] 吕志达.现代中西医结合心血管内科诊疗[M].北京:科学技术文献出版社,2020.

[11] 许金.临床内科诊疗研究[M].长春:吉林科学技术出版社,2019.

[12] 刘晓芳.临床中西医常见病研究[M].北京:中国纺织出版社,2020.

[13] 董其皓.常见病症中西医诊疗实践[M].北京:科学技术文献出版社,2020.

[14] 裴云芳,张田仓,盛有根.中西医临床诊治[M].长春:吉林科学技术出版社,2019.

[15] 樊蓉.实用临床中西医诊断与治疗[M].北京:中国纺织出版社,2020.

[16] 魏丽华.临床疾病中西医结合诊断与治疗[M].长春:吉林科学技术出版社,2020.

[17] 张腾.中西医结合医学导读[M].北京:人民卫生出版社,2019.

[18] 何清湖.中西医结合思与行[M].北京:人民卫生出版社,2021.

[19] 付艳红,冷宏伟,莫嵘.中西医结合内科学[M].长春:吉林科学技术出版社,2019.

[20] 宋军帅.实用中西医内科学[M].长春:吉林科学技术出版社,2019.

[21] 赵锡堂.中西医结合感悟与临床心得[M].北京:人民卫生出版社,2021.

[22] 孙铮.中西医结合创新科研实验方法[M].北京:中国纺织出版社,2020.

[23] 康文艳.临床疾病的中西医诊断与治疗[M].长春:吉林科学技术出版社,2019.

[24] 王玉,蔡鸿彦.实用中西医结合肺病学[M].北京:中医古籍出版社,2020.

[25] 战丽彬,洪铭范,邓奕辉,等.中西医结合临床医学导论[M].北京:人民卫生出版社,2019.

[26] 韩云,谢东平,杨小波.内科重症感染性疾病中西医结合诊治[M].北京:人民卫生出版

社,2020.

[27] 刘南.中西医结合内科急症学[M].广州:广东高等教育出版社,2019.

[28] 陈晓庆.临床内科诊治技术[M].长春:吉林科学技术出版社,2020.

[29] 石磊,李晨,杨江成.现代中西医结合[M].昆明:云南科技出版社,2019.

[30] 王庆秀.内科临床诊疗及护理技术[M].天津:天津科学技术出版社,2020.

[31] 李欣吉,郭小庆,宋洁,等.实用内科疾病诊疗常规[M].青岛:中国海洋大学出版社,2020.

[32] 王刚.中西医结合肿瘤治疗学[M].上海:上海交通大学出版社,2019.

[33] 玄进,边振,孙权.现代内科临床诊疗实践[M].北京:中国纺织出版社,2020.

[34] 方千峰.常见内科疾病临床诊治与进展[M].北京:中国纺织出版社,2020.

[35] 张晶,陈涛,林美萍.中西医结合心血管病临床诊疗[M].长春:吉林科学技术出版社,2019.

[36] 齐阿寅.抗生素治疗急性肺脓肿的效果[J].中国医药指南,2020,18(29):107-108.

[37] 高珊,黄海荣,初乃惠.结核性胸膜炎常用诊断方式的应用[J].中国临床医生杂志,2021,49(7):767-770.

[38] 闻新丽,江晨.基于运气理论治疗慢性胃炎[J].陕西中医药大学学报,2020,43(3):36-39.

[39] 熊欣欣,田杰,束会娟,等.重金属中毒影响脑内神经发生的研究进展[J].华中科技大学学报:医学版,2020,49(1):102-105.

[40] 周怡然,嵇泽宇,高正苗,等.帕金森病相关的睡眠障碍类型及临床治疗研究[J].脑与神经疾病杂志,2021,29(11):718-723.